A Strategic Approach to Knee Arthritis Treatment

From Non-Pharmacologic Management to Surgery

膝骨关节炎健康实践指南

从非药物治疗到手术

主 编 ［韩］Seung-Suk Seo

主 译 崔国庆 刘 楠 张 辛

山东科学技术出版社

·济南·

图书在版编目（CIP）数据

膝骨关节炎健康实践指南 ：从非药物治疗到手术 /（韩）徐承锡主编 ；崔国庆，刘楠，张辛主译. -- 济南 ：山东科学技术出版社，2025. 3. -- ISBN 978-7-5723-2682-0

Ⅰ. R684.305

中国国家版本馆 CIP 数据核字第 2025EP7579 号

膝骨关节炎健康实践指南

——从非药物治疗到手术

XIGUGUANJIEYAN JIANKANG SHIJIAN ZHINAN

—— CONG FEIYAOWU ZHILIAO DAO SHOUSHU

责任编辑：李文靖
装帧设计：李晨溪

主管单位：山东出版传媒股份有限公司
出 版 者：山东科学技术出版社
地址：济南市市中区舜耕路 517 号
邮编：250003 电话：（0531）82098088
网址：www.lkj.com.cn
电子邮件：sdkj@sdcbcm.com
发 行 者：山东科学技术出版社
地址：济南市市中区舜耕路 517 号
邮编：250003 电话：（0531）82098067
印 刷 者：济南龙玺印刷有限公司
地址：济南市历城区桑园路 14 号
邮编：250100 电话：（0531）86027518

规格：16 开（210 mm × 285 mm）
印张：24.75 **字数：**580 千 **印数：**1~2 000
版次：2025 年 3 月第 1 版 **印次：**2025 年 3 月第 1 次印刷
定价：280.00 元

献给我最珍视的人：

我的妻子 Da-Hyun，母亲 Hu-Bun，

以及两个儿子。

主　译　崔国庆　刘　楠　张　辛

副主译　邵振兴　邢华医　黄洪杰　代岭辉

译　者（按姓氏笔画排序）

王　浩　王朗然　代岭辉　邢华医　刘　楠

许李智　李若凡　张　辛　张执华　张嘉望

陈思行　陈雪瑶　邵振兴　周　湘　孟令宇

贺子熠　聂悦悦　贾舒童　黄洪杰　崔国庆

韩雪虎　曾泓尧

序　一

对韩国学者来说，用英文写作是一件非常困难的事情。Seung-Suk Seo 博士在忙碌的临床工作中，怀着对学术的热情，持续开展研究并付出努力，出版了这本书，我对此表示衷心祝贺。

膝关节是骨科中研究最多、涉及最多的话题之一。膝关节是一种特殊的结构，承受重复性负荷，并通过减少摩擦来促进关节运动，这是由关节软骨和细胞基质的生理特性决定的。同时，膝关节是一个复杂的复合体结构，是运动量最大的身体结构之一。

本书讲述的膝骨关节炎是最常见和最重要的膝关节疾病之一。随着人口老龄化程度逐渐加深，膝骨关节炎更为常见，在发达国家中尤为明显。因此，正确诊断和治疗膝骨关节炎是全科医生、风湿科医生和骨科医生的重要职责。关于膝骨关节炎的书已经出版了很多。本书包含了关于膝骨关节炎的所有基础实用知识和新进展，从膝关节的基础知识，如解剖和生物力学、关节软骨和半月板的结构与功能，到膝骨关节炎的诊断和各种治疗方法。特别是恰当地增加了一些插图，以对文字进行补充并增进理解。此外，为了提供循证和最新的膝骨关节炎知识，本书还对作者的观点和许多有影响力的参考文献进行了回顾。

本书是膝关节领域资深权威人士及年轻有为的医生们的集体贡献，是经过多日的不断审阅和努力而写成的。感谢所有为本书作出贡献的医生。他们的奉献精神将为众多学习和治疗膝骨关节炎的实习生、临床医生提供良好的指导。特别感谢 Seung-Suk Seo 博士收集和修订所有文本，他是我见过的众多骨科医生中医术最精湛、诊疗最细致、学术水平尤为突出的一位。他的领导工作无疑促成了一部伟大著作的出版。

医学的发展日新月异，膝关节也不例外。我相信本书将成为治疗膝骨关节炎的良好指南，在未来几年内可以作为稳定可靠的参考。我希望本书对所有参与膝骨关节炎治疗的医生都有巨大帮助。

最后，书像水一样，如果不流动，就会腐烂和消失。不要满足现状，我期待可以对本书遗漏或更新的内容进行补充，以推出更完整的修订版本。

Jin Hwan Ahn, MD, PhD
Department of Orthopedics, Sae Um Hospital
Seoul, South Korea
Department of Orthopedics, College of Medicine
Sungkyunkwan University
Seoul, South Korea

（译者：陈雪瑶　　审校：刘　楠）

序　二

膝骨关节炎的诊断和治疗方法多种多样，研究历史悠久。现在，当世界上的知识通过互联网进行交流互通的时候，这些治疗方法许多都是通过论文或书籍来介绍的。随着时间的推移，治疗措施的发展速度也在加快，大量的研究至今仍在不断更新。这些治疗方法的知识也对患者开放，因此，寻求针对其疾病治疗方法的患者会向医生询问他们检索到的知识或进行更深入的咨询。掌握所有新疗法实际上是很困难的，选择治疗方法也并不容易。为了选择正确的治疗方法，有必要了解退行性膝骨关节炎的病理学基础和病程进展，并对各种治疗方法的机制和效果进行分类。

本书的作者与我相识已久，是一位从事膝关节疾病治疗 30 多年的骨科专家，他还积极开展学术活动，担任过韩国膝关节协会会长等职务。他是能够很好地解释退行性膝骨关节炎的诊断和治疗的权威人士之一。本书不仅仅是对作者经历和观察的简单记录，而是在理论基础上具体而系统地组织起来的结果。本书提供了关于膝骨关节炎以及各种非手术和手术治疗作用的最新知识和全面信息。同时，作者凭借深厚的临床经验对各类技术的优缺点进行了清晰的阐述。此外，详尽的插图有助于了解膝关节的解剖结构、骨关节炎的病理表现及其进展过程。

膝骨关节炎已经被研究了很长时间，治疗方法多种多样。然而，仍然需要探索更有效的治疗方法和开展基础研究。即使是同一类型的治疗也会因剂量、技术和方法的不同而产生不同的结果，而且不良事件的报道也不容忽视。这些研究不够体系化且结果存在差异，可能会让尝试治疗患者的医生感到困惑。在这方面，本书全面总结了有关膝骨关节炎的现有最新知识，为提高膝骨关节炎的诊断和治疗结果提供了非常宝贵的资源。此外，我相信本书对各种治疗措施的机制、技术和技巧都以通俗易懂的方式进行了阐述，有助于非膝关节专业但希望获得膝关节疾病治疗知识的医生拓宽对膝骨关节炎的认识。本书必将为大量患有膝骨关节炎的患者和提供治疗的医生带来帮助，祝愿作者们取得圆满成功。

Dae Kyung Bae, MD, PhD

Department of Orthopedics, Seoul Sacred Heart Hospital

Seoul, South Korea

Department of Orthopaedics, College of Medicine

Kyung Hee University

Seoul, South Korea

（译者：邢华医　　审校：刘　楠）

前 言

骨关节炎是人类最常见的疾病之一。尤其是膝骨关节炎，因为它给患者的个人生活和职业活动带来了困难，造成了巨大的社会经济负担。年轻时，在完成我的医学学习和住院实习期间，我了解到骨关节炎是一种关节软骨疾病，通过日常的“磨损”而自然发展。随着过去几十年医学知识的发展，骨关节炎的病因、发病机制、诊断和治疗取得了许多突破。在过去的30年里，我一直是一名专门从事膝关节手术的骨科医生，我的知识也随着这些发展而增长。

在临床实践中，我遇到过无数的膝骨关节炎患者，他们被转诊到我的诊所进行手术。然而，在我治疗的患者中，只有少数患者接受了手术治疗，大多数患者都采用了非手术治疗。作为一名执业外科医生，我的想法虽然很多，但经常集中在我的信念上，即包括我在内的许多医疗专业人士未能为膝骨关节炎患者提供适当的医疗服务。尽管许多学术团体和政府监管机构已经起草了骨关节炎的治疗指南，但在我看来，在实践中，许多患者并没有在临床机构中得到适当的治疗。造成这种情况的原因多种多样，其中包括社会和环境因素，如许多国家的医疗保健系统、向医疗专业人士提供的教育及与患者有关的各种因素。在我此处概述的问题中，我认为向医疗专业人士提供的教育至关重要。我认为缺乏教育实践的一个关键原因是，尽管教科书、期刊和网络文章介绍了大量关于骨关节炎的知识，但很难找到专门针对膝骨关节炎的教材。此外，现有的针对膝骨关节炎的著作大多数集中在手术技术上。膝骨关节炎不仅由骨科医生治疗，也由风湿科医生、全科医生和家庭医生治疗，因此，我认为需要一本提供综合知识的教科书，重点是非手术治疗和具体手术治疗的知识。骨关节炎是由多种病因引起的，其特点是通过不同的疾病阶段逐渐破坏关节。骨关节炎的原因和病程进展形式多变，所以治疗膝骨关节炎不应坚持一种方式。相反，膝骨关节炎的治疗需要针对每位患者采取个性化的策略和方法。因此，本书的目的是为医疗专业人士提供膝骨关节炎的综合知识，以便提供个性化治疗方案。

本书主要分为3个部分。第1部分介绍了膝关节解剖学和生物力学的基本知识，以及关节软骨的组织学和生化组成，以了解膝关节的结构和作用。第2部分介绍了骨关节炎的病因、发病机制和诊断。在全球范围内，由于社会经济地位的整体提高，越来越多的人参加体育运动。因此，许多患者对体育运动与膝骨关节炎之间的关系感到好奇。这一部分，特别是第4章，将深入探讨这些关系，它清楚地描述了运动和骨关节炎之间的关系。第3部分介绍了骨关节炎的治疗，包括非药物治疗、药物治疗和手术治疗。非药物治疗以其成本效益而闻名。然而，尽管已经尝试了许多非药物治疗方法，但这些治疗方法的效果仍然存在争议。其中，第 8 章特别介绍了用于治疗膝骨关节炎的各种非药物治疗方法，并描述了每种治疗方法的效果。第 10 章讨论了有症状膝骨关节炎的注射治疗，由于其被广泛使用，本章详细介绍了最常用的药代动力学和关节内注射技术，并描述了目前使用的关节内注射药物的疗效。此外，还解释了最近使用越来越多的关节内注射治疗生物制剂的各种类型和相应疗效，这是为了帮助读者增进对最新治疗方法的了解。关节外科治疗是骨科的一个分支专业，本书相应描述了膝骨关节炎的手术治疗，包括潜在问题的提示因素。这样做的原因是为了让骨科医生以外的医护人员对手术治疗有一个基本的了解，以帮助治疗膝骨关节炎患者。骨科医生如果想要了解更多的手术技术，应该参考相应的教科书，这些教科书更详细地描述了手术方法。膝骨关节炎是由多种病因引起的，在疾病的不同阶段其症状不同，因此治疗也需要有多种不同方法。第 15 章使用由浅入深的策略指南来描述先前介绍的膝骨关节炎治疗措施如何应用于临床实践，还通过确定膝骨关节炎患者的临床表型来提供适当的治疗，为向患者提供更个性化的医学治疗提供指导。

最后，我真心希望本书能成为宝贵的资源，帮助那些患有膝骨关节炎的人在某种程度上改善他们的生活质量。

站在巨人的肩膀上

促成本书出版的不仅仅是我和我的同事。正如所有的成果一样，许多人的成就、指导和支持都是本书的一部分。这些人包括过去杰出的医生、研究人员和教师，没有他们，就没有学术进步。我要向帮助我编写本书的每一个人表示特别的感谢。1987 年，义务兵役结束后，我不得不选择一门住院医师课程。我要感谢 Kyung-Taek Kim 教授及校长 Jong-Ho Park 博士帮助我选择了骨科住院医师项目，当时我很幸运地被仁济大学釜山白医院接收为住院医师。我还要感谢多年来教导我的优秀临床医生和老师：Young-Goo Lee、Jang-Seok Choi、Jae-Gong Park、Jung-Hwan Son 和 Young-Chang Kim。我特别要感谢 Jang-Seok Choi 教授向我传授了作为一名骨科医生所需要的基本知识。他的宝贵经验包括如何进行体格检查，如何诊断，以及如何治疗患者。骨科住院医师实习结束后，我对膝关节手术产生了特别的兴趣。Jang-Seok Choi 医生向我介绍了 2 位杰出的膝关节外科医生：Jin-Hwan Ahn 和 Dae-Kyung Bae。作为庆熙医疗中心的访问学者，我有幸与他们一起工作。在那里，Jin-Hwan Ahn 教授教给了我关于膝关节运动医学和关节镜手术的宝贵知识。Dae-Kyung Bae 教授也对我产生了很大的影响，让我对包括胫骨高位截骨术和关节置换术在内的膝关节重建手术有了深刻的了解。Jin-Hwan Ahn 教授和 Dae-Kyung Bae 教授也让我对医生在任何时候都要竭尽全力治疗患者的态度有了更深刻的理解，包括充分的术前准备和术中力求完美的重要性。我至今仍在努力遵循这些教诲，我很感激他们当时尽其所能地教导我。在担任韩国膝关节协会会员期间，我还遇到了几位优秀的医生。其中，我认为自己非常幸运地遇到了 Sung-Il Bin 教授。他在学术上和个人生活上都是我的导师，多年来帮助了我很多。我也很感谢 Hyun-Oh Jo、Jung-Tak Suh、Kyung-Taek Kim、Sung-Do Jo 和 Jong-Hu Park 等医生。作为地区膝关节协会的一员，他们帮助和激励我取得学术进步。我要特别感谢 Jung-Tak Suh 教授在我加入韩国膝关节协会的经历中给予了我很多指导。此外，特别感谢 Hung-Tae Jung 校长，他提供了一个稳定和支持的环境，使我能够完成本书。

最后，我要感谢所有为本书贡献力量的作者、插画家，以及包括 Saanthi Shankharaman 在内的出版商的参与。

Seung-Suk Seo, MD, PhD

Busan, South Korea

（译者：邢华医　　审校：崔国庆）

目　录

1 解剖与生物力学

作者：Seung-Suk Seo, Gi-Hun Lee, Kyung-Jae Seo
译者：聂悦悦　　审校：刘　楠，崔国庆

摘　要

膝关节的骨性结构由股骨、胫骨、腓骨和髌骨组成。骨性结构与周围的软组织相连，包括韧带、肌腱和关节囊。股四头肌和髌腱位于膝关节的前方。膝关节的后内侧可以观察到内侧的腘绳肌腱。髂胫束和股二头肌位于膝关节的后外侧。内侧副韧带是一扁平带状结构，附着于股骨内侧髁和胫骨近端内侧干骺端。外侧副韧带是连接股骨外侧髁和腓骨头的条索状结构。半月板为月牙形的纤维软骨结构，位于股骨远端和胫骨平台之间。交叉韧带是连接股骨和胫骨的结构，位于关节内滑膜外。膝关节的血供来自股动脉和腘动脉的分支。支配膝关节的神经由股神经、胫神经、腓总神经和闭孔神经的分支组成。膝关节是一个改良的铰链关节，可向 6 个方向运动，但主要运动是屈伸。股骨相对于胫骨关节面的滚动及滑动运动使膝关节能够最大限度地屈曲。膝关节完全伸展时，胫骨外旋约 15°。这种旋转运动称为锁定机制。在髌股关节运动中，髌骨以 30° 的屈曲角度与股骨滑车接触，随着屈曲的进行，接触面向近端移动。

关键词

股骨；胫骨；髌骨；内侧副韧带；外侧副韧带；滚动及滑动运动；锁定机制

1.1 膝关节解剖

1.1.1 骨性结构

1.1.1.1 股骨远端

股骨远端包括股骨内外侧髁、滑车沟和髁间切迹。股骨髁由前面的滑车沟和后面的髁间切迹分为内侧髁和外侧髁（图 1.1a）。股骨内侧髁与外侧髁的形状和大小不同。内侧髁在前后轴上有较长且对称的弧度。外侧髁的远端较突出，且前后轴和横轴远端均较宽（图 1.1b，c）。内侧髁关节面较长。外侧髁关节面在髁间切迹水平较宽。外侧髁长轴与身体矢状面几乎平行，内侧髁长轴相对于矢状面约倾斜 22° 。因此，从轴位来看，

S.-S. Seo (✉) · G.-H. Lee
Department of Orthopedics, Haeundae Bumin Hospital, Busan, South Korea
e-mail: seoss@bumin.co.kr

K.-J. Seo
Inje University Busan Paik Hospital, Busan, South Korea

S.-S. Seo (ed.), *A Strategic Approach to Knee Arthritis Treatment*,
https://doi.org/10.1007/978-981-16-4217-3_1

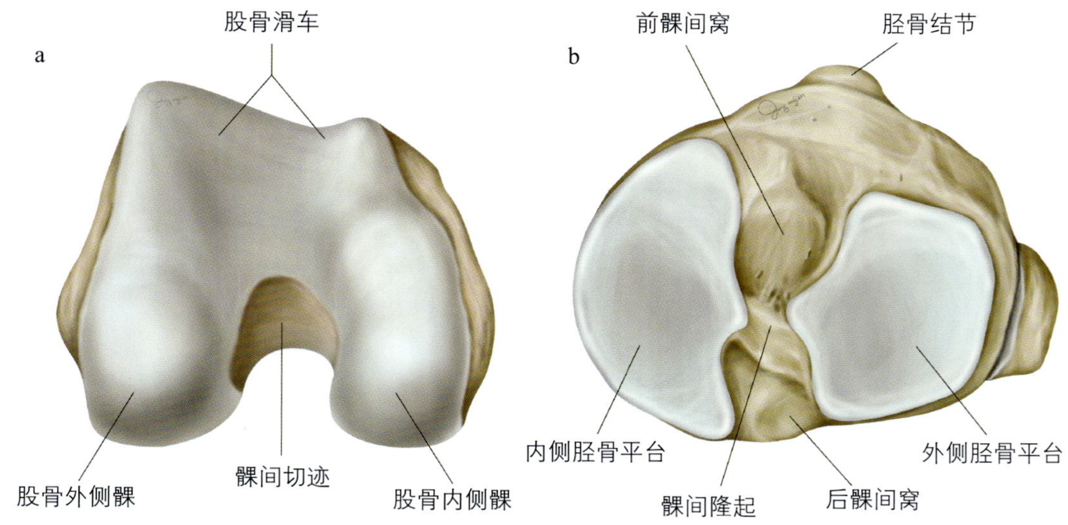

图 1.1 （a）股骨远端轴位观。内侧髁关节面长度较长，外侧髁关节面宽度在髁间切迹水平处较宽。（b）胫骨平台轴位观。内侧关节面较平或稍凹，外侧关节面凸起。前髁间窝位于髁间隆起前方

股骨远端为梯形。股骨髁后部由髁间切迹分割。髁间切迹远端窄，近端宽。而髁间切迹的高度则为中间最高，向近端及远端逐渐降低。前交叉韧带（anterior cruciate ligament，ACL）和后交叉韧带（posterior cruciate ligament，PCL）附着在髁间切迹上。股骨髁的内、外两侧有内上髁和外上髁，分别有内侧副韧带和外侧副韧带附着。内上髁是一个较大的凸起，而外上髁比内上髁更小、更尖。内上髁由一个 C 形嵴和中央沟组成，内侧副韧带与中央沟相连。外上髁远端表面有一条沟，位于外侧关节软骨近端的腘绳肌附着于此沟前方（图 1.2）。

1.1.1.2 胫骨近端

胫骨平台的关节面在冠状面上有 3°~5° 的内翻角度，在矢状面上相对于胫骨长轴有 7°~10° 的后倾。胫骨平台的关节面被髁间隆起分为内侧和外侧平台。内侧胫骨平台比外侧胫骨平台大。内侧的关节面为平面或凹面，而外侧的关节面为凸面（图 1.1b）。前髁间窝位于髁间隆起的前面。内侧半月板前角、ACL、外侧半月板前角、外侧半月板后角、内侧半月板后角和 PCL 按从前到后的顺序依次分布在胫骨平台的中间部分。在外侧半月板前角附着点的后方，有由内侧胫骨棘和外侧胫骨棘组成的髁间隆起。内侧棘比外侧棘更向上突出，位置更靠前。胫骨近端前部的胫骨结节作为关节外的骨性结构，有髌腱附着，在胫骨结节外侧 2~3 cm 处有附着髂胫束的 Gerdy 结节。

1.1.1.3 腓骨

腓骨头与胫骨近端衔接，形成近端胫腓关节。对膝关节外侧和后外侧稳定性非常重要的解剖结构都附着在腓骨头上（图 1.2）。腘腓韧带（popliteofibular ligament，PFL）嵌入腓骨茎突的顶端。腓肠豆腓侧副韧带附着于腓骨茎突的后外侧边缘，紧靠 PFL 止点的远端外侧面。外侧副韧带（lateral collateral ligament，LCL）止点距离腓骨茎突远端约 28 mm，距腓骨头前侧皮质约 8 mm。股二头肌腱止于腓骨头的前侧和外侧，位于 PFL 和 LCL 的止点之间（图 1.10）。

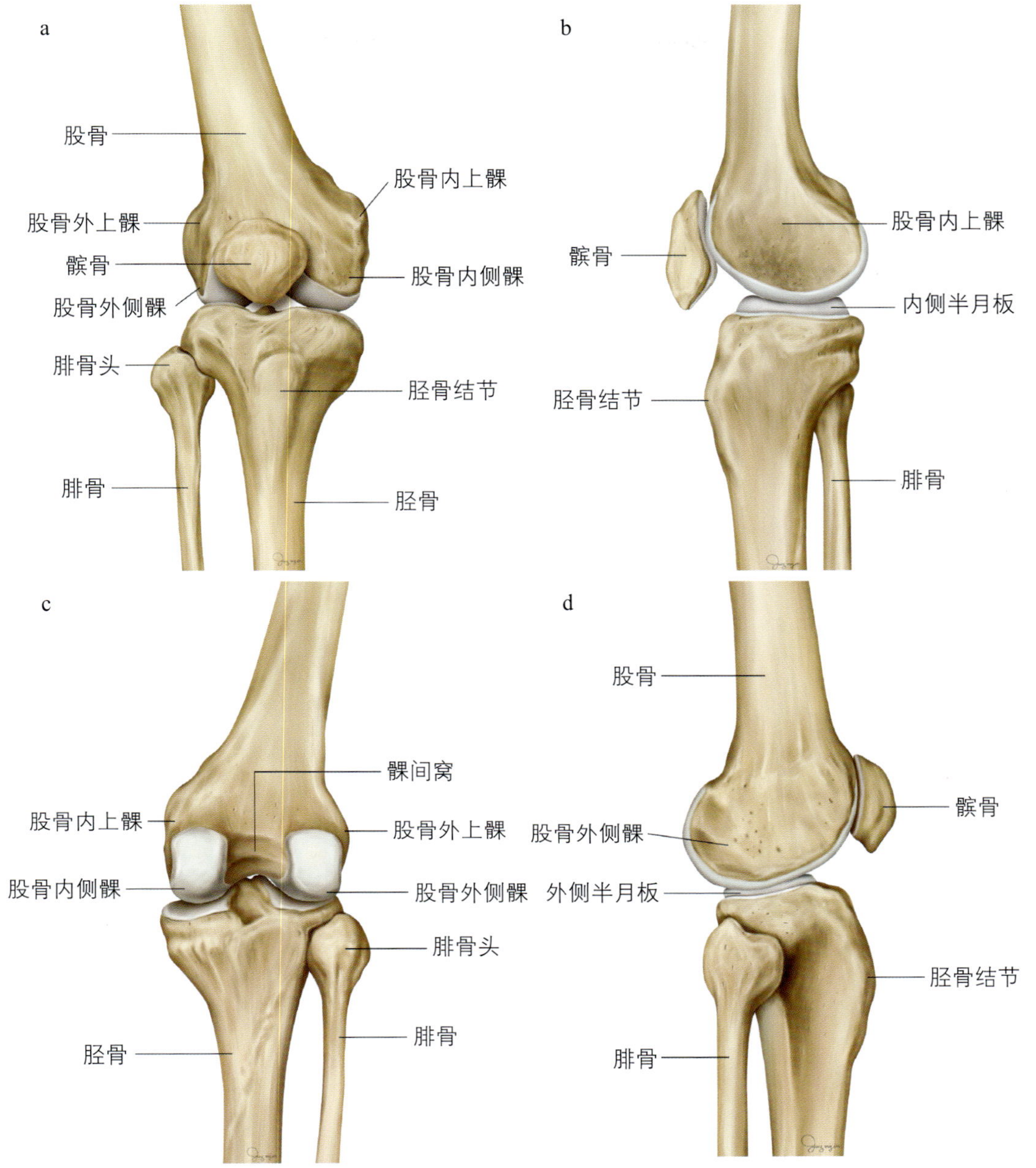

图 1.2 膝关节（右侧）的骨性结构。（a）前面。（b）内侧面。（c）后面。（d）外侧面

1.1.1.4 髌骨

髌骨是人体中最大的籽骨，与股骨远端相关节。髌骨保护膝关节的前表面，并增加伸膝的力臂以促进伸膝。髌骨的关节面为椭圆形，被中间纵向的中央嵴分为外侧面和内侧面。外侧面比内侧面宽、长，约占髌骨总关节面的 2/3，外侧面的软骨比内侧面厚。内侧面的软骨略凸起或平整，而外侧面的软骨则为凹面。2 条横嵴将每个面的关节面分为三部分：近端、中间和远端。在髌骨的内缘附近还有一条小的纵向嵴，它将内侧的关节面与一条较窄的关节面——奇面区分开。奇面仅在膝关节过度屈曲时与股骨髁接触。包括奇面在内，髌骨关节面共有 7 个切面（图 1.3）。

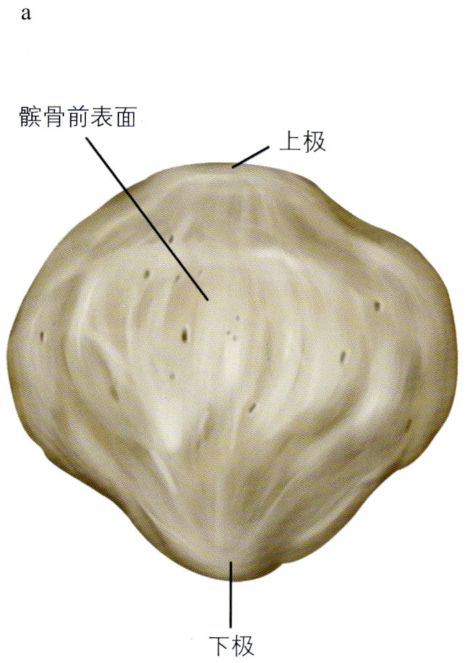

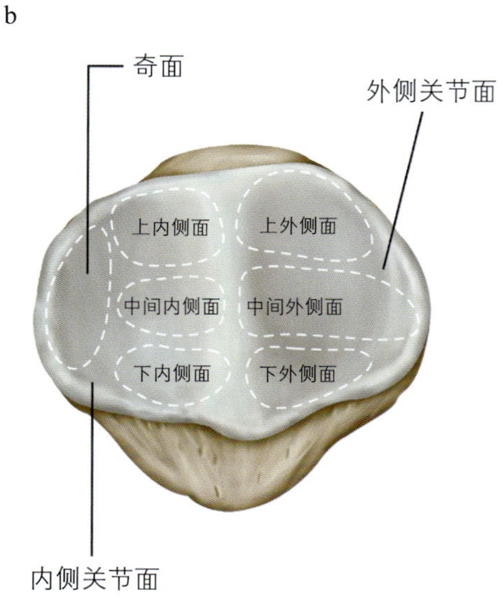

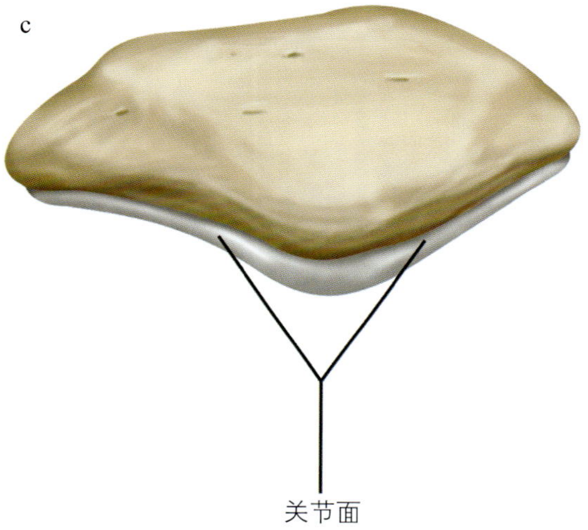

图 1.3　髌骨。（a）前表面。（b）关节面由中间的中央嵴分为外侧面和内侧面，并进一步由 2 条横嵴分为近端、中间和远端三部分。（c）轴位观

1.1.2　前面

1.1.2.1　表面解剖

膝关节前部最突出的结构是位于关节中心的髌骨，可以很容易地触及髌骨的整个边缘。在髌骨上缘可以观察到股四头肌腱。股内侧肌位于股四头肌腱的内侧，其肌肉部分到达股四头肌腱的更远端，并止于髌骨的内上缘。股外侧肌位于股四头肌腱的外侧，其肌肉部分到达股四头肌腱的近端，在髌骨上方约 3 cm 处形成肌腱组织，止于髌骨的外上缘。前方第 2 个主要的骨性结构是胫骨结节，位于胫骨近端内侧髁和外侧髁之间。髌腱从髌骨下缘向远端延伸至胫骨结节，很容易观察和触及（图 1.4a）。

1.1.2.2　股四头肌

股四头肌由股直肌、股外侧肌、股内侧肌和股中间肌组成，并在远端汇合形成股四头肌腱，越过髌骨的前表面，形成髌腱。股直肌构成股四头肌浅层，股内侧肌和股外侧肌形成中间层，股

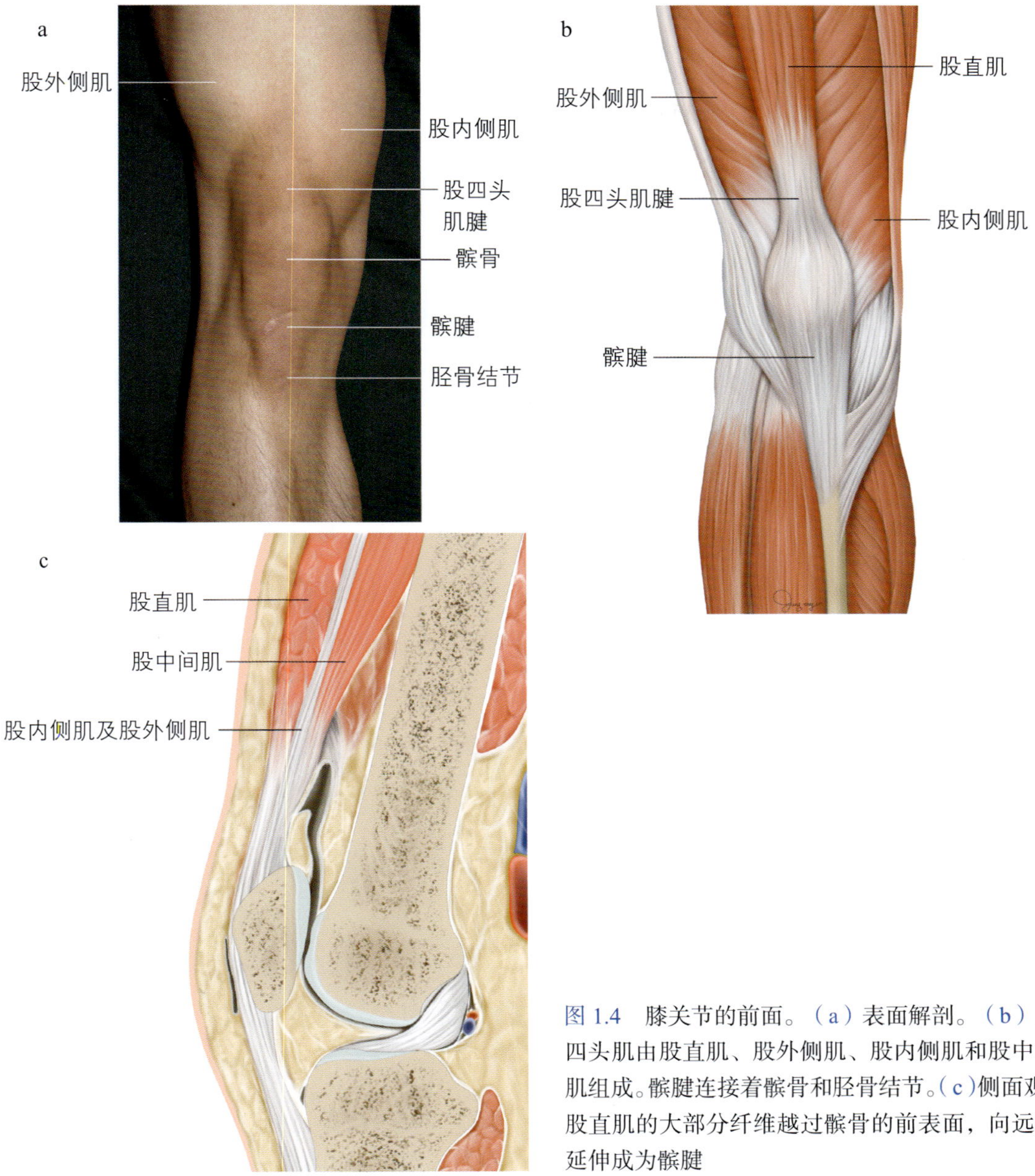

图 1.4　膝关节的前面。（a）表面解剖。（b）股四头肌由股直肌、股外侧肌、股内侧肌和股中间肌组成。髌腱连接着髌骨和胫骨结节。（c）侧面观。股直肌的大部分纤维越过髌骨的前表面，向远端延伸成为髌腱

中间肌形成深层。股直肌和股中间肌几乎垂直嵌入髌骨上极。另一方面，股内侧肌和股外侧肌分别以平均 55°（28°~70°）和 14°（6°~45°）的倾斜角与髌骨相连[1~3]（图 1.4b，c）。

股直肌

股直肌呈纺锤形，约占股四头肌横截面的 15%。股直肌的肌肉部分在髌骨上极近端 5~8 cm 处演变为狭窄的肌腱结构，并向远端逐渐变宽。在股四头肌横截面的浅层和中间层中，小部分肌纤维止于髌骨上极，大部分纤维越过髌骨前表面向远端延伸，成为髌腱。

股内侧肌

根据附着在髌骨上的肌纤维的走向，将股内侧肌分为 2 种类型。在近端区域与股直肌平行的肌纤维称为股内长肌（vastus medialis longus，VML），起自股骨，垂直附着于髌骨的内上方。

股内侧肌远端区域的肌纤维相对于股直肌呈斜向走行，称为股内斜肌（vastus medialis obliqus，VMO）。VMO起自收肌结节和内侧肌间隔近端的长收肌腱，以55°~70°的倾斜角度止于髌骨的上半部分和内上侧部分。与股直肌不同，VMO的肌纤维在非常接近髌骨处才变为腱性纤维。股内斜肌有纤维向远端延伸，与髌骨内侧支持带连续[4]。

股外侧肌

股外侧肌分为股外长肌和股外斜肌。相比于股内侧肌，股外侧肌有更多的肌纤维与股直肌平行。肌纤维在髌骨上方3 cm处演变为腱性纤维，并附着于髌骨的外上缘，远端与外侧支持带相连并参与外侧支持带的构成[5]。

股中间肌

股中间肌位于股四头肌的最深处，止于髌骨上极。股中间肌的纤维与股内侧肌和股外侧肌的纤维相混合。

1.1.2.3 髌腱

髌腱是一条强有力的扁平韧带，长度为35~55 mm，从髌骨下端到胫骨结节。髌腱主要由股直肌的纤维组成。

1.1.3 内侧面

1.1.3.1 表面解剖

鹅足肌腱由缝匠肌、股薄肌和半腱肌的肌腱组成，在胫骨的内侧、胫骨结节的后内侧可以触及。最表浅的结构是几乎无法触及的缝匠肌。然而，在缝匠肌的深层，可以很容易地触及股薄肌和半腱肌的条索状肌腱。膝关节屈曲90°时，可以很容易地触及股骨内侧髁和胫骨内侧髁。内侧副韧带（medial collateral ligament，MCL）从股骨内上髁走行至胫骨内侧髁的远端，由于它是一个扁平的结构，因此几乎无法观察或触及（图1.5a）。

1.1.3.2 内侧结构分层

膝关节的内侧结构可以分为3层。这三层在内侧副韧带浅层（superficial medial collateral ligament，SMCL）区域可以得到最好的区分。SMCL是构成第2层的结构之一。第1层由深筋膜组成，包括缝匠肌筋膜。在第1层和第2层之间，有股薄肌腱和半腱肌腱。第2层包括SMCL、髌股内侧韧带（medial patellofemoral ligament，MPFL）和内侧支持带。第3层包括内侧副韧带深层（deep medial collateral ligament，DMCL）和膝关节的关节囊[6]（图1.5b）。

第1层

在膝关节内侧做皮肤切口时，第1层是最先可见的深筋膜，它向近端延伸覆盖股四头肌，向后延伸越过腓肠肌的两头和腘窝，向远端覆盖缝匠肌和缝匠肌筋膜。

第2层

第2层中最主要的结构是SMCL。从SMCL前方约1 cm处，很难区分第1层和第2层。虽然已知SMCL附着于内上髁后方约4.8 mm、近端约3.2 mm处的凹陷处，但由于附着部位很宽，所以很难识别确切的止点。SMCL的胫骨附着点有2个止点[7]。近端止点靠近胫骨关节面的内缘。远端止点位于胫骨内侧干骺端，鹅足下方，距离内侧关节线平均61.2 mm。SMCL有2种纤维走

a

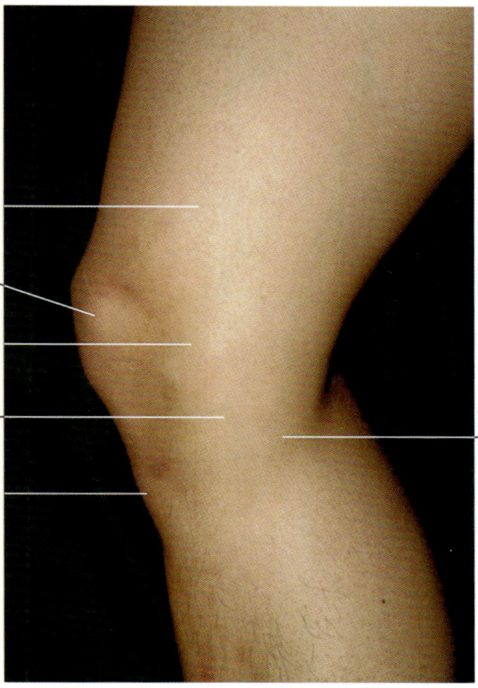

b

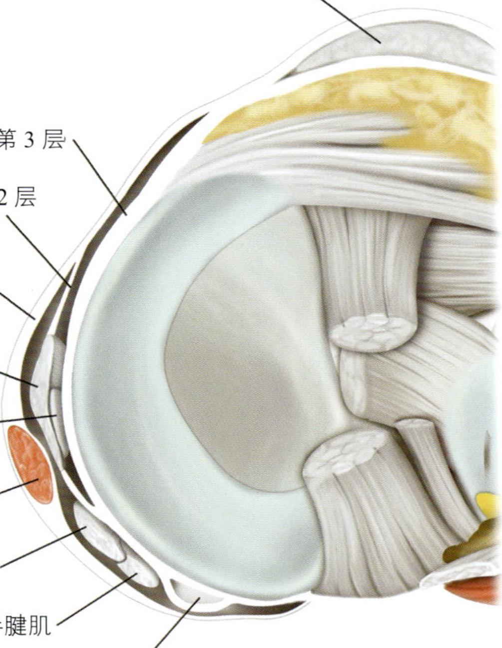

图 1.5 膝关节的内侧面。（a）表面解剖结构。（b）内侧结构层次。膝关节的内侧结构可以分为 3 层，在内侧副韧带浅层（SMCL）区域可以得到最好的区分

行方向，即前部的垂直纤维和后部的斜行纤维（图 1.6c）。鹅足是附着在胫骨近端内侧干骺端上的由缝匠肌腱、股薄肌腱和半腱肌腱形成的联合腱[8]。股薄肌起自耻骨下支，沿大腿内侧向远端走行。在大腿远端 1/3 处，股薄肌的肌纤维附着在半腱肌的内侧肌腱上（图 1.6a）。髌股内侧韧带（medial patellofemoral ligament，MPFL）是扁平的盘状结构，主要作用是当膝关节运动范

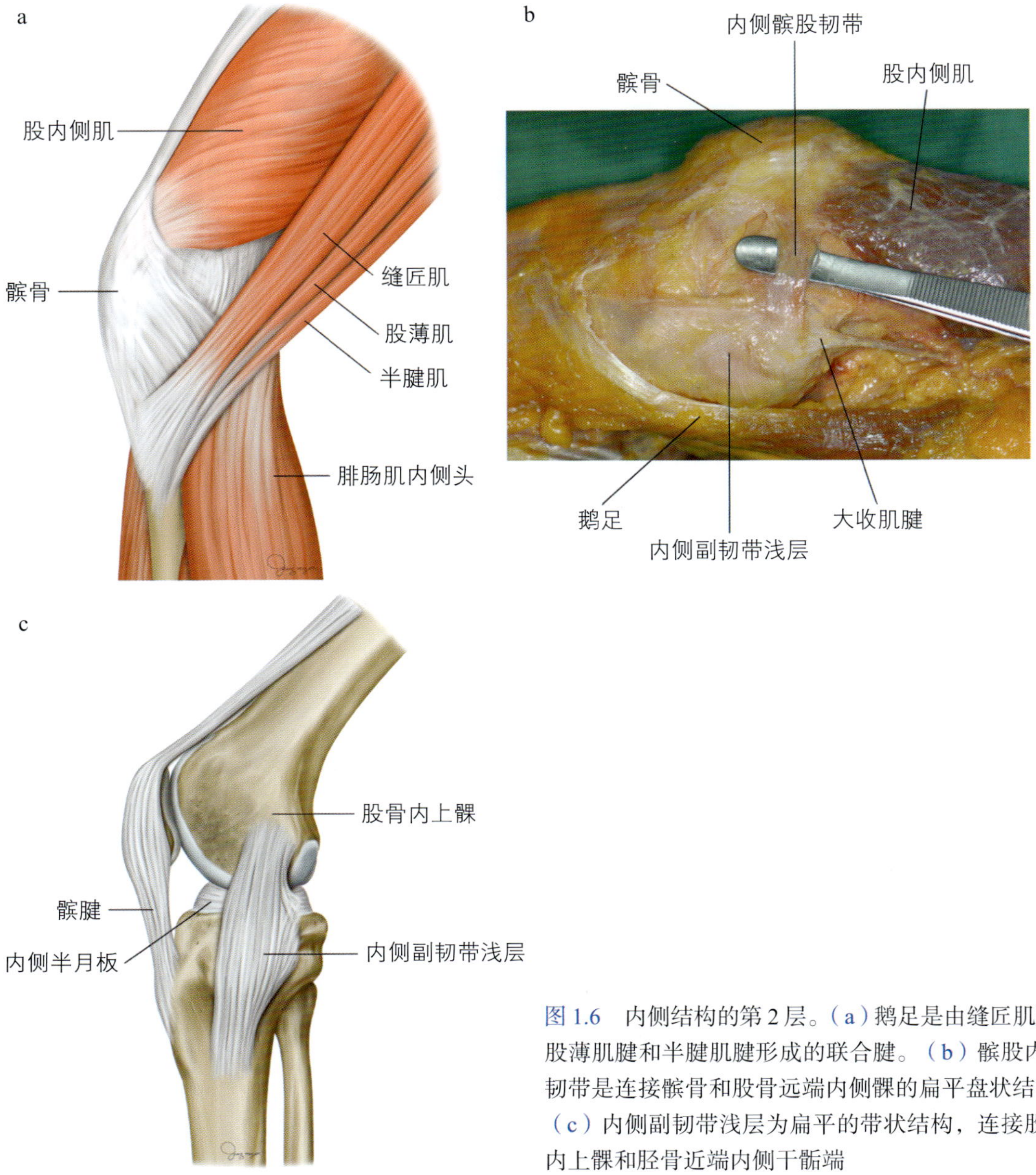

图 1.6 内侧结构的第 2 层。(a)鹅足是由缝匠肌腱、股薄肌腱和半腱肌腱形成的联合腱。(b)髌股内侧韧带是连接髌骨和股骨远端内侧髁的扁平盘状结构。(c)内侧副韧带浅层为扁平的带状结构，连接股骨内上髁和胫骨近端内侧干骺端

围在 0°~30° 之间时阻止髌骨向外侧移位，被归为第 2 层。其平均长度约为 56 mm，呈沙漏状，髌骨附着处比中间部分宽。股骨侧附着于由收肌结节、内上髁和腓肠肌结节形成的三角形区域内，髌骨侧附着于髌骨内侧缘的近端 2/3 处[9]（图 1.6b）。它还与股内斜肌和股中间肌相连。后斜韧带（posterior oblique ligament，POL）从 SMCL 的后缘延伸到半膜肌止点。这是第 2 层和第 3 层组织在膝关节后内侧融合形成的结构（图 1.7b）。POL 分为表浅臂、中央臂和关节，其中，中央臂最大、最厚，并形成附着于股骨的大部分纤维。中央臂的远端部分与内侧半月板的后内侧、关节囊的半月板胫骨部分和胫骨的后内侧角相连[10]。

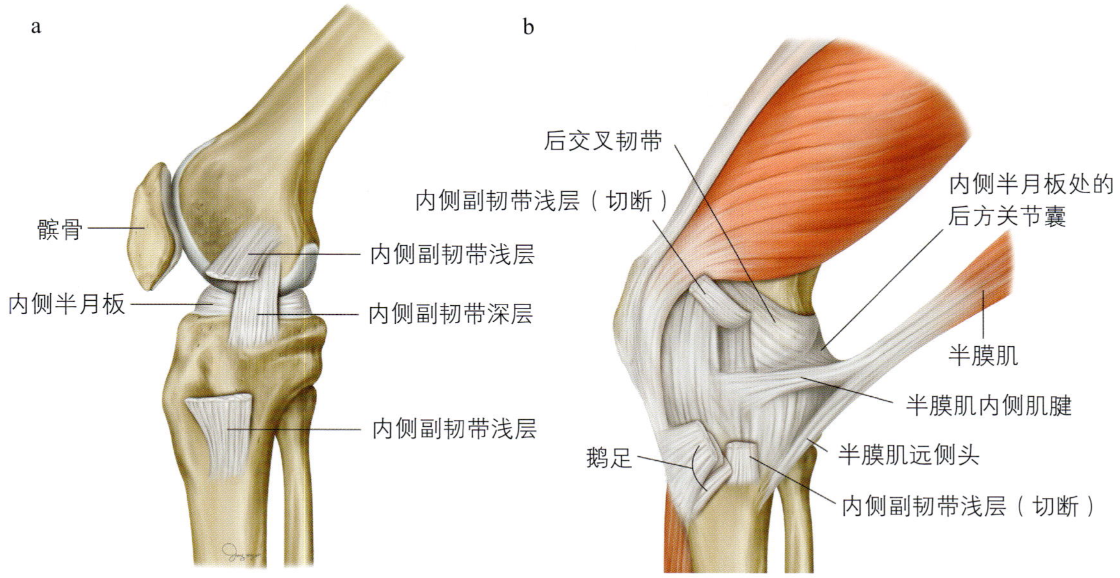

图 1.7 内侧结构的第 3 层。（a）内侧副韧带深层由较厚的垂直方向纤维构成，位于内侧关节囊的中间 1/3 处。（b）半膜肌腱在膝关节的后内侧角有复杂的止点

第 3 层

第 3 层由关节囊组成。内侧关节囊的中间 1/3 形成内侧副韧带深层（deep medial collateral ligament，DMCL），它位于 SMCL 下方，由较厚的垂直方向纤维组成。DMCL 从股骨延伸到内侧半月板边缘的中间部分和胫骨关节面的内侧缘。从前面看，内侧副韧带深层与浅层之间有明显的区别——深层具有嵌入式的包囊，但从后面则很难区分，因为 DMCL 的半月板股骨部分与其表面的 SMCL 融合在一起（图 1.7a）。另一方面，在胫骨上，它移行成为一种称为冠状韧带的结构，可以与 SMCL 分开[11]。

半膜肌

半膜肌腱止于膝关节的后内侧角，分为直行附着和向前附着 2 种方式（图 1.7b）。直行附着止点附着在胫骨后内侧关节间隙下方约 1 cm 处的骨性突起上。向前附着止点位于内侧副韧带浅层下方关节囊远端的胫骨骨膜上。这两个止点不参与组成三层中的任何一层。半膜肌腱鞘发出众多纤维向上和向下扩散进入第 2 层。最明显的扩散纤维是腘斜韧带（oblique popliteal ligament，OPL），它是半膜肌腱鞘向外扩张形成的，从侧面和近端穿过后方关节囊，到达腓肠肌外侧头的附着点。纤维的囊状扩散沿 OPL 的上缘连接到内侧半月板后角和关节囊上。纤维的远端扩散向远处延伸，以纤维扩张的形式越过腘绳肌，与胫骨内侧的骨膜融合[12，13]。

1.1.4 外侧面

1.1.4.1 表面解剖

膝关节屈曲 90° 时，可以触及股骨和胫骨的外侧髁。腓骨头位于胫骨外侧髁的远端，在膝关节的外侧很容易触及。外侧副韧带（LCL）是从腓骨头到股骨外侧髁的条索状结构，在膝关节屈曲 90° 的情况下，很容易触及或观察。在胫骨结节的外侧近端处可以观察到 Gerdy 结节，它是髂胫束的止点（图 1.8a）。

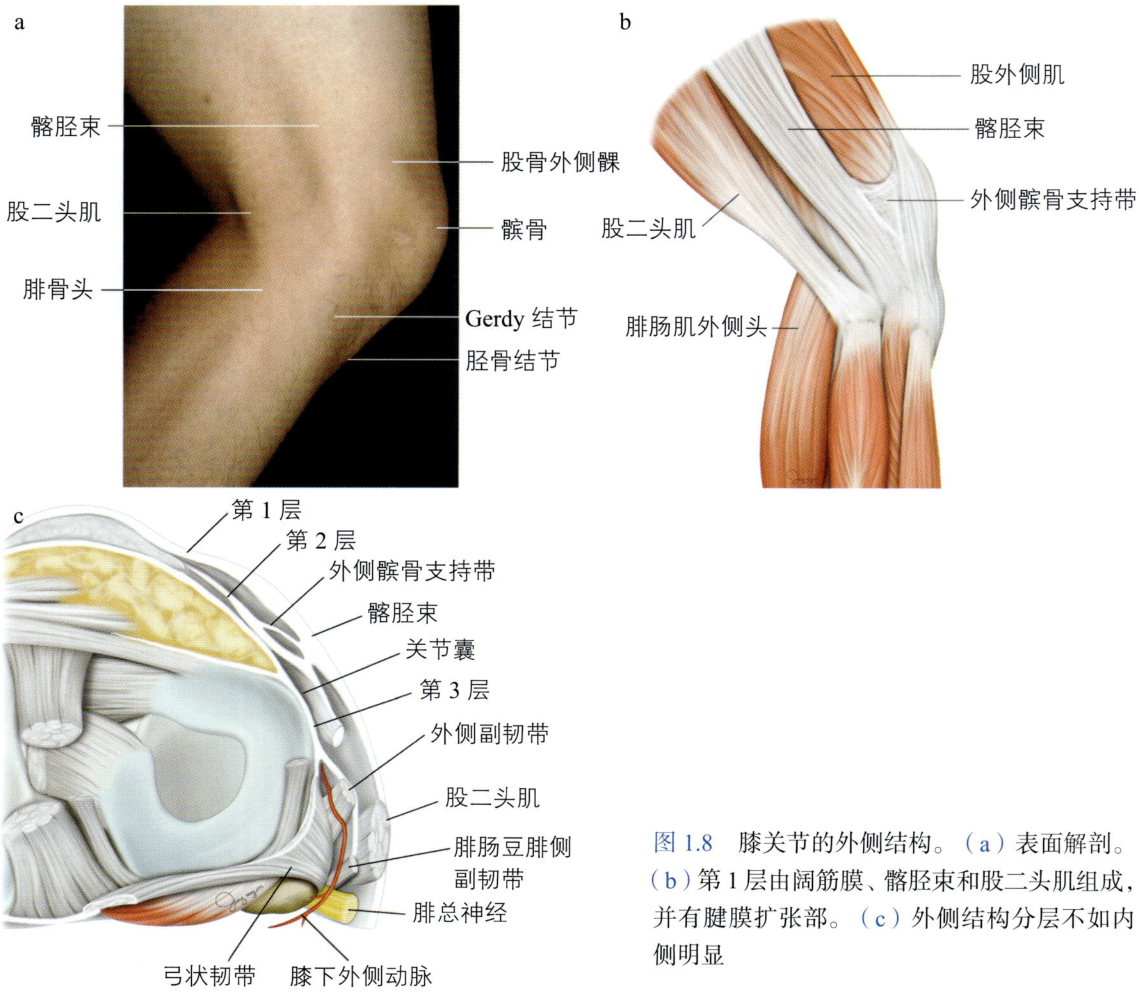

图 1.8 膝关节的外侧结构。（a）表面解剖。（b）第 1 层由阔筋膜、髂胫束和股二头肌组成，并有腱膜扩张部。（c）外侧结构分层不如内侧明显

1.1.4.2 外侧结构分层

膝关节的外侧结构由 3 层组成（第 1、2、3 层）。第 1 层由阔筋膜、髂胫束和股二头肌组成，并包括腱膜扩张部（图 1.8b）。第 2 层前部包括股四头肌支持带，后部移行为一个不完整的结构，包括髌股韧带和 2 条髌骨半月板韧带。第 3 层由关节囊组成，其后部又分为深层和浅层，深层形成冠状韧带和弓状韧带，浅层由外侧副韧带和腓肠豆腓侧副韧带组成[14]（图 1.8c）。

髂胫束

髂胫束（iliotibial band，ITB）起自髂前上棘，沿大腿外侧和膝关节周围向远端延伸，分为独立的 3 层：浅层、深层和被膜骨性层（图 1.9a）。浅层中的一部分是一个称为“髂髌带”的结构，延伸到髌骨的外侧，浅层的大部分与 Gerdy 结节相连。髂髌带可防止髌骨过度向内侧滑动，在髌骨固定中起重要作用。深层从浅层的内侧部分延伸到股骨远端肌间隔的外侧。深层的远端部分连接到股骨外侧髁的后表面。被膜骨性层延伸至深层的内侧和远端，与来自股二头肌短头的纤维混合。被膜骨性层向远端延伸，在股骨外侧髁后方形成一个带状结构，并附着在 Gerdy 结节的后上方[15]。

a

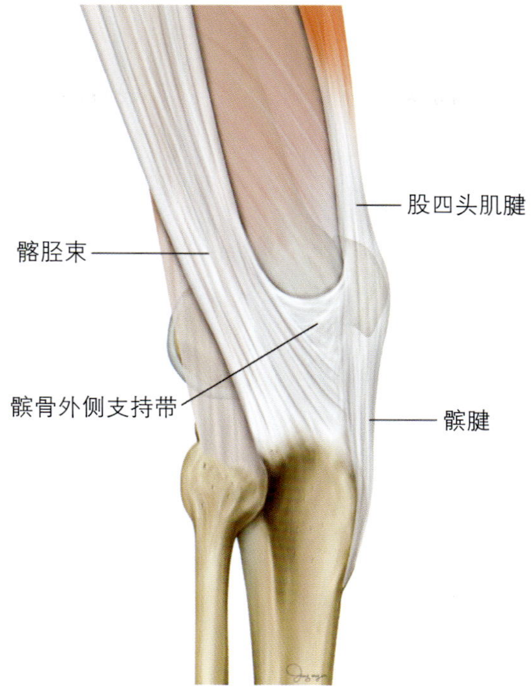

b

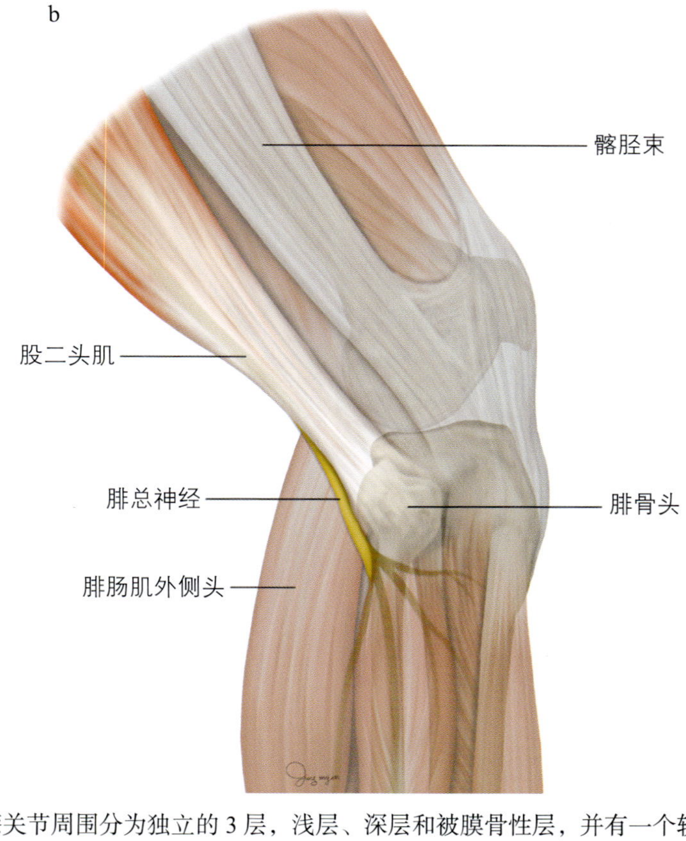

图 1.9 （a）髂胫束在膝关节周围分为独立的 3 层，浅层、深层和被膜骨性层，并有一个较宽的附着区。（b）股二头肌以多种形式附着到膝关节的后外侧。肌腱直臂附着在腓骨头的后外侧边缘

股二头肌

股二头肌是纺锤形肌肉，由 2 个头组成：长头和短头。膝关节周围的股二头肌位于髂胫束的后面。股二头肌以一种复杂的方式附着在膝关节的后外侧（图 1.9b）。在股二头肌长头的附着部位中，直臂、前臂和外侧的肌腱扩张部是主要部分。直臂连接到腓骨头的后外侧边缘。前臂附着到腓骨头外侧和外侧副韧带上。股二头肌的短头有 6 个远端附着点。其中，关节囊臂、直臂和前臂是重要的附着点。关节囊臂附着于关节囊的后外侧，腓肠豆和腓肠豆腓韧带。直臂连接腓骨头，就在股二头肌长头直臂的后方和上方。前臂附着点位于胫骨上外侧 Gerdy 结节后方 1 cm 处，也是膝关节囊中间 1/3 部分的附着点[16，17]。

外侧副韧带

外侧副韧带（LCL）是一条条索状的韧带，从股骨外侧髁延伸至腓骨头的前外侧（图 1.10a）。与其周围结构相比，外侧副韧带的股骨端附着范围在腓肠肌外侧头起点前方约 14 mm 处的稍远部位，位于股骨外侧髁近端约 1.4 mm，后方 3.1 mm 处。LCL 的股骨端附着点位于距离腘绳肌腱附着点平均 18.5 mm 处。LCL 向远端延伸，在腓骨头前缘后方约 8 mm，腓骨茎突尖远端约 28 mm 处附着[18]。

腘　肌

腘肌止于胫骨的后方，即比目鱼肌线的近端部分。腘肌有 3 个起点：来自股骨外侧髁的腘肌腱、腘腓韧带和外侧半月板的后角（图 1.10b）。腘肌腱与外侧半月板有 3 个附着点，分别是前下束、后上束和后下束[19]。腘肌腱附着于外侧副韧带附着点前方稍远约 18 mm 处。腘腓韧带起自腘肌的肌肉肌腱交界处，并止于腓骨头的内侧缘，位于腓肠豆腓侧副韧带的下方（图 1.10b）。弓状韧带是由起自股骨和腓骨的腘肌纤维构成的“Y”形结构。它不是一条独立的韧带，而是由腘肌纤维聚合而成的（图 1.11a）。下外侧膝动脉走行于腓肠豆腓侧副韧带和腘腓韧带之间[20]。

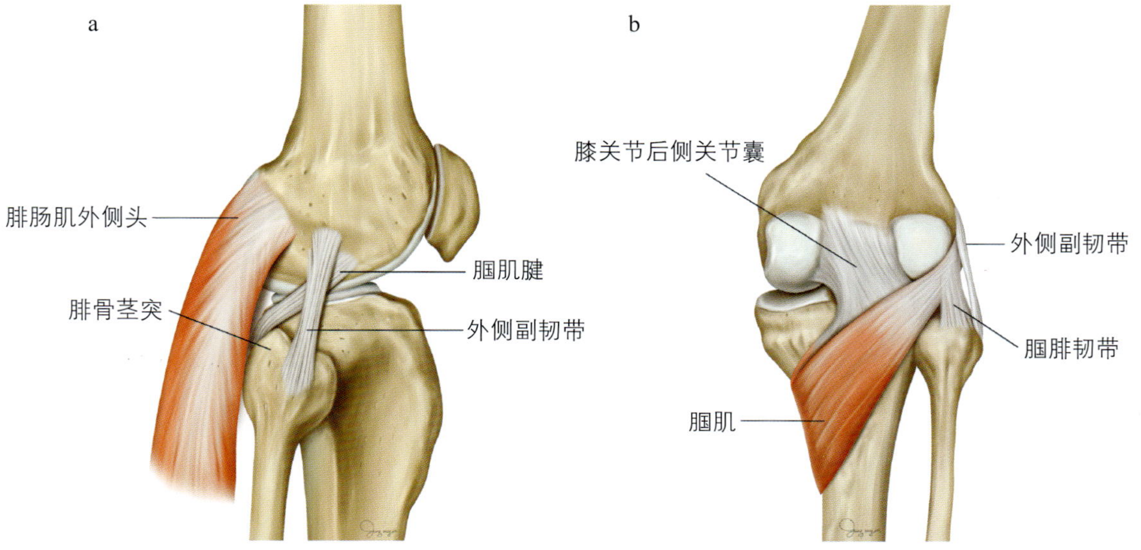

图 1.10　膝关节外侧面。（a）外侧副韧带。（b，c）腘绳肌和腘腓韧带

c

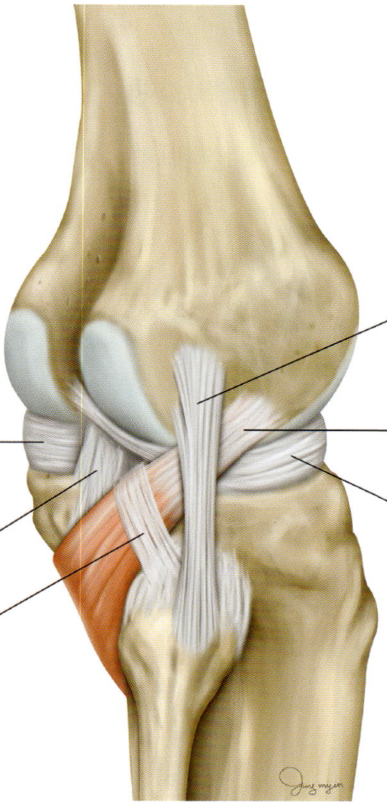

图 1.10（续）

腓肠豆腓侧副韧带

腓肠豆腓侧副韧带起自腓肠豆的外侧，止于腓骨茎突的后外侧缘，腘腓韧带止点的后外侧（图 1.11b）。如果没有腓肠豆，则起自股骨远端髁上突的后方。这一韧带的形态各异，高达 40%~68% 的标本存在变异。

1.1.5 后方解剖分层

腘窝是在膝关节后方的菱形空间。在腘窝的中间有一条水平线，是膝关节屈曲形成的皱褶（图 1.12a）。内上边界由表层的半腱肌腱和深层的半膜肌腱组成。半腱肌起自坐骨结节的下方和内侧压迹。半膜肌则起自坐骨结节的近端外侧，在深部向内走行。半膜肌和半腱肌止于胫骨的内侧和后侧髁。外上边界为位于髂胫束后侧的股二头肌腱。腘窝的内下和外下缘分别对应腓肠肌的内侧头和外侧头，它们在起点处是分开的，但在远端汇合。腓肠肌起自股骨远端，有 2 个头。内侧头起自股骨远端腘窝表面和内侧髁的后方。外侧头起自股骨外侧髁上面。2 个头合并后与比目鱼肌共同形成肌腱。腘窝内走行着各种神经、血管结构，如胫神经、腓总神经和腘动脉。胫神经在腘窝的中间内侧区域向下延伸，可以触及条索状结构。腓总神经与股二头肌腱一起沿腘窝的外上边界向远端走行。腘动脉位于胫神经的内侧，很容易触及其搏动[21]（图 1.12b）。

1.1.6 关节内结构

1.1.6.1 半月板

内侧和外侧半月板的结构和功能详见第 2 章。

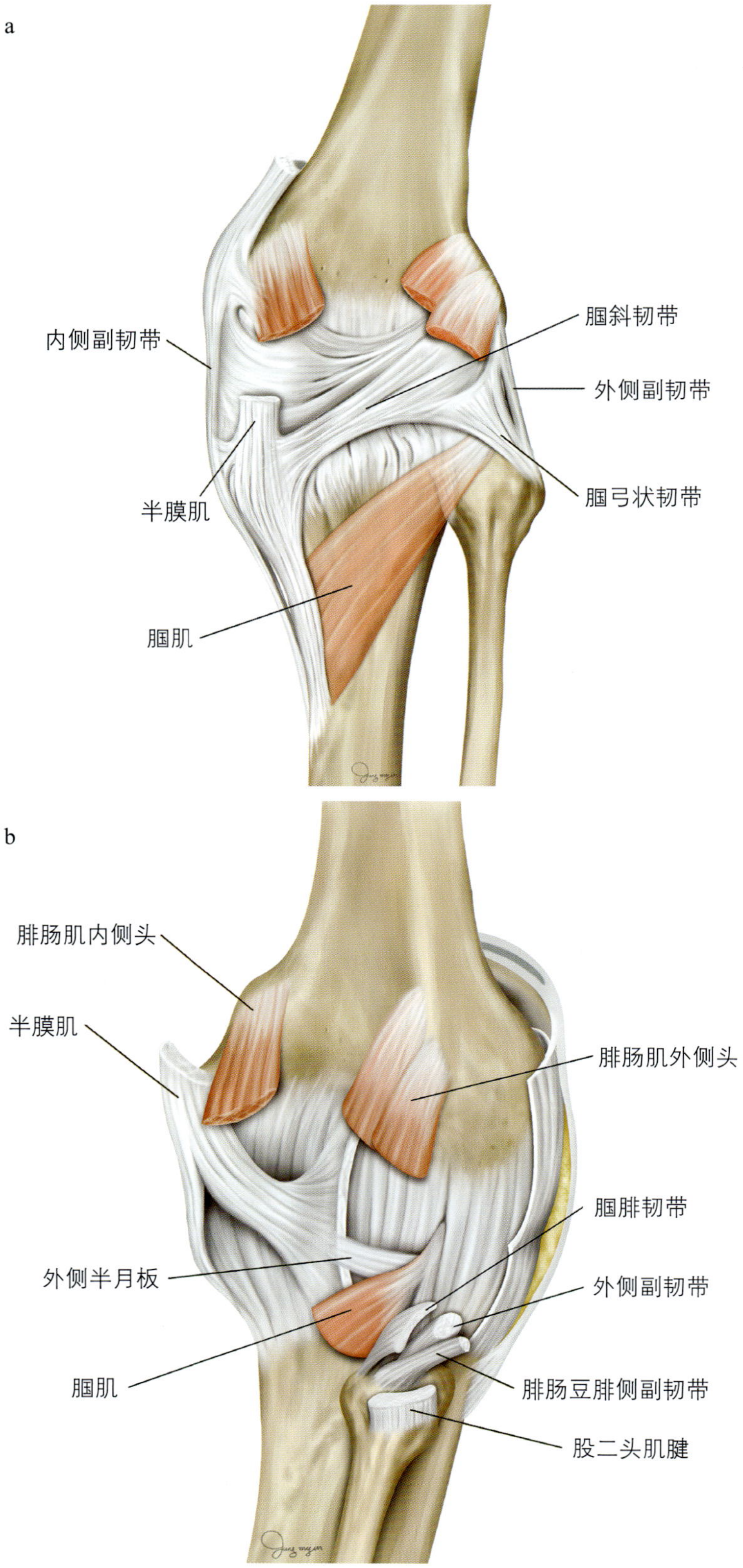

图 1.11 膝关节的后角和后外侧角。（a）弓状韧带是由起自股骨和腓骨的腘肌纤维组成的“Y”形结构。（b）腓肠豆腓侧副韧带和腘腓韧带

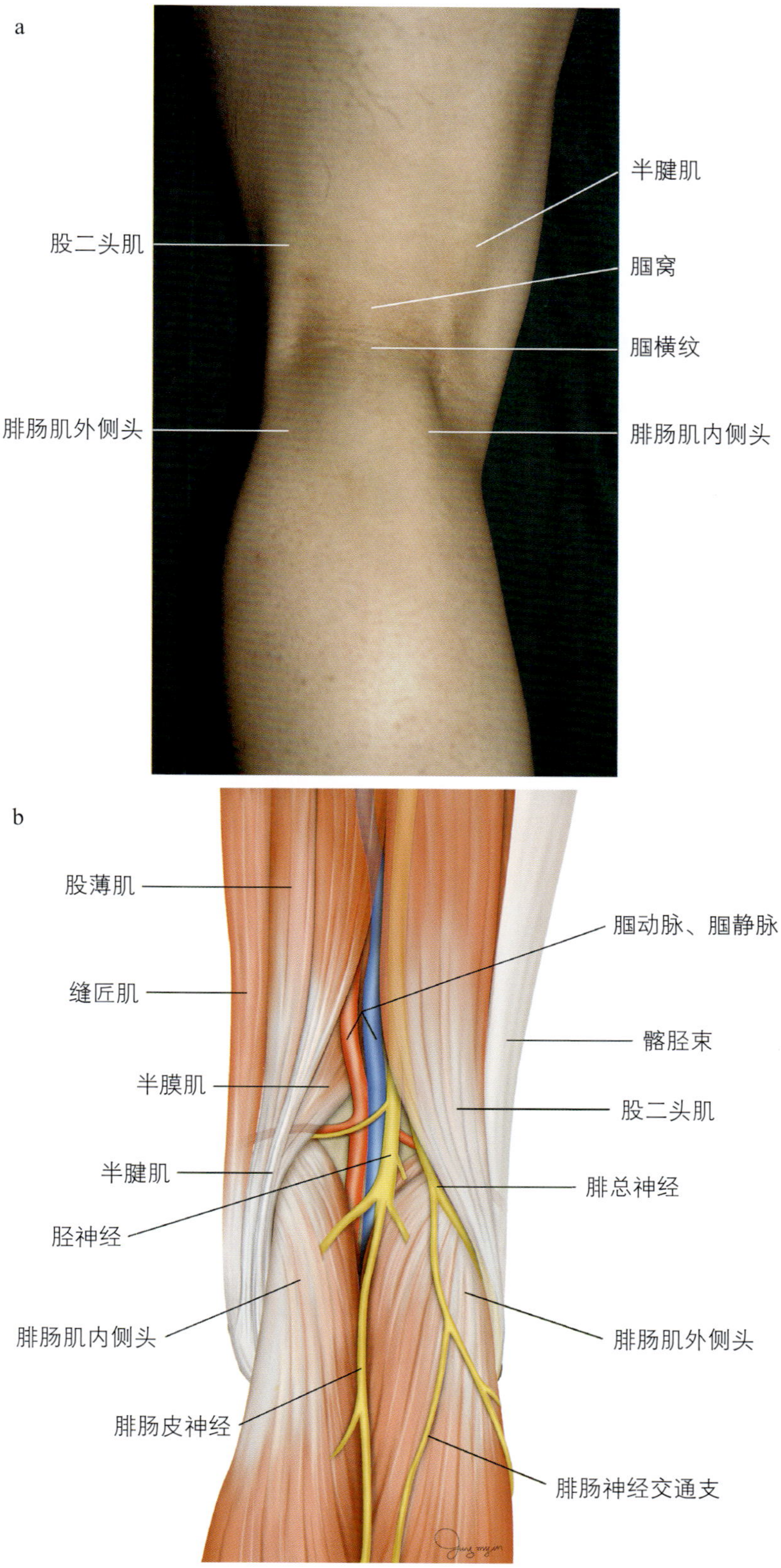

图 1.12 膝关节的后方。（a）表面解剖结构。腘窝是一个菱形空间，与腘绳肌和腓肠肌相接。（b）腘窝的边界及其包含的神经、血管

1.1.6.2 前交叉韧带

前交叉韧带（ACL）可以限制胫骨的前移和内旋。ACL 起自股骨外侧髁的内侧，止于髁间窝前方的内侧半月板和外侧半月板前角。ACL 的长度为 31~35 mm，中间部分的宽度平均为 11 mm（7~13 mm）。股骨和胫骨附着点处的宽度比中间部分宽。股骨附着点为椭圆形，平均长度为 18 mm（12~20 mm），宽度平均为 10 mm（5~13 mm），紧靠髁间窝外侧嵴（也称为住院医师嵴）的后面，与股骨髁后方关节面的前缘平行。胫骨端止点大致呈椭圆形或三角形，平均长度为 18 mm（15~20 mm），平均宽度为 10 mm，主要止于胫骨棘内侧的斜面[22]（图 1.13a）。胫骨端止点比股骨端更宽、更牢。尽管 ACL 在结构上很难区分为 2 束或 3 束，但根据股骨和胫骨附着点的位置，它在功能上可分为前内侧束和后外侧束。在股骨端止点处，前内侧束止于外侧分叉嵴的后上区域，后外侧束则止于前下区域。当膝关节屈曲到 90° 时，前内侧束变得紧张，而当膝关节伸展时，后外侧束变得紧张[23]（图 1.13b）。根据最近的一项解剖学研究，ACL 的股骨附着点有一个直接止点，止于外侧髁间后嵴，这是股骨干后皮质线的延续，间接止点较薄，附着于直接止点的后面[24]。直接止点附着牢固，对膝关节的前方稳定性更为重要。ACL 从股骨附着点到中段不是圆柱形，而是薄而平的带状[25]。

1.1.6.3 后交叉韧带

后交叉韧带（PCL）主要限制膝关节后移。PCL 起自股骨内侧髁的外侧，向胫骨端走行。PCL 的长度为 32~ 38 mm，中间部分的宽度约为 13 mm。股骨附着点的横截面积约为中间部分的 3 倍。股骨附着点呈半月形，位于 12∶00 至 5∶00 之间（右膝），前缘位于关节面边缘后 3~5 mm 处（图 1.12b）。股骨附着点的前后轴长度约为

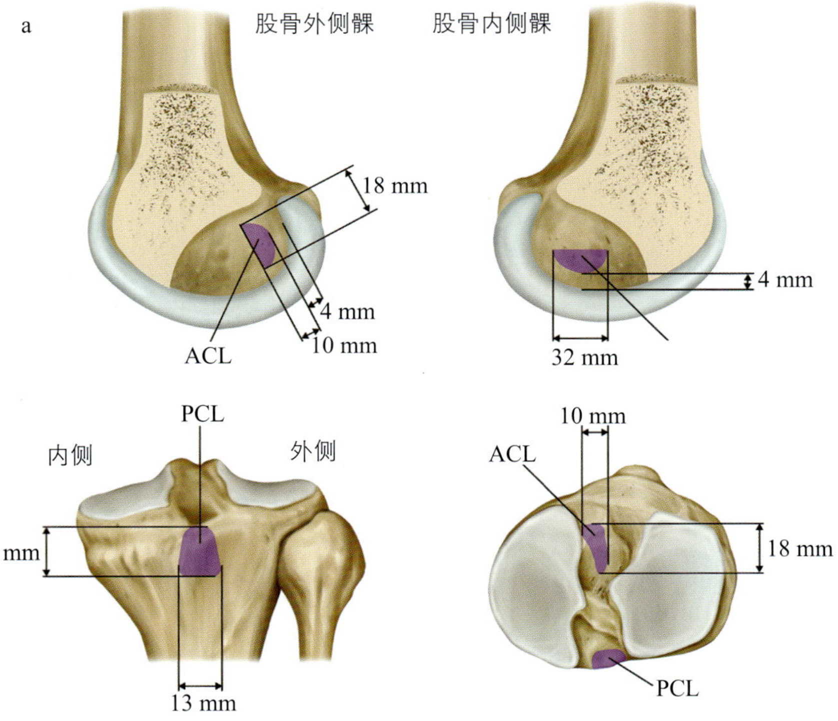

图 1.13 交叉韧带。（a）前交叉韧带（ACL）和后交叉韧带（PCL）骨性附着点的形态学尺寸

32 mm，横截面积为 125~200 mm^2 不等。PCL 的胫骨附着区呈矩形或梯形。PCL 附着于髁间窝后部，位于关节面后缘下方 1~1.5 cm。前后径长度为 14~16 mm，内外侧径为 10~16 mm[22]（图 1.13a）。起自胫骨附着处内侧的纤维止于股骨附着点的后部，起自胫骨附着处外侧的纤维止于股骨附着点前部。根据排列形式，PCL 在功能上分为前外侧束和后内侧束（图 1.13c）。

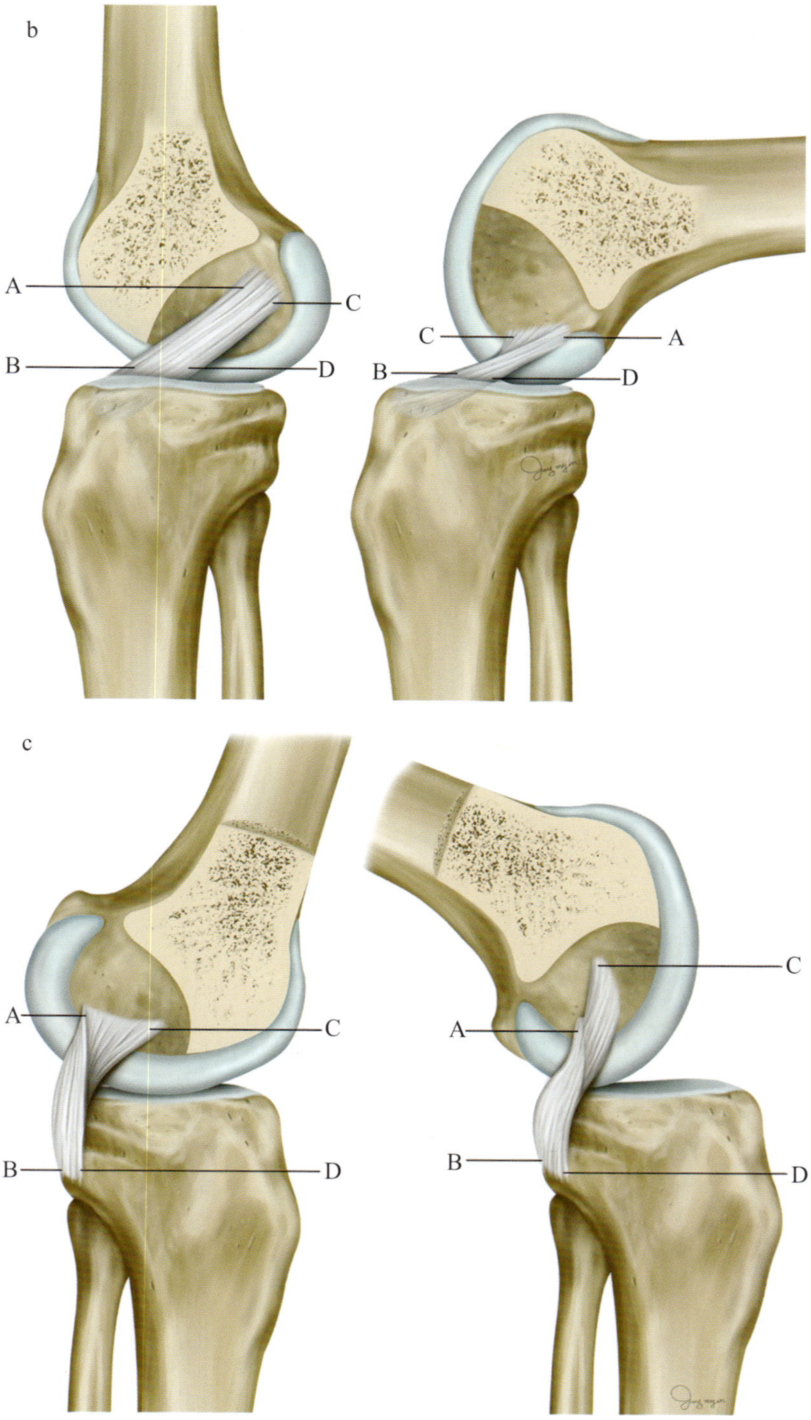

图 1.13（续） （b）ACL 在膝关节伸展和屈曲位置时的状态。在膝伸展位，后外侧束（C–D）紧张。在膝屈曲位，前内侧束（A–B）紧张。（c）膝伸展位和屈曲位的 PCL。在膝伸展位，前外侧束（C–D）松弛。在膝屈曲位，前外侧束（C–D）紧张

1.1.7 血供

膝关节的血供来自股动脉和腘动脉的分支（图 1.14a）。膝降动脉在收肌管的近端从股动脉发出，并发出隐支、关节支和深斜支[26]。隐支与隐神经和隐静脉一起向远端走行，经过缝匠肌，在髌腱的内侧与膝下内侧动脉吻合。关节支在远端穿过股内侧肌，与膝上外侧动脉吻合，形成髌周血管网（图 1.14b）。腘动脉从收肌管穿出并进入腘窝，在腘窝的下部分为胫前动脉和胫后动脉。腘动脉发出许多肌肉分支和 5 个关节分支（膝上外侧动脉、膝上内侧动脉、膝中动脉、膝下外侧动脉和膝下内侧动脉）。膝中动脉从腘动脉的前方发出，穿过后关节囊和后斜韧带进入关节（图 1.14c）。膝中动脉为关节内结构供血，如 ACL、PCL、半月板后角和滑膜[27]。膝关节前方的动脉吻合网由膝上动脉、膝下动脉、膝降动脉的分支、旋股外侧动脉的降支和胫前动脉的返支组成。这种吻合形成了一个围绕髌骨的血管网，超过 10 条营养动脉起自髌骨下极，穿过髌骨前表面向远端走行[28]。内侧支持带主要由膝降动脉供血，外侧支持带由膝上外侧动脉、膝下外侧动脉形成的外侧吻合网供血。髌腱内侧的血供来自内侧的膝下内侧动脉和膝降动脉形成的内侧吻合，而在外侧，则由膝上、膝下外侧动脉和胫前动脉的返支供血。

a

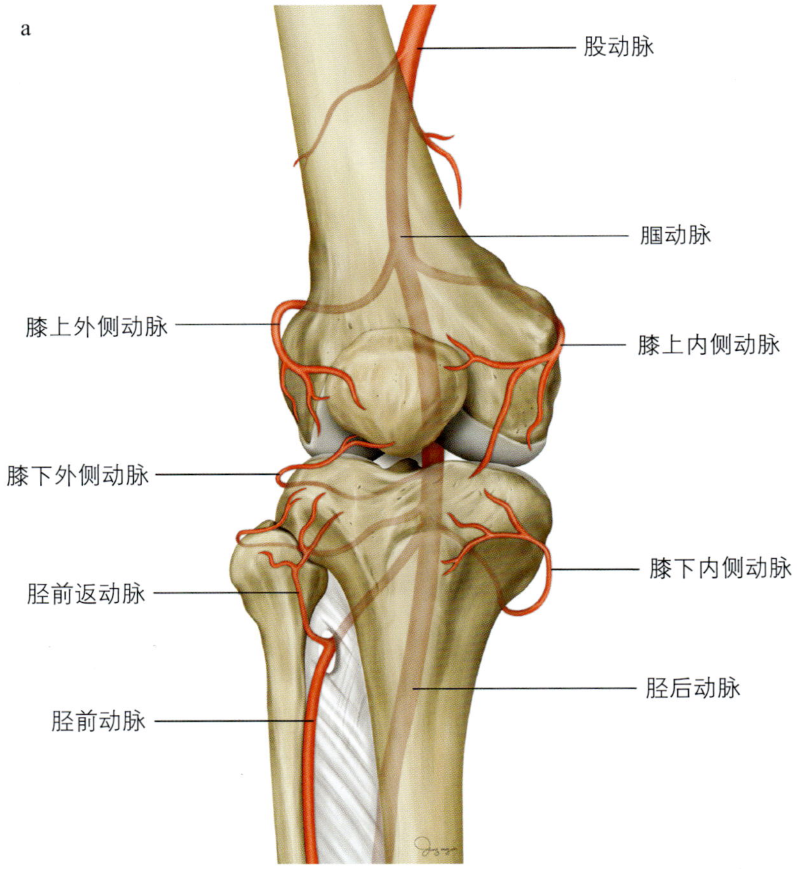

图 1.14 膝关节的血供。（a）腘动脉的分支

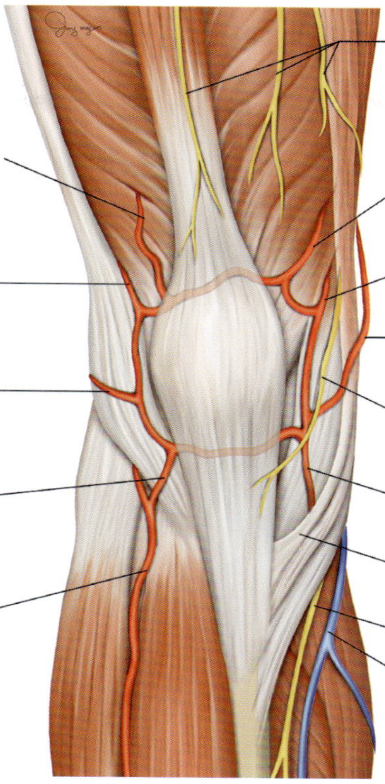

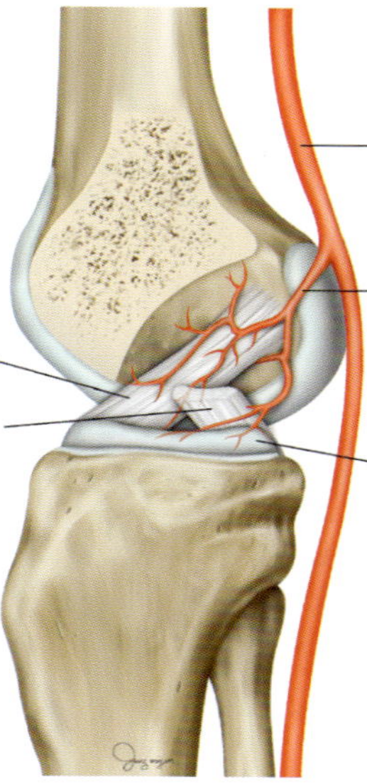

图 1.14（续） （b）髌周动脉网。（c）膝中动脉为关节内结构供血

1.1.8 神经支配

膝关节前侧由股神经的关节支、腓总神经和隐神经支配[29]。膝关节的后侧由胫神经的关节支和闭孔神经的关节后支支配。支配膝关节近端前侧分布于韧带和关节囊的神经从支配股四头肌的神经分支出来。最大的神经分支起自支配股内侧肌的神经，分布于前内侧关节囊[30]（图 1.15a）。在前外侧区域，支配股外侧肌的神经发出分支分布于上外侧关节囊。隐神经从股神经的后束分出，在收肌管的远端分为缝匠肌支和髌下支[31]。髌下支穿过缝匠肌，在缝匠肌和股薄肌之间穿过膝关节内侧的深筋膜，形成髌丛（图 1.15b），分布于前内侧的关节囊、髌腱和前内侧的皮肤。腓

总神经沿股二头肌腱内侧经腘窝，在股二头肌腱和腓肠肌外侧头之间穿过，继续向远端延伸至腓骨头后方。在穿过腓骨长肌前，它在腓骨颈的外侧浅层分布，随后移行为腓浅神经和腓深神经（图 1.15c）。腓浅神经从腓肠外侧皮神经和支配小腿近端前外侧皮肤的小分支上发出。腓深神经发出 2 个关节支，即关节外侧神经和腓返神经[32]。关节外侧神经起自关节面水平，分布于下方关节囊和 LCL。腓返神经起自更远端，上升到胫骨前方，支配关节的前外侧。胫神经来自坐骨神经，位于腘窝深筋膜下的脂肪组织中，在腓肠肌两头之间向远端走行（图 1.15d）。肌支支配腓肠肌的两头、跖肌、比目鱼肌和腘肌。皮支在腓肠肌表面的远端移行为腓肠内侧皮神经。胫神经发出数个关节支。其中，最大、最一致的分支是关节后支，它向侧面走行，绕过腘窝血管形成腘神经丛。这条神经支配后关节囊、半月板周围关节囊及交叉韧带的滑膜。闭孔神经后束的终末支沿股动脉的走向进入腘窝，形成腘神经丛，分布于后关节囊和半月板。

1.2　膝关节的结构和生物力学原理

1.2.1　正常的膝关节结构

膝关节的对位关系可以通过髌骨朝向正前方时拍摄的下肢全长 X 线片来评估。下肢的理想对位是力线位于膝关节的中心。当从正面看时，力线从膝关节中心向内侧或外侧的偏离，分别称为内翻或外翻畸形（图 1.16）。同样，从侧面看，如果偏向前侧或后侧，则分别称为屈曲畸形或反屈畸形。这些畸形在儿童中可能没有症状，但在老年人中，关节负荷过重，关节面因过度摩擦而磨损，将导致关节炎的发生。

髋－膝－踝（hip–knee–ankle，HKA）角用于描述股骨和胫骨力线在冠状面上的对位情况。在中立位时，HKA 角为 0°。当该值为负数时，意味着膝内翻，如果为正数，则为外翻畸形。髌骨位置的评估可以用 Q 角来标示。Q 角是在仰卧位膝关节完全伸展时测量的。在正常膝关节中，男性的 Q 角平均约为 11°，女性平均为 14°[33]（图 1.17）。胫骨平台后部的倾斜角度以及胫骨和股骨髁后部的嵌合使膝关节可以屈曲到 160°。众所周知，膝关节屈伸运动的中心轴类似于通髁线（transepicondylar axis，TEA）。在运动过程中，胫骨围绕胫骨平台的后内侧部分旋转约 30°，髌骨旋转轴则几乎与 TEA 平行[34]。

1.2.1.1　冠状面上的对位

冠状面的对位关系主要是通过负重位 X 线片来评估的。股骨头中心和踝关节面中心的连线被称为下肢力线。股骨的力线是股骨头中心和膝关节中心的连线，胫骨的力线则是胫骨棘中心和距骨中心的连线。中立对位是指股骨和胫骨的力线在一条直线上。然而，即使在无症状的成年人中，HKA 角也会呈较小的负角度（内翻）。根据文献报道，在韩国的正常人群中，HKA 角约有 3° 的内翻，胫骨关节面与力线垂线之间的角度约为 4°，股骨关节面与力线的角度约呈 3° 的外翻状态[35]。这些下肢力线的冠状角度因性别、年龄和是否有关节疾病而有所不同。

股骨近端 1/3 和 2/3 处股骨干中点的连线称为股骨解剖轴，而胫骨近端 1/3 和 2/3 处胫骨干中点的连线称为胫骨解剖轴。股骨力线和解剖轴之间的角度约为 6°（4°~7°）。而胫骨的力线与解剖轴相吻合。在“立正”站姿下，身体中线和下肢力线之间形成大约 3° 的夹角。因此，身体

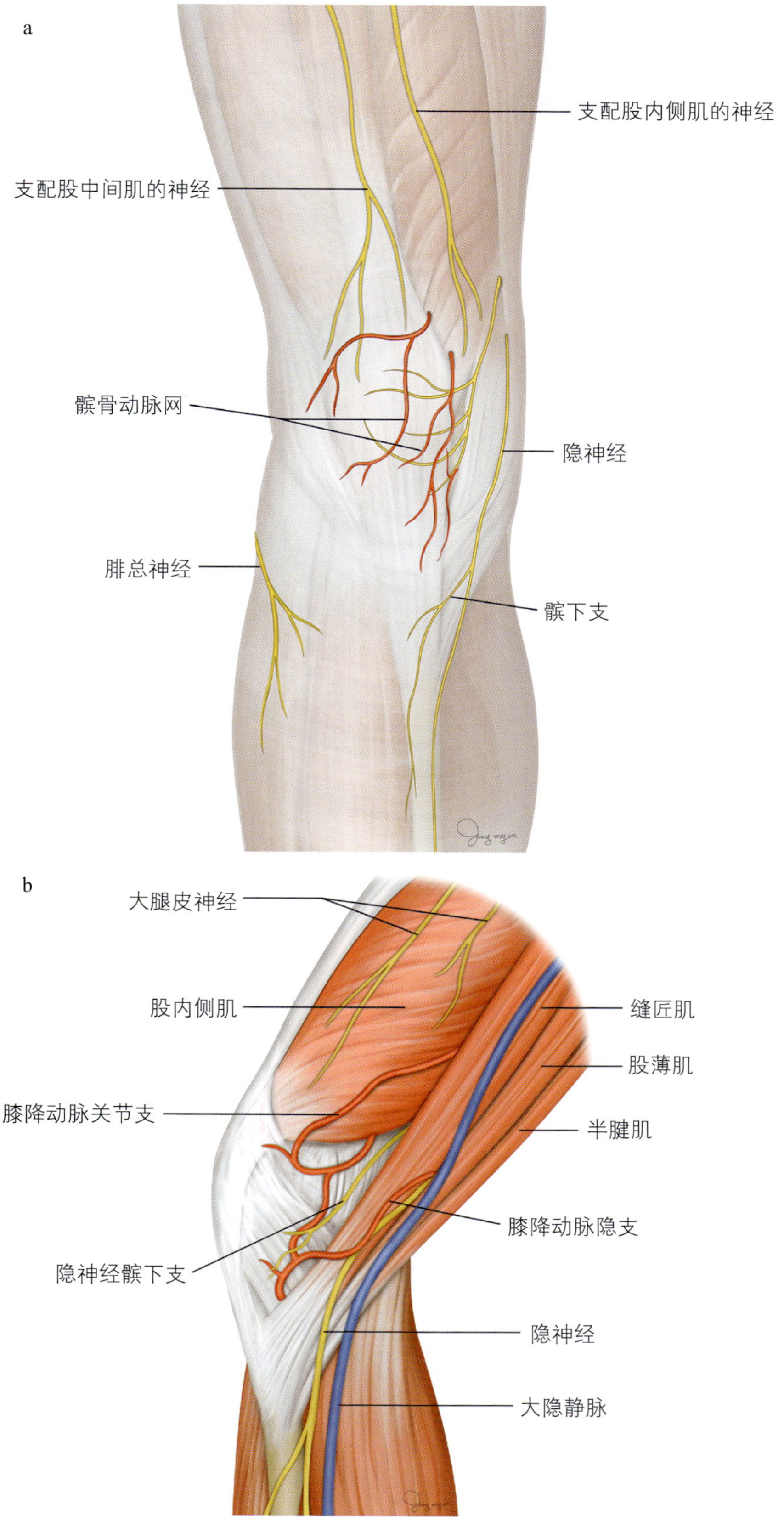

图 1.15　膝关节的神经支配。（a）膝关节前部的浅层神经支配。（b）隐神经及其髌下支

重心线与股骨解剖轴之间的角度为 7° ~10° [36, 37]。同时，由于胫骨平台与力线垂线呈 3° 外翻夹角，因此身体重心线与胫骨平台垂直。

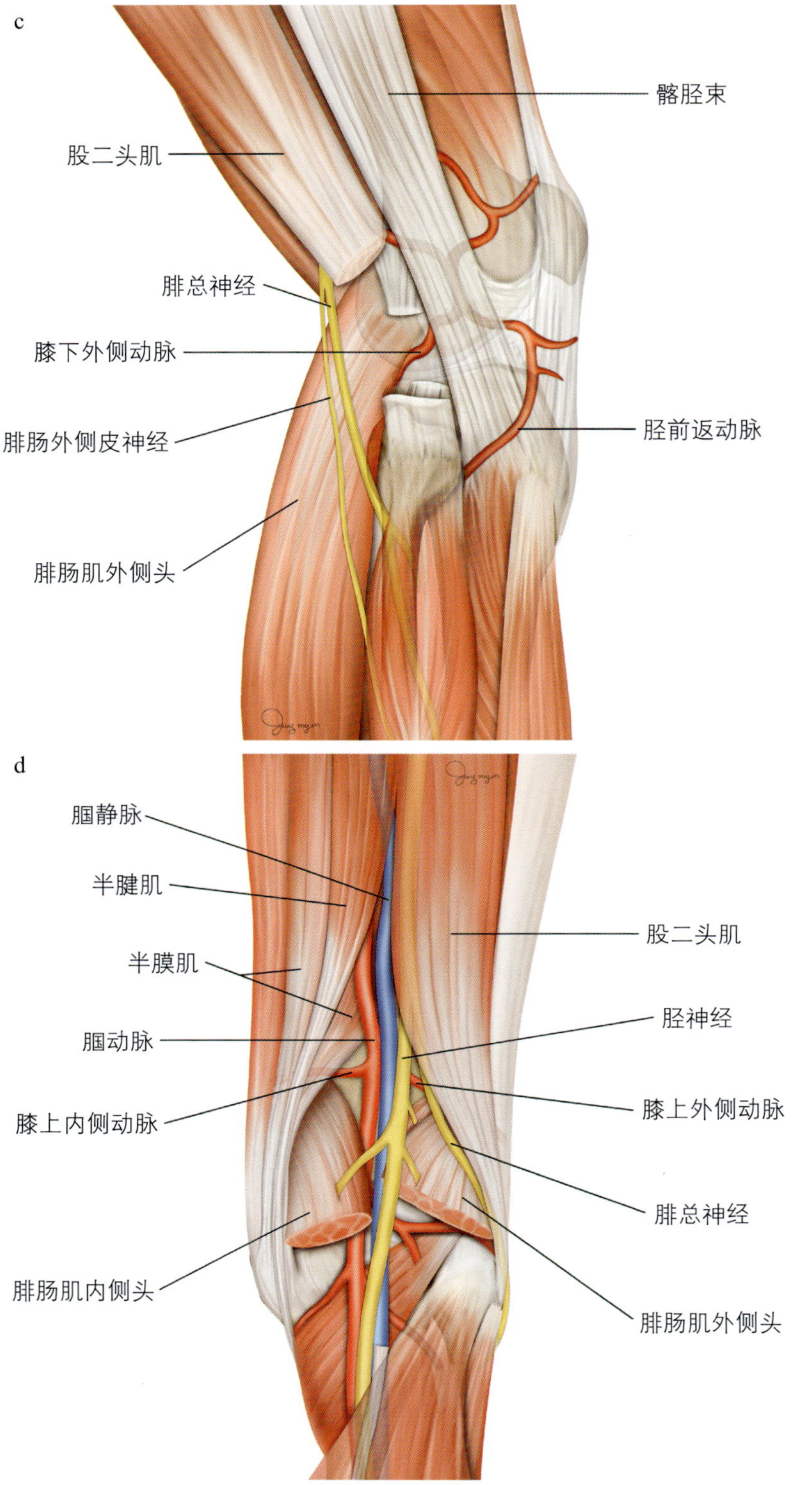

图 1.15（续） （c）腓总神经及其分支。（d）胫神经和腓总神经

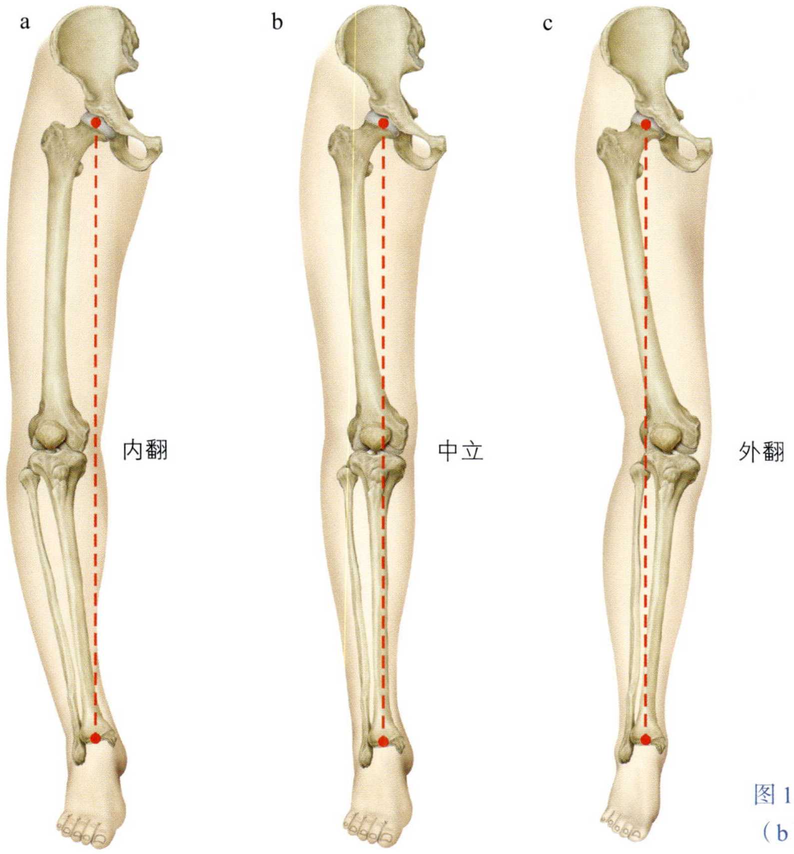

图 1.16 下肢的对位方式。(a) 内翻。(b) 中立。(c) 外翻

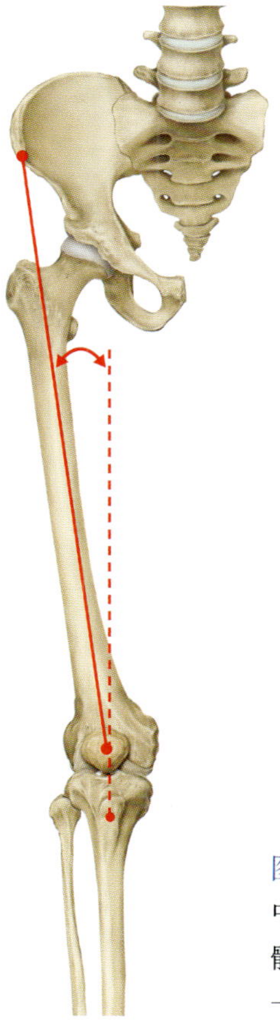

图 1.17 Q 角的测量方法是在髌骨中心和髂前上棘之间画一条线，在髌骨中心和胫骨结节中心之间画另一条线，测量两线夹角

1.2.1.2 矢状面上的对位

矢状面的力线是从股骨头的中心到踝关节中心的直线。股骨远端在矢状面的对位标准不能明确定义，因为股骨远端由一个圆形髁构成。然而，有 2 种方法可以测量股骨髁与股骨解剖轴在矢状面的角度。第 1 种方法是测量股骨远端后侧角（posterior distal femoral angle，PDFA），即股骨解剖轴与连接股骨髁前后缘的股骨关节面边缘线之间的角度，该角度约为 83°。第 2 种方法是测量 Blumensaat 线（股骨髁间窝顶部骨皮质在侧位片上呈现的线）与股骨远端解剖轴之间的角度，研究表明这一角度平均约为 37.5°[38]。胫骨在矢状面上的对位被定义为由胫骨平台关节面和胫骨力线形成的角度，后倾约 8.4°[39]。

1.2.1.3 髌骨的对位

髌骨对位可用Q角来定义，即由股四头肌的力线和髌腱形成的角度，是髂前上棘和髌骨中心的连线与髌骨中心和胫骨结节的连线所形成的锐角。导致髌骨对位不良的原因之一是胫骨结节位置的变异，可出现距离胫骨中轴平均9°±4°的侧向偏差。膝关节外翻时，Q角增加，力的总和使髌骨向外移位。而在膝内翻状态下时，Q角变小，髌骨向内移位。

髌骨轴位片、计算机体层成像（computed tomography，CT）和磁共振成像（magnetic resonance imaging，MRI）主要用于评价髌骨旋转对位。由于髌骨轴位片没有参考线，建议根据CT或MRI中的通髁线（TEA）与髌骨横轴的角度来评价髌骨的旋转对位[40]。

1.2.1.4 对位不良

如果膝关节对位不在上述正常范围内，就称为对位不良，会引起膝关节的疼痛和关节炎的发生。在正常的膝关节中，内侧负责60%的重量负荷，剩余的由外侧负担。膝关节内翻会导致内侧的负荷过重，而外翻会导致外侧的负荷过重。这种高负荷加速了骨关节的畸形。对于内翻畸形的患者，可以预想到股骨内侧髁和胫骨平台的软骨量减少，骨质剥脱增加。因此，当考虑对膝关节软骨损伤的患者进行手术治疗时，应首先评估膝关节的对位状况，并考虑在进行软骨修复手术的同时进行截骨复位术。

1.2.2 生物力学

膝关节中的胫股关节是一个改良的铰链关节，能够借助关节囊、周围的肌肉和韧带等解剖结构进行3种平移运动(内侧–外侧、前侧–后侧、近端–远端)和3种旋转运动(屈伸、内旋–外旋、内翻–外翻）。膝关节可以根据姿势的不同而改变其稳定机制。当膝关节完全伸展时，侧副韧带和交叉韧带绷紧，半月板的前部被固定在胫骨和股骨髁之间以保持稳定。在屈膝开始时，腘肌的收缩使股骨外旋而胫骨内旋（约15°），使膝关节解除锁定[41]。半月板在完全伸展时锁定在关节面，但在屈曲时向后移动，这在外侧半月板中比内侧半月板更明显[42]。股骨相对于胫骨的滚动运动主要发生在屈曲的前20°，之后主要发生滑动运动。在屈曲过程中，股骨髁的滚动运动主要发生在外侧。

股骨内侧髁有一个解剖学特征，即关节面的前后径比股骨外侧髁长。所以，当膝关节从屈曲位做伸展运动时，即使股骨外侧髁和胫骨关节面达到完全伸展位，股骨内侧髁的前关节面也没有达到完全伸展位，仍然可以稍有运动。因此，在内侧达到完全伸展之前的20°范围内，胫骨相对于股骨外侧髁有外旋运动。这种旋转运动被称为锁扣运动，在达到完全伸展时约旋转15°[43]。

髌股关节的关节面接触点是复杂而动态变化的。在伸直状态下，髌骨和滑车沟不接触。随着不断屈曲，接触面从髌骨远端向近端移动，当屈曲达到120°时，髌骨的接触区是关节面的下内侧和外侧。在完全屈曲时，奇面是髌骨和股骨髁内侧之间唯一的接触[44]。

1.2.2.1 胫股关节生物力学

要了解胫股关节的运动，首先应考虑骨的形状。在股骨的关节面中，内侧髁比外侧髁长，而外侧髁比内侧髁宽。在屈曲90°时，从正面看，外侧髁前后顶点的连线几乎与前–后向矢状轴平行，而内侧髁的前后顶点连线大约倾斜 22°。因此，外侧髁在侧位片上显得更长。从侧面看，股骨内侧髁呈前后半径长度相似的圆形弧线，而股骨外侧髁呈向后半径逐渐增加的弧线。

膝关节是一种铰链关节，但其运动不仅是简单的屈伸运动，还伴随着胫骨相对于股骨的旋转，是一种联合运动。膝关节屈伸运动的基本机制是股骨相对胫骨关节面滚动和滑动的组合运动（图 1.18）。滚动运动类似于圆柱在平面上滚动，旋转的横轴在水平方向上移动。另一方面，滑动运动是在圆柱旋转的同时与平面上一个固定的点保持接触，旋转的水平轴是固定的。如果只发生滚动，在膝关节屈曲到最大角度之前，股骨髁会从胫骨平台脱离，如果只发生滑动，股骨髁后方可

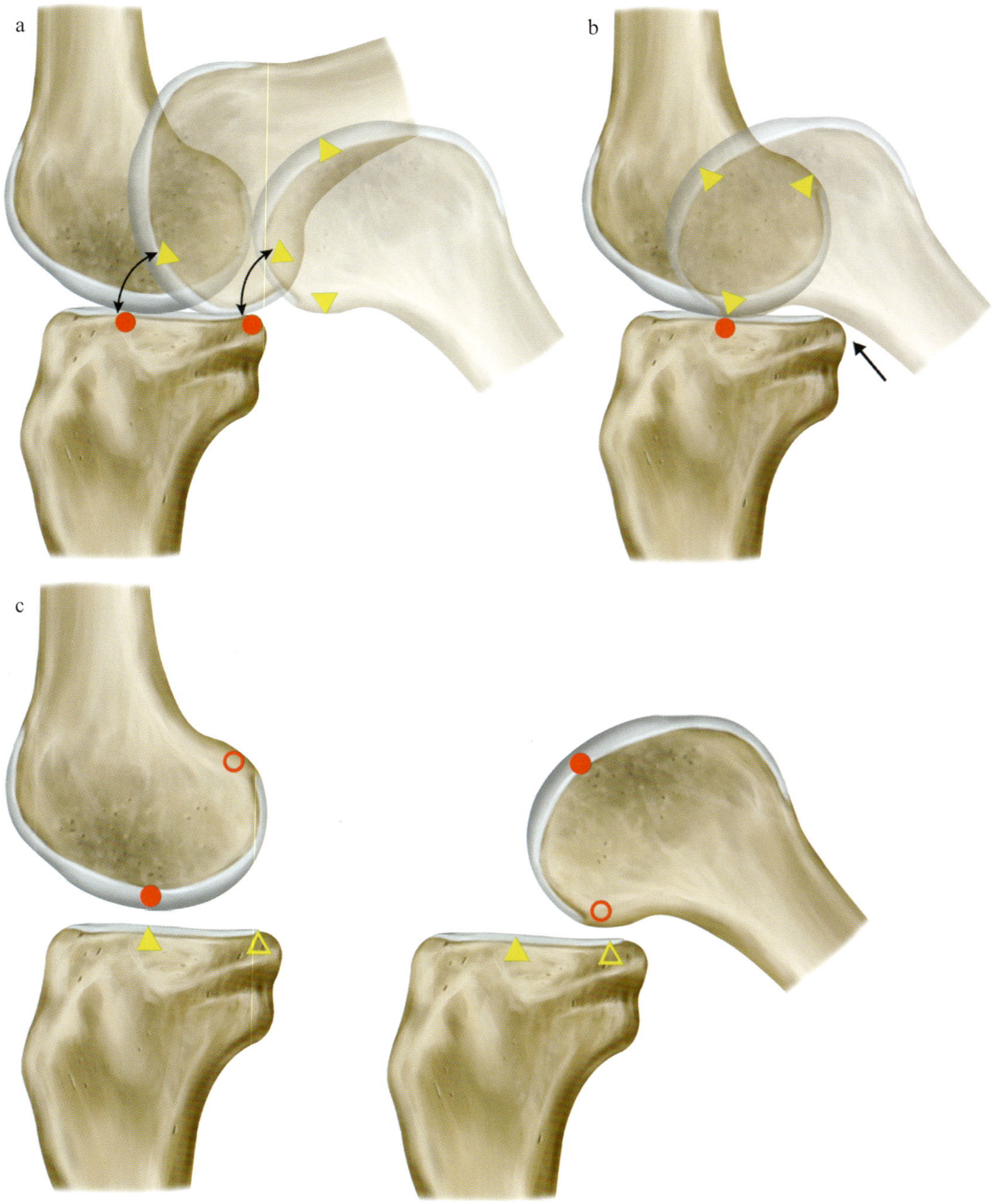

图 1.18 滚动和滑动。（a）只发生滚动。（b）只发生滑动。（c）当滚动和滑动结合时

能撞到胫骨上。因此，只有当滚动和滑动相结合时，膝关节才能做到最大限度的屈曲。在正常膝关节的屈伸运动中，屈曲的前 20° 通常是以滚动运动为主，但在接下来的 20°~90° 的屈曲过程中主要是滑动运动。滚动和滑动在屈曲开始时以 1 ∶ 2 的比例发生，在屈曲终末时以 1 ∶ 4 的比例发生。因此，屈伸的横轴（旋转中心）不是固定的，而是不断移动的，绘出一个“J”形曲线（图 1.19）。

锁定机制使胫骨在膝关节伸展时向外旋转，导致前、后交叉韧带收紧，有助于膝关节的稳定（图 1.20）。在从完全伸展位开始屈膝时，会发生相反的旋转运动。胫骨在屈曲初始阶段的内旋运动是通过腘肌的收缩实现的。当膝关节屈曲 0°~120° 时，胫骨相对于股骨平均旋转 29.2°。

另外，当膝关节屈曲时，旋转中心从股骨髁的远端向后部移动，特别是该中心的移动在膝关节外侧间室中尤为明显。

膝关节屈曲时旋转中心的运动与胫骨平台的解剖结构相适应。平台的外侧是凸起的马鞍状，而内侧是凹陷的盘状。这导致内侧的前后平移比外侧少。因此，在正常的膝关节屈曲从 0° 到 120° 的过程中，股骨后侧的回旋主要发生在外侧，很少发生在内侧。这种外侧相对于内侧的旋转运动导致了不对称的股骨后移。当屈曲超过 120° 时，股骨后移导致外侧股骨髁与胫骨平台已不再接触。而在超过 150° 时，股骨外侧髁相对于胫骨后侧是半脱位的。虽然内侧没有这种股骨后移，但股骨后髁的偏移有助于膝关节的深度屈曲[45]。

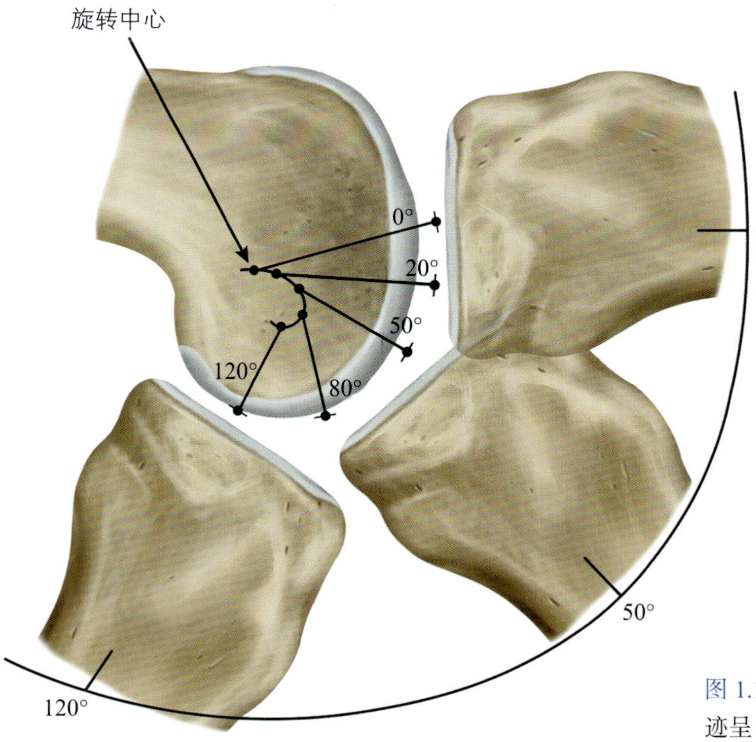

图 1.19　旋转中心在屈伸运动中的轨迹呈“J”形

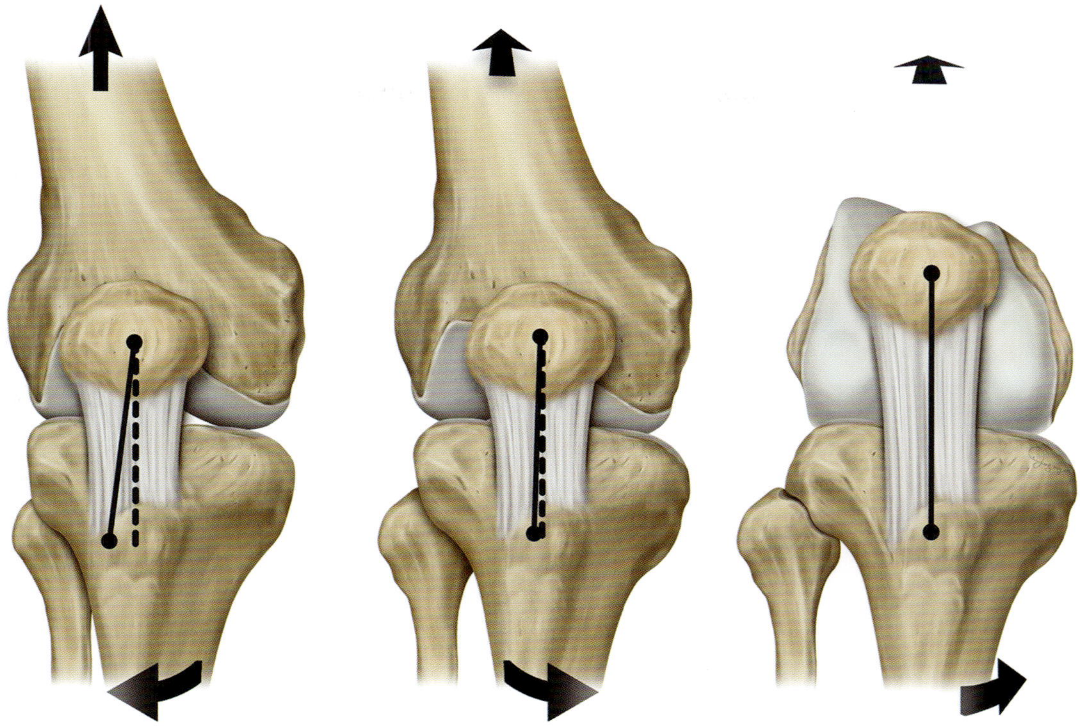

图 1.20 锁定机制。胫骨在膝关节伸展终末时向外旋转。因此，胫骨结节在完全伸展位时位于髌骨中心的外侧

1.2.2.2 髌股关节生物力学

股四头肌附着在髌骨的近端，作用是将股骨周围的力量在不产生摩擦的情况下传递给髌腱和胫骨结节。髌骨最重要的功能是类似滑轮的作用，通过增加伸膝的力臂来提高股四头肌的效率。由于髌腱的位置比胫股关节靠前，与胫股关节的距离和髌骨的厚度一致，因此，可以通过延长股四头肌的力臂来提高伸膝装置的效率。

为了解释髌股关节的动态变化，需要了解股四头肌的施力方向，髌腱的运动方向，以及髌股关节的反作用力。Q 角是股四头肌纵轴和髌腱纵轴形成的角度。当伸膝装置（股四头肌、髌腱）施加一个力时，Q 角的存在使髌股关节上产生一个外翻力。这个外翻力使髌骨对股骨髁产生压迫，压力随着膝关节屈曲角度的增加而增加。

髌股关节反作用力（patellofemoral joint reaction force，PFJRF）是股四头肌力（quadriceps force，Fq）和髌腱力（patellar tendon force，Fp）的矢量和（图 1.21）。当膝关节屈曲时，屈曲力矩增加，而 Fq 和 Fp 的方向之间夹角变小，所以 PFJRF 增加。PFJRF 在膝关节屈曲 30° 时为体重的 1.5 倍，屈曲 90° 时为体重的 6 倍。在平地上行走时，PFJRF 是体重的 0.5 倍，上下楼梯时是体重的 3.3 倍，下蹲时是体重的 7.8 倍[46]。膝关节完全伸展需要强大的股四头肌力，因为在屈曲 20° 到完全伸直的过程中，力矩急剧下降[47]。因此，对于因髌股关节问题引起膝前疼痛的患者，应限制抗阻伸膝运动或终末伸膝运动。此外，在股四头肌的康复训练中，建议采用直抬腿运动或小弧度的等张运动，这些运动不会加重症状。

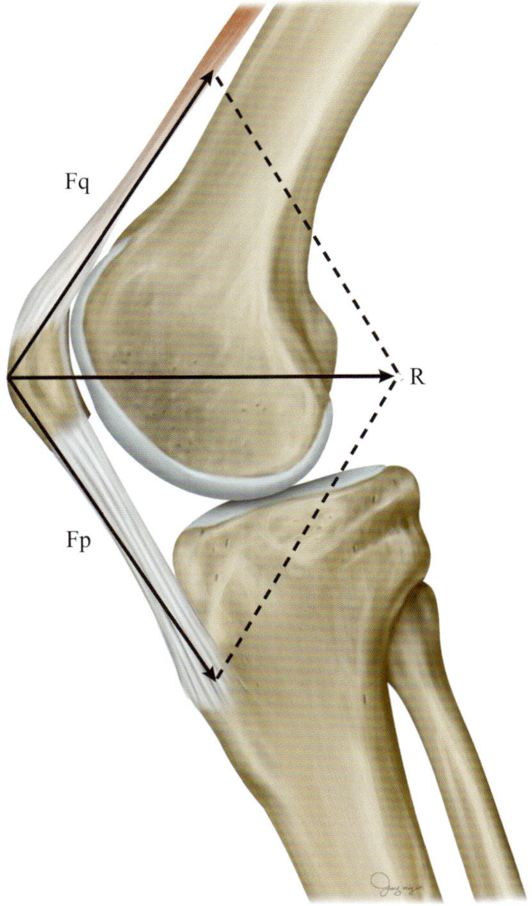

图 1.21 髌股关节反作用力（R）是股四头肌力（Fq）和髌腱力（Fp）的矢量和

在膝关节完全伸展的状态下，髌骨并不接触股骨滑车沟。而当屈膝 30° 时，髌骨的远端部分开始接触滑车沟的近端部分。随着膝关节的屈曲，髌骨面的接触部分从髌骨远端向近端移动，直到屈曲 90°，接触面不断增大，帮助降低髌骨面的接触压强（图 1.22）。膝关节屈曲超过 90° 时，股四头肌腱与股骨髁接触，形成腱股接触面，以降低髌股接触面压强。在屈膝 20° 时，髌股接触面平均压强为 2.0 MPa，屈膝 30° 时为 2.4 MPa，屈膝 60° 时为 4.1 MPa，屈膝 90° 时为 4.4 MPa，屈膝 120° 时降为 3.5 MPa[48]。

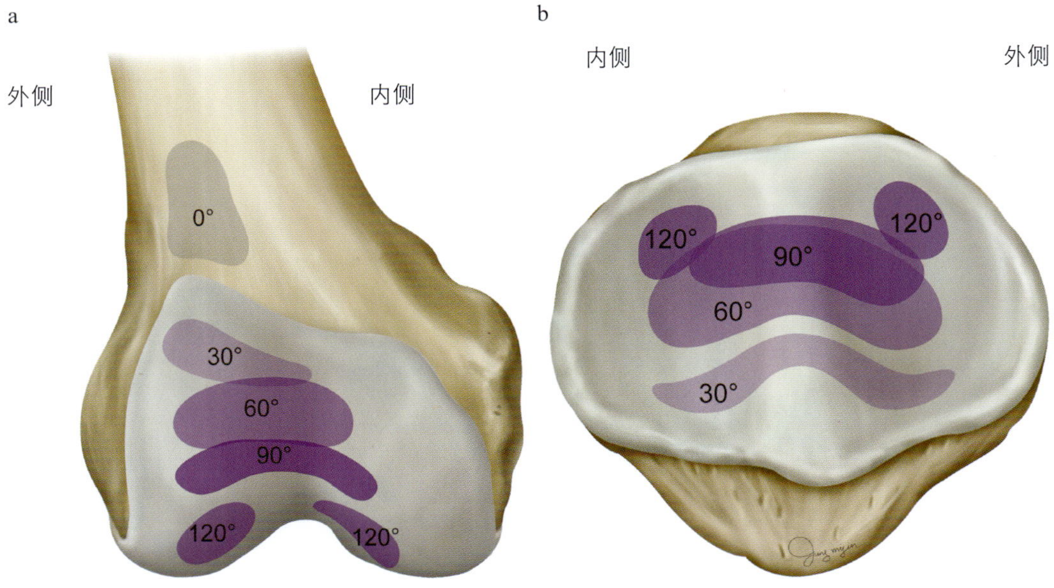

图 1.22 髌股关节的接触区域。（a）股骨滑车关节面。（b）髌骨关节面

参考文献

1. ANDRIKOULA S, TOKIS A, VASILIADIS H S, et al. The extensor mechanism of the knee joint: an anatomical study. Knee Surg Sports Traumatol Arthrosc. 2006,14(3):214–220.
2. LIEB F J, PERRY J. Quadriceps function: an anatomical and mechanical study using amputated limbs. J Bone Joint Surg Am. 1968,50(8):1535–1548.
3. HAYES C W, CONWAY W F. Normal anatomy and magnetic resonance appearance of the knee. Top Magn Reson Imaging. 1993,5(4):207–227.
4. CONLAN T, GARTH WP J R, LEMONS J E. Evaluation of the medial soft-tissue restraints of the extensor mechanism of the knee. J Bone Joint Surg Am. 1993,75(5):682–693.
5. HALLISEY M J, DOHERTY N, BENNETT W F, et al. Anatomy of the junction of the vastus lateralis tendon and the patella. J Bone Joint Surg Am. 1987,69(4):545–549.
6. WARREN L F, MARSHALL J L. The supporting structures and layers on the medial side of the knee: an anatomical analysis. J Bone Joint Surg Am. 1979,61(1):56–62.
7. LAPRADE R F, ENGEBRETSEN A H, LY T V, et al. The anatomy of the medial part of the knee. J Bone Joint Surg Am. 2007,89(9):2000–2010.
8. MOCHIZUKI T, AKITA K, MUNETA T, et al. Pes anserinus: layered supportive structure on the medial side of the knee. Clin Anat (New York, NY). 2004,17(1):50–54.
9. BALDWIN J L. The anatomy of the medial patellofemoral ligament. Am J Sports Med. 2009,37(12):2355–2361.
10. HUGHSTON J C, EILERS A F. The role of the posterior oblique ligament in repairs of acute medial (collateral) ligament tears of the knee. J Bone Joint Surg Am. 1973,55(5):923–940.
11. LIU F, YUE B, GADIKOTA H R, et al. Morphology of the medial collateral ligament of the knee. J Orthop Surg Res. 2010,5:69.
12. BELTRAN J, MATITYAHU A, HWANG K, et al. The distal semimembranosus complex: normal MR anatomy, variants, biomechanics and pathology. Skelet Radiol. 2003,32(8):435–445.
13. BENNINGER B, DELAMARTER T. Distal semimembranosus muscle-tendon-unit review: morphology, accurate terminology, and clinical relevance. Folia Morphol (Warsz). 2013,72(1):1–9.
14. SEEBACHER J R, INGLIS A E, MARSHALL J L, et al. The structure of the posterolateral aspect of the knee. J Bone Joint Surg Am. 1982,64(4):536–541.
15. TERRY G C, HUGHSTON J C, NORWOOD L A. The anatomy of the iliopatellar band and iliotibial tract. Am J Sports Med. 1986,14(1):39–45.
16. TERRY G C, LAPRADE R F. The biceps femoris muscle complex at the knee. Its anatomy and injury patterns associated with acute anterolateral-anteromedial rotatory instability. Am J Sports Med. 1996,24(1):2–8.
17. VIEIRA E L, VIEIRA E A, DA SILVA R T, et al. An anatomic study of the iliotibial tract. Arthroscopy. 2007,23(3):269–274.
18. YAN J, TAKEDA S, FUJINO K, et al. Anatomical reconsideration of the lateral collateral ligament in the human knee: anatomical observation and literature review. Surg Sci. 2012,3(10):484.
19. STÄUBLI H U, BIRRER S. The popliteus tendon and its fascicles at the popliteal hiatus: gross anatomy and functional arthroscopic evaluation with and without anterior cruciate ligament deficiency. Arthroscopy. 1990,6(3):209–220.
20. LAPRADE R F, LY T V, WENTORF F A, et al. The posterolateral attachments of the knee: a qualitative and quantitative morphologic analysis of the fibular collateral ligament, popliteus tendon, popliteofibular ligament, and lateral gastrocnemius tendon. Am J Sports Med. 2003,31(6):854–860.
21. LAPRADE R F, MORGAN P M, WENTORF F A, et al. The anatomy of the posterior aspect of the knee. An anatomic study. J Bone Joint Surg Am. 2007,89(4):758–764.
22. GIRGIS F G, MARSHALL J L, MONAJEM A. The cruciate ligaments of the knee joint. Anatomical, functional and experimental analysis. Clin Orthop Relat Res. 1975,106:216–231.

23. ZANTOP T, PETERSEN W, SEKIYA J K, et al. Anterior cruciate ligament anatomy and function relating to anatomical reconstruction. Knee Surg Sports Traumatol Arthrosc. 2006,14(10):982–992.
24. IWAHASHI T, SHINO K, NAKATA K, et al. Direct anterior cruciate ligament insertion to the femur assessed by histology and 3-dimensional volume-rendered computed tomography. Arthroscopy. 2010,26(9 Suppl):S13–S20.
25. ŚMIGIELSKI R, ZDANOWICZ U, DRWIĘGA M, et al. Ribbon like appearance of the midsubstance fibres of the anterior cruciate ligament close to its femoral insertion site: a cadaveric study including 111 knees. Knee Surg Sports Traumatol Arthrosc. 2015,23(11):3143–3150.
26. KAWARAI Y, NAKAMURA J, SUZUKI T, et al. Anatomical features of the descending genicular artery to facilitate surgical exposure for the subvastus approach-a cadaveric study. J Arthroplast. 2018,33(8):2647–2651.
27. SALARIA H, ATKINSON R. Anatomic study of the middle genicular artery. J Orthop Surg (Hong Kong). 2008,16(1): 47–49.
28. LAZARO L E, CROSS M B, LORICH D G. Vascular anatomy of the patella: implications for total knee arthroplasty surgical approaches. Knee. 2014,21(3):655–660.
29. HORNER G, DELLON A L. Innervation of the human knee joint and implications for surgery. Clin Orthop Relat Res. 1994,301:221–226.
30. TRAN J, PENG P W, LAM K, et al. Anatomical study of the innervation of anterior knee joint capsule: implication for image-guided intervention. Reg Anesth Pain Med. 2018,43(4):407–414.
31. DUNAWAY D J, STEENSEN R N, WIAND W, et al. The sartorial branch of the saphenous nerve: its anatomy at the joint line of the knee. Arthroscopy. 2005,21(5):547–551.
32. KENNEDY J C, ALEXANDER I J, HAYES K C. Nerve supply of the human knee and its functional importance. Am J Sports Med. 1982,10(6):329–335.
33. HERRINGTON L, NESTER C. Q-angle undervalued? The relationship between Q-angle and medio-lateral position of the patella. Clin Biomech. 2004,19(10):1070–1073.
34. CHURCHILL D L, INCAVO S J, JOHNSON C C, et al. The transepicondylar axis approximates the optimal flexion axis of the knee. Clin Orthop Relat Res. 1998,356:111–118.
35. LEE E, YOUNGBOK J, TECKJIN A. Radiographic analysis of the axial alignment of the lower extremity. Knee Surg Relat Res. 1989,1(2):140–144.
36. LUO C-F. Reference axes for reconstruction of the knee. Knee. 2004,11(4):251–257.
37. YOSHIOKA Y, SIU D, COOKE T. The anatomy and functional axes of the femur. J Bone Joint Surg Am. 1987,69(6): 873–880.
38. IWASAKI K, INOUE M, KASAHARA Y, et al. Inclination of Blumensaat's line influences on the accuracy of the quadrant method in evaluation for anterior cruciate ligament reconstruction. Knee Surg Sports Traumatol Arthrosc. 2019:1–9.
39. DE BOER J J, BLANKEVOORT L, KINGMA I, et al. In vitro study of inter-individual variation in posterior slope in the knee joint. Clin Biomech. 2009,24(6):488–492.
40. VAN DER LINDEN-VAN DER ZWAAG HMJ, VALSTAR E R, VAN DER MOLEN A J, et al. Transepicondylar axis accuracy in computer assisted knee surgery: a comparison of the CT-based measured axis versus the CAS-determined axis. Comput Aided Surg. 2008,13(4):200–206.
41. LOGAN M C, WILLIAMS A, LAVELLE J, et al. What really happens during the Lachman test? A dynamic MRI analysis of tibiofemoral motion. Am J Sports Med. 2004,32(2):369–375.
42. SMITH P N, REFSHAUGE K M, SCARVELL J M. Development of the concepts of knee kinematics. Arch Phys Med Rehabil. 2003,84(12):1895–1902.
43. KIM H Y, KIM K J, YANG D S, et al. Screw-home movement of the tibiofemoral joint during normal gait: three-dimensional analysis. Clin Orthop Surg. 2015,7(3):303–309.
44. LENGSFELD M, AHLERS J, RITTER G. Kinematics of the patellofemoral joint. Arch Orthop Trauma Surg. 1990,109(5):280–283.
45. BELLEMANS J, BANKS S, VICTOR J, et al. Fluoroscopic analysis of the kinematics of deep flexion in total knee arthroplasty: influence of posterior condylar offset.

J Bone Joint Surg Br. 2002,84(1):50–53.
46. SEERING W P, PIZIALI R L, NAGEL D A, et al. The function of the primary ligaments of the knee in varus-valgus and axial rotation. J Biomech. 1980,13(9):785–794.
47. GROOD E, NOYES F, BUTLER D, et al. Ligamentous and capsular restraints preventing straight medial and lateral laxity in intact human cadaver knees. J Bone Joint Surg Am. 1981,63(8):1257–1269.
48. HUBERTI H H, HAYES W C. Patellofemoral contact pressures. The influence of q-angle and tendofemoral contact. J Bone Joint Surg Am. 1984,66(5):715–724.

2 关节软骨和半月板的结构、功能和愈合反应

作者：Seung-Suk Seo, In-Seung Lee, Young-Chae Seo
译者：聂悦悦　　审校：邢华医

摘　要

关节软骨是构成关节面的一种组织，它可以减少摩擦，使滑膜关节能够进行无痛的关节活动。关节软骨由丰富的基质和散在分布其中的特殊分化的软骨细胞组成。关节软骨基质可以保护软骨细胞免受正常关节运动对其产生的损害，为关节提供弹性保护，为滑液和软骨之间的低摩擦运动提供润滑，并调节基质大分子的运动。然而，随着年龄的增长，软骨细胞功能逐渐下降，再加上反复的损伤，软骨功能失调，最终导致骨关节炎（osteoarthritis，OA）的发生。半月板是股骨髁和胫骨平台之间的 2 个新月形纤维软骨结构。半月板是膝关节的主要稳定结构，具有传递压力、吸收冲击、稳定关节和润滑等重要功能。半月板的内侧 2/3 是相对无血管的结构，撕裂后修复困难。由于只有半月板的外围部分具有修复能力，撕裂的位置是半月板撕裂能否恢复的最重要因素。因此，为了解决这个问题，我们开展了一些可以提高半月板撕裂后修复潜力的研究。

关键词

关节软骨；软骨细胞；滑液；润滑；基质大分子；半月板；纤维软骨；负荷传递；吸收冲击

2.1 关节软骨

2.1.1 结构和组成

关节软骨与其他大多数组织不同，是一种没有血管、神经和淋巴结的组织。颜色呈珍珠白，有弹性和光泽，平均厚度为 2~4 mm，表面平整。关节软骨由散在分布、高度分化的软骨细胞和分布广泛的细胞外基质组成。细胞外基质主要由水、蛋白聚糖、胶原、非胶原蛋白和糖蛋白组成，是关节软骨的生理和力学特点的基础。这些成分具有独特而复杂的结构，从而使关节软骨具有特定的力学性能。

S.-S. Seo (✉) · I.-S. Lee
Department of Orthopedics, Haeundae Bumin Hospital, Busan, South Korea
e-mail: seoss@bumin.co.kr

Y.-C. Seo
Department of Orthopedics, Inje University Busan Paik Hospital, Busan, South Korea

S.-S. Seo (ed.), *A Strategic Approach to Knee Arthritis Treatment*,
https://doi.org/10.1007/978-981-16-4217-3_2

2.1.1.1 软骨细胞

软骨细胞来源于间充质干细胞，约占成人关节软骨的 1%[1]。尽管软骨细胞的大小、形状和代谢活动会因其类型或所在部位不同而有差异，但所有软骨细胞都有内质网和高尔基体等细胞器，这些细胞器对于基质的合成至关重要[2]。它还具有维持基质结构所需的胞浆细丝、糖原、脂质和分泌囊泡[3]。蛋白聚糖在核糖体和高尔基体中合成，而胶原主要在粗面内质网合成。浅层的软骨细胞较薄，呈长条形，类似于成纤维细胞，而中间层的细胞呈圆形，代谢活动旺盛。深层的细胞呈放射状。潮线以下的细胞变小，功能减退[4]。软骨细胞负责关节软骨的形成和维持。软骨细胞在生长期增加基质的含量，并在生长期后维持基质的含量。也就是说，通过适量合成和替换基质大分子并将其与高度有序的大分子框架相结合，软骨细胞可以维持胶原和蛋白聚糖的量和结构强度[3]。年龄增加使软骨细胞的功能产生明显改变。随着年龄的增长，软骨细胞合成蛋白聚糖的能力、细胞增殖的能力和对合成刺激的反应程度都会下降[5~7]。这些变化最终导致关节软骨的退行性改变。

2.1.1.2 细胞外基质

细胞外基质主要由组织液和结构性大分子组成，其含量和分布随关节面积和年龄的不同而不同[8, 9]。这两种成分的相互作用决定了细胞外基质的力学性能，如硬度和弹性。正常关节软骨基质中含量最多的成分是水，占关节软骨总重量的 65%~80%[10]。软骨中的水有 1/3 在细胞内，其余的附着在细胞外基质中的蛋白质上。当力作用于关节时，水从软骨中渗出，在关节面起到润滑系统的作用。为了保持组织中水和电解质的浓度，大分子特别是聚合的蛋白聚糖与水的相互作用是很重要的。由于大分子携带负电荷，这会增加阳离子如钠离子的浓度，而减少阴离子如氯离子的浓度。最终，总无机离子浓度的增加会使组织渗透压升高[3]。

2.1.1.3 结构性大分子

除了水之外，基质的其余部分为一个大分子框架结构，主要由胶原、蛋白聚糖和非胶原蛋白组成。它约占软骨总重量的 20%~40%，对组织特性产生不同的影响[11]。也就是说，胶原纤维网状结构为软骨提供了形态、抗拉伸强度和剪切力的基础，同时也维持了软骨细胞的生理位置。蛋白聚糖和非胶原蛋白与胶原纤维网状结构产生化学结合，或被机械地固定，而水则填充了框架的其余部分。一些非胶原蛋白使大分子框架具有稳定性，而另一些则帮助软骨细胞与基质大分子结合[3]。

胶　原

胶原是关节软骨的主要纤维蛋白成分，约占关节软骨干重的 60%，除了富含胶原的浅层，相对均匀地分布在其他所有区域。关节软骨中含有不同类型的胶原，包括Ⅱ型、Ⅵ型、Ⅸ型、Ⅹ型和Ⅺ型[12]。Ⅱ型胶原是关节软骨的主要成分，占构成关节软骨的胶原的 90%~95%，是构成交联纤维的主要成分。Ⅵ型胶原围绕在软骨细胞陷窝周围，是构成细胞周围基质的重要部分，并将软骨细胞固定在基质上[13]。Ⅸ型胶原分子与由Ⅱ型胶原和羟基吡啶组成的交联纤维浅层通过共价键结合，或与基质中的其他Ⅸ型胶原分子共价结合，形成胶原网络，为关节软骨提供稳定性。

Ⅺ型胶原分子占关节软骨中胶原的3%，并与Ⅱ型胶原分子共价结合，形成交联纤维的内部结构。Ⅹ型胶原仅见于关节软骨的钙化区和生长板的增生区，所以被认为在软骨的钙化过程中具有一定作用[14]。

蛋白聚糖

蛋白聚糖约占关节软骨干重的25%~35%，其功能是抵抗压力和分散负荷。蛋白聚糖是由若干个糖胺聚糖分子附着在线状的核心蛋白上构成，糖胺聚糖带有负电荷，所以对阳离子有亲和力（图2.1）[15]。有代表性的糖胺聚糖包括透明质酸、4-硫酸软骨素、6-硫酸软骨素、硫酸角质素、硫酸乙酰肝素和硫酸皮肤素，并且每种糖胺聚糖的浓度会因部位、年龄、软骨损伤和疾病不同而不同[16]。硫酸软骨素是关节软骨中最常见的糖胺聚糖，6-硫酸软骨素在成熟软骨中的浓度较高，4-硫酸软骨素在未成熟软骨中含量较多。硫酸角质素多见于成熟软骨中。

在关节软骨中发现的蛋白聚糖主要包括聚集蛋白聚糖、双糖链蛋白聚糖、核心蛋白聚糖和纤调蛋白聚糖。Ⅸ型胶原含有一种糖胺聚糖成分，

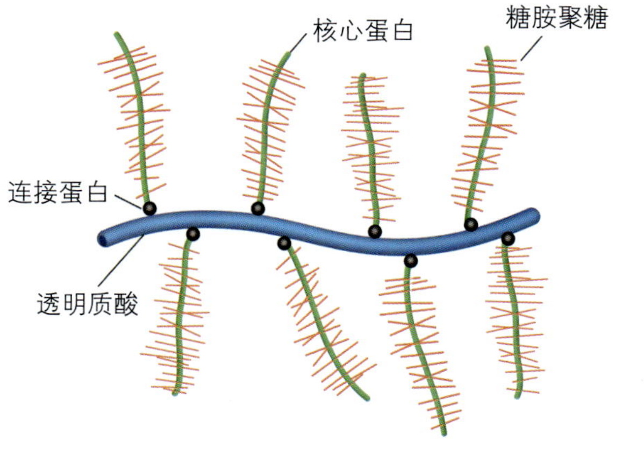

图2.1 蛋白聚糖示意图。蛋白聚糖是由若干个糖胺聚糖分子附着在一条线状的核心蛋白上形成的一种结构，糖胺聚糖带有负电荷，对阳离子有亲和力

因此被认为是一种蛋白聚糖。聚集蛋白聚糖由一个核心蛋白、超过100条硫酸软骨素链和20~50条硫酸角质素链组成，用于抵抗关节软骨受到负荷时引起的应变。核心蛋白聚糖、双糖链蛋白聚糖和纤调蛋白聚糖分别有1条、2条和多条硫酸皮肤素链[15]。聚集蛋白聚糖分子占据了软骨基质中纤维之间的大部分空间，约占蛋白聚糖质量的90%，而大型非聚集蛋白聚糖含量不足10%，小型非聚集蛋白聚糖约占3%。

连接蛋白稳定了透明质酸和聚集蛋白聚糖之间的联系[17]。锚蛋白聚糖有助于在基质中形成聚合体，防止组织变形时发生位移。这种复杂结构的形成使得蛋白聚糖不能在关节软骨基质内自由移动。

小型非聚集蛋白聚糖的核心蛋白比聚集蛋白聚糖的核心蛋白短，与聚集蛋白聚糖不同，它既不填充组织，也不直接影响组织的力学性能，而是通过与其他大分子结合来影响细胞功能。核心蛋白聚糖和纤调蛋白聚糖与Ⅱ型胶原结合，使Ⅱ型胶原网状结构更加稳定有序。双糖链蛋白聚糖集中在细胞周围的基质中，被认为与Ⅵ型胶原蛋白进行相互作用。润滑素是关节软骨表面的一种起润滑作用的糖蛋白，有助于降低软骨间的摩擦，润滑软骨边缘。软骨钙结合蛋白对羟基磷灰石有亲和力，可能参与关节软骨基质的钙化。此外，这些小型蛋白聚糖可与转化生长因子-β结合，限制软骨的愈合，并调节降解酶的生成。

非胶原蛋白和糖蛋白

非胶原蛋白不参与软骨组织力学性能的构建，但会通过结合其他分子来影响细胞功能。其中一部分可能有助于维持和构建软骨基质的大分子结构。锚蛋白CII是一种与胶原蛋白结合的软

骨细胞表面蛋白，被认为能够发挥受体作用，将软骨细胞固定在基质胶原纤维上，并将压力信号传递给软骨细胞。软骨寡聚蛋白主要分布在区域基质中，具有与软骨细胞结合的能力。其他非胶原蛋白，如纤连蛋白和生腱蛋白，也可见于软骨中，但其功能尚不清楚。

2.1.2 关节软骨的分区

根据其深度及软骨细胞和基质的形态，关节软骨从关节面到软骨下骨可分为4个区：浅层区、中层区、深层区和钙化软骨区（图2.2）。虽然无法明确区分每个区的边界，但各区软骨细胞的形状和数量、胶原纤维的直径和排列，以及蛋白聚糖和水的含量都不同。此外，每个区的代谢和生物合成活性也是不同的。

2.1.2.1 浅层区

浅层区是关节软骨中最薄的区域，由于其独特的结构和组成，具有特殊的力学和生物学特性。这个区域由2层胶原组成。覆盖在关节面最外层的是一层细小的原纤维，有少量多糖，没有细胞。在这层纤维下面，有形态类似于成纤维细胞的扁平椭圆形软骨细胞，平行于关节面排列。相对于

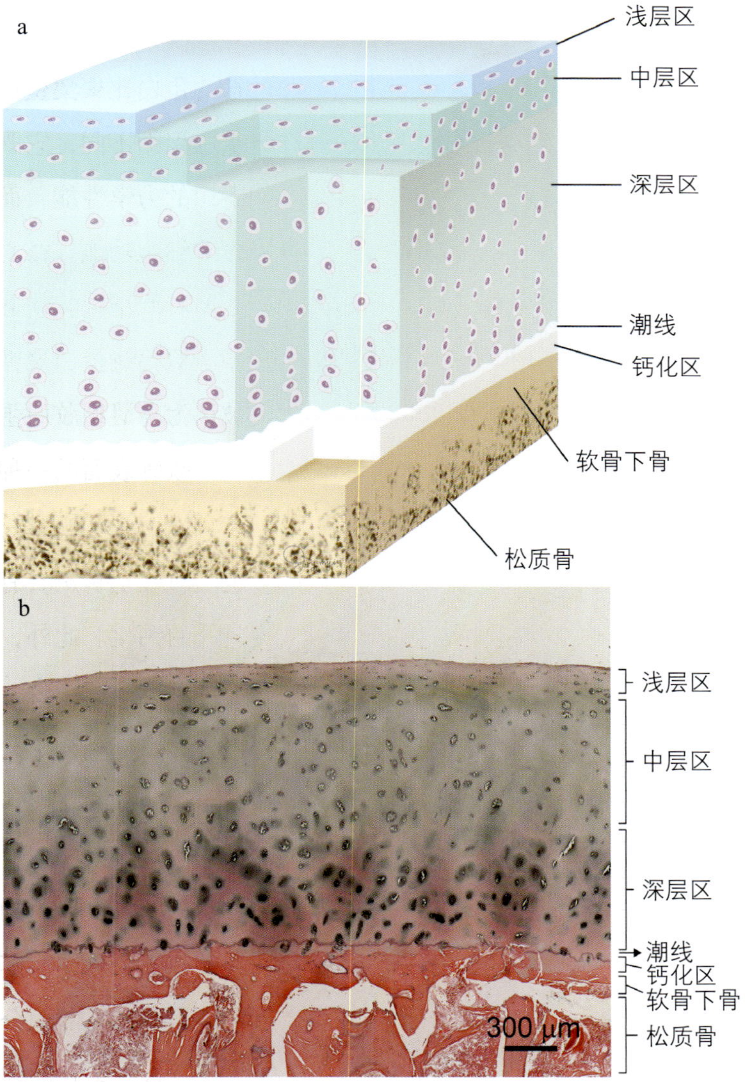

图2.2 关节软骨的一般结构。根据其深度及软骨细胞和基质的形态，关节软骨从关节面到软骨下骨可分为4个区：浅层区、中层区、深层区和钙化软骨区。（a）示意图，切面。（b）组织切片（H & E 染色 ×300）（图片由 Yang YI 教授提供）

其他区域，此区域软骨细胞合成的基质富含胶原，蛋白聚糖含量低。胶原纤维构成的“软骨皮肤”限制了有害物质的进入和重要成分的流失。目前已知，由平行于关节面的胶原纤维组成的致密垫不仅能增加抗拉伸硬度和强度，还能抵抗关节运动产生的压力。软骨组织结构的改变可使软骨的力学性能退化，促进骨关节炎的形成[18]。浅层区的损伤会使关节软骨的力学性能和结构发生变性，释放出刺激免疫或炎症反应的物质。

2.1.2.2 中层区或过渡区

中层区的细胞形状和基质组成介于表层区和深层区之间。一般来说，中层区的体积比表层区大数倍，软骨细胞中的生物合成细胞器含量也比浅层区多。软骨细胞更接近球形，与表层区基质相比含有较少的水和胶原，而含有更多的蛋白聚糖，并能够合成大直径胶原纤维。

2.1.2.3 深层区或辐射区

深层区的软骨细胞呈球形，大多呈柱状排列，细胞体积最小。与其他区域相比，蛋白聚糖含量高，而含水量最低，胶原纤维的直径最大。胶原纤维穿过潮线，由于其垂直于关节面排列，因此能够抵抗剪切力。用光学显微镜观察时，在深层和钙化软骨层间有一条蓝色的波浪形嗜碱性细线，即为潮线，它相当于非钙化软骨和钙化软骨的分界线。潮线的数量随年龄增长而增加。潮线中的小空隙为营养物质的通过提供了通道[19]。

2.1.2.4 钙化软骨区

钙化软骨区位于软骨下骨和关节软骨的深层之间，已知其代谢活性低，功能少。然而，另一项研究表明，它对骨关节炎的发展有一定影响[20]。

2.1.2.5 基质分区

根据与软骨细胞的距离，可将基质分为 3 个区，包括细胞周围基质、区基质和靠近细胞一侧的区间基质[11]。在每个区域中，胶原、蛋白聚糖和构成基质的其他物质的含量不同，胶原纤维的直径和成分也不同。细胞周围基质是围绕软骨细胞的一个较小区域，主要由非胶原蛋白组成，如蛋白聚糖和锚蛋白 CII，胶原含量很少。区基质是围绕细胞周围基质的区域，其中薄层的胶原形成一个交联网络。细胞周围基质和区基质将基质中的大分子附着在软骨细胞上，能够在软骨组织受到负荷时防止软骨细胞损伤，当基质发生变形时，还能向软骨细胞传递力学信号。区间基质指的是区基质之间的区域，富含胶原和大量蛋白聚糖，是软骨组织力学性能的主要组织基础。

2.1.3 代谢

软骨细胞能够生成胶原纤维、透明质酸和蛋白聚糖，同时释放蛋白酶和蛋白酶抑制剂，以保护关节软骨和维持基质的稳态。软骨细胞受生长因子、细胞因子和机械负荷变化影响。软骨生长因子如胰岛素样生长因子 -1（insulin-like growth factor-1，IGF-1）、转化生长因子 -β（transforming growth factor-β，TGF-β）和碱性成纤维细胞生长因子（basic fibroblast growth factor，bFGF）刺激基质的产生，形成聚集蛋白聚糖和胶原纤维，以维持正常关节功能[21]。IGF-1 是一种能够刺激软骨细胞有丝分裂和生成基质的物质。随着年龄的增长，血浆浓度降低，对软骨细胞的刺激减弱，导致关节软骨的维稳能力下降。TGF-β 促进蛋白聚糖和胶原纤维的产生，拮抗白介素 -1（interleukin-1，IL-1）的分解作用，增加软骨细胞中组织金属蛋白酶抑制物（tissue inhibitor of metalloproteinase，TIMP）的表达，从而抑制基质的退变。此外，bFGF 诱导软骨细胞的有丝分裂，并在软骨浅层区受损的修复早期阶段发挥作用。蛋白聚糖的变性是由滑膜中的单核细胞或软骨细胞产生的 IL-1 诱导生成的胶原酶、蛋白酶和前列腺素 E_2（prostaglandin E_2，PGE_2）引起的[5]。基质金属蛋白酶（matrix metalloproteinase，MMP）是参与关节软骨中基质大分子降解的酶，包括胶原酶、溶基质蛋白酶和明胶酶。MMP 是软骨细胞、滑膜成纤维细胞和浸润的白细胞对炎症介质的反应而产生的物质，它们的作用可被 TIMP 所抑制（图 2.3）。影响关节软骨的促炎性细胞因子包括 IL-1、肿瘤坏死因子 -α（tumor necrosis factor-alpha，TNF-α）和肿瘤坏死因子 -β（TNF-β），它们通过多种途径引起基质降解。在软骨细胞中，IL-1 主要刺激胶原酶和溶基质蛋白酶以抑制Ⅱ型胶原和蛋白聚糖的产生。胶原酶降解天然螺旋胶原纤维，而溶基质蛋白酶降解聚集蛋白聚糖的蛋白核心。IL-1 可被 TGF-β 诱导的 TIMP 所抑制，从而防止基质降解。此外，IL-1 抑制 TGF-β 的生长刺激作用，也刺激 PGE_2 的产生。TNF-α 是一种促炎性细胞因子，其基质降解作用与 IL-1 相似，但对关节软骨细胞的影响比 IL-1 小。TNF-α 和 TNF-β 能诱导滑膜细胞产生胶原酶和 PGE_2。另一方面，IL-4 抑制 TNF-α 和 IL-1 及 PGE_2 的产生，IL-6 家族（IL-6、IL-11 和白血病抑制因子）被称为抗炎细胞因子，通过促进 TIMP 的合成保护软骨。

在正常关节中，软骨细胞对软骨基质的降解和合成受到细胞因子、生长因子和机械刺激的良好协同调节。如果基质降解和合成的平衡被打破，合成代谢活动低于分解代谢活动，局部修复反应就会不足，导致关节软骨逐渐丢失，最终导致退行性关节炎。

2.1.4 生物力学功能

关节软骨需要承受重复性和周期性的负荷。软骨有较大的耐形变和抗疲劳能力，也有较高的弹性，施加在软骨上的张力主要由胶原抵抗，而应对压力则是通过调节基质中水的含量和流动的蛋白聚糖。关节软骨浅层区的最外层能够抵抗剪切力。

软骨对负荷的反应取决于施加负荷的速度。如果负荷施加在关节上的时间较短，关节软骨就像有弹性的固体，会发生形变直到负荷消失，然后恢复到原来的形状。另一方面，如果负荷缓慢而长时间地施加在关节上，关节软骨就像黏弹性固体，随着细胞外基质的缓慢变形而压缩（蠕变现象）。此时，基质间隙中的水会进入关节腔。也就是说，关节软骨的生物力学特性是双相的，由固相和液相组成。此外，关节软骨还具有黏弹性，并显示出双相蠕变反应和双相应力松弛反应[22]。在这个过程中，软骨中蛋白聚糖的电荷密度增加并相互黏附，蛋白聚糖中固有的电荷产生相互推开的作用力，这种力量使得当软骨上的负荷消失后，软骨能够恢复到原来的形状。在受到负荷期间，挤压出的液体被胶原网格过滤，含有少量蛋白聚糖。负荷消失后，滑液中的水再次返回软骨基质间隙中，重新实现水化以恢复软骨的形状。在这个过程中，滑液中的各种营养物质被导入软骨，而软骨基质中的废物也被排入滑液中，从而为软骨细胞提供营养。

关节软骨的摩擦系数非常低，为 0.002~0.01，明显低于任何人工关节的摩擦系数。能够降低软骨摩擦系数的机制包括边界润滑和液膜润滑。边

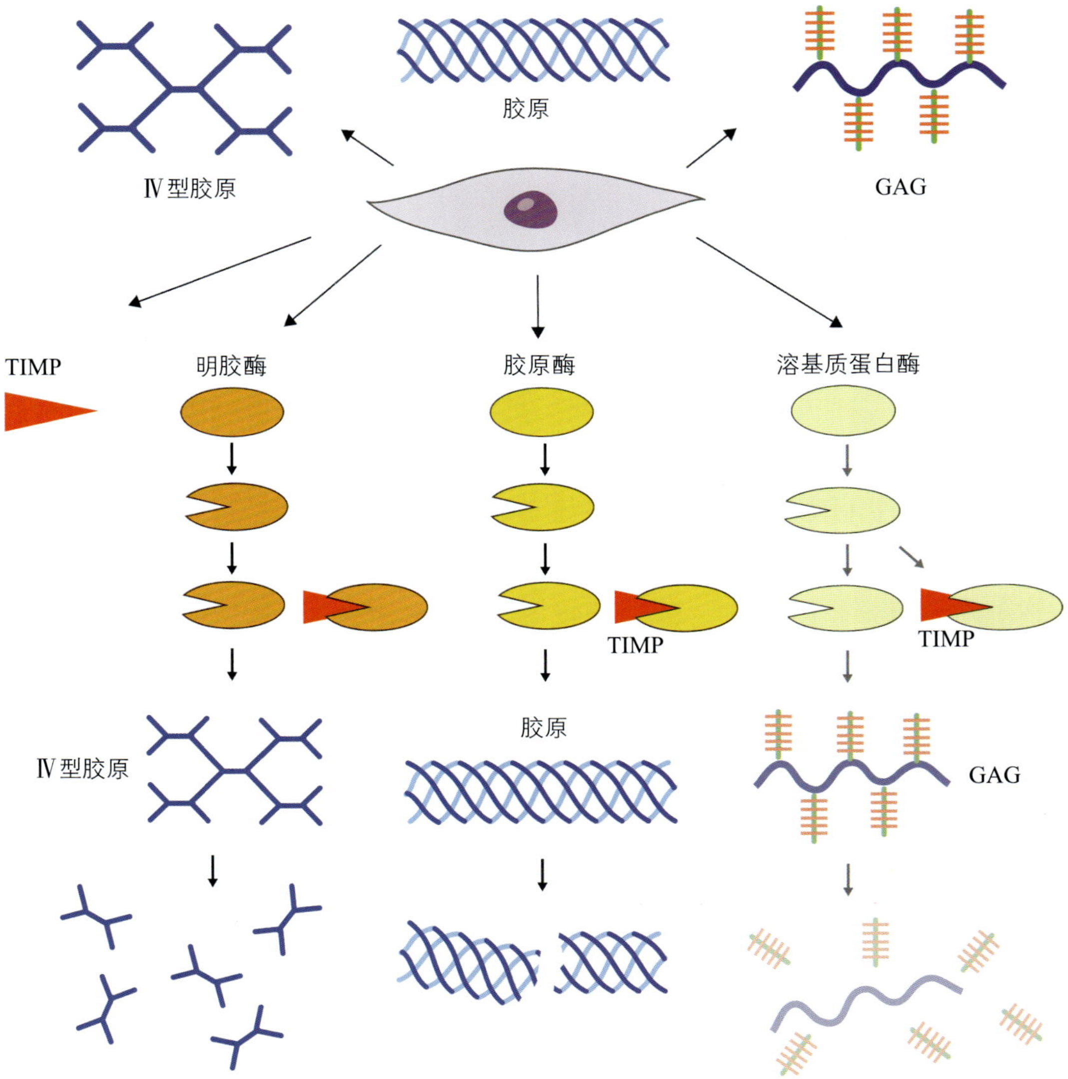

图 2.3 基质金属蛋白酶，包括胶原酶、溶基质蛋白酶和明胶酶，参与关节软骨中基质大分子的降解。TIMP，组织金属蛋白酶抑制物；GAG，糖胺聚糖

界润滑是通过在软骨表面覆盖微分子层来润滑软骨表面，包括低剪切力关节中的化学物质，如润滑素和透明质酸－蛋白质复合物等。尤其是润滑素，它是一种低分子糖蛋白，含有透明质酸和糖蛋白，具有非常重要的润滑作用[23]。

软骨的弹性非常好，弹性模量为 10^8~10^6 dyne/cm^2。当负荷在短时间内瞬时施加时，关节软骨的弹性模量会增加，但当负荷长时间缓慢施加时，弹性模量会下降。在某些情况下，软骨可能完全失去弹性。也就是说，当施加周期性负荷或长期持续的恒定负荷时，软骨会逐渐损坏。由于软骨对各种力的反应有不同的物理特性，在负重时产生的压力和剪切力造成的软骨磨损可以减少，关节可以得到保护以使用更长时间。

张力大小取决于其在关节软骨表面的位置，浅层区张力最大。机械负荷对软骨细胞的代谢有重要影响。当关节在正常负荷下进行运动时，基质蛋白聚糖的产生将得到促进。然而，当负荷减少或关节固定时，蛋白聚糖的产生会减少，而分解代谢加强，导致软骨软化的发生。另一方面，当受到过度负荷时，软骨细胞将不再产生基质，并发生退行性改变。

2.1.5 关节软骨退变和骨关节炎

当软骨组织发生退行性改变或损伤时，可以观察到内源性修复反应，如基质合成增加和软骨细胞增殖，但这种反应非常弱，以至于很小的损伤也不足以完全修复。软骨细胞同时进行合成代谢和分解代谢，维持软骨细胞外基质的稳态。骨关节炎则是由任何原因导致稳态被破坏，分解代谢比合成代谢更活跃而造成的情况。在骨关节炎中，关于软骨细胞的改变有几种理论。有的理论认为软骨细胞出现去分化，也有理论认为软骨细胞会进一步分化，成为类似于生长板中软骨细胞的增厚软骨细胞。还有一种理论认为软骨细胞会去分化为软骨祖细胞，但尚没有任何理论被充分证实。

在骨关节炎的早期阶段，软骨细胞被激活，提高了Ⅱ型胶原合成效率和蛋白聚糖的合成，进而使细胞外基质的水分增多。此外，随着大多数细胞外基质分子的合成增加，降解酶的合成也相应增加，细胞受到刺激而分裂。随着骨关节炎的进展，软骨细胞的响应降低，降解酶持续释放，导致细胞外基质的破坏（图 2.4）。在骨关节炎中，各种促合成细胞因子如 TGF、骨形态发生蛋白和 IGF-1 刺激合成作用增加，而炎症细胞因子如 TNF-α 和 IL-1 的促分解效应也同时发挥作用。在骨关节炎的早期阶段，合成和重建都会增加，促分解和促合成细胞因子的生成使软骨细胞被激活。但随着骨关节炎的进展，基质合成和分解的平衡被打破，细胞外基质的丢失越来越明显。TNF-α 和 IL-1 主要参与细胞外基质的分解，能够显著增加金属蛋白酶的表达，从而促进蛋白质的降解，抑制软骨基质的生物合成。目前已知，

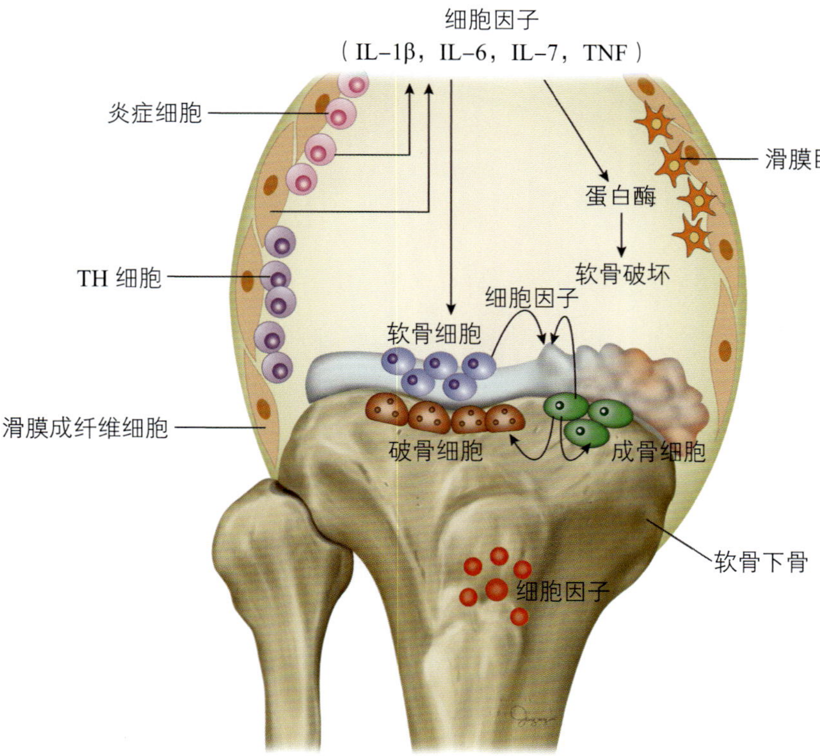

图 2.4　参与基质降解的细胞和各种因素。随着骨关节炎的进展，软骨细胞的响应降低，降解酶不断释放，导致细胞外基质的破坏。IL，白介素；TNF，肿瘤坏死因子；TH，辅助性 T 细胞

胶原降解酶 MMP13 和溶基质蛋白酶在骨关节炎的胶原降解中起重要作用[24]。

在活化的软骨细胞中会合成大量的一氧化氮（nitric oxide，NO）和一氧化氮合酶（nitric oxide synthase，NOS）。NO 在骨关节炎中的作用尚不完全清楚，但已知它能抑制蛋白聚糖的合成并参与细胞死亡。这些生长因子和细胞因子是由构成关节的滑膜细胞、软骨细胞和骨细胞产生的。也就是说，骨关节炎是一种器官疾病，不仅累及软骨，还累及滑膜和软骨下骨。在骨关节炎中，与正常软骨相比，Ⅱ型胶原的合成明显增加，胶原和聚集蛋白聚糖的合成平衡被打破。此外，骨关节炎患者的软骨中可以发现Ⅹ型胶原的存在，而在正常成人软骨中不存在。因此，软骨面的磨损增加，深层骨化活动增加导致潮线上升，软骨的厚度逐渐变薄。软骨本身的弹性下降，承受物理负荷的能力随之减弱。

目前已提出了多种与原发性骨关节炎发病机制有关的因素，包括增龄、遗传倾向、内分泌和代谢性疾病、炎症和免疫性疾病。虽然骨关节炎的发病率和患病率在 40 岁以后迅速上升，但由增龄导致的软骨细胞和基质的变化与骨关节炎引起的变化并不相同。然而，如果软骨细胞维护和修复组织的能力因增龄而丧失，关节退变的风险就会增加。最近的研究强有力地支持这一观点：以白介素为主的炎症活性因子是导致软骨损伤的活性物质[25]。骨关节炎中引起滑膜炎症的原因尚不清楚，但推测与受损软骨分泌的物质有关。

2.1.6 损伤和修复反应

根据受损组织和修复反应的类型，关节面的损伤可分为挫伤、关节软骨损伤和骨软骨损伤。

2.1.6.1 挫伤

重度创伤或单一重复性负荷，即使没有对关节面造成任何肉眼可见的损伤，也会导致软骨基质异常，引起蛋白聚糖减少，含水量增加，以及胶原网络的破坏[26]。此外，关节面的挫伤会导致软骨细胞的细胞死亡，并使潮线变厚。软骨细胞通过合成新的基质来应对周围软骨基质的改变，即使程度有限，也能对基质产生一定修复作用。但是，如果基质大量流失，基质的弹性就会减弱，使关节容易受到连续负荷的损害。此外，当潮线增厚时，钙化软骨区也会增厚，使软骨与骨的接触面硬度增加，逐渐导致关节软骨的退行性改变。

2.1.6.2 关节软骨损伤

由于软骨组织没有血管分布，且软骨细胞的再生能力有限，因此，如果关节面出现局限于软骨的严重损伤，软骨组织几乎不能修复，最终，关节软骨损伤可以进展到钙化软骨区。软骨细胞在软骨基质受到损伤时会出现反应性增殖，并增加软骨基质的合成。然而，这还不足以填补受损部位[27]。此外，软骨细胞被固定在固体状的细胞外基质中，因此几乎不可能自行移动，而且由于没有血管和淋巴组织，它们也无法迁移到受损部位以补偿细胞缺损。软骨的浅层区是非常致密的组织，可以保护软骨基质不受关节内炎症细胞和酶的影响。然而，当受损的软骨碎片脱落时，软骨更深的区域将会暴露，加剧了对软骨基质的损害。这将会引起滑膜的炎症反应，造成关节面的退行性改变。

2.1.6.3 骨软骨损伤

当关节面的损伤深达骨组织时，会发生软骨下骨出血，进而形成纤维蛋白凝块，通过炎症反应启动再生修复。损伤发生后，软骨下骨即刻发生出血形成血肿，并暂时填满受损区域，血肿内形成纤维蛋白凝块，血小板释放出血管活性介质、生长因子或细胞因子[28]。这些生长因子可促进血管向损伤部位增殖，诱导未分化的细胞进入纤维蛋白凝块，并调节细胞增殖和物质合成。损伤后 6~8 周，可以在软骨损伤部位观察到类似软骨细胞的细胞，而在骨损伤的部位可以观察到由Ⅱ型胶原和蛋白聚糖组成的基质，以及未成熟的骨和纤维组织。再生的软骨组织呈现出介于透明软骨和纤维软骨之间的形态，而不具备正常关节软骨的结构。在大多数再生组织中，蛋白聚糖的含量逐年减少，胶原含量增加，类软骨细胞逐渐消失。这些变化降低了软骨组织的机械强度，增加了软骨组织的通透性，使软骨在反复负荷下发生退行性改变。

2.1.7 总结

关节软骨由高度分化的结缔组织组成。关节软骨的主要功能是提供一个润滑的表面使关节平滑运动，并以较低的摩擦系数促进负荷传递。软骨细胞合成一个由胶原、蛋白聚糖和非胶原蛋白组成的基质大分子框架。基质能够保护软骨细胞免受正常关节运动造成的损害，并决定了进入软骨细胞的分子形态和浓度。关节软骨的力学性能取决于这些液体和固体成分的相互作用。增龄会导致基质成分和软骨细胞活性的改变。这些改变增加了软骨退变的可能性。关节软骨独特而复杂的结构使得软骨损伤的治疗和修复成为一项挑战。

2.2 半月板

2.2.1 大体解剖

半月板是一个“C”形或半环形的纤维软骨结构，位于股骨髁和胫骨平台之间，附着在胫骨平台的前部和后部区域，覆盖胫骨关节面的外侧 1/3~1/2。每块半月板的长度约为 110 mm，半月板的厚度由外周向中心逐渐变薄。半月板具有重要的功能，如重量传递、负荷分布、软骨保护、关节的稳定和润滑。

2.2.1.1 内侧半月板

内侧半月板为“C”形，半径比外侧半月板大，后角的宽度大于前角（图 2.5）。内侧半月板前角的附着形式各不相同，解剖学上将其分为 4 种类型[29]。尽管尸检中 14% 的膝关节内侧半月板没有骨性附着，但在大多数情况下，内侧半月板前角紧密附着于骨骼。内侧半月板的前角通过前半月板间韧带与外侧半月板的前角相连。内侧半月板的后角附着在内侧胫骨棘和后交叉韧带的胫骨端止点之间的区域。内侧半月板前角的面积最大（61.4 mm^2），外侧半月板后角的面积最小（28.5 mm^2）[30]。除了上述骨性附着外，内侧半月板的其余部分都紧密地附着在关节囊和内侧副韧带深层。内侧半月板在胫骨侧的附着物被称为冠状韧带。

2.2.1.2 外侧半月板

外侧半月板几乎呈半环形。外侧半月板在胫骨表面积中所占的比例比内侧半月板大。外侧半月板前角和后角之间的距离比内侧半月板要近得多。外侧半月板前角的附着点接近前交叉韧带的胫骨端止点，是前交叉韧带重建时的一个定位标志。腘肌腱穿过外侧半月板的腘肌腱裂孔（图

2.6）。腘肌腱裂孔处没有关节囊附着，所以此区域的外侧半月板损伤后很难愈合。腘肌半月板纤维束对外侧半月板的稳定性起着重要作用。腘肌半月板纤维束的损伤会增加腘肌腱裂孔的运动，导致外侧半月板后角的过度活动[31]。

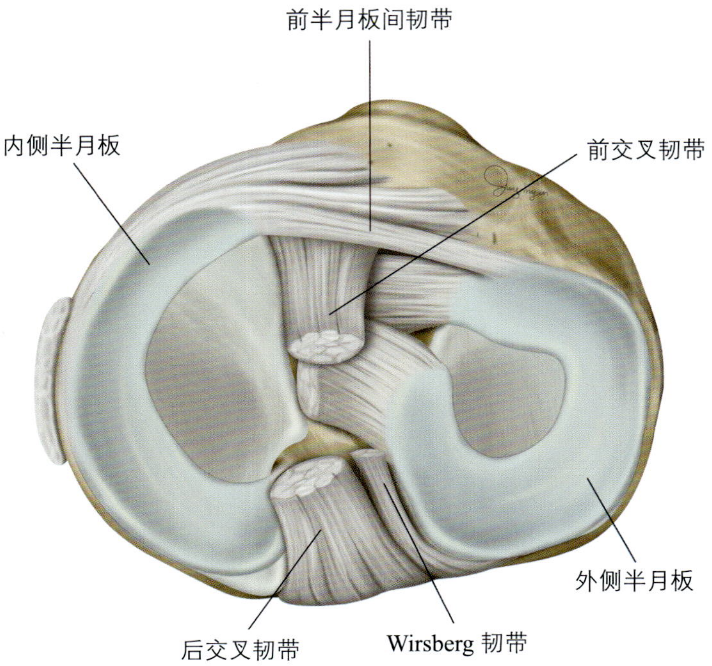

图 2.5　左侧胫骨平台的轴位图。内侧半月板为“C”形，半径比外侧半月板大，外侧半月板几乎呈半环形

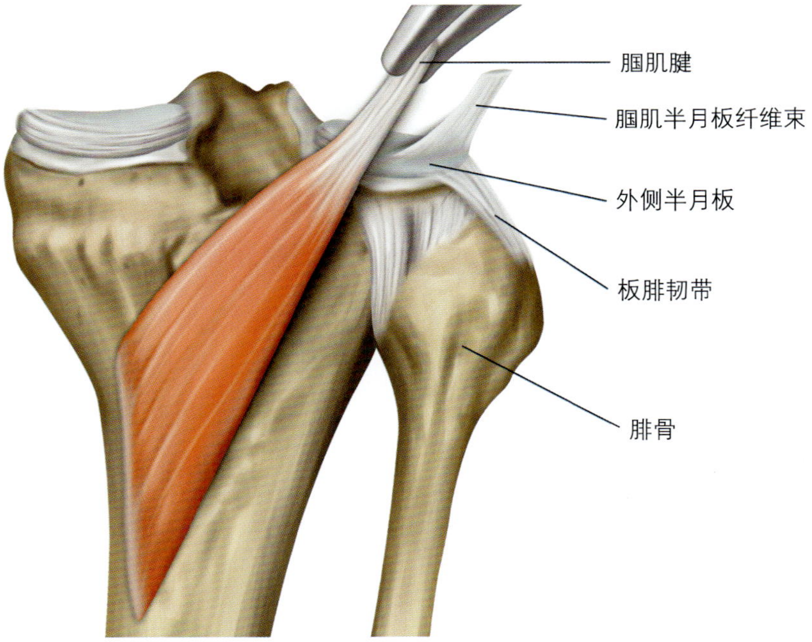

图 2.6　膝关节后外侧结构。腘肌半月板纤维束能够固定外侧半月板后角，对外侧半月板的稳定起重要作用

2.2.1.3 盘状半月板

盘状半月板是半月板的先天性异常。这种异常现象曾被认为是盘状半月板在胎儿期未能演化为半环形的结果。要确定盘状半月板的患病率是非常困难的。根据西方文献报道，外侧盘状半月板的患病率为 2.5%~7%，且多为不完全型[32]。外侧盘状半月板比内侧更常见，在同一膝关节两侧都有盘状半月板的情况非常少。

2.2.1.4 胫骨附着韧带

半月板体部外围的胶原纤维形成了前、后附着韧带，与胫骨的软骨下骨相连（图 2.7）。内侧半月板的前附着韧带呈扇形，附着于髁间窝[30]，在前交叉韧带的胫骨端止点前方 6~7 mm 处。内侧半月板的后角附着于髁间窝，在外侧半月板的后附着点和后交叉韧带的胫骨端附着点之间。外侧半月板的前附着韧带止于髁间窝前方的胫骨，内侧半月板前角和前交叉韧带的胫骨处附着点之间。外侧半月板的后附着韧带位于胫骨外侧髁间嵴和内侧半月板的后附着点之间。附着韧带有纤维软骨过渡区，以适应韧带和骨组织之间的硬度变化。这样可以减少应力的集中，降低膝关节运动中出现疲劳损伤的风险。附着韧带功能的重要性在对家兔的研究中得以证实。切断兔半月板的前或后附着韧带，并在 6 周和 12 周后进行观察。结果显示，骨和软骨的变化类似于半月板全切术后的变化[33]。

2.2.1.5 半月板间韧带

前半月板间韧带也常被称为膝横韧带，连接内侧和外侧半月板的前角（图 2.5）。尸检中，该韧带的出现率为 64%~94%[34]。前半月板间韧带长度为 33 mm，中间部分厚度为 3.3 mm，可分为 3 型。1 型（占 46%）为直接连接内侧半月板和外侧半月板，是真正的半月板间韧带，2

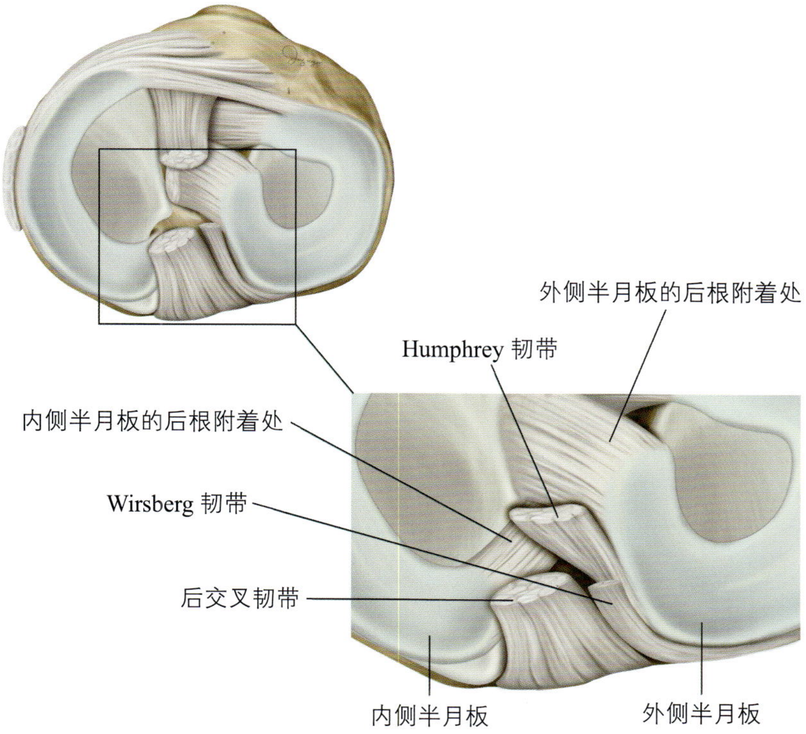

图 2.7 近距离观察半月板后根的区域。有 2 条韧带从外侧半月板的后角处穿过髁间切迹，连接到股骨内侧髁的外侧面。Humphrey 韧带在后交叉韧带前方通过，而 Wrisberg 韧带在后交叉韧带后方通过

型（占 26%）为内侧半月板的前角穿过关节囊，与外侧半月板的前角连接。3 型（12%）为大部分韧带只与前关节囊相连[34]。此韧带功能的重要性还没有得到充分研究，但人们认为它在胫骨内旋和外旋时的半月板运动中发挥作用。

2.2.1.6 板股韧带

有 2 条韧带从外侧半月板的后角穿过髁间切迹，连接到股骨内侧髁的外侧面，被称为板股韧带（图 2.8）。前板股韧带在后交叉韧带前方经过，称为 Humphrey 韧带。后板股韧带在后交叉韧带后方经过，称为 Wrisberg 韧带。在 92 例尸检标本的膝关节中，50% 有 Humphrey 韧带，76% 有 Wrisberg 韧带[35]。Humphrey 韧带和 Wrisberg 韧带的直径分别为后交叉韧带的 1/3 和 1/2。这些韧带的力学性能与后交叉韧带的后束相当，进一步约束胫骨的后移[36]。前板股韧带也已被证实存在，经过前交叉韧带前方的髁间切迹，连接内侧和外侧半月板前角。前内侧板股韧带起于内侧半月板的前角，前外侧板股韧带起于外侧半月板的前角，在 60 例尸检的膝关节中，有 15% 发现了这类韧带[37]。

2.2.2 生物化学成分

正常的半月板由 72% 的水、22% 的胶原、0.8% 的糖胺聚糖和 0.12% 的 DNA 组成。脱水后，正常成人的半月板由 78% 的胶原、8% 的非胶原蛋白和 1% 的己糖胺组成[38]。在组织学上，半月板属于纤维软骨，主要由胶原纤维的交织网络组成，将蛋白聚糖和糖蛋白组成的细胞外基质与细胞成分相连接。半月板中 90% 的胶原为 Ⅰ 型，其余为 Ⅱ 型、Ⅲ 型和 Ⅳ 型[39]。半月板内不同位置的胶原比例不同。除 Ⅲ 型和 Ⅴ 型少量存在外，半月板的外围 2/3 大部分由 Ⅰ 型胶原组成，中央 1/3 中 60% 为 Ⅱ 型、40% 为 Ⅰ 型[40]。

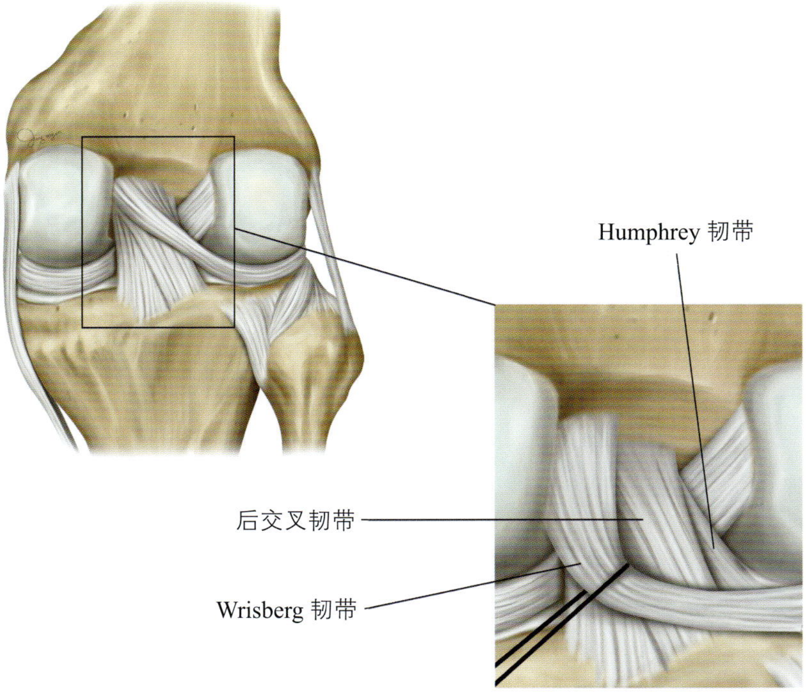

图 2.8 近距离观察右膝关节后部。Humphrey 韧带和 Wrisberg 韧带的直径分别为后交叉韧带的 1/3 和 1/2

2.2.3 显微解剖学

半月板中胶原纤维的方向与功能直接相关（图 2.9）。半月板中胶原纤维的方向主要为环形，以更好地承受张力，而位于半月板表面和中间实质的胶原纤维呈放射状排列[41]。环形纤维限制压力负荷的扩散，而放射状纤维保护环形纤维，防止半月板的纵向撕裂。表面纤维具有更密集的网状或不规则的形状，对分散剪切力很重要。半月板分为 2 个分化区：半月板的中央 2/3 和外围 1/3。中央区的胶原束主要呈放射状，与关节面平行，外围区形成较粗的胶原束，呈环形排列[42]。这些结构上的差异导致了功能上的差异，中央区最适合传递从股骨到胫骨的压缩性轴向负荷，而外围区的环形纤维适合于抵抗牵张力。与透明软骨相似，表面的胶原纤维具有不规则的方向性。半月板的细胞被称为纤维软骨细胞，可形成纤维软骨基质。纤维软骨细胞有 2 种形态，表层细胞为椭圆形或纺锤形，深层细胞为圆形或多边形。这两种形态的细胞均具有成纤维细胞和软骨细胞的特性，且都有丰富的内质网和高尔基复合体，而线粒体很少[43]。

2.2.4 血供与神经分布

新生儿的整个半月板均有丰富的血供。出生后 9 个月，半月板中央 1/3 的血供几乎全部丧失。这种血供减少趋势会持续到 10 岁左右，此时的半月板已与成人非常相似[44]。这种血供的减少可能是由负重和膝关节运动所致。在成人半月板中，只有外侧半月板的 10%~25% 和内侧半月板的 10%~30% 有血供[45]。血供来自膝内侧动脉和膝外侧动脉的上支和下支。部分滑膜延伸到半月板的胫骨侧和股骨侧关节面，但很少对半月板提供血供。腘肌腱裂孔处的半月板没有血供，所以此区域的半月板修复能力很差，外侧半月板再次撕裂的可能性很大。由于半月板中心区的血供差，大部分的营养供应来自关节液的扩散（图 2.10）。

半月板的神经分布尚未明确，但通常认为神经的分布与血管的分布相似。与半月板相邻的关节囊有许多特化的感受器，如轴突、粗大的神经束、游离神经末梢、复杂的终球和 3 型高尔基腱器。然而，这种神经分布并没有延伸到半月板内[46]。另一项研究表明，神经与半月板外周区域的放射

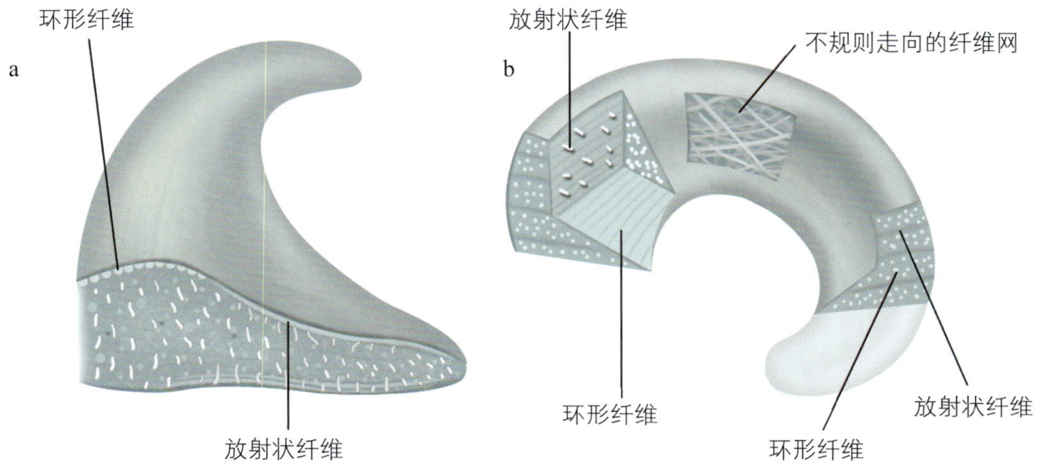

图 2.9 半月板内胶原纤维的形态。（a）半月板是由环形、放射状和不规则走向的纤维网组成。（b）环形纤维在外围，而放射状纤维从环形纤维向半月板的中央部分延伸

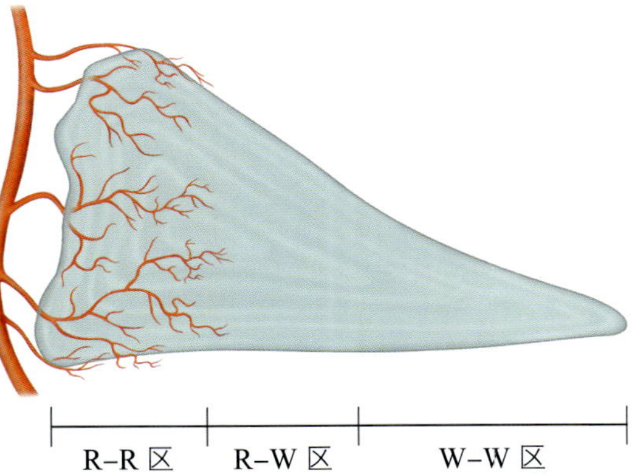

图 2.10　半月板的血供来自膝内侧动脉和膝外侧动脉的上支和下支。R–R，红 – 红，完全在有血管区域内；R–W，红 – 白，在有血管区域的边界；W–W，白 – 白，在无血管区域内

状血管伴行，穿过半月板外围 1/3 的区域[47]。伴随着血供分布，在半月板的前角和后角有许多神经分布，与其他区域不同，甚至在中央 1/3 处也发现了轴突组织。一项研究对膝关节内部结构的神经感觉分布进行了定位，证实了当探针在外围区比在中央区引起的疼痛感更强[48]。半月板中机械感受器的存在表明，它们可以在膝关节传出神经的信息传递中发挥作用。这种神经信息可能对关节的本体感觉很重要。

2.2.5　生物力学

有负荷存在时，膝关节受到轴向的压力。压力通过关节接触面分散开来，产生接触应力。平均接触应力与负荷成正比，与关节接触面积成反比。换句话说，接触面积越大，接触面受到的应力就越小。凹陷的内侧胫骨平台比凸起的外侧胫骨平台具有更好的贴合性。然而，膝关节的骨性结构并不能保证关节接触面的贴合性。胫骨平台不能提供足够的关节接触面积，如果没有半月板，接触应力就不能降到最低。半月板通过增加关节面的贴合性来优化膝关节力的传导。有了半月板，关节面的平均接触应力就会降低。半月板相对于股骨有一个楔形切面，负重状态下可以被推出关节，这增加了半月板的环向张力。半月板的前角和后角通过韧带结构附着在胫骨上，其作用是将半月板固定，协助半月板抵抗增加的环向张力（也称环形应力）。因此，承受压力负荷的能力主要是半月板中呈环形走向的胶原纤维所产生的环形强度。内侧和外侧半月板在膝关节伸直位时传递的负荷为 50%~70%，在屈膝 90°时增加到 85%[49]。当内侧半月板被切除时，股骨的接触面积减少 50%~70%，而接触应力增加到 100%。外侧半月板全部切除后，接触面积将减少 40%~50%，外侧间室的接触应力增加 200%~300%[50]。关节面与半月板的贴合性在关节润滑和供应软骨细胞营养方面起着重要作用。半月板切除术后可能发生的生物力学改变会影响关节软骨的生化活性。另外，半月板在吸收冲击方面起着重要作用。有人认为，半月板切除术后膝关节的减震能力较正常情况降低 20%[51]。这种减震功能是由半月板中水分的黏弹性带来的。半月板在维持关节的稳定性方面也起着重要作用。虽然在前交叉韧带完好时，内侧半月板切除术不影响关节的前后移动，但在没有前交叉韧带的情况下，半月板切除后膝关节屈曲 90° 时，胫骨的前移范围将增加 58%。在前交叉韧带不存在的情况下，内侧半月板的后角是膝关节中对抗胫骨前移的最重要结构。没有前交叉韧带时，内侧半月板在 134 N 的前向负荷下，在完全伸展位时可增加高达 52% 的合力，在屈膝 60° 时可增加 197% 的合力[52]。同样，半月板对胫骨的内旋和外旋也起辅助限制作用，半月板切除后，胫骨旋转范围将增加 5°[53]。半月板的中央 2/3 在最大限度地扩大关节接触面积和减震方面起着重要作用，而半月板外围部分的完整性对负荷传递和关节稳定性至关重要。一项以 MRI 为基础的研究发现，屈膝时外侧半月板后移约 11.2 mm，内侧半月板后移约 5.2 mm（图 2.11）[54]。弓状韧带将外侧半月板与腘肌腱连接起来，在膝关节屈曲的初始阶段胫骨内旋时将半月板拉向后方。半月板在关节运动时的移动在外侧半月板上更明显。

2.2.6 愈合反应

在组织愈合过程中，最重要的是细胞和炎症介质如何能快速进入损伤区域。血凝块的形成为基质的形成提供了基础，并成为激活伤口愈合相关细胞成分的化学刺激源[55]。成人半月板仅在外围 20%~30% 的区域有血供。如果半月板中央 70%~80% 的区域受损，就不会形成血凝块。因此，愈合过程可以发生在有血供的外围区域，但不会发生在中央区域。根据血供情况，可以将半月板撕裂位置划分为红 – 红、红 – 白和白 – 白 3 个区域，据此预测愈合的可能性。在红 – 红区，血供充足，愈合良好，但大多数半月板撕裂发生在红 – 白区，导致愈合不良。因此，为使发生在该区域的损伤愈合良好，人们进行了各种尝试，如安全的缝合固定，术后系统康复和有计划的恢复活动，以及利用血凝块进行生物刺激。当半月板细胞暴露于血肿中的各种促愈合因子时，可使细胞外基质合成增加[43]。为了促进愈合，人们研究了各种方法，如纤维蛋白凝块、纤维蛋白胶、细胞生长因子、血管通路，以及通过各种方法诱导滑膜出血等。目前常用的方法是用锉刀或剃刀刺激撕裂部位及其周围的滑膜以产生血肿[55]。然而，如果自然出血产生的血凝块被滑液稀释，这种治疗方式可能收效甚微。尽管如此，临床上仍认为同时进行半月板修复与前交叉韧带重建时，其愈合潜力要高于不进行前交叉韧带重建的情况。因此，足够的血凝块确实可以促进愈合。除了关节的稳定性外，半月板撕裂急性期进行处理和较小的年龄也被认为是愈合的积极因素。年龄相关的半月板退变对愈合有负面影响。从康复和愈合的角度来看，半月板撕裂部位对正常生理负荷有反应。膝关节制动会减少半月板的胶原形成，而运动可以预防这一情况[56]。

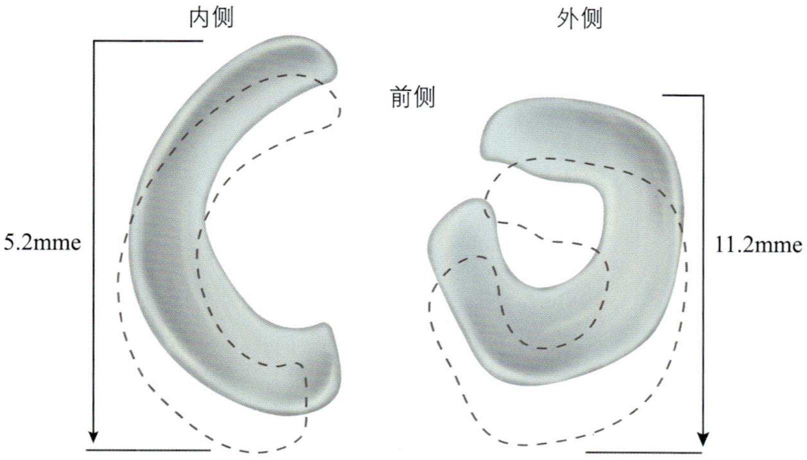

图 2.11 半月板在屈膝时的运动。屈膝时外侧半月板后移约 11.2 mm，内侧半月板后移约 5.2 mm。mme，半月板平均位移

参考文献

1. STOCKWELL R A. The cell density of human articular and costal cartilage. J Anat. 1967,101(Pt 4):753–763.
2. STOCKWELL R A. Chondrocytes. J Clin Pathol Suppl (R Coll Pathol). 1978,12:7–13.
3. BUCKWALTER J A, MANKIN H J, GRODZINSKY A J. Articular cartilage and osteoarthritis. Instr Course Lect. 2005,54: 465–480.
4. AYDELOTTE M B, GREENHILL R R, KUETTNER K E. Differences between sub-populations of cultured bovine articular chondrocytes. II. Proteoglycan metabolism. Connect Tissue Res. 1988,18(3):223–234.
5. GUERNE P A, BLANCO F, KAELIN A, et al. Growth factor responsiveness of human articular chondrocytes in aging and development. Arthritis Rheum. 1995,38(7):960–968.
6. MARTIN J A, BUCKWALTER J A. Articular cartilage aging and degeneration. Sports Med Arthrosc Rev. 1996,4(3):263–275.
7. MARTIN J A, ELLERBROEK S M, BUCKWALTER J A. Age-related decline in chondrocyte response to insulin-like growth factor-I: the role of growth factor binding proteins. J Orthop Res. 1997,15(4):491–498.
8. MEACHIM G. Effect of age on the thickness of adult articular cartilage at he shoulder joint. Ann Rheum Dis. 1971,30(1):43–46.
9. GURR E, MOHR W, PALLASCH G. Proteoglycans from human articular cartilage: the effect of joint location on the structure. J Clin Chem Clin Biochem. 1985,23(12):811–819.
10. MOW V C, RATCLIFFE A, POOLE A R. Cartilage and diarthrodial joints as paradigms for hierarchical materials and structures. Biomaterials. 1992,13(2):67–97.
11. BUCKWALTER J A, ROSENBERG L A, HUNZIKER E B, et al. Articular cartilage: composition, structure, response to injury, and methods of facilitation repair. In: Ewing JW, editor. Articular cartilage and knee joint function:basic science and arthroscopy. New York, NY: Raven Press; 1990. p. 19–56.
12. SANDELL L J. Molecular biology of collagens in normal and osteoarthritic cartilage. In: Kuettner KE, Goldberg VM, editors. Osteoarthritic disorders. Rosemont, IL:American Academy of Orthopaedic Surgeons; 1995. p. 131–146.
13. MARCELINO J, MCDEVITT C A. Attachment of articular cartilage chondrocytes to the tissue form of type VI collagen. Biochem Biophys Acta. 1995,1249:180–188.
14. SCHMID T M, LINSENMAYER T F. Immunohistochemical localization of short chain cartilage collagen (type X) in avian tissues. J Cell Biol. 1985,100(2):598–605.
15. ROUGHLEY P J, LEE E R. Cartilage proteoglycans: structure and potential functions. Microsc Res Tech. 1994,28:385–397.
16. BAYLISS M T, VENN M, MAROUDAS A, et al. Structure of proteoglycans from different layers of human articular cartilage. Biochem J. 1983,209(2):387–400.
17. TANG L H, BUCKWALTER J A, ROSENBERG L C. The effect of link protein concentration on articular cartilage proteoglycan aggregation. J Orthop Res. 1996,14:334–339.
18. GUILAK F, RATCLIFFE A, LANE N, et al. Mechanical and biochemical changes in the superficial zone of articular cartilage in canine experimental osteoarthritis. J Orthop Res. 1994,12(4): 474–484.
19. REDLER I, MOW V C, ZIMNY M L, et al. The ultrastructure and biomechanical significance of the tidemark of articular cartilage. Clin Orthop Relat Res. 1975,112:357–362.
20. OEGEMA T R, THOMPSON R C. Histopathology and pathobiochemistry of the cartilage-bone interface in osteoarthritis. In: Kuettner KE, Goldberg VM, editors. Osteoarthritic disorders. Rosemont, IL: American Academy of Orthopaedic Surgeons; 1995. p. 205–217.
21. BUCKWALTER J A, MARTIN J, MANKIN H. Synovial joint degeneration and the syndrome of osteoarthritis. Instr Course Lect. 2000,49:481–489.
22. MOW V C, ROSENWASSER M. Articular cartilage: biomechanics. Injury and repair of the musculoskeletal

soft tissues. 1988,427–463.
23. RHEE D K, MARCELINO J, BAKER M, et al. The secreted glycoprotein lubricin protects cartilage surfaces and inhibits synovial cell overgrowth. J Clin Invest. 2005,115(3):622–631.
24. HAMERMAN D. The biology of osteoarthritis. N Engl J Med. 1989,320(20):1322–1330.
25. SOKOLOVE J, LEPUS C M. Role of inflammation in the pathogenesis of osteoarthritis: latest findings and interpre-tations. Ther Adv Musculoskelet Dis. 2013,5(2):77–94.
26. BUCKWALTER J A. Mechanical injuries of articular cartilage. In: Finerman G, editor. Biology and biomechanics of the traumatized synovial joint. Ridge, IL: American Academy of Orthopaedic Surgeons; 1992. p. 83–96.
27. BUCKWALTER J A. Chondral and osteochondral injuries: mechanisms of injury and repair responses. Oper Tech Orthop. 1997,7(4):263–269.
28. BUCKWALTER J A, EINHORN T A, BOLANDER M E. Healing of musculoskeletal tissues. In: Rockwood CA, Green D, editors. Fractures. Philadelphia, PA: Lippincott;1996. p. 261–304.
29. BERLET G C, FOWLER P J. The anterior horn of the medical meniscus. An anatomic study of its insertion. Am J Sports Med. 1998,26(4):540–543.
30. JOHNSON D L, SWENSON T M, LIVESAY G A, et al. Insertion-site anatomy of the human menisci: gross, arthroscopic, and topographical anatomy as a basis for meniscal transplantation. Arthroscopy. 1995,11(4):386–394.
31. SIMONIAN P T, SUSSMANN P S, VAN TROMMEL M, et al. Popliteomeniscal fasciculi and lateral meniscal stability. Am J Sports Med. 1997,25(6):849–853.
32. NATHAN P A, COLE S C. Discoid meniscus. A clinical and pathologic study. Clin Orthop Relat Res. 1969,64:107–113.
33. SOMMERLATH K, GILLQUIST J. The effect of a meniscal prosthesis on knee biomechanics and cartilage. An experimental study in rabbits. Am J Sports Med. 1992,20(1):73–81.
34. NELSON E W, LAPRADE R F. The anterior intermeniscal ligament of the knee. An anatomic study. Am J Sports Med. 2000,28(1):74–76.
35. KOHN D, MORENO B. Meniscus insertion anatomy as a basis for meniscus replacement: a morphological cadaveric study. Arthroscopy. 1995,11(1):96–103.
36. GUPTE C M, BULL A M, THOMAS R D, et al. The meniscofemoral ligaments: secondary restraints to the posterior drawer. Analysis of anteroposterior and rotary laxity in the intact and posteriorcruciate-deficient knee. J Bone Joint Surg Br. 2003,85(5):765–773.
37. WAN A C, FELLE P. The menisco-femoral ligaments. Clin Anat. 1995,8(5):323–326.
38. INGMAN A M, GHOSH P, TAYLOR T K. Variation of collagenous and non-collagenous proteins of human knee joint menisci with age and degeneration. Gerontologia. 1974,20(4):212–223.
39. EYRE D R, WU J J. Collagen of fibrocartilage: a distinctive molecular phenotype in bovine meniscus. FEBS Lett. 1983,158(2):265–270.
40. CHEUNG H S. Distribution of type I, II, III and V in the pepsin solubilized collagens in bovine menisci. Connect Tissue Res. 1987,16(4):343–356.
41. BULLOUGH P G, MUNUERA L, MURPHY J, et al. The strength of the menisci of the knee as it relates to their fine structure. J Bone Joint Surg Br. 1970,52(3):564–567.
42. BEAUPRE A, CHOUKROUN R, GUIDOUIN R, et al. Knee menisci. Correlation between microstructure and biomechanics. Clin Orthop Relat Res. 1986,208:72–75.
43. WEBBER R J, HARRIS M G, HOUGH A J. Cell culture of rabbit meniscal fibrochondrocytes: proliferative and synthetic response to growth factors and ascorbate. J Orthop Res. 1985,3(1):36–42.
44. PETERSEN W, TILLMANN B. Age-related blood and lymph supply of the knee menisci. A cadaver study. Acta Orthop Scand. 1995,66(4):308–312.
45. ARNOCZKY S P, WARREN R F. Microvasculature of the human meniscus. Am J Sports Med. 1982,10(2):90–95.
46. KENNEDY J C, ALEXANDER I J, HAYES K C. Nerve supply of the human knee and its functional importance. Am J Sports Med. 1982,10(6):329–335.
47. DAY B, MACKENZIE W G, SHIM S S, et al. The vascular and nerve supply of the human meniscus. Arthroscopy. 1985,1(1):58–62.

48. DYE S F, VAUPEL G L, DYE C C. Conscious neurosensory mapping of the internal structures of the human knee without intraarticular anesthesia. Am J Sports Med. 1998,26(6):773–777.
49. RADIN E L, DE LAMOTTE F, MAQUET P. Role of the menisci in the distribution of stress in the knee. Clin Orthop Relat Res. 1984,185:290–294.
50. WATANABE Y, SCYOC A V, TSUDA E, et al. Biomechanical function of the posterior horn of the medial meniscus: a human cadaveric study. J Orthop Sci. 2004,9(3):280–284.
51. VOLOSHIN A S, WOSK J. Shock absorption of meniscecto-mized and painful knees: a comparative in vivo study. J Biomed Eng. 1983,5(2):157–161.
52. ALLEN C R, WONG E K, LIVESAY G A, et al. Importance of the medial meniscus in the anterior cruciate ligament-deficient knee. J Orthop Res. 2000,18(1):109–115.
53. WANG C J, WALKER P S. Rotatory laxity of the human knee joint. J Bone Joint Surg Am. 1974,56(1):161–170.
54. THOMPSON W O, THAETE F L, FU F H, et al. Tibial meniscal dynamics using three-dimensional reconstru-ction of magnetic resonance images. Am J Sports Med 1991,19(3):210–215; discussion 5–6.
55. RITCHIE J R, MILLER M D, BENTS R T, et al. Meniscal repair in the goat model. The use of healing adjuncts on central tears and the role of magnetic resonance arthrography in repair evaluation. Am J Sports Med. 1998,26(2):278–284.
56. DOWDY P A, MINIACI A, ARNOCZKY S P, et al. The effect of cast immobilization on meniscal healing. An experimental study in the dog. Am J Sports Med. 1995,23(6):721–728.

3 病因和危险因素

作者：Ok-Gul Kim, Seung-Suk Seo
译者：韩雪虎　　审校：邵振兴

摘　要

膝骨关节炎是世界上最常见的膝关节疾病之一。膝骨关节炎不是由单一因素引起的，而是多种危险因素结合造成的。这些危险因素可以被分为内因和外因（肥胖、生活习惯、繁重的体力劳动、训练和运动等）。内因可以被进一步划分为全身因素（年龄、性别、遗传、饮食、骨密度和种族特征）和局部因素（膝关节损伤、韧带松弛、肌力、力线异常）。在这些因素中，与膝骨关节炎相关的主要因素有既往膝关节损伤、肥胖、女性、手部骨关节炎和年龄较大。除了上述因素外，各种遗传和代谢因素与膝骨关节炎的关系是研究的热门领域。一些全身因素，如年龄、性别、遗传和种族是不可改变的，但其他的因素是可改变的。膝骨关节炎的患者会发展为身体残疾，这会增加全因死亡率（尤其是心血管疾病）。可变因素如能合理调控，能够帮助患者摆脱身体功能障碍，获得康复。总之，通过了解病因和危险因素来预防膝骨关节炎的发生是极其重要的。

O.-G. Kim (✉) · S.-S. Seo
Department of Orthopedics, Haeundae Bumin Hospital, Busan, South Korea
e-mail: geuley@bumin.co.kr

S.-S. Seo (ed.), *A Strategic Approach to Knee Arthritis Treatment*,
https://doi.org/10.1007/978-981-16-4217-3_3

关键词

膝骨关节炎；危险因素；既往关节损伤；肥胖；女性；遗传；代谢；老龄

3.1 病因

退行性膝骨关节炎可以根据病因分为原发性和继发性膝骨关节炎。原发性膝骨关节炎是膝关节软骨退变的结果，没有明确的原因。这一般被认为是磨损、撕裂和老化的结果。

在组成膝关节的众多结构中，关节透明软骨是骨关节炎有害因素的主要目标和疾病的发生部位。组成关节的结构包括软骨下骨、关节囊、韧带、半月板和使其运动的肌肉。这些结构协同运作来保证膝关节的正常功能。如果其中 1 个或多个结构出现问题，就有可能产生膝骨关节炎。相反，继发性膝骨关节炎是由已知原因的膝关节软骨退行性改变造成的（表 3.1）。

然而，近来发现骨和滑膜组织的炎症在骨关节炎的发展中起着重要作用，而且炎症的程度可能因患者特异的先天性和局部关节因素而不同。滑膜巨噬细胞负责分解代谢产生的引起炎症的炎症前介质，造成软骨基质破坏与修复的不平衡。软骨碎片和分解代谢产生的介质进入关节腔会使滑膜炎症加重，引起炎症疼痛和关节肿胀等症状，并导致关节炎的发展。这会导致不同的临床表现，以及疾病发展的不同时间阶段产生相同的影像图片。

3.2 危险因素

构成膝关节的骨、软骨、肌肉和其他关节结构是维持适当的膝关节功能和防止过度负重的生物力学器官。但是，如果膝关节生物力学功能的平衡因各种危险因素被打破，关节会出现退变和损伤，骨关节炎也会发生。膝骨关节炎是一类有多种形式的异质性疾病，每一种都有各自的危险因素，通过独特的进程发挥作用。这些众多的危险因素可以大致被分为内因和外因，内因可以进一步被分为全身因素和局部因素。每一种情况都有可能单独发生，但当全身因素与影响膝关节自身环境的局部效应相互作用时，膝骨关节炎进展速度会加快。下面讨论的是一些主要的危险因素及一些支持性研究（表 3.2）。

表 3.1　继发性膝骨关节炎的病因

创伤后	
四肢先天畸形	
力线异常	内翻 外翻
术后	
代谢紊乱	佝偻病 血色素沉着病 软骨钙质沉着病 褐黄病 威尔逊氏症 痛风 / 假痛风
内分泌紊乱	肢端肥大症 甲状旁腺功能亢进症 高尿酸血症
炎症性疾病	类风湿关节炎 银屑病关节炎
无菌性骨坏死	
其他	脊柱侧凸 感染性关节炎 血友病 佩吉特病 镰状细胞病

3.2.1 关节损伤

一项由医生开展的对 98 名芬兰参与者进行的为期 22 年的前瞻性研究中，通过病史、症状和标准化临床体检的信息调查了与新诊断为骨关节炎病例的相关影响因素[1]。根据这项研究，骨关节炎的危险因素提示和既往膝关节损伤及工作中从事的重体力劳动有强相关性。既往膝关节损伤是与骨关节炎最相关的危险因素［优势比（odds ratio，OR）为 3.86］[2]。最近一项包含 20 997 名参与者、24 项观察性研究的荟萃分析研究得出，既往膝关节损伤是骨关节炎发生最严重的危险因素，但该研究并未考虑膝关节损伤的研究设计和定义[3]。该研究还发现关节损伤是

表 3.2　膝骨关节炎的危险因素

内因		外因
全身因素	局部因素	
年龄 性别（绝经） 遗传 饮食习惯 骨密度 种族 个体特征	膝关节损伤 韧带松弛 肌肉功能受损（肌无力） 力线异常（关节畸形）	肥胖 生活习惯（文化宗教因素） 重体力劳动 训练和运动 吸烟

骨关节炎几个可控危险因素之一，并强调了在未来的公共卫生计划中对其进行预防。

在一项对44名患者进行的平均为期10年的随访性调查中，这些经历过膝关节脱位手术治疗的患者骨关节炎发病率为23%，表明严重的膝关节损伤与骨关节炎的后续发展有重要关联[4]。

前交叉韧带（ACL）断裂和半月板撕裂也是骨关节炎发生的重要危险因素。ACL重建增强了关节的稳定性，但从长期来看，可能不会阻止膝骨关节炎和再损伤的发生。相比于保守治疗，它可能最终无法恢复正常膝关节运动[5]。现在已经知道，在患者ACL断裂后10~15年的患者中，有13%的患者会发生早发性膝骨关节炎[6]。一项对205名患有ACL损伤的足球运动员的随访发现，在伤后14年里，有41%的患者有晚期退行性改变，只有4%的患者没有膝关节损伤[7]。在一个包含女性足球运动员的相似研究中，有51%的ACL断裂患者在12年后通过X线检查被诊断为膝骨关节炎[8]。在ACL重建中，从事高体力劳动的患者，采用骨－髌腱－骨技术治疗的患者早发性骨关节炎的发病率比采用自体半腱肌腱加股薄肌腱移植重建技术的患者发病率要高[9]。65%~75%的ACL断裂与软骨、软骨下骨、侧副韧带、半月板的损伤有关，在这种情况下，骨关节炎的发病率从21%提升到了40%[6]。在ACL重建期间接受半月板切除的患者通过X线检查诊断出骨关节炎的概率要远高于拥有半月板正常的人[10]。

特别指出，半月板撕裂和骨关节炎的发病率密切相关。意向多中心研究表明，在30个月的随访中，未经治疗的半月板撕裂患者骨关节炎发病率高5.7倍[11]。在另一项研究中，经过16年的随访观察到，半月板部分切除术后膝骨关节炎的风险增加了4倍[12]。研究发现，半月板全切除对膝关节有害，因为术后20年影像学诊断骨关节炎的发病率是对照组的14倍[13]。

虽然一般认为膝骨关节炎的发生是因为受伤后不稳定的膝关节受到了异常的生物力学作用，但一些研究提出了不同的机制。有关膝关节ACL损伤[14]和半月板损伤[15]的报道证实，膝关节损伤后，可直接导致损害软骨的蛋白酶和炎症细胞因子被释放到关节中。在一项以大鼠为模型的动物研究中，关节内IL–1的抑制剂可显著减少胫骨平台骨折后滑囊炎和软骨损伤的恶化[16]。

3.2.2 肌肉功能受损

一般来说，肌无力、肌肉激活模式改变和本体感受缺失与膝骨关节炎有关，尤其是股四头肌无力多见于有症状的膝骨关节炎患者。在女性中，股四头肌肌力越强，发生胫股关节间隙狭窄和软骨损伤的风险越低[17]。加强股四头肌是膝骨关节炎保守治疗的关键因素，在改善疼痛、身体功能和生活质量方面是有效的[18]。通过MRI发现，这种影响似乎不是由膝关节任何结构变化导致的[19]。目前，其中的基本原理还不完全清楚，但是一种理论认为，膝关节伸肌吸收并稳定对膝关节的冲击至关重要，而肌力的不足会对关节软骨造成过大的机械应力，从而导致软骨损伤等发生，进而促进骨关节炎的进展[18, 19]。

3.2.3 力线异常

众所周知，下肢力线异常会使内侧或外侧间室压缩应力不对称增加，导致关节炎，加速膝关节的结构破坏。膝关节力线异常，内翻或外翻畸形有使骨关节炎进展的风险［RR分别为2.0（1.3~2.8），2.3（1.4~3.1），和1.7（0.97~2.6）］[20]。

在内翻畸形的患者中，内侧间室发生膝骨关节炎的概率是普通患者的 4 倍，而在外翻畸形的患者中，外侧间室发生膝骨关节炎的概率是普通患者的 5 倍[21]。

3.2.4 性别

女性不仅膝关节的骨关节炎更为常见，而且髋关节和手部关节的骨关节炎也比男性更常见[22]，并且女性绝经后骨关节炎的发病率增加[23]。激素导致男女骨关节炎发病率不同的观点占主导地位，但激素因素在骨关节炎发生发展中的作用尚不清楚，仍有争议[24]。激素因素在膝骨关节炎中的作用将在下面详细论述。此外，女性骨关节炎发病率高的原因可能是软骨量减少、骨量丢失和肌力减弱[25]。严重骨关节炎组的女性比男性在日常活动中活动分数更低、活动困难更显著，而且骨关节炎症状也更为明显[26]。在一项对 315 495 名挪威人进行的为期 12 年的前瞻性研究中，女性膝关节置换病例（0.55%）是男性（0.28%）的 2 倍[27]。

3.2.5 绝经

性激素在绝经后女性骨关节炎风险升高中起到了关键作用。尤其是雌激素缺乏对于骨关节炎的发展有极大影响[28]。软骨下成骨细胞、软骨细胞和滑膜细胞中均存在雌激素受体[29]。雌激素主要抑制 IL–1 等促炎性细胞因子的表达及在关节中的分泌[30]。已有多项研究表明，补充雌激素可降低骨关节炎的发病率，验证了雌激素对骨关节炎的作用[28]。此外，绝经后卵巢功能的下降会导致血浆中前炎症细胞因子的增加[31]。然而，性激素对骨关节炎的影响缺乏明确的结论，还需要进一步研究。

3.2.6 年龄

年龄可能是骨关节炎的主要危险因素之一。随着年龄的增长，骨关节炎的患病率和发病率不仅在膝关节中增加，在髋关节和手部关节中也显著增加。年龄对 70~75 岁老年人群膝骨关节炎的影响最大[32]。导致关节损伤的潜在机制尚未完全了解，但很大程度是因为软骨变薄、肌肉萎缩、本体感觉减弱和氧化损伤[33]。

3.2.7 繁重的体力劳动

重体力劳动与骨关节炎之间的关系是许多研究者非常感兴趣的话题。一些活动，如振动，重复动作，长时间跪下、蹲起，以及站立等已经被证明与骨关节炎发生风险增加有关[34]。频繁地负重跪姿也是与软骨退化相关的活动[35]。德国一项对 1 310 名有症状的膝骨关节炎和非膝骨关节炎患者的病例对照研究表明，膝关节屈曲或下蹲与有症状的膝骨关节炎之间存在量效关系[36]。但是，像爬楼梯这样的职业病与有症状的骨关节炎无关[36]。高体重指数（body mass index，BMI）会使跪 / 蹲或举起重物变得更加有害[37]。

3.2.8 锻炼和运动

关于锻炼和体育运动是否会成为骨关节炎的危险因素，目前还没有明确的结论。在此，我们参考了一些相关研究。一项对 2 439 名患有骨关节炎的参与者进行的横断面研究结果表明，日常生活中的非专业跑步不太可能增加影像学上的骨关节炎、症状性骨关节炎或膝关节疼痛的发生概率[38]。此外，也没有发现短跑、中长跑与骨关节炎之间的联系，长跑、赤足跑和穿极简跑鞋与骨关节炎之间也没有明确的联系[39]。事实上，如果不涉及创伤性损伤，体育运动可以对膝关节起到保护作用[38]。这一主题会在第 4 章中详述。

3.2.9 肥胖

在最近的一项包含 22 篇文献的荟萃分析中，肥胖（BMI>30 kg/m^2）与骨关节炎显著相关［合并 OR：2.66（95% CI 2.15~3.28）］。超重（BMI>25 kg/m^2）与膝骨关节炎的相关性相对较低，但仍较为显著［合并 OR：1.98（95% CI 1.57~2.20）］[22]。几位作者已经证明了肥胖和骨关节炎风险之间的量效关系：BMI 每增加 5，骨关节炎发病风险增加 35%。在女性中，骨关节炎的发生与 BMI 的相关性要比男性大得多。当高强度劳动者 BMI 较高时，发病风险会进一步增加，男性增加 12 倍，女性增加 16 倍。24.6% 的新发膝关节疼痛患者与超重或肥胖有关[40]。也有报道称，过度肥胖不仅会导致膝骨关节炎的发生，也会导致全膝关节置换术（total knee replacement arthroplasty，TKA）手术例数的增加。在一项涉及 315 495 名挪威人的 12 年前瞻性研究中，BMI 的增加与需要 TKA 的骨关节炎发展直接相关[27]。与 BMI<23 的男性相比，BMI>27 的男性进行 TKA 的概率增加了 6 倍。相比于 BMI ≤ 21 的女性，BMI>26 的女性进行 TKA 的概率增加了 11 倍。

随着人们对肥胖和炎症与代谢活动之间关系的认识逐渐加深，研究人员重新审视了骨关节炎和肥胖之间的关系。膝骨关节炎的发病率和肥胖之间的关系不一定由肥胖的严重程度决定。肥胖性骨关节炎的发生与肥胖的严重程度以及病理性的脂质、糖代谢异常密切相关[41]。与脂肪组织密切相关的细胞因子，如瘦素、脂联素和抵抗素，可以通过直接的关节破坏或调节局部炎症过程来影响膝骨关节炎的发展[41, 42]。代谢危险因素，包括肥胖、高血压、血脂异常和糖耐量紊乱（代谢综合征），会增加骨关节炎的风险及其进展[20]。这种风险随着代谢危险因素的增加而增加，表明这些危险因素与骨关节炎之间存在密切关系[43]。多项研究表明，减肥可以改善膝关节功能，减少炎症和膝关节疼痛。肥胖在西方国家是一个问题，它也是降低这些国家骨关节炎患病率的可控危险因素之一。根据 Framingham 的一项研究，体重减轻 5 kg 可将膝骨关节炎的风险降低 50%[44]。减肥在临床实践中也是必不可少的（图 3.1）。

3.2.10 遗传

最近有大量关于寻找与膝骨关节炎发展相关的特殊基因研究。一项对 4 项全基因组关联研究的荟萃分析发现，染色体 7q22 上有一个膝骨关节炎的重要易感基因，该研究的样本包含 6 709 例病例和 44 439 例对照，均为高加索人群[45]。其他研究发现，编码结构性细胞外基质成分（如 DVWA）和参与前列腺素代谢的分子（DQB1 和 BTNL2）的基因可能在骨关节炎中发挥作用[46]。染色体 7q22 上一个约 300 千碱基对的遗传多态性区域与膝骨关节炎易感性相关[47]。最近，编码 *NCOA3*、*SULF2* 和 *ALDH1A2* 的基因都被发现与髋关节和手部关节骨关节炎有关，但与膝骨关节炎的发生并无显著性关联[48]。

3.2.11 吸烟

关于吸烟与骨关节炎发展之间的关系，存在着相互矛盾的观点。换句话说，目前还不清楚吸烟是否会增加或降低膝骨关节炎的风险。这可以归因于吸烟者与不吸烟者的生活方式可能不同（如较少参加高强度的体力活动）。在一项分析吸烟与骨关节炎发病率之间关系的荟萃分析中，

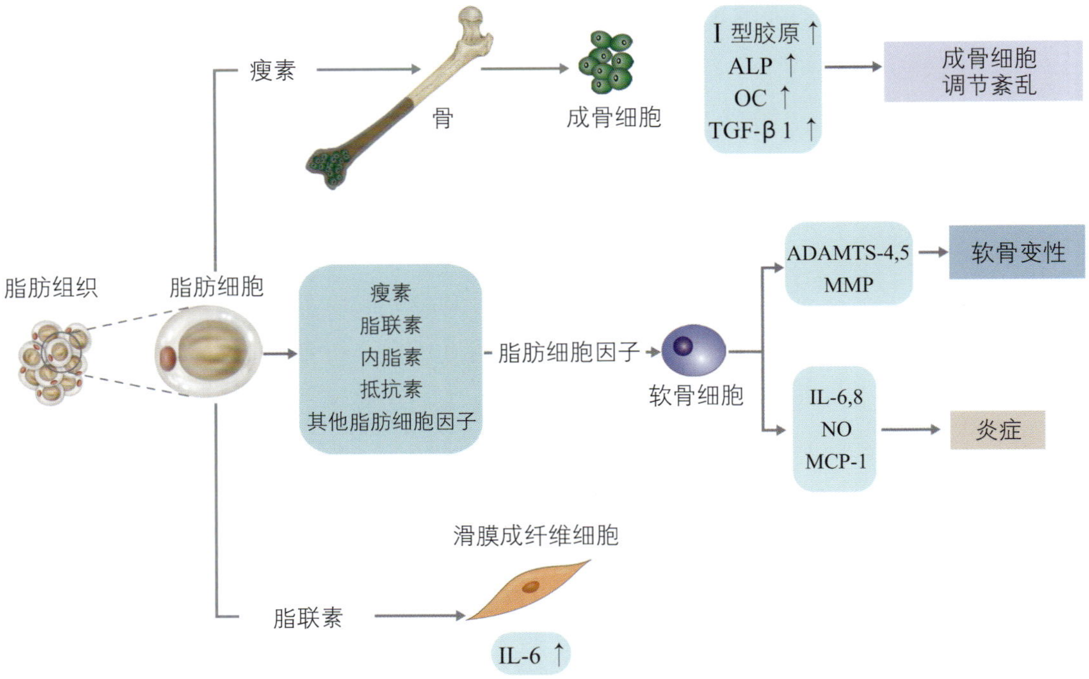

图 3.1 功能失调的脂肪对滑膜细胞、软骨细胞和骨的影响。功能失调的脂肪组织过度产生促炎脂肪因子，通过诱导多种促炎介质（细胞因子、活性氧、NO）和软骨降解因子（MMP 和 ADAMTS）与滑膜细胞、软骨细胞和骨相互作用。ADAMTS，一种带有凝血酶反应蛋白基序的去整合素和金属蛋白酶；ALP，碱性磷酸酶；IL，白介素；MCP，单核细胞趋化蛋白；MMP，基质金属蛋白酶；NO，一氧化氮；OC，骨钙素；TGF，转化生长因子

18 篇研究得出了相反的结论。然而，作者仍然报告说，吸烟对骨关节炎的发生有微小的或几乎没有保护作用[2]。

3.2.12 饮食

一些可能增加骨关节炎发病率的饮食因素包括维生素 D、C、K 和某些食物种类的缺乏，如对膝骨关节炎有益的水果、牛奶 / 奶制品和肉类 / 禽类[49]。然而，还需要更多的研究来明确骨关节炎和饮食因素之间的关系。

3.3 总结

随着世界各地人口的老龄化，膝骨关节炎给医疗保健带来了巨大的负担。膝骨关节炎的治疗固然重要，但近年来，预防手段变得更加重要。换句话说，膝骨关节炎最好的治疗方法是预防。这重新引起了人们对病因学和危险因素的兴趣。总之，医护人员应通过了解膝骨关节炎的病因和危险因素，努力预防和治疗膝骨关节炎。

参考文献

1. TOIVANEN A T, HELIÖVAARA M, IMPIVAARA O, et al. Obesity, physically demanding work and traumatic knee injury are major risk factors for knee osteoarthritis—a population-based study with a follow-up of 22 years. Rheumatology. 2010,49(2):308–314.
2. BLAGOJEVIC M, JINKS C, JEFFERY A, et al. Risk factors for onset of osteoarthritis of the knee in older adults: a systematic review and meta-analysis. Osteoarthr Cartil. 2010,18(1):24–33.
3. MUTHURI S, MCWILLIAMS D, DOHERTY M, et al. History of knee injuries and knee osteoarthritis: a me-

ta-analysis of observational studies. Osteoarthr Cartil. 2011,19(11):1286–1293.

4. FANELLI G C, SOUSA P L, EDSON C J. Long-term followup of surgically treated knee dislocations: stability restored, but arthritis is common. Clin Orthop Relat Res. 2014,472(9):2712–2717.
5. LINKO E, HARILAINEN A, MALMIVAARA A, et al. Surgical versus conservative interventions for anterior cruciate ligament ruptures in adults. Cochrane Database Syst Rev. 2005,2
6. SLAUTERBECK J R, KOUSA P, CLIFTON B C, et al. Geographic mapping of meniscus and cartilage lesions associated with anterior cruciate ligament injuries. JBJS. 2009,91(9):2094–2103.
7. VON PORAT A, ROOS E M, ROOS H. High prevalence of osteoarthritis 14 years after an anterior cruciate ligament tear in male soccer players: a study of radiographic and patient relevant outcomes. Ann Rheum Dis. 2004,63(3): 269–273.
8. LOHMANDER L, ÖSTENBERG A, ENGLUND M, et al. High prevalence of knee osteoarthritis, pain, and functional limitations in female soccer players twelve years after anterior cruciate ligament injury. Arthritis Rheum. 2004,50(10):3145–3152.
9. VAIRO G L, MCBRIER N M, MILLER S J, et al. Premature knee osteoarthritis after anterior cruciate ligament reconstruction dependent on autograft. J Sport Rehabil. 2010,19(1):86–97.
10. MAGNUSSEN R A, MANSOUR A A, CAREY J L, et al. Meniscus status at ACL reconstruction is associated with the presence of radiographic signs of osteoarthritis at 5–10 year follow-up: a systematic review. J Knee Surg. 2009,22(4):347.
11. ENGLUND M, GUERMAZI A, ROEMER F W, et al. Meniscal tear in knees without surgery and the development of radiographic osteoarthritis among middle-aged and elderly persons: the Multicenter Osteoarthritis Study. Arthritis Rheum. 2009,60(3):831–839.
12. ENGLUND M, ROOS E M, LOHMANDER L. Impact of type of meniscal tear on radiographic and symptomatic knee osteoarthritis: a sixteen-year followup of meniscectomy with matched controls. Arthritis Rheum. 2003,48(8): 2178–2187.
13. ROOS H, LAURÉN M, ADALBERTH T, et al. Knee osteoarthritis after meniscectomy: prevalence of radiographic changes after twenty-one years, compared with matched controls. Arthritis Rheum. 1998,41(4):687–693.
14. IRIE K, UCHIYAMA E, IWASO H. Intraarticular inflammatory cytokines in acute anterior cruciate ligament injured knee. Knee. 2003,10(1):93–96.
15. SCANZELLO C R, MCKEON B, SWAIM B H, et al. Synovial inflammation in patients undergoing arthroscopic meniscectomy: molecular characterization and relationship to symptoms. Arthritis Rheum. 2011,63(2):391–400.
16. FURMAN B D, MANGIAPANI D S, ZEITLER E, et al. Targeting pro-inflammatory cytokines following joint injury: acute intra-articular inhibition of interleukin-1 following knee injury prevents post-traumatic arthritis. Arthritis Res Ther. 2014,16(3):R134.
17. SEGAL N A, GLASS N A. Is quadriceps muscle weakness a risk factor for incident or progressive knee osteoarthritis? Phys Sportsmed. 2011,39(4):44–50.
18. BENNELL K L, WRIGLEY T V, HUNT M A, et al. Update on the role of muscle in the genesis and management of knee osteoarthritis. Rheum Dis Clin. 2013,39(1):145–176.
19. JONES G, SCHULTZ M G, DORE D. Physical activity and osteoarthritis of the knee: can MRI scans shed more light on this issue? Phys Sportsmed. 2011,39(3):55–61.
20. YUSUF E, BIJSTERBOSCH J, SLAGBOOM P E, et al. Body mass index and alignment and their interaction as risk factors for progression of knees with radiographic signs of osteoarthritis. Osteoarthr Cartil. 2011,19(9):1117–1122.
21. CEREJO R, DUNLOP D D, CAHUE S, et al. The influence of alignment on risk of knee osteoarthritis progression according to baseline stage of disease. Arthritis Rheum. 2002,46(10):2632–2636.
22. SILVERWOOD V, BLAGOJEVIC-BUCKNALL M, JINKS C, et al. Current evidence on risk factors for knee osteoarthritis in older adults: a systematic review and meta-analysis. Osteoarthr Cartil. 2015,23(4):507–515.
23. SRIKANTH V K, FRYER J L, ZHAI G, et al. A me-

ta-analysis of sex differences prevalence, incidence and severity of osteoarthritis. Osteoarthr Cartil. 2005,13(9):769–781.

24. DE KLERK B M, SCHIPHOF D, GROENEVELD F P, et al. No clear association between female hormonal aspects and osteoarthritis of the hand, hip and knee: a systematic review. Rheumatology. 2009,48(9):1160–1165.
25. HUNTER D. The epidemiology of osteoarthritis. Best Pract Res Clin Rheumatol. 2014,28:5–15.
26. LOGERSTEDT D S, ZENI J J R, SNYDER-MACKLER L. Sex differences in patients with different stages of knee osteoarthritis. Arch Phys Med Rehabil. 2014,95(12): 2376–2381.
27. APOLD H, MEYER H E, NORDSLETTEN L, et al. Risk factors for knee replacement due to primary osteoarthritis, a population based, prospective cohort study of 315,495 individuals. BMC Musculoskelet Disord. 2014,15(1):217.
28. ARDEN N, NEVITT M C. Osteoarthritis: epidemiology. Best Pract Res Clin Rheumatol. 2006,20(1):3–25.
29. TANKO L, SØNDERGAARD B-C, OESTERGAARD S,et al. An update review of cellular mechanisms conferring the indirect and direct effects of estrogen on articular cartilage. Climacteric. 2008,11(1):4–16.
30. RICHETTE P, DUMONTIER M-F, TAHIRI K, et al. Oestrogens inhibit interleukin 1β-mediated nitric oxide synthase expression in articular chondrocytes through nuclear factor-κB impairment. Ann Rheum Dis. 2007,66(3):345–350.
31. PFEILSCHIFTER J, KÖDITZ R, PFOHL M, et al. Changes in proinflammatory cytokine activity after menopause. Endocr Rev. 2002,23(1):90–119.
32. PRIETO-ALHAMBRA D, JUDGE A, JAVAID MK, et al. Incidence and risk factors for clinically diagnosed knee, hip and hand osteoarthritis: influences of age, gender and osteoarthritis affecting other joints. Ann Rheum Dis. 2014,73(9):1659–1664.
33. LITWIC A, EDWARDS M H, DENNISON EM, et al. Epidemiology and burden of osteoarthritis. Br Med Bull. 2013,105(1):185–199.
34. YUCESOY B, CHARLES L E, BAKER B, et al. Occupational and genetic risk factors for osteoarthritis: a review. Work. 2015,50(2):261–273.
35. HOVIS K K, STEHLING C, SOUZA R B, et al. Physical activity is associated with magnetic resonance imaging–based knee cartilage T2 measurements in asymptomatic subjects with and those without osteoarthritis risk factors. Arthritis Rheum. 2011,63(8):2248–2256.
36. KLUSSMANN A, GEBHARDT H, NÜBLING M, et al. Individual and occupational risk factors for knee osteoarthritis: results of a case-control study in Germany. Arthritis Res Ther. 2010,12(3):R88.
37. PALMER K T. Occupational activities and osteoarthritis of the knee. Br Med Bull. 2012,102(1):147–170.
38. LO G, DRIBAN J, KRISKA A, et al. Habitual running any time in life is not detrimental and may be protective of symptomatic knee osteoarthritis: data from the osteoarthritis initiative: 2895. Arthritis Rheumatol. 2014,66.
39. HANSEN P, ENGLISH M, WILLICK S E. Does running cause osteoarthritis in the hip or knee? PM&R. 2012,4(5): S117–S121.
40. ANDRIACCHI T P, MÜNDERMANN A, SMITH R L, et al. A framework for the in vivo pathomechanics of osteoarthritis at the knee. Ann Biomed Eng. 2004,32(3):447–457.
41. THIJSSEN E, VAN CAAM A, VAN DER KRAAN P M. Obesity and osteoarthritis, more than just wear and tear: pivotal roles for inflamed adipose tissue and dyslipidaemia in obesity-induced osteoarthritis. Rheumatology. 2015,54(4):588–600.
42. SOWERS M R, KARVONEN-GUTIERREZ C A. The evolving role of obesity in knee osteoarthritis. Curr Opin Rheumatol. 2010,22(5):533.
43. YOSHIMURA N, MURAKI S, OKA H, et al. Accumulation of metabolic risk factors such as overweight, hypertension, dyslipidaemia, and impaired glucose tolerance raises the risk of occurrence and progression of knee osteoarthritis: a 3-year follow-up of the ROAD study. Osteoarthr Cartil. 2012,20(11):1217–1226.
44. CHRISTENSEN R, BARTELS E M, ASTRUP A, et al. Effect of weight reduction in obese patients diagnosed with knee osteoarthritis: a systematic review and meta-analysis. Ann Rheum Dis. 2007,66(4):433–439.
45. EVANGELOU E, VALDES A M, KERKHOF H J, et

al. Meta-analysis of genome-wide association studies confirms a susceptibility locus for knee osteoarthritis on chromosome 7q22. Ann Rheum Dis. 2011,70(2):349–355.

46. VALDES A M, SPECTOR T D. Genetic epidemiology of hip and knee osteoarthritis. Nat Rev Rheumatol. 2011,7(1):23.

47. CONSORTIUM A, COLLABORATORS A. Identification of new susceptibility loci for osteoarthritis (arcOGEN): a genome-wide association study. Lancet 2012,380(9844):815–823.

48. LOUGHLIN J. Genetic contribution to osteoarthritis development: current state of evidence. Curr Opin Rheumatol. 2015,27(3):284.

49. SANGHI D, MISHRA A, SHARMA A C, et al. Elucidation of dietary risk factors in osteoarthritis knee—a case-control study. J Am Coll Nutr. 2015,34(1):15–20.

4 膝骨关节炎与运动

作者：Chang-Rack Lee
译者：许李智　　审校：黄洪杰

摘 要

有许多证据支持规律的锻炼能够提升整体健康的说法，并且有人认为部分活动能通过促进滑液循环和保持关节周围肌力对关节有益。然而，尽管锻炼有如此积极的作用，仍有人担心增加身体活动或体育运动会增加下肢关节骨关节炎（OA）的发病率。虽然正常健康的关节可以承受日常活动中的重复负荷，而不发生骨关节炎，但超出关节软骨承受能力的长期重复负荷在骨关节炎的发生发展中起到重要的作用。骨关节炎以疼痛和功能损伤为特征，是一种对个人生活质量有显著影响的常见慢性疾病。尽管年龄、性别、物理创伤、遗传等多种因素已被报道为骨关节炎的危险因素，但身体活动和体育运动与骨关节炎之间的关系目前还不清楚。为了评估身体活动或运动与骨关节炎之间的关系，其他因素，包括年龄、身体活动或参加体育运动的类型与强度、身体活动或体育运动的持续时间和关节受伤史等，都必须一同考虑在内。在这一章中，将会结合已发表的相关文献来描述身体活动或参加体育运动对膝骨关节炎发病造成的影响。

关键词

膝关节；骨关节炎；身体活动；体育运动；膝关节损伤

C.-R. Lee (✉)
Department of Orthopedics, Inje University Busan Paik Hospital, Busan, South Korea
e-mail: leechangrack@inje.ac.kr

S.-S. Seo (ed.), *A Strategic Approach to Knee Arthritis Treatment*,
https://doi.org/10.1007/978-981-16-4217-3_4

4.1 实验 / 动物研究

关节软骨的核心功能是通过抵抗牵拉、剪切力和压缩力来保护软骨下骨。作用在关节上的外部机械负荷的数量和种类是调节关节软骨发育和稳态的重要因素。通常来说，正常健康关节的日常活动产生的接触应力并不会导致关节软骨损伤[1]。根据一项尸体膝关节的生物力学研究，内侧和外侧胫骨平台上所受最大接触应力分别是 5.6 ± 1.5 MPa 和 7.3 ± 2.5 MPa（走路时），7.7 ± 2.9 MPa 和 7.4 ± 2.3 MPa（爬楼梯时）[2]。在身体活动时，施加在关节上的压缩应力可上升至 10~20 MPa[3]。另有研究报道，若通过单次撞击来破坏关节软骨需要施加超过 25 MPa 的接触应力[4-6]。但是，部分文献也报道了在接触应力小于 25 MPa 时的关节软骨损伤或退化[3, 5, 7~10]。

施加在关节软骨上的适度生物力学负荷可以刺激软骨细胞合成硫酸糖胺聚糖，提升关节软骨的质量[10, 11]。但是，也有一些证据支持剧烈运动对关节产生的负荷是导致关节软骨损伤或骨关节炎发生的危险因素。大量动物实验评估了增加运动频率或强度对关节软骨的作用。膝关节所受应力依据活动或运动的种类而有很大区别。而且，由于这些运动的强度因参加者的不同而不同，很难实施一个能够包含所有可能的运动形式与强度的标准化动物实验。大多数动物实验通过在膝关节上施加重复负荷或撞击或增加动物的活动水平，评估了关节过度使用对关节软骨的影响。另外，大多数动物研究在犬、啮齿动物、兔或羊中开展，并且跑步是用于增加动物活动水平的最常用方法。一项研究报告称，膝关节从 80° 屈曲到完全伸展的重复运动，以及在完全伸展时施加撞击负荷诱导了软骨细胞集簇的生成、基质的纤维化、软骨下骨的增厚及关节软骨的损伤（如兔软骨下毛细血管渗入关节软骨的钙化区）[12]。Newton 等[13]评估了终生跑步对于犬关节软骨的影响。实验在跑步机上进行，实验组的犬身着其体重 130%（11.5 kg）的一件夹克（速度 3 km/h，跑步 75 分钟，每周 5 天，持续 527 周），对照组的犬进行了 550 周无限制的活动。在本研究第 550 周对膝关节软骨的评估中，两组的关节软骨之间并没有宏观或微观的差别，力学性能也没有差别。Videman 等[14]通过将兔子分成两组，令它们分别在倾斜度为 0° 及 20° 的跑步机上跑步，以此评估重复动作对关节软骨的影响。根据他们的结果，上坡跑步组的关节软骨中的糖胺聚糖代谢下降，电子显微镜扫描下观察到关节软骨内的无序结构。Vasan 等[15]评估了在跑步机上进行了 8 个月运动的犬的股骨头关节软骨的代谢变化。在此研究中，实验组的关节区和关节周围区中己糖胺的含量减少，并且，在加入放射性硫酸盐后，蛋白聚糖聚集体和单体的大小下降。另外，关节区的糖胺聚糖链比对照组织中的更小，已证实 4– 硫酸软骨素的合成增加。Kiviranata 等[16, 17]评估了跑步距离对犬膝关节软骨的作用，并报道比格犬 40 周适度的跑步运动（每天 4 km，每周 5 天）增加了股骨外侧髁与髌股关节中蛋白聚糖的含量和未钙化软骨的厚度。然而，该研究的结果也显示蛋白聚糖的含量和股骨内侧髁的未钙化软骨厚度在进行 15 周的剧烈运动（每天 20 km，每周 5 天）后有下降。一些研究者评估了长途跑步对比格犬膝、髋关节关节软骨新陈代谢的影响。Arokoski 等[18]报道在持续 15 周、每天 40 km 的跑步锻炼后，膝关节的关节软骨厚度并未改变。但是，跑步运动诱导了膝关节关节软骨承重区糖胺聚糖含量的减少，这样的改变大多数在关节软骨的表面区域被观察到。据报道，股骨头关节软骨展现出更好的性能，以适应增加的机械负荷，但细胞外基质中蛋白聚糖的结构和代谢只有轻微的变化[19]。该研究提出髋关节与膝关节关节软骨新陈代谢差异的原因是关节的形状，并认为更对称的髋关节似乎可以通过最小化局部撞击更好地保护关节。但是，Vasan 等[15]的研究与该研究所得到的结果并不一致，其研究结果显示跑步运动对犬股骨头的关节区和周围区产生了负面的作用，如蛋白聚糖减少。作者推定这一差异的原因在于实施的跑步运动计划不同、犬的品种和年龄也不同，这可能对实验结果产生一定影响。

虽然还有许多其他研究评估运动对关节软骨

的作用，但总体来说，研究结果是相冲突的。而且，因为每一项研究使用了不同种类的动物，并且运动的形式、强度、时长和频率与评估结果都不尽相同，很难客观地评估运动和关节软骨健康之间的关联。尽管如此，因为大多数动物研究使用了跑步作为增加身体活动的方式，根据运动量分析生化成分的改变或对关节软骨宏观与微观的评估可能是有意义的。从这一角度出发，一项最近发表的荟萃分析评估了日常运动量对于膝关节关节软骨的影响[20]。在这项包含了 29 项随机对照研究的荟萃分析中，日常运动量与关节软骨的成分和厚度之间并没有显著关联。但是，这项荟萃分析的作者肯定了大量的日常运动会对关节软骨基质有负面影响，而适度的日常运动可对健康动物的关节软骨基质成分有积极的影响，但较低的每日运动量的效果还没有定论。

根据迄今为止已经发表的动物研究，重复施加在膝关节上的负荷或应力似乎对关节软骨的代谢有一定影响，但对于这一问题还有争论。然而，因为每个研究所用的运动方案不同，并且动物和人的膝关节生物力学不同，很难推断出在人类研究中是否也会出现与动物研究相同或是相似的结果。而且，缺乏足够的证据证明是由运动引起的关节软骨代谢改变加速了骨关节炎的发生。因此，我们认为需要一个更大数量的、高质量的随机对照研究来验证这一结论。

4.2 身体活动或运动在膝骨关节炎发展中的作用

人体关节软骨对慢性或者重复应力的耐受力尚不清楚。尽管许多研究已经对身体活动或参与运动对包括膝关节在内的人体下肢关节的影响进行了研究，但在研究对象（普通人群或专业运动员）、活动水平（休闲运动或体育运动）、活动类型和结果之间存在着许多差异。每一种体育运动施加在膝关节上的应力的类型和强度都是不同的。即便是在同一项运动的参与者中，关节负荷可能也与所参加运动的水平有关，差别很大。此外，为了评估运动与骨关节炎的相关性，不仅需要考虑运动方式或强度，其他因素，包括参与者的年龄、肌力、关节力线和关节稳定性，也要考虑在内。由于有如此多的干扰因素，很难评估运动对膝骨关节炎发展的影响。虽然存在着这样的局限性，关于这一主题已经有了许多横断面、病例对照、回顾和前瞻性队列研究。在此，我们主要对与运动和膝骨关节炎有关的文献进行了回顾。

4.2.1 普通人群

4.2.1.1 身体活动（或休闲 / 娱乐性体育运动）

身体活动被定义为由骨骼肌产生的导致能量消耗的任何身体运动。日常生活中的身体活动可被分为职业活动、体育运动、训练、家务或其他活动[21]。大量研究调查了身体活动与普通人群中发生骨关节炎之间的关系（表 4.1），其中许多研究通过问卷调查评估身体活动的强度和活动量。

Cheng 等[22]通过对 16 961 名年龄在 20~87 岁的受试者进行约 10 年的跟踪调查（男性 10.9 年，女性 9.9 年），对确诊的膝或髋骨关节炎进行了规律的身体活动和自我报告评估。这项研究报告称，尽管在 50 岁以下的较年轻男性中，高强度的身体活动［每周跑步 20 英里（1 英里约等于 1.609 km）或更多］与骨关节炎之间存在相关性，但在调整了受试者之间的体重指数（BMI）、吸烟、饮酒或咖啡因等方面的差异后，女性或老年男性的身体活动与膝或髋骨关节炎之间没有相关性。Hannan 等[23]评估了 1 415 名影像学确诊的膝骨关节炎受试者的习惯性身体活动，这些受试者来自一个 Framingham 研究队列，平均年龄为 73 岁。作者报告称，在调整了年龄、BMI、膝关节损伤、吸烟和教育程度等受试者差异后，习惯性的身体活动水平与影像学膝骨关节炎之间并没有相关性。然而，习惯性身体活动水平高的男性受试者无症状骨赘的发生率显著增加。因此，该研究报道，习惯性身体活动可能不会导致严重或有症状的膝骨关节炎，但是可能会对骨赘的发生产生一些影响。此外，另一项与 Framingham 研究队列一起进行的研究报告称，每天超过 4 小时的剧烈身体活动与膝骨关节炎的发病率相关，并且剧烈身体活动是老年人，特别是肥胖者膝骨关节炎发生的独立危险因素[24]。另一项评估身体活动与影像学膝骨关节炎相关性的研究报告称，在 257 名中年女性中，平均身体活动量与髌股关节间隙变窄的发生率相关，这些中年女性在

表 4.1　身体活动对普通人群膝骨关节炎的影响

研究	随访	样本量（男/女）	骨关节炎	PA 与 OA 的关系
Ageberg 2012[31]	11 年	28 320（60% 为女性）	髋膝重度 OA，需要关节置换	休闲 PA 与 OA 相关的髋膝关节置换无相关性
Cheng 2000[22]	男性：10 年 女性：9.9 年	16 961（12 888/4 073）	自述为医生确诊的 OA	50 岁以下男性的 PA 致病风险 高：HR 2.4（95% CI，1.5~3.9） 女性和 50 岁以上男性未见 PA 与 OA 的相关性
Felson 2007[29]	9 年	1 279	KL 分级 OARSIA	休闲 PA 与 OA 无明确相关性
Hannan 1993[23]	NA	1 404（584/820）	KL 3~4 级 KL 2 级伴有关节症状	PA 与 OA 无相关性 无症状患者中，男性的校正后 OR 值较高：2.14（95% CI，1.01~4.54）
Hart 1999[30]	4 年	715 名女性	出现 JSN	未发现 PA 与 OA 的相关性 步行（校正 OR 值） 骨赘：0.60（95% CI，0.22~1.71） JSN：0.38（95% CI，0.15~0.93） 运动（校正 OR 值） 骨赘：1.23（95% CI，0.54~2.81） JSN：0.98（95% CI，0.42~2.30）
Hootman 2003[27]	12.8 年	5 284（4 308/976）	自述为确诊过髋膝 OA	未发现 PA 与 OA 的相关性
McAlindon 1999[24]	10 年	470（177/293）	改良 KL 分级 2 级及以上	每天 4 小时以上高强度 PA 相对于无高强度 PA 的校正 OR：7.0（95% CI，2.42~20）
Mork 2012[28]	17 年	15 191 名女性 14 766 名男性	自述确诊过 OA	在任何 BMI 水平 PA 强度与 OA 风险无相关性

（续表）

研究	随访	样本量（男/女）	骨关节炎	PA 与 OA 的关系
Szoeke 2006[25]	11 年	224 名女性	JSN，骨赘	校正 OR 胫股关节 骨赘：6.99（95% CI，0.75~65.49） JSN：0.96（95% CI，0.13~7.10） 髌股关节 骨赘：1.19（95% CI，0.12~12.11） JSN：17.17（95% CI，1.59~185.44） 全膝关节 骨赘：1.76（95% CI，0.22~13.91） JSN：5.91（95% CI，0.87~40.10）
Toivanen 2010[26]	22 年	823（369/454）	自述为确诊 OA	休闲 PA（校正 OR） 很少：1 不规律运动：0.7（95% CI，0.4~1.3） 规律运动：0.5（95% CI，0.3~1.0）
Wang 2011[32]	4.8 年	39 023	因 OA 进行初次髋膝关节置换	PA 水平增高与 OA 所致的初次膝关节置换风险增高有关

BMI，体重指数；CI，置信区间；HR，风险比；JSN，关节间隙变窄；KL，Kellgren-Lawrence；NA，不可用；OA，骨关节炎；OARSI，国际骨关节炎研究协会；OR，优势比；PA，运动。

11 年的时间里每年接受随访[25]。

虽然前述研究报道了身体活动的增加与膝骨关节炎的发生有一定的关系，仍有研究者报道在休闲时间有规律的身体活动可能会有助于预防膝骨关节炎的发生。在一项对代表芬兰 30 岁以上人群的 8 000 名受试者的前瞻性研究中，研究者分析了膝骨关节炎的潜在危险因素。在长达 22 年的随访中，823 名受试者中有 95 名（11.4%）被诊断为膝骨关节炎，这些受试者在基线时未患膝骨关节炎，并且休闲时间进行的规律身体活动，包括跑步、滑雪、骑行、球类运动、游泳、健身、举重等减少了膝骨关节炎的发生[26]。然而，该研究也报道了工作中的物理应力是膝骨关节炎发生的危险因素，并且非常繁重的体力劳动，如搬运家具和从事林业工作，预示着发生膝骨关节炎的风险极高。

然而，也有一些研究并未发现运动与膝骨关节炎之间存在相关性。在一项平均随访时间为 12.8 年、对象为 5 284 名没有膝 / 髋骨关节炎的健康成人的纵向研究中，Hootman 等[27]报告称，休闲时间参加体育运动不会增加患膝 / 髋骨关节炎的风险。挪威 HUNT 的一项对 15 191 名女性和 14 766 名男性进行的 11 年随访的研究，结果显示无论运动的强度如何，都不会增加患膝 / 髋骨关节炎的风险[28]。一项平均随访 9 年、对象为 1 279 名未患膝骨关节炎的成人的纵向研究报道，步行、慢跑或其他自我报告的身体活动既不会增加也不会降低有症状的或影像学的膝骨关节炎风险[29]。另一项针对 Chingford 队列中的 715 名女性进行的为期 4 年的跟踪研究也报道说，身体活动与膝关节骨赘的存在或关节间隙变窄无关[30]。

一些作者评估了身体活动与骨关节炎导致的膝关节或髋关节置换风险之间的相关性。Ageberg 等[31]评估了休闲时间的身体活动和严重骨关节炎导致的膝关节或髋关节置换风险之间的相关性。在一项基于人群的前瞻性队列研究中，参与者的平均年龄为 58 岁，研究者进行了 11 年的随访；结果显示，更多的休闲时间的身体活动可以对髋关节起到保护作用，从而避免了女性髋关节置换术。此外，研究还表明，虽然休闲时间的身体活动强度与膝骨关节炎的发病风险呈正相关趋势，但是二者间的关系并不显著。一项对 41 258 名澳大利亚成人进行的前瞻性队列研究报告称，尽管总运动水平和膝关节置换风险之间存在着剂量 – 反应关系，但运动水平与髋关节置换无关[32]。

关于在普通人群中身体活动和发生骨关节炎之间相关性的报道有多种复杂的结果，这可能是因为不同研究间存在差异，如研究对象的年龄，骨关节炎的诊断方法、标准及随访时间。此外，这些研究在评估膝骨关节炎和特定身体活动的相关性方面存在局限性，因为身体活动包括了职业活动和体育运动。

4.2.1.2 体育运动

许多研究评估了参与运动和膝骨关节炎之间的相关性（表 4.2）。这些研究的部分作者报告说，参加运动会增加患膝骨关节炎的风险。一项基于人群的纵向研究对 354 名 55 岁以上成人进行了平均 5.1 年的随访，评估了影像学膝骨关节炎的发生和进展的危险因素[33]。这项研究报道了有规律运动史的受试者发生膝骨关节炎的风险增加。此外，它还报道了膝骨关节炎的各种危险因素，包括规律运动史，似乎会影响发病率，而不是影像学进展。在德国进行的一项病例对照研究评估了男性膝骨关节炎患者参与运动与膝骨关节炎之间的剂量 – 反应关系[34]。在这项研究中，在最高累积持续时间组别中，参与自行车运动和球类运动（手球、排球、篮球）与症状性膝骨关节炎之间存在相关性。在参与足球运动的运动时间第二高（4 000~7 800 小时）的组别中存在着正向的剂量 – 反应关系，但在运动时间最高（≥ 7 800 小时）的组别中，膝骨关节炎的风险并未显著增加。作者提出了“健康运动员”效应，这表明有膝关节问题的运动员可能比没有膝关节问题的运动员更早地退出足球运动，这是足球运动中不存在单调剂量 – 反应关系的原因。在调整混杂因素后，膝骨关节炎与慢跑（或田径）、游泳、器械体操、铅球、标枪、链球、摔跤、举重和健身（或力量训练）等运动的高累积持续时间没有相关性。另一项病例对照研究报告称，经常进行体操或武术的女性患膝骨关节炎的风险增加[35]。此外，据报道，频繁地搬运重物和上楼梯也会增加膝骨关节炎的风险。Sandmark 等[36]通过比较接受膝关节置换的 325 名男性和 300 名女性与未患膝骨关节炎的 264 名男性和 284 名女性，评估了体育运动与膝骨关节炎之间的相关性。这项研究报告称，在 65 岁以上的男性中，参加各种高水平运动的人患严重膝骨关节炎的风险增加。报告还指出，虽然越野滑雪、足球、冰球（或曲棍球）和田径运动增加男性患膝骨关节炎的风险，但慢跑却不会；而体育运动和日常适度的身体活动不会增加女性患膝骨关节炎的风险。虽然许多研究报告称，在普通人群中，体育运动与膝骨关节炎存在一定程度的相关性，但一些作者提供了证据，对这种相关性提出了质疑。Thelin 等[37]评估了参与运动和既往的膝关节损伤对膝骨关节炎发生

表 4.2 体育运动对普通人群膝骨关节炎的影响

研究	随访	样本量（男 / 女）	骨关节炎	SA 与 OA 的相关性
Chakravarty 2008 [40]	11.7 年	45 名长跑运动员 53 名对照	改良 KL 分级 全膝关节评分 （骨赘、JSN、硬化）	长跑运动与 OA 影像学改变加速无相关性
Cooper 2000 [33]	5.1 年	354（99/255）	KL 分级 JSN、骨赘	规律进行运动（校正 OR） 新发膝 OA：3.2（95% CI，1.1~9.1） 进展性膝 OA：0.7（95% CI，0.4~1.6）
Lane 1998 [39]	9 年	28 名长跑运动员 27 名对照（非运动员）	全膝关节评分 （骨赘、JSN、硬化）	全膝评分变化：跑步运动员与非运动员未见差异
Lau 2000 [35]	NA	658 名患者 （对照组：658 名）	KL 分级 3~4 级	女性（校正 OR 值） 规律进行运动 体操：7.4（95% CI，2.6~20.8） 武术：22.5（95% CI，2.5~199）
Sandmark 1999 [36]	NA	325/300 （对照组：264/284）	因原发性胫股关节 OA 行关节置换术 膝 OA	相对危险度 高水平暴露于各类运动（<65 岁的男性）：2.9（95% CI，1.3~6.5）
Thelin 2006 [37]	NA	825（对照组：825）	Ahlbäck 分级 1~2 级	校正 OR（既往膝关节损伤） 足球：0.94（95% CI，0.61~1.44） 冰球：1.64（95% CI，0.91~2.97） 网球：1.16（95% CI，0.55~2.46）
Vrezas 2010 [34]	NA	295 名男性（对照组：327 名男性）	影像学确诊的膝 OA	校正 OR 骑行（≥ 7 000 h）：3.7（95% CI，1.7~7.8） 足球（4 000~7 800 h）：2.2（95% CI，1.0~5.0） 球类运动（≥ 2 100 h）：4.0（95% CI，1.8~8.9） 器械体操、铅球、标枪、链球 摔跤（≥ 2 200 h）：0.9（95% CI，0.2~3.6） 举重（≥ 1 500 h）：0.6（95% CI，0.1~4.3） 健身、力量训练（≥ 1 700 h）：0.9（95% CI，0.3~3.0）

CI，置信区间；h，小时；JSN，关节间隙变窄；KL，Kellgren-Lawrence；NA，不可用；OA，骨关节炎；OR，优势比；SA，体育运动。

的影响，平均年龄为 62.6 岁的 356 名男性和 469 名女性被纳入这项病例对照研究的病例组中，该研究的单变量分析表明，虽然足球、冰球和网球运动显示出增加男性患膝骨关节炎的风险，但在调整了包括膝关节损伤在内的混杂因素后，参与任何体育运动与膝骨关节炎之间没有相关性。

一些研究评估了非精英长跑运动员患膝骨关节炎的风险。其中一项研究利用 MRI 对 8 名业余或半专业马拉松运动员进行了重复外部冲击负荷对膝关节骨和关节软骨影响的评估[38]。这项研究报告，7 名跑步者在跑步前和跑步后的扫描中没有出现病理变化，如骨髓水肿、骨膜反应或关节积液，其中排除了 1 名接受前交叉韧带重建的受试者。Lane 等[39]在一项随访期为 9 年的前瞻性研究中对 28 名跑步者和 27 名非跑步者进行了评估，在年龄、受教育年限和职业方面进行了匹配，以确定跑步和影像学膝骨关节炎进展之间的关系。在该研究中，跑步者和非跑步者都没有膝骨关节炎的进展，两组之间也没有显著的差异。另一项前瞻性研究通过持续 11.7 年的一系列影像学观察，评估了在 45 名长跑者和 53 名健康的非跑步者之间膝骨关节炎进展的差异[40]。这项研究报告称，在健康的老年人中，长跑和加速影像学膝骨关节炎进展之间没有相关性。

4.2.2 精英成人运动员

已有几项研究评估了退役精英男性运动员包括膝关节在内的下肢关节骨关节炎的发病率（表 4.3）。在芬兰进行的一项病例对照研究评估了 2 049 名男性精英运动员和 1 403 名对照受试者在 21 年间因髋、膝和踝骨关节炎而住院的概率[41]。研究对象包括长跑、越野滑雪等耐力运动，拳击、摔跤、举重、投掷等力量运动，足球、冰球、篮球、田径等团队运动的国际级运动员。据报道，在所有类型的运动项目中，因下肢关节骨关节炎而住院的发生率高于对照组的发生率，团队运动和力量运动的参与者与耐力运动的参与者相比，住院时年龄相对较小。同一作者的另一项研究包括 991 名精英运动员和 577 名对照受试者，评估了既往下肢负荷和目前自我报告的髋关节和膝关节残疾之间的相关性[42]。该研究报告显示，在调整了受试者的年龄、BMI 和职业组别后，虽然团队运动的运动员比对照组有更高的膝关节残疾风险，但其他运动的运动员发生残疾的风险与对照组相似。Kujala 等[43]在一项对长跑运动员、足球运动员、举重运动员和射击运动员等不同类型的运动和膝骨关节炎之间的关联分析中报道，在射击运动员、足球运动员、举重运动员、跑步运动员中，胫股或髌股骨关节炎的患病率分别为 3%、29%、31% 和 14%，而胫股骨关节炎的患病率在足球运动员中最高，为 29%；髌股骨关节炎的患病率在举重运动员中最高，为 28%。Iosifidis 等[44]评估了 281 名 40 岁以上的男性退役精英运动员和 181 名男性对照受试者的临床和影像学下肢骨关节炎的患病率，这项研究包括了足球、排球、武术、田径、篮球和滑雪运动员。据报告，虽然两组间临床骨关节炎的发病率没有显著差异，但是退役精英运动员影像学骨关节炎的患病率为 36.6%，显著高于对照组的 23.9%。特别是，与对照受试者相比，足球和篮球运动员的膝骨关节炎更加常见；不同运动项目退役运动员的临床或影像学骨关节炎患病率类似。Konradsen 等[45]报告称，27 名男性长跑运动员和 27 名非跑步者的髋关节和膝关节的退行性变和骨赘增生程度无显著差异。尽管现有的大多数针对运动对膝骨关节炎影响的研究集中在男性运动员上，但也有一些研究以女性精英运动员为研究对象。在一项回顾性队列研究中，作者比较了 81 名退役精英女性运动员（包括 67 名中长跑运动员和 14 名网球运动员）和 177 名年龄相符的对照女性的髋、膝骨关节炎的发病风险，结果显示这些退役运动员患髋关节和膝关节影像学骨关节炎的风险是对照组的 2~3 倍[46]。据报道，大多数影像学特征都处于早期阶段，网球运动员的胫股关节骨赘较多，而跑步运动员则受到髌股关节疾病的影响。

一些研究评估了顶级足球运动员下肢关节患骨关节炎的风险。一项研究评估了 57 名平均年

表 4.3　精英成人运动员患膝骨关节炎的风险

研究	随访	样本量（男 / 女）	骨关节炎	SA 与 OA 的相关性
Drawer 2001[48]	NA	185 名足球运动员	问卷调查	足球运动员下肢至少 1 个关节患 OA 的风险高于普通人群
Elleuch 2008[50]	>20 年	50 名前足球运动员 50 名男性对照	KL 分级	影像学确诊的 OA：足球运动员与对照组无差异 KL 分级≥ 3 级的 OA：足球运动员更常见
Golightly 2009[51]	NA	2 538 名 NFL 球员	自述为医生确诊的 OA	关节炎患病率比 所有年龄组：2.2（95% CI，2.1~2.3） 年龄 <60 岁：2.5（95% CI，3.3~3.7） 年龄 <50 岁：4.5（95% CI，4.1~4.9） 年龄 <40 岁：6.5（95% CI，5.7~7.5）
Iosifidis 2015[44]	NA	218 名前精英男性运动员 181 名男性对照	医生确诊的髋、膝、踝 OA KL 分级	校正后 OR 临床膝 OA 运动员：1.49（95% CI，0.81~2.73） 对照组：2.42（95% CI，1.39~4.21） 影像学 OA 运动员：1.14（95% CI，0.67~1.92） 对照组：2.11（95% CI，1.33~3.36）
Kettunen 2001[42]	NA	991 名前精英男性运动员 577 名男性对照	问卷调查（医生确诊的髋 / 膝 OA） 髋膝功能障碍	校正后 OR 耐力运动：0.71（95% CI，0.32~1.60） 团队运动：1.76（95% CI，1.03~3.02） 田径运动：0.97（95% CI，0.51~1.84） 力量运动：1.25（95% CI，0.77~2.03） 射击运动：0.84（95% CI，0.27~2.55） 所有运动：1.21（95% CI，0.82~1.79）
Klunder 1980[47]	NA	57 名男性足球运动员 57 名男性对照	JSN、硬化或软骨下囊肿	足球运动员与对照组无显著关联
Konradsen 1990[45]	NA	30 名男性跑步者 30 名非跑步者	Ahlbäck 分级	跑步者与非跑步者无显著差异
Kujala 1994[41]	NA	2 049 名前男性运动员 1 403 名男性对照	因髋、膝、踝 OA 住院记录	校正后 OR 耐力运动：1.73（95% CI，0.99~3.01） 混合运动：1.90（95% CI，1.24~2.92） 力量运动：2.17（95% CI，1.41~3.32） 所有运动：1.97（95% CI，1.36~2.87）
Kujala 1995[43]	NA	117 名前顶级男性运动员	KL 分级	校正后 OR 足球运动员：5.21（95% CI，1.14~23.8）
Roos 1994[49]	NA	286 名前男性足球运动员（215 名非精英 /71 名精英） 572 名对照	Ahlbäck 分级	OR 足球运动员：4.4（95% CI，2.0~9.9） 精英球员（与非精英对比）：3.7（95% CI，1.5~9.3） 非精英球员（与对照组对比）：2.7（95% CI，1.0~6.8）

（续表）

研究	随访	样本量（男 / 女）	骨关节炎	SA 与 OA 的相关性
Sandmark 2000 [52]	NA	290 名男性 PE 教师和 281 名女性 PE 教师（对照：255 名男性和 257 名女性）	自述为膝 / 髋 OA	症状性 OA 患病率比 男性：2.8（95% CI，1.6~4.8） 女性：3.2（95% CI，1.8~5.5）
Spector 1996 [46]	NA	81 名前精英女性运动员 977 名年龄匹配的女性对照	KL 分级 骨赘、JSN	校正后 OR 胫股关节 骨赘：3.57（95% CI，1.89~6.71） JSN：1.17（95% CI，0.71~1.94） 髌股关节 骨赘：3.50（95% CI，1.80~6.81） JSN：2.97（95% CI，1.15~7.67）
White 1993 [53]	NA	577 名女性 PE 教师 305 名女性对照	X 线（无至轻度 OA/ 中至重度 OA）	PE 教师组的膝 OA 患病率较低

CI，置信区间；JSN，关节间隙变窄；KL，Kellgren–Lawrence；NA，不可用；NFL，美国国家橄榄球联盟；PE，体育；OA，骨关节炎；OR，优势比。

龄为 56.4 岁的退役足球运动员和 57 名对照受试者髋关节和膝关节骨关节炎的患病率，结果显示，虽然足球运动员髋骨关节炎的患病率比对照组更为高，但两组膝骨关节炎的患病率没有差异[47]。在英国进行的一项对 185 名退役职业足球运动员的研究显示，32% 的受试者至少有 1 个下肢关节被诊断为骨关节炎，膝骨关节炎比踝或髋骨关节炎更为常见[48]。Roos 等[49]评估了平均年龄为 55 岁的退役足球运动员（包括 215 名非精英球员和 71 名精英球员）和 572 名年龄相符的对照受试者之间膝骨关节炎的患病率。这项研究报告称，两组间膝骨关节炎的患病率有显著差异：对照组为 1.6%，足球运动员为 7.0%。另外，精英球员和非精英球员之间的患病率也存在显著差异：精英球员为 15.5%，非精英球员为 4.2%。作者报告称，虽然精英足球运动员患膝骨关节炎的风险显著增加，但在排除既往有膝部损伤的研究对象后，非精英足球运动员和对照组之间膝骨关节炎的患病率没有显著差异。一项针对 50 名男性退役顶级足球运动员和 50 名非专业运动员志愿者的横断面研究报道，与对照组相比，足球运动员组经影像学检查证实的膝骨关节炎的发病率更高，但差异不具有统计学意义[50]。尽管足球运动员组中患有影像学晚期骨关节炎的受试者比例为 80%，显著高于对照组的 68%，但对照组疼痛的频率和严重程度更高。一项针对 2 356 名退役美国国家橄榄球联盟（National Football League，NFL）球员的横断面研究报道称，退役 NFL 球员的关节炎患病率是普通人群的 3 倍，结论是如此高的患病率可以归因于这项运动中的高伤害发生率[51]。

一些研究评估了体育教师膝骨关节炎的患病率。在一项针对 290 名瑞典男性和 281 名瑞典女性以及年龄匹配的 255 名男性和 257 名女性对照组受试者的研究中，比较了体育教师中骨关节炎的患病率。据报道，所有男性和女性体育教师都表现出更高的症状性膝骨关节炎患病率[52]。另一项研究报道，虽然女性体育教师的髋骨关节炎与普通人群中同龄女性无显著差异，但女性体育教师的膝骨关节炎患病率较低[53]。

4.2.3 膝关节损伤

许多研究报道了身体活动或参与体育运动与膝骨关节炎之间的相关性，但并没有考虑被认为是骨关节炎重要危险因素的关节损伤[54~57]。一项对前交叉韧带损伤的女性足球运动员进行的为期 12 年随访的研究报道称，82% 的运动员在影像学上被确诊为膝骨关节炎[58]。此外，一项对 2 432 名退役 NFL 球员的病例对照研究报告称，这些球员中有 7.7% 在退役后接受了膝关节置换术，并且关节损伤是膝关节置换术的危险因素[59]。在一项荟萃分析中，前交叉韧带损伤 10 年后，发生 Kellgren–Lawrence（KL）2 级或更高级别骨关节炎的相对风险为 3.89[60]。因此，为了评估身体活动或参与体育运动本身是否会增加膝骨关节炎等风险，有必要考虑身体或运动相关的关节损伤的影响。

在对普通人群进行的一些研究中，在分析身体活动或参与体育运动与膝骨关节炎之间的相关性时，既往关节损伤被作为混杂变量纳入其中。然而，这些研究中的大多数[23, 26, 27, 37]在对关节损伤进行调整后，身体活动或参与体育运动与膝骨关节炎之间的相关性并不显著。另一方面，也有研究报道称，即使在对关节损伤进行调整后，剧烈的身体活动或特定类型的体育运动也会增加膝骨关节炎的风险[24, 35]。一些考虑了关节损伤的文献报道，在排除了有关节损伤史的运动员后，精英运动员的影像学膝骨关节炎的患病率比对照组更高[43, 44]。

4.2.4 系统综述和荟萃分析

在 2000 年中期，OASIS 研究小组用高等级的科学证据表明，体育运动和娱乐活动是膝骨关节炎的危险因素，且这种风险和暴露的强度与持续时间相关[61]。然而，它也以高等级的科学证据指出，与运动相关的骨关节炎风险低于与创伤史和超重相关的风险。此后发表了几篇关于身体活动或参与体育运动与膝骨关节炎相关性的系统综述和荟萃分析。一项系统综述评估了 11 个病例系列中的 732 名男性运动员和 199 名女性运动员膝关节软骨损伤的患病率[62]。研究对象的平均年龄为 33 岁，其中有 40% 是专业运动员。在这项研究中，膝关节全层局灶性软骨缺损的总患病率为 36%，高于普通人群。此外，半月板撕裂是最常见的伴随病理表现。尽管这项系统综述没有将运动员和普通人群的患病率进行直接比较，但在超过 1/3 的研究对象中证实，全层局灶性软骨缺损是发生骨关节炎的潜在危险因素，意味着运动员未来发生早发性膝骨关节炎的可能性很高。然而，这项研究的局限性在于没有考虑膝关节损伤的影响，并且引用了证据等级为 4 级的病例系列。另一项系统综述的结论是，尽管既往关节损伤和半月板切除史与膝骨关节炎风险增加有关，但身体活动或参与体育运动与膝骨关节炎之间并不存在明确的相关性[63]。在一项对跑步与膝骨关节炎相关性的系统回顾与荟萃分析中，研究者认为，关于跑步是否与膝骨关节炎的诊断相关，尚不能得出结论。然而，在一项对 3 个病例对照研究的荟萃分析中，作者报告跑步者因骨关节炎而接受手术的概率比对照组降低了约 50%。

这一结果不同于其他前瞻性队列研究报告的结果，即跑步增加了骨关节炎诊断的概率，或跑步与骨关节炎诊断无关[29, 64]。作者认为不同结果的原因是研究设计、人群和对结果的定义不同。一项评估 17 项参与特定运动与膝骨关节炎相关性研究的系统综述报告道，足球(精英和非精英)、精英水平的长跑、竞技举重和摔跤的参与者膝骨关节炎的患病率增加[65]。一些研究系统回顾了评价足球运动员膝骨关节炎患病率的文献。一项对 4 项横断面研究的系统综述报告称，精英足球运动员膝骨关节炎的患病率为 40%~80%，高于普通人群[66]。在一项包括来自 16 项研究的 1 576 名男性退役职业足球运动员和 2 153 名对照受试者的系统综述中，报道称膝骨关节炎患病率和膝关节置换术的结果是相互矛盾的[67]。

4.3 总结

行走时施加在膝关节上的负荷大约是一个人体重的 3 倍[68]。然而，有报道称爬楼梯、下楼梯、下坡时，负荷量分别增加到体重的 4.3 倍、6 倍和 8 倍。此外，运动可以大大增加施加在膝关节上的负荷。慢跑时每一步施加在膝关节上的负荷增加到体重的 9 倍，跑步时增加到 14 倍[68]。尽管有大量的证据表明，经常运动有利于身体健康，但长期增加身体活动或参与娱乐或竞技体育运动对包括膝关节在内的下肢关节的影响仍没有明确的结论。尽管施加在关节软骨上的异常生物力学负荷或应力似乎在骨关节炎的发生发展中起着一定的作用，但骨关节炎的病理生理学机制尚不清楚。

一些动物研究证实，反复施加在膝关节上的负荷或应力会影响关节软骨的代谢。然而，每一项研究都使用了不同的动物类型和运动方案，并且动物和人体膝关节的解剖结构、生物力学和新陈代谢都存在差异。尽管有一些研究分析了身体活动或参与体育运动与人体膝骨关节炎的相关性，但它们得出了相互矛盾的结果。这被认为是研究对象个人特征（包括年龄、既往骨关节炎家族史、关节力线、体重和职业）不同的结果，也是研究方面（身体活动或参与运动的类型、参与时间、运动强度、随访期和诊断方法）不同的结果。此外，许多研究基于自我报告数据评估了膝骨关节炎的危险因素，然而，我们必须注意这样的数据很可能存在记忆偏差。在评估参与体育运动与膝骨关节炎之间的相关性时，必须注意的另一个方面是关节损伤。与不参与体育运动的人相比，长期参与体育运动的人可能会有相对较高的关节损伤风险。虽然对于膝关节损伤的严重程度如何定义没有明确的标准，但关节损伤本身被认为是骨关节炎的独立危险因素。

由于关节损伤等多种混杂因素，身体活动或参与体育运动与膝骨关节炎的相关性难以得出结论。然而，根据目前的文献，没有足够的证据支持对膝关节施加低到中等负荷的运动会增加膝骨关节炎发生的可能性。尽管如此，似乎精英运动员参加某些类型的运动（如足球运动）在一定程度上与膝骨关节炎的风险增加有关。然而，还需要更多的研究来得出一个确定的结论，即在没有关节损伤的精英运动员中，膝骨关节炎的风险是否也会增加。

参考文献

1. BUCKWALTER J A. Sports, joint injury, and posttraumatic osteoarthritis. J Orthop Sports Phys Ther. 2003,33(10):

578–588.
2. GILBERT S, CHEN T, HUTCHINSON I D, et al. Dynamic contact mechanics on the tibial plateau of the human knee during activities of daily living. J Biomech. 2014,47(9):2006–2012.
3. ADAMS M A (2006) The mechanical environment of chondrocytes in articular cartilage. Biorheology 43(3,4): 537–545.
4. REPO R U, FINLAY J B. Survival of articular cartilage after controlled impact. J Bone Joint Surg Am. 1977,59(8): 1068–1076.
5. BROWN T D, SHAW D T. In vitro contact stress distributions in the natural human hip. J Biomech. 1983,16(6):373–384.
6. NELSON B H, ANDERSON D D, BRAND R A, et al. Effect of osteochondral defects on articular cartilage. Contact pressures studied in dog knees. Acta Orthop Scand. 1988,59(5):574–579.
7. BROWN T D, ANDERSON D D, NEPOLA J V, et al. Contact stress aberrations following imprecise reduction of simple tibial plateau fractures. J Orthop Res. 1988,6(6):851–862.
8. HADLEY N A, BROWN T D, WEINSTEIN S L. The effects of contact pressure elevations and aseptic necrosis on the long-term outcome of congenital hip dislocation. J Orthop Res. 1990,8(4):504–513.
9. MAXIAN T A, BROWN T D, WEINSTEIN S L. Chronic stress tolerance levels for human articular cartilage: two nonuniform contact models applied to long-term follow-up of CDH. J Biomech. 1995,28(2):159–166.
10. SIEBELT M, GROEN H C, KOELEWIJN S J, et al. Increased physical activity severely induces osteoarthritic changes in knee joints with papain induced sulfate-glycosaminoglycan depleted cartilage. Arthritis Res Ther. 2014,16(1):R32.
11. GALOIS L, ETIENNE S, GROSSIN L, et al (2003) Moderate-impact exercise is associated with decreased severity of experimental osteoarthritis in rats. Rheumatology (Oxford) 42(5):692–693; author reply 693–694.
12. DEKEL S, WEISSMAN S L. Joint changes after overuse and peak overloading of rabbit knees in vivo. Acta Orthop Scand. 1978,49(6):519–528.
13. NEWTON P M, MOW V C, GARDNER T R, et al. Winner of the 1996 Cabaud Award. The effect of lifelong exercise on canine articular cartilage. Am J Sports Med. 1997,25(3):282–287.
14. VIDEMAN T, ERONEN I, CANDOLIN T. Effects of motion load changes on tendon tissues and articular cartilage. A biochemical and scanning electron microscopic study on rabbits. Scand J Work Environ Health. 1979,5(suppl 3):56–67.
15. VASAN N. Effects of physical stress on the synthesis and degradation of cartilage matrix. Connect Tissue Res. 1983,12(1):49–58.
16. KIVIRANTA I, TAMMI M, JURVELIN J, et al. Articular cartilage thickness and glycosaminoglycan distribution in the canine knee joint after strenuous running exercise. Clin Orthop Relat Res. 1992,283:302–308.
17. KIVIRANTA I, TAMMI M, JURVELIN J, et al. Moderate running exercise augments glycosaminoglycans and thickness of articular cartilage in the knee joint of young beagle dogs. J Orthop Res. 1988,6(2):188–195.
18. AROKOSKI J, KIVIRANTA I, JURVELIN J, et al. Long-distance running causes site-dependent decrease of cartilage glycosaminoglycan content in the knee joints of beagle dogs. Arthritis Rheum. 1993,36(10):1451–1459.
19. LAMMI M J, HAKKINEN T P, PARKKINEN J J, et al. Adaptation of canine femoral head articular cartilage to long distance running exercise in young beagles. Ann Rheum Dis. 1993,52(5):369–377.
20. BRICCA A, JUHL C B, GRODZINSKY A J, et al. Impact of a daily exercise dose on knee joint cartilage – a systematic review and meta-analysis of randomized controlled trials in healthy animals. Osteoarthr Cartil. 2017,25(8):1223–1237.
21. CASPERSEN C J, POWELL K E, CHRISTENSON G M. Physical activity, exercise, and physical fitness: definitions and distinctions for health-related research. Public Health Rep. 1985,100(2):126–131.
22. CHENG Y, MACERA C A, DAVIS D R, et al. Physical activity and self-reported, physician-diagnosed osteoarthritis: is physical activity a risk factor? J Clin Epidemiol. 2000,53(3):315–322.
23. HANNAN M T, FELSON D T, ANDERSON J J, et al.

Habitual physical activity is not associated with knee osteoarthritis: the Framingham Study. J Rheumatol. 1993,20(4):704–709.
24. MCALINDON T E, WILSON P W, ALIABADI P, et al. Level of physical activity and the risk of radiographic and symptomatic knee osteoarthritis in the elderly: the Framingham study. Am J Med. 1999,106(2):151–157.
25. SZOEKE C, DENNERSTEIN L, GUTHRIE J, et al. The relationship between prospectively assessed body weight and physical activity and prevalence of radiological knee osteoarthritis in postmenopausal women. J Rheumatol. 2006,33(9):1835–1840.
26. TOIVANEN A T, HELIOVAARA M, IMPIVAARA O, et al. Obesity, physically demanding work and traumatic knee injury are major risk factors for knee osteoarthritis—a population-based study with a follow-up of 22 years. Rheumatology (Oxford). 2010,49(2):308–314.
27. HOOTMAN J M, MACERA C A, HELMICK C G, et al. Influence of physical activity-related joint stress on the risk of self-reported hip/knee osteoarthritis: a new method to quantify physical activity. Prev Med. 2003, 36(5):636–644.
28. MORK P J, HOLTERMANN A, NILSEN T I. Effect of body mass index and physical exercise on risk of knee and hip osteoarthritis: longitudinal data from the Norwegian HUNT Study. J Epidemiol Community Health. 2012,66(8):678–683.
29. FELSON D T, NIU J, CLANCY M, et al. Effect of recreational physical activities on the development of knee osteoarthritis in older adults of different weights: the Framingham Study. Arthritis Rheum. 2007,57(1):6–12.
30. HART D J, DOYLE D V, SPECTOR T D. Incidence and risk factors for radiographic knee osteoarthritis in middle-aged women: the Chingford Study. Arthritis Rheum. 1999,42(1):17–24.
31. AGEBERG E, ENGSTROM G, GERHARDSSON DE VERDIER M, et al. Effect of leisure time physical activity on severe knee or hip osteoarthritis leading to total joint replacement: a population-based prospective cohort study. BMC Musculoskelet Disord. 2012,13:73.
32. WANG Y, SIMPSON J A, WLUKA A E, et al. Is physical activity a risk factor for primary knee or hip replacement due to osteoarthritis? A prospective cohort study. J Rheumatol. 2011,38(2):350–357.
33. COOPER C, SNOW S, MCALINDON T E, et al. Risk factors for the incidence and progression of radiographic knee osteoarthritis. Arthritis Rheum. 2000,43(5):995–1000.
34. VREZAS I, ELSNER G, BOLM-AUDORFF U, et al. Case-control study of knee osteoarthritis and lifestyle factors considering their interaction with physical workload. Int Arch Occup Environ Health. 2010,83(3):291–300.
35. LAU E C, COOPER C, LAM D, et al. Factors associated with osteoarthritis of the hip and knee in Hong Kong Chinese: obesity, joint injury, and occupational activities. Am J Epidemiol. 2000,152(9):855–862.
36. SANDMARK H, VINGARD E. Sports and risk for severe osteoarthrosis of the knee. Scand J Med Sci Sports. 1999,9(5):279–284.
37. THELIN N, HOLMBERG S, THELIN A. Knee injuries account for the sports-related increased risk of knee osteoarthritis. Scand J Med Sci Sports. 2006,16(5):329–333.
38. HOHMANN E, WORTLER K, IMHOFF A B. MR imaging of the hip and knee before and after marathon running. Am J Sports Med. 2004,32(1):55–59.
39. LANE N E, OEHLERT J W, BLOCH D A, et al. The relationship of running to osteoarthritis of the knee and hip and bone mineral density of the lumbar spine: a 9 year longitudinal study. J Rheumatol. 1998,25(2):334–341.
40. CHAKRAVARTY E F, HUBERT H B, LINGALA V B, et al. Long distance running and knee osteoarthritis. A prospective study. Am J Prev Med. 2008,35(2):133–138.
41. KUJALA U M, KAPRIO J, SARNA S. Osteoarthritis of weight bearing joints of lower limbs in former elite male athletes. BMJ. 1994,308(6923):231–234.
42. KETTUNEN J A, KUJALA U M, KAPRIO J, et al. Lower-limb function among former elite male athletes. Am J Sports Med. 2001,29(1):2–8.
43. KUJALA U M, KETTUNEN J, PAANANEN H, et al. Knee osteoarthritis in former runners, soccer players, weight lifters, and shooters. Arthritis Rheum. 1995,38(4):539–546.

44. IOSIFIDIS M I, TSAROUHAS A, FYLAKTOU A. Lower limb clinical and radiographic osteoarthritis in former elite male athletes. Knee Surg Sports Traumatol Arthrosc. 2015,23(9):2528–2535.

45. KONRADSEN L, HANSEN E M, SONDERGAARD L. Long distance running and osteoarthrosis. Am J Sports Med. 1990,18(4):379–381.

46. SPECTOR T D, HARRIS P A, HART D J, et al. Risk of osteoarthritis associated with long-term weight-bearing sports: a radiologic survey of the hips and knees in female ex-athletes and population controls. Arthritis Rheum. 1996,39(6):988–995.

47. KLUNDER K B, RUD B, HANSEN J. Osteoarthritis of the hip and knee joint in retired football players. Acta Orthop Scand. 1980,51(6):925–927.

48. DRAWER S, FULLER C W. Propensity for osteoarthritis and lower limb joint pain in retired professional soccer players. Br J Sports Med. 2001,35(6):402–408.

49. ROOS H, LINDBERG H, GARDSELL P, et al. The prevalence of gonarthrosis and its relation to meniscectomy in former soccer players. Am J Sports Med. 1994,22(2):219–222.

50. ELLEUCH M H, GUERMAZI M, MEZGHANNI M, et al. Knee osteoarthritis in 50 former top-level soccer players: a comparative study. Ann Readapt Med Phys. 2008,51(3):174–178.

51. GOLIGHTLY Y M, MARSHALL S W, CALLAHAN L F, et al. Early-onset arthritis in retired National Football League players. J Phys Act Health. 2009,6(5):638–643.

52. SANDMARK H. Musculoskeletal dysfunction in physical education teachers. Occup Environ Med. 2000,57(10):673–677. https://doi.org/10.1136/oem.57.10.673.

53. WHITE J A, WRIGHT V, HUDSON A M. Relationships between habitual physical activity and osteoarthrosis in ageing women. Public Health. 1993,107(6):459–470.

54. DRIBAN J B, EATON C B, LO G H, et al. Association of knee injuries with accelerated knee osteoarthritis progression: data from the Osteoarthritis Initiative. Arthritis Care Res (Hoboken). 2014,66(11):1673–1679.

55. LOTZ M K, KRAUS V B. New developments in osteoarthritis. Posttraumatic osteoarthritis: pathogenesis and pharmac-ological treatment options. Arthritis Res Ther. 2010,12(3):211.

56. SAXON L, FINCH C, BASS S. Sports participation, sports injuries and osteoarthritis: implications for prevention. Sports Med. 1999,28(2):123–135.

57. WHITTAKER J L, TOOMEY C M, WOODHOUSE L J, et al. Association between MRI-defined osteoarthritis, pain, function and strength 3–10 years following knee joint injury in youth sport. Br J Sports Med. 2018,52(14):934–939.

58. LOHMANDER L S, OSTENBERG A, ENGLUND M, et al. High prevalence of knee osteoarthritis, pain, and functional limitations in female soccer players twelve years after anterior cruciate ligament injury. Arthritis Rheum. 2004,50(10):3145–3152.

59. DAVIES MAM, KERR Z Y, DEFREESE J D, et al. Prevalence of and risk factors for total hip and knee replacement in retired national football league athletes. Am J Sports Med. 2019,47(12):2863–2870.

60. AJUIED A, WONG F, SMITH C, et al. Anterior cruciate ligament injury and radiologic progression of knee osteoarthritis: a systematic review and meta-analysis. Am J Sports Med. 2014,42(9):2242–2252.

61. VIGNON E, VALAT J P, ROSSIGNOL M, et al. Osteoarthritis of the knee and hip and activity: a systematic international review and synthesis (OASIS). Joint Bone Spine. 2006,73(4):442–455.

62. FLANIGAN D C, HARRIS J D, TRINH T Q, et al. Prevalence of chondral defects in athletes' knees: a systematic review. Med Sci Sports Exerc. 2010,42(10): 1795–1801.

63. RICHMOND S A, FUKUCHI R K, EZZAT A, et al. Are joint injury, sport activity, physical activity, obesity, or occupational activities predictors for osteoarthritis? A systematic review. J Orthop Sports Phys Ther. 2013,43(8):515–519.

64. KUJALA U M, SARNA S, KAPRIO J, et al. Heart attacks and lower-limb function in master endurance athletes. Med Sci Sports Exerc. 1999,31(7):1041–1046.

65. DRIBAN J B, HOOTMAN J M, SITLER M R, et al. Is participation in certain sports associated with knee osteoarthritis? A systematic review. J Athl Train. 2017,52(6):497–506.

66. KUIJT M T, INKLAAR H, GOUTTEBARGE V, et al. Knee and ankle osteoarthritis in former elite soccer players: a systematic review of the recent literature. J Sci Med Sport. 2012,15(6):480–487.
67. LOHKAMP M, KROMER T O, SCHMITT H. Osteoarthritis and joint replacements of the lower limb and spine in ex-professional soccer players: a systematic review. Scand J Med Sci Sports. 2017,27(10):1038–1049.
68. MORRISON J B. The mechanics of the knee joint in relation to normal walking. J Biomech. 1970,3(1):51–61.

5　流行病学与常见发病机制

作者：Young Choi
译者：李若凡　　审校：黄洪杰

摘　要

据报道，从影像学角度来看，全球范围内45岁以上的人群中，膝骨关节炎（OA）的患病率为19.2%~27.8%；在60岁以上的人群中，这一比例为37%。据报道，在韩国某地区65岁以上的人群中有38.1%患有骨关节炎，发病率与国外相似。骨关节炎的发病率还受到种族、年龄、性别、遗传学、肥胖和职业的影响。直接医疗保健的成本占据了国内生产总值的1%~2.5%，但国家成本以及因失业和提前退休而产生的个人成本也相当大。膝骨关节炎的发病机制可以通过软骨的损伤和软骨细胞的反应(分泌各种细胞因子)来解释，它会导致细胞的合成代谢和增殖反应减少。在膝骨关节炎的病理学中，关键是透明软骨、滑膜、软骨下骨。受骨关节炎损伤影响的透明软骨体积变小。透明软骨的丧失刺激了关节处骨赘的形成。在滑膜中，滑膜细胞过度增殖，导致滑液过度分泌。

Y. Choi (✉)
Department of Orthopedics, Kosin University Gospel Hospital, Busan, South Korea
e-mail: ks151635@kosinmed.or.kr

S.-S. Seo (ed.), *A Strategic Approach to Knee Arthritis Treatment*,
https://doi.org/10.1007/978-981-16-4217-3_5

关键词

骨关节炎；膝关节；发病率；患病率；发病机制；病理学

5.1　膝骨关节炎的流行病学研究

5.1.1　膝骨关节炎的患病率

为了在流行病学研究中定义影像学上的骨关节炎，世界卫生组织（World Health Organization，WHO）采用了Kellgren-Lawrence（KL）评分，根据骨赘、关节间隙变窄、硬化和囊肿的表现将疾病的严重程度分为0~4级[1-5]。据报道，从影像学角度来看，在全球45岁以上的人群中有19.2%~27.8%患有膝骨关节炎，在60岁以上的人群中有37%[1, 5-7]。据报道，在韩国某地区，65岁以上的人群中有38.1%患有骨关节炎，发病率与国外相似[8-11]。

5.1.2　膝骨关节炎的发生率

膝骨关节炎患者的年龄标化发病率保持稳定，1996年为4.23%，2015年为3.75%（APC=-0.5，95% CI为-1.4~0.5），但在2006年至

2015年期间呈上升趋势，从3.05%上升到3.75%（APC=1.9，95% CI为0.4~3.5）。这一增长趋势在男性（APC=2.5，95% CI为0.5~4.5）中高于女性（APC=1.9，95% CI为0.4~3.5）[7]。

另一项研究使用了西班牙和英国的全科医疗注册数据，报告了普通人群中骨关节炎的发病率，结果显示，年龄对女性患膝骨关节炎的个人风险遵循类似的模式，表现为在50岁到75岁之间，患病风险迅速增加（比男性快得多）。这项研究表明，骨关节炎患病年龄的高峰期在75岁左右[4]。

5.1.3 膝骨关节炎的社会经济负担

骨关节炎是一种常见的致残性疾病，是日益严重的健康负担，对患病个体、卫生保障系统和更大的社会经济成本造成了显著影响。膝骨关节炎的患病率约占全球骨关节炎的85%。从疾病负担上来看，将1990—2005年和2005—2015年相比较，相比于其他20大致残原因，骨关节炎是全球人口残疾生活年限增长最大的原因[4]。

Sebbag等调查了2000—2015年全球肌肉骨骼疾病造成的负担与影响。他们从WHO全球卫生估计数据库中提取了WHO 23类疾病的疾病调整寿命年（Disease-Adjusted life year，DALY），其中包括损失寿命年（year of life lost，YLL）和残疾寿命年（year lived with disability，YLD）。根据这些数据，2000—2015年，使用DALY量化的全球肌肉骨骼疾病负担增加，其中最主要的原因是YLD的增加。由于肌肉骨骼疾病导致的YLD的中位数比例从2000年的11.8%（8.3%~15.1%）增加到2015年的13.5%（9.6%~16.6%）[5]。

据估计，在许多高收入国家中，骨关节炎的医疗费用占这些国家国内生产总值的1%~2.5%，其中髋关节和膝关节置换术占多数。这些手术对终末期骨关节炎具有临床相关性和成本效益。然而，只有当手术仅限于功能状态受影响更严重的患者时，才能认为其具有成本效益。虽然对直接医疗成本给予了适当的关注，但由于失业和提前退休而产生的间接成本也很大，在考虑疾病负担时往往被忽视。国家成本，加上骨关节炎患者的个人成本，如收入损失和随后个人储蓄的减少，大大超过了直接的医疗成本[4]。

5.2 膝骨关节炎的发病机制

随着关节炎的进展，软骨基质的连续性随关节表面的改变而丧失，从而导致软骨生物力学特性的改变和关节的破坏（图5.1）。

过去，骨关节炎被认为不是炎症性关节炎，但最近，人们认识到参与炎症反应的物质对骨关节炎的进展很重要。当机械刺激传递到软骨时，由于软骨细胞基质产生变化，会分泌各种因子和酶[12~20]。组成软骨的基质主要是Ⅱ型胶原和蛋白聚糖，这些物质被各种因素和酶破坏，导致水分含量下降。因此，关节在负荷作用下变得脆弱。基质金属蛋白酶（MMP）降解软骨基质并导致关节软骨不可逆的纤维化[12~18, 21~23]。在骨关节炎中观察到大量一氧化氮（NO），它加速分解代谢，也参与杀伤软骨细胞。软骨细胞在软骨基质的退化和修复之间保持平衡，但随着关节软骨的退化，软骨细胞的分解代谢能力超过合成代谢活性，导致体内稳态被破坏。当稳态平衡被打破时，就会发生骨关节炎[12~18, 20, 24]。骨关节炎软骨细胞发生的主要病理反应是早衰和凋亡。

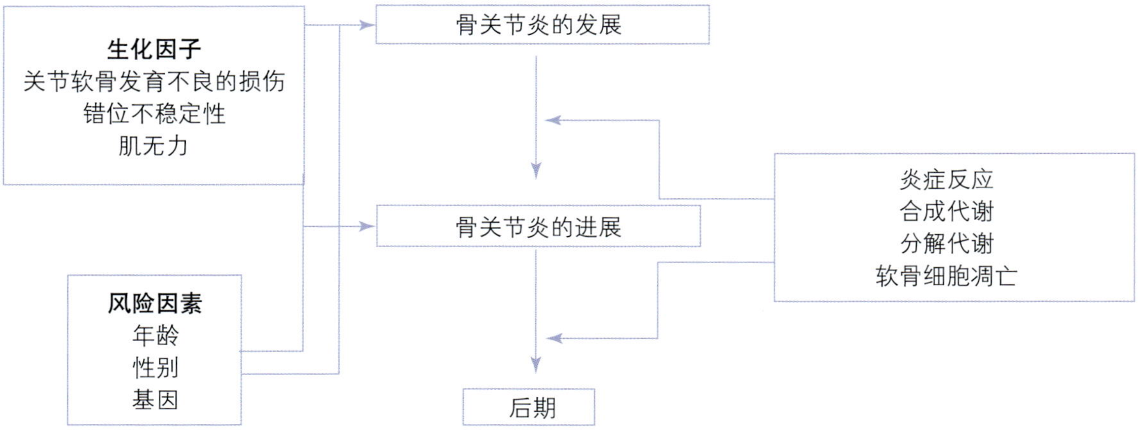

图 5.1 骨关节节炎的发展和进展机制是生物力学、生物学、生物化学和分子生物学因素的结合，并具有相互作用（Arthrology of the knee. second edition, p. 681）

5.2.1 软骨基质的损伤与改变

机械刺激在分子水平上破坏基质大分子的框架结构，改变了水分含量[13, 25]。虽然Ⅱ型胶原的浓度没有变化，但由于蛋白聚糖的减少和糖胺聚糖链长度的缩短，水含量的相对浓度增加。但水分的绝对量和保持水分含量的能力下降，使其容易受到进一步的损害。在骨关节炎的进展过程中，蛋白聚糖的含量相对于胶原蛋白会迅速丢失。然而，虽然胶原含量最初保持不变，胶原组织也受到严重干扰。这导致胶原纤维间网络的正常三维结构提供的拉伸硬度和强度降低。它会导致组织的压缩硬度降低，在临床上可以被确定为早期软骨软化[12~18, 20]。

5.2.2 软骨细胞对组织损伤的反应

当组织损伤且软骨细胞检测到损伤时，合成代谢和分解代谢过程都会增加。参与合成代谢活性的因子包括 IL–6、生长因子、胰岛素、胰岛素样生长因子 –1（IGF–1）、碱性成纤维细胞生长因子等，参与分解代谢活性的因素包括 IL–1、肿瘤坏死因子 –α（TNF–α）等[12~18, 20, 24, 25]。

5.2.2.1 IL–1，TNF–α

IL–1 和 TNF–α 是 OA 分解代谢过程中的关键诱导物。IL–1 和 TNF–α 由相同类型的细胞合成，如软骨细胞、成骨细胞、形成滑膜的细胞以及在炎症反应过程中先前存在于关节中或浸润关节组织的单核细胞[15]。它们会增加降解酶的分泌，如 MMP、聚集蛋白聚糖酶、IL–8、IL–6、前列腺素 E_2（PGE_2）、NO。它增加了软骨基质中糖蛋白的损失，抑制再合成，并阻止了补充基质成分的损失。它还促进 PGE_2 的产生，而 PGE_2 与骨关节炎的症状密切相关[12~18, 20, 25]。

5.2.2.2 基质金属蛋白酶（MMP）

MMP 是由软骨细胞、滑液、滑膜细胞等分泌的胶原酶、溶基质蛋白酶、明胶酶等酶组成的，它们破坏软骨中的聚集蛋白聚糖和胶原。它可被 IL–1、组织型纤溶酶原激活物、基质金属蛋白酶激活剂激活；被 TGF–β、金属蛋白酶组织抑制剂和纤溶酶原激活物抑制剂抑制[12~18, 20, 25]。在 MMP 中，MMP–13 在骨关节炎的退行性改变过程中起着重要作用。MMP–13 的表达更局限于结缔组织。与其他 MMP 相比，它比 Col2 和明胶具有更高的催化速率，是胶原酶中最有效的肽水解酶。临床研究表明，关节软骨破坏患者的 MMP-13 表达较高，提示 MMP-13 的增加可能是软骨退化的原因[16, 20]。

5.2.2.3 一氧化氮（NO）

NO 能抑制蛋白聚糖和胶原的合成，激活 MMP，并被 MMP 上调以加速软骨破坏。它还能促进 PGE_2 和环氧合酶 -2（COX-2）的合成。在软骨细胞死亡（凋亡）中也起着重要作用[12~18, 20, 25]。

5.2.2.4 胰岛素，转化生长因子

胰岛素能促进关节软骨的再生。TGF-β 刺激关节软骨中蛋白聚糖的合成，并抑制 IL-1 对软骨的破坏。TGF-β 信号传导的丧失与软骨损伤有关，这表明在骨关节炎进展过程中 TGF-β 的保护作用丧失。此外，TGF-β 参与早期骨赘形成[16]。TGF-1 刺激软骨细胞分化和基质生成[14]（表 5.1）。

表 5.1 软骨代谢中的相关细胞溶解酶

分泌细胞因子对软骨和组织损伤的反应		
分解代谢反应	抑制反应	合成代谢反应
IL-1，IL-6，TNF-α，IL-17，IL-18	IL-3, L-4，IL-10，IL-11，IL-13，IL-1 受体拮抗剂，干扰素 -γ	IGF-1，TGF-β1，TGF-β2，TGF-β3，FGF-2，FGF-4，FGF-8，BMP-2，BMP-4，BMP-5，BMP-6，BMP-7，BMP-9，BMP-13

IL，白介素；TNF，肿瘤坏死因子；IGF，胰岛素样生长因子；TGF，转化生长因子；FGF，成纤维细胞生长因子；BMP，骨形态发生蛋白。

5.2.3 减少细胞的合成代谢和增殖反应

与分解代谢相反，合成代谢和愈合活动可能持续数年，甚至暂时逆转关节炎的进展。当愈合和重塑过程失败时，会发生合成代谢活动，导致关节软骨逐渐损失，软骨细胞的合成代谢和增殖反应降低。此外，软骨细胞对合成代谢细胞因子反应的下调也是引发关节炎进展的原因之一。随着年龄的增长，软骨基质的组成比例发生变化，软骨细胞对合成代谢酶刺激的反应或细胞活性降低。这些变化可能与关节炎的进展有关[16]（表 5.2）。

表 5.2 年龄相关性和骨关节炎之间关节软骨的差异

	关节表面	细胞 / 细胞因子机制	基质变化
关节的老化过程	- 关节表面局部稳定纤维化	- 软骨细胞减少 - 对生长因子的反应降低 - 合成代谢机制降低	- 水分减少，蛋白聚糖大量减少 - 基质还原酶堆积 - 胶原纤维增粗和异质性 - 胶原交联相对增加 - 拉伸强度和硬度降低
骨关节炎的发病机制	- 进行性纤维化形成并延伸至软骨下骨 - 软骨缺损或表面变薄 - 根据愈合机制，软骨发生纤维变化	- 早期激活的合成代谢机制逐渐减弱 - 软骨细胞丢失 - 分解代谢酶活化 - 纤维软骨组织中出现成纤维细胞样细胞	- 早期水分和蛋白聚糖水平增加 - 胶原大分子溶解 - 蛋白聚糖进行性损失 - 水的渗透性增加 - 拉伸强度、阻力和刚度降低

5.3 膝骨关节炎的病理学

软骨和周围组织，如骨骼和滑膜，在骨关节炎的发展中起重要作用。软骨具有有组织的层状结构，在功能和结构上可分为 4 个区：浅层区、中间（或过渡）区、深层区和钙化软骨区[21, 26]。浅层区是提供平滑滑动表面并抵抗剪切的关节表面，也称为切向区，该区约占关节软骨厚度的 10%~20%。该区胶原蛋白含量最高，胶原纤维密集堆积，呈平行于关节表面高度有序排列。该层中的软骨细胞在组织学上呈现外观细长的特征，优先表达具有润滑和保护功能的蛋白质，并分泌相对较少的蛋白聚糖。在参与表面润滑的蛋白质中，浅层区蛋白（superficial zone protein，SZP）已被确定是功能重要的分子[21]（图 5.2 和 5.3）。

从宏观上看，骨关节炎的软骨变化可被视为软化（软骨软化）、纤维化和侵蚀（溃疡）。软骨破裂和修复失败的组织学特征包括软骨裂隙、软骨层丢失、细胞坏死、软骨细胞克隆和潮线重复。表面区域似乎在早期骨关节炎中首先受到影响[21]。

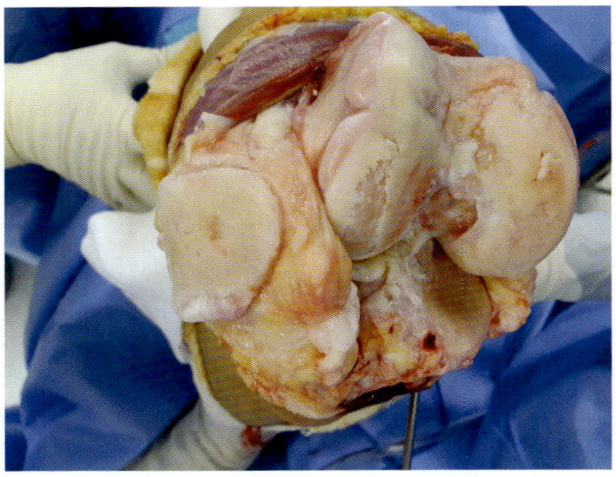

图 5.2　在骨关节炎后期，股骨髁关节内侧和外侧软骨层丢失。观察到滑膜增厚

最重要的因素是，随着负荷传递到关节的变化，关节内也发生了相应的生化反应。机械刺激引起的生化变化改变了软骨细胞、软骨基质和软骨下骨的破坏和合成平衡。关节软骨和软骨下骨的降解和修复的平衡被打破，导致关节软骨磨损，进而在关节表面及其周围形成新骨。最终导致关节功能退化[17]。

如果关节年轻健康，关节周围的肌肉、关节表面的平滑润滑以及足够的韧带功能都可以抵御关节负荷变化时的损伤[19]。如果由于软骨或韧带受损和老化，无法控制关节的生理运动，关节上的负荷传递会发生变化，过度负荷集中在一处，这会导致关节损伤，尤其是透明软骨的损伤[2]。这些变化和透明软骨的损伤刺激了关节边缘骨赘的形成。在滑膜中，滑膜细胞过度增殖，导致分泌过多的滑液[26]。

5.3.1 透明软骨

透明软骨是一种低摩擦、耐磨的组织，用于承受和分配负荷。它是一种高度特化的组织，具有独特的机械性能和较差的再生能力[26]。骨关节炎的最初表现是纤维化和断裂，看起来像是软骨表面在毛发粗大处开裂。随着疾病的进展，关节表面的不规则处会形成裂隙，且关节表面大部分变得粗糙和不规则。软骨的纤维化进一步发展，最终形成裂隙，到达软骨下骨。随着裂隙变深，软骨原纤维化表面的末端脱落，形成漂浮物，软骨厚度变薄。此外，由于软骨基质被酶分解，软骨层的厚度会进一步减小，导致软骨下骨暴露（图 5.4，图 5.5）。

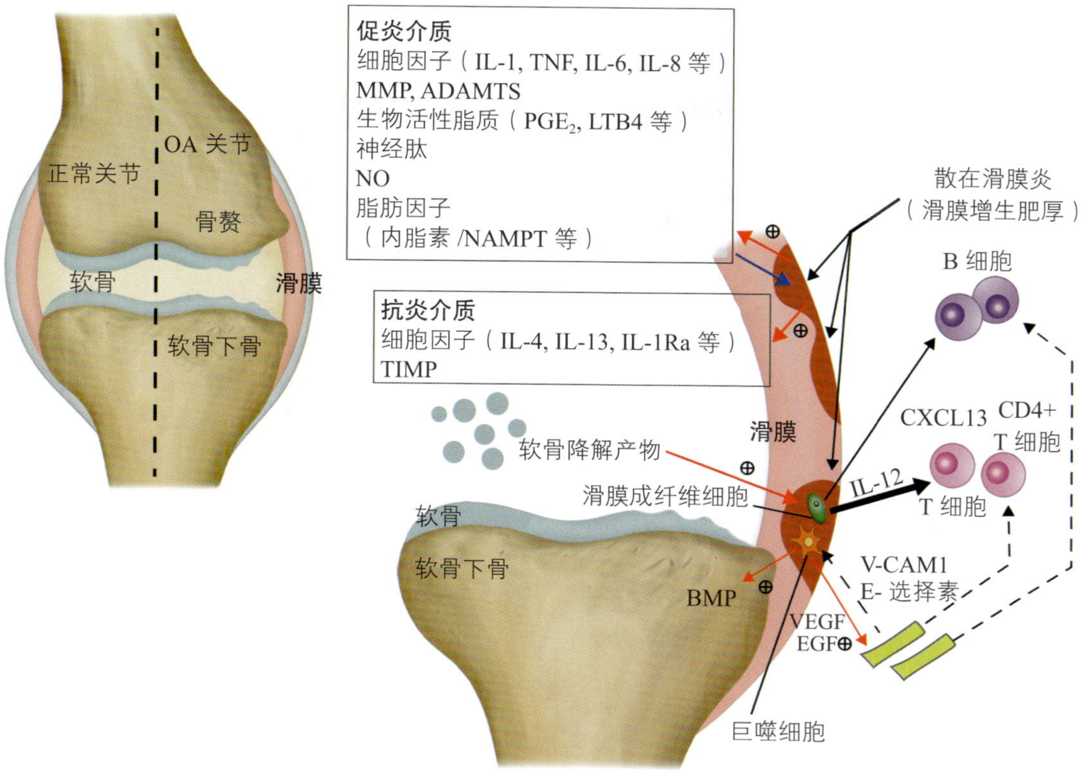

图 5.3 滑膜参与 OA 的病理生理学。释放到滑液中的软骨分解产物被滑膜细胞吞噬，加剧滑膜炎症。反过来，炎症滑膜中活化的滑膜细胞产生分解代谢产物和促炎介质，导致负责软骨分解的蛋白水解酶的过量产生，从而形成正反馈循环。炎症反应被激活的滑膜 T 细胞、B 细胞和浸润巨噬细胞放大。为了抵消这种炎症反应，滑膜和软骨可能产生抗炎细胞因子。除了这些对软骨炎症和分解的影响外，炎症滑膜还通过 BMP 促进骨赘的形成。ADAMTS，去整合素和具有血栓反应蛋白基序的金属蛋白酶；BMP，骨形态发生蛋白；CCL2，CC 趋化因子配体 2；CXCL13，CXC 趋化因子配体 13；EGF，内皮生长因子；GM CSF，粒细胞巨噬细胞集落刺激因子；IL，白介素；IL–1Ra，IL–1 受体拮抗剂；LIF，白血病抑制因子；LTB4，白三烯 B4；MMP，基质金属蛋白酶；NAMPT，烟酰胺磷酸核糖基转移酶（也称内脂蛋白）；NO，一氧化氮；NGF，神经生长因子；OA，骨关节炎；PGE_2，前列腺素 E_2；TIMP，组织金属蛋白酶抑制物；TNF，肿瘤坏死因子；VCAM1，血管细胞黏附分子 1；VEGF，血管内皮生长因子[20]

5.3.2 滑膜

组织学上，表面细胞增多，淋巴细胞等细胞渗入表面。滑膜增厚和炎症改变促进血管形成和炎症反应。炎症细胞，如巨噬细胞，分泌血管生成因子。血管内皮细胞或成纤维细胞等细胞诱导分泌促进血管形成的物质，如血管内皮生长因子（vascular endothelial growth factor，VEGF）、碱性成纤维细胞生长因子（basic fibroblast growth factor，bFGF）等[21]。

5.3.3 软骨下骨

软骨下骨代表位于钙化软骨下方的骨成分，由软骨下骨板和软骨下骨小梁组成。软骨下骨板是邻近钙化软骨的薄皮质板[25]。软骨中酶的分解代谢会增加骨质丢失，并且通过参与合成代谢的酶会导致骨赘形成和软骨下骨的重塑。因此，软骨下骨硬化在疾病进展的早期出现，关节周围的骨增生和增厚形成骨赘。偶尔，软骨下骨中会形成软骨下囊肿及硬化[26]（图 5.6~5.8）。

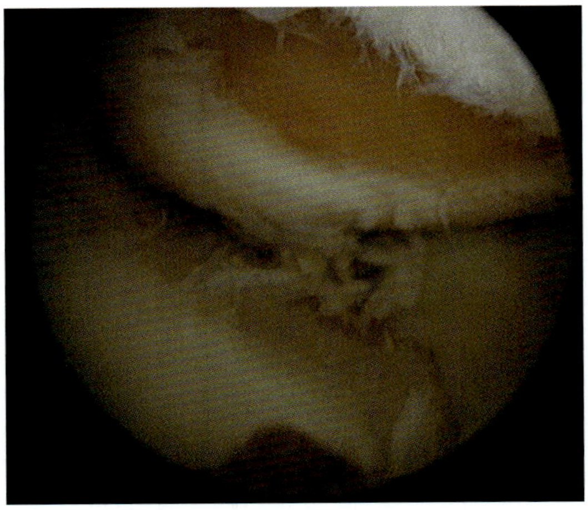

图 5.4 女性滑膜炎患者的膝关节镜检查结果。显示股骨内侧髁和胫骨软骨的缺损

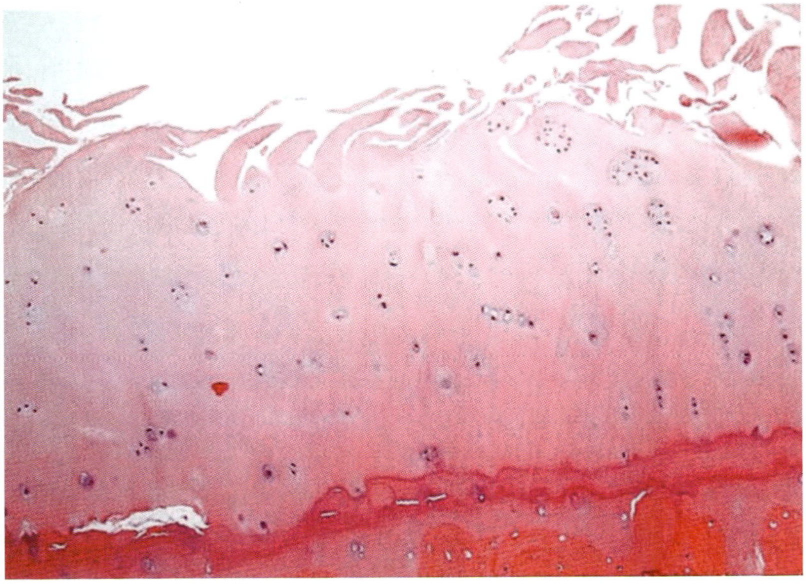

图 5.5 骨关节炎患者软骨基质的光学显微镜观察结果。关节软骨表面形成纤维化和裂隙。观察到细胞凋亡和软骨细胞增殖（H & E，× 100）（Orthopaedics seventh edition. Fig. III–17）

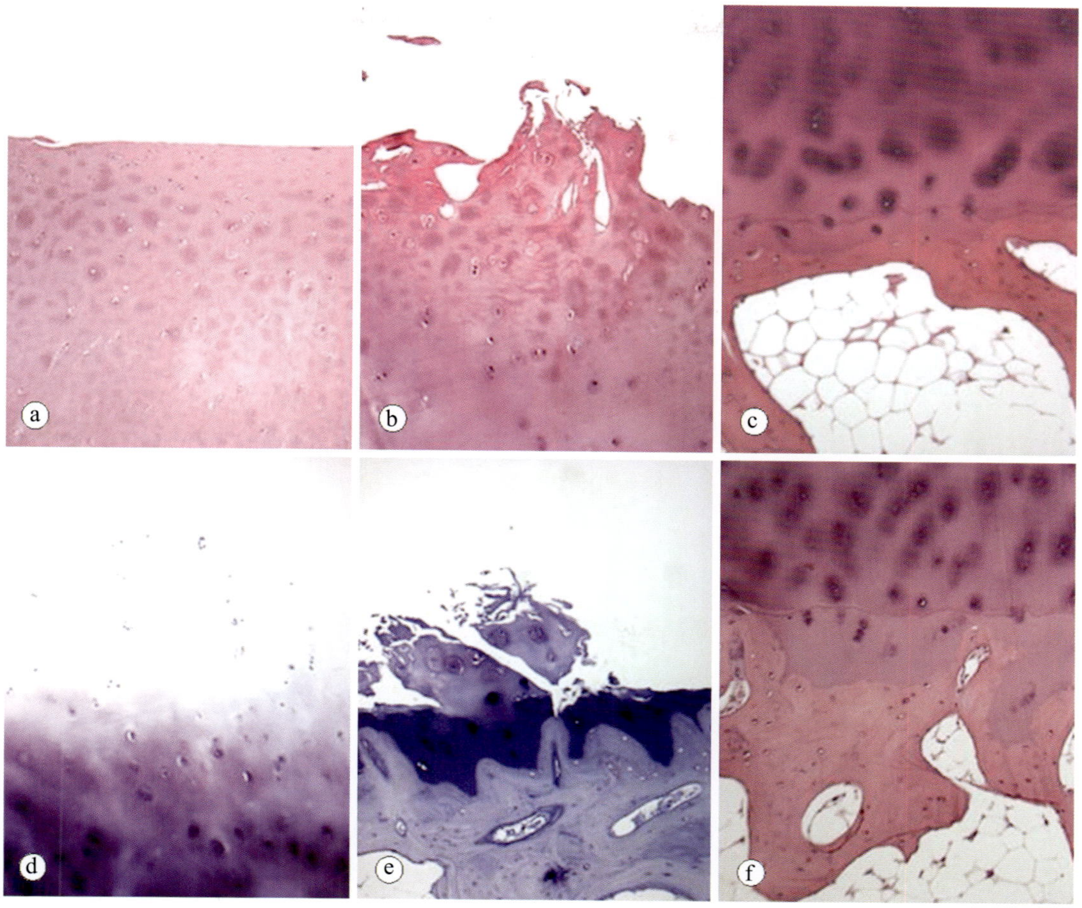

图 5.6 常规组织学显示，与正常软骨（a）相比，骨关节炎软骨（b）有纤维化和基质丢失。在严重受损的区域，几乎所有关节软骨都被破坏（e）。如甲苯胺蓝染色所示，还发现蛋白聚糖中度（d）至重度（e）丢失。除了关节软骨的变化外，软骨下骨的变化也很明显，即软骨下骨板增厚（f，骨关节炎；c，正常）（A Thomas et al. 175 – Pathogenesis and pathology of osteoarthritis; 2015. Fig173.4）

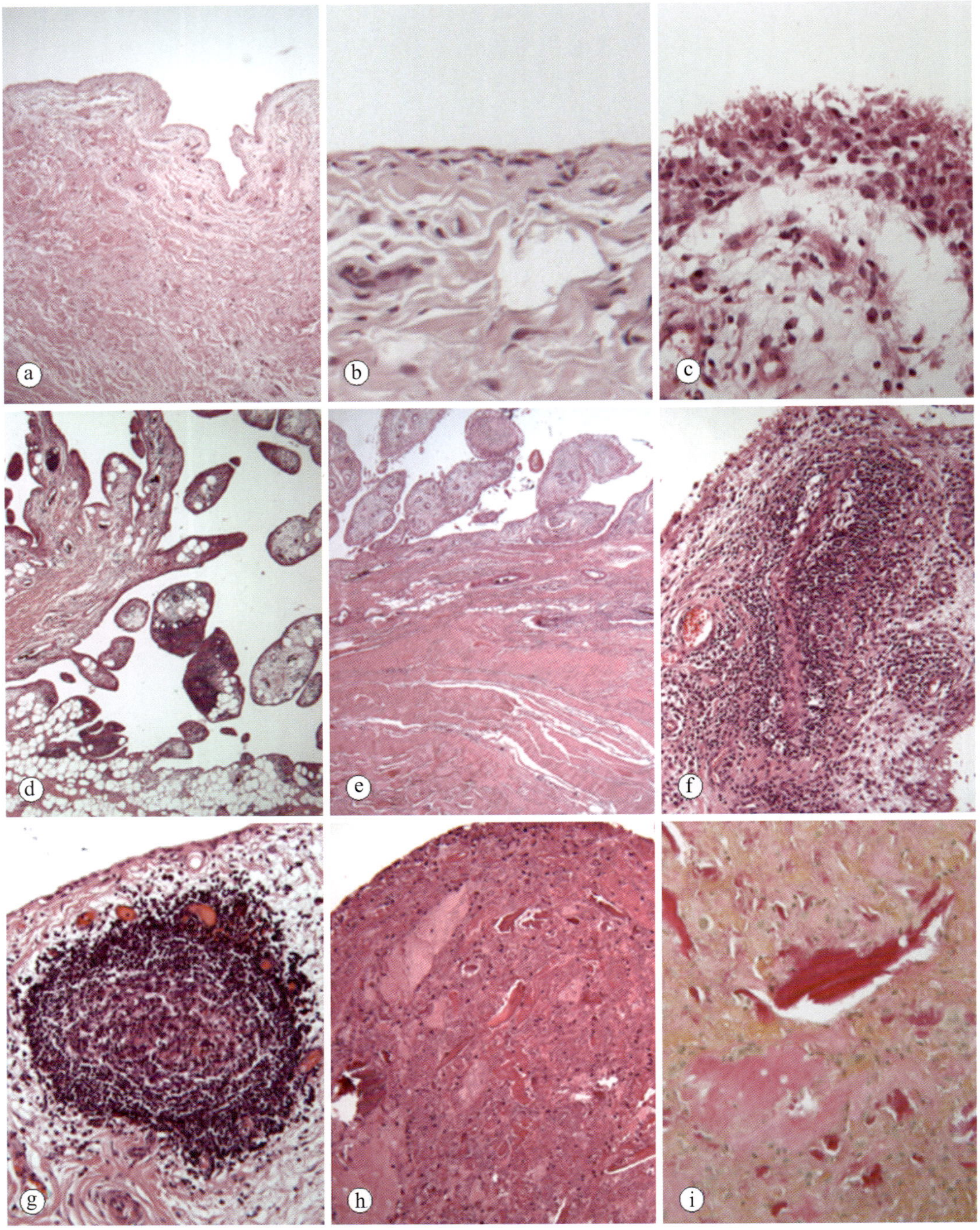

图 5.7 （a，b）正常滑膜表面相对平坦，有一层不活跃的、未增殖的滑膜细胞。相反，骨关节炎滑膜细胞至少在某些情况下被严重激活和增殖（c），类似于类风湿关节炎的情况。大多数晚期骨关节炎滑膜标本表现为中度至重度的滑膜增生（d，e），常伴有某种包膜增厚（e）。少数骨关节炎滑膜病例显示轻度至中度（f，g）炎症浸润，通常位于血管周围（f）。在部分病例中也发现淋巴滤泡（g）。终末期快速进行性软骨破坏导致富含碎屑的滑膜炎，软骨和骨碎片掺入纤维蛋白渗出物（i，van Gieson 染色）或滑膜基质（h）（Aigner T, Schmitz N, Salter D, editors. 175 Pathogenesis and pathology of osteoarthritis 2015）

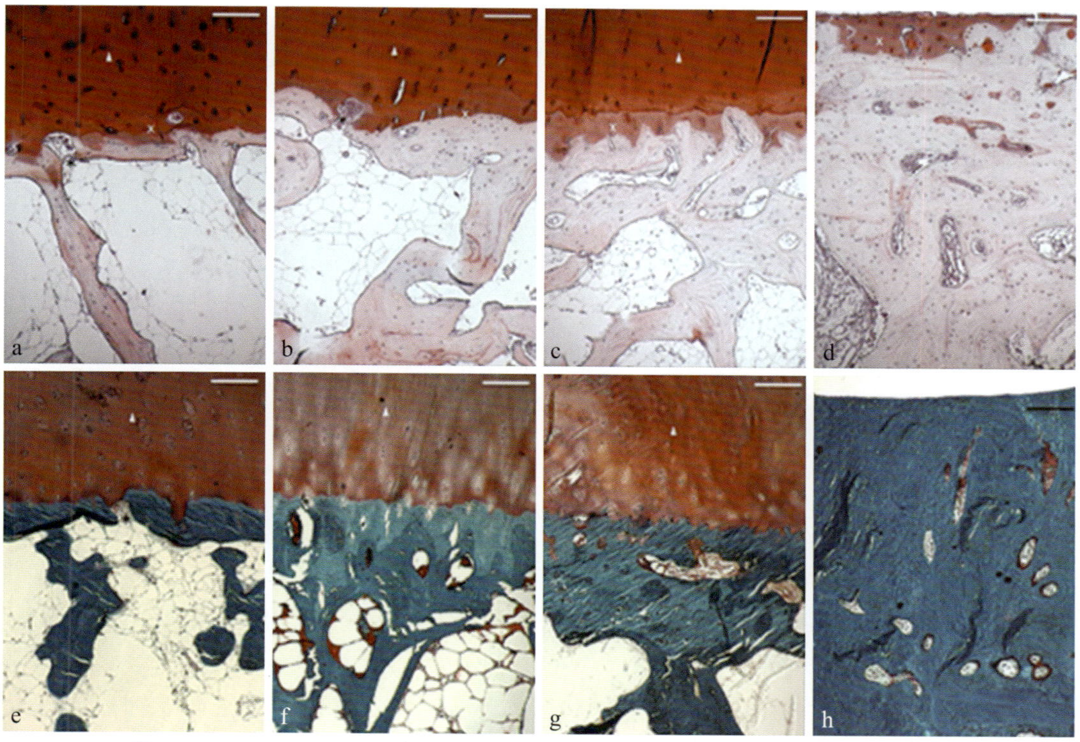

0 级　　1 级　　2 级　　3 级

图 5.8　Safranin O（a~d）和 Masson 三色染色的软骨下骨分级组织学样本。使用数码相机在光学显微镜下拍摄的图像。白色三角形表示关节软骨，白色十字表示钙化软骨。（a，e）0 级和（b，f）1 级软骨下骨板上的黑色星号标记连接关节软骨和骨髓的窗孔。（c，g）2 级软骨下骨板上可见纤维化。（d，h）明显硬化和关节软骨丢失标志着 3 级晚期骨关节炎。比例尺 200 μm［Aho OM, Finnilä M, Thevenot J, Saarakkala S, Lehenkari P. Subchondral bone histology and grading in osteoarthritis. PLoS One. 2017;12(3):e0173726］

5.4　总结

骨关节炎是老年人常见的疾病，与种族、年龄、性别、遗传、肥胖和职业等多种因素有关。膝骨关节炎的发病机制由软骨损伤和软骨中软骨细胞的反应（分泌各种细胞因子）来解释。在膝骨关节炎的病理学中，透明软骨、滑膜、软骨下骨是关键的研究对象。

参考文献

1. PALAZZO C, NGUYEN C, LEFEVRE-COLAU M M, et al. Risk factors and burden of osteoarthritis. Ann Phys Rehabil Med. 2016,59(3):134–138.
2. GOLDRING M B, GOLDRING S R. Osteoarthritis. J Cell Physiol. 2007,213(3):626–634.
3. ZHANG J, SONG L, LIU G, et al. Risk factors for and prevalence of knee osteoarthritis in the rural areas of Shanxi Province, North China: a COPCORD study. Rheumatol Int. 2013,33(11):2783–2788.
4. HUNTER D J, BIERMA-ZEINSTRA S. Osteoarthritis Lancet. 2019,393(10182):1745–1759.
5. KLOPPENBURG M, BERENBAUM F. Osteoarthritis year in review 2019: epidemiology and therapy. Osteoarthr Cartil. 2020,28(3):242–248.
6. VINA E R, KWOH C K. Epidemiology of osteoarthritis: literature update. Curr Opin Rheumatol. 2018,30(2):160–167.
7. SPITAELS D, MAMOURIS P, VAES B, et al. Epidemiology of knee osteoarthritis in general practice: a registry-based study. BMJ Open. 2020,10(1):e031734.

8. CHO H J, MOREY V, KANG J Y, et al. Prevalence and risk factors of spine, shoulder, hand, hip, and knee osteoarthritis in community-dwelling Koreans older than age 65 years. Clin Orthop Relat Res. 2015,473(10):3307–3314.
9. KIM I, KIM H A, SEO Y I, et al. The prevalence of knee osteoarthritis in elderly community residents in Korea. J Korean Med Sci. 2010,25(2):293–298.
10. SHIN D W, NAM S, BANG Y S, et al. Estimation of the prevalence of Korean adults aged 50 years or more with knee osteoarthritis based on the data from fifth Korea National Health and Nutrition Examination Survey. J Korean Med Assoc. 2013,56(5):431–436.
11. YOO J J, KIM D H, KIM H A. Risk factors for progression of radiographic knee osteoarthritis in elderly community residents in Korea. BMC Musculoskelet Disord. 2018,19(1):80.
12. ADATIA A, RAINSFORD K D, KEAN W F. Osteoarthritis of the knee and hip. Part I: aetiology and pathogenesis as a basis for pharmacotherapy. J Pharm Pharmacol. 2012,64(5):617–625.
13. BRANDT K D, DIEPPE P, RADIN E L. Etiopathogenesis of osteoarthritis. Rheum Dis Clin N Am. 2008,34(3):531–559.
14. MORA J C, PRZKORA R, CRUZ-ALMEIDA Y. Knee osteoarthritis: pathophysiology and current treatment modalities. J Pain Res. 2018,11:2189–2196.
15. LAMBOVA S N, MÜLLER-LADNER U. Osteoarthritis – current insights in pathogenesis. Diagn Treatment Curr Rheumatol Rev. 2018,14(2):91–97.
16. XIA B, DI C, ZHANG J, et al. Osteoarthritis pathogenesis: a review of molecular mechanisms. Calcif Tissue Int. 2014,95(6):495–505.
17. KRAUS V B. Pathogenesis and treatment of osteoarthritis. Med Clin North Am. 1997,81(1):85–112.
18. HOWELL D S. Pathogenesis of osteoarthritis. Am J Med. 1986,80(4b):24–28.
19. GOLDRING S R. The role of bone in osteoarthritis pathogenesis. Rheum Dis Clin N Am. 2008,34(3):561–571.
20. SELLAM J, BERENBAUM F. The role of synovitis in pathophysiology and clinical symptoms of osteoarthritis. Nat Rev Rheumatol. 2010,6(11):625–635.
21. PEARLE A D, WARREN R F, RODEO S A. Basic science of articular cartilage and osteoarthritis. Clin Sports Med. 2005,24(1):1–12.
22. KRASNOKUTSKY S, ATTUR M, PALMER G, et al. Current concepts in the pathogenesis of osteoarthritis. Osteoarthr Cartil. 2008,16(Suppl 3):S1–S3.
23. SARZI-PUTTINI P, CIMMINO M A, SCARPA R, et al. Osteoarthritis: an overview of the disease and its treatment strategies. Semin Arthritis Rheum. 2005,35(1 Suppl 1):1–10.
24. AIGNER T, SÖDER S, GEBHARD P M, et al. Mechanisms of disease: role of chondrocytes in the pathogenesis of osteoarthritis – structure, chaos and senescence. Nat Clin Pract Rheumatol. 2007,3(7):391–399.
25. AIGNER T, SCHMITZ N, SALTER D, et al. 175 Pathogenesis and pathology of osteoarthritis 2015.
26. AHO O M, FINNILÄ M, THEVENOT J, et al. Subchondral bone histology and grading in osteoarthritis. PLoS One. 2017,12(3):e0173726.

6 膝骨关节炎的影像学表现

作者：Sun Joo Lee
译者：贾舒童　　审校：黄洪杰

摘　要

影像学对骨关节炎（OA）的诊断、预后判断和随访都很重要。骨关节炎的影像学评估主要包括数字X射线摄影（radiography，也称X线片）、计算机体层成像（computed tomography，CT）和磁共振成像（magnetic resonance imaging，MRI）。X线片和CT能有效显示骨的形状、力线和骨赘，MRI则有效评估主要的解剖结构，如膝关节的关节软骨、半月板、韧带、滑膜、囊性结构和骨髓。骨关节炎的主要表现包括关节间隙变窄、软骨下骨硬化、负重区软骨下骨囊肿和非负重区骨赘形成。骨质疏松、骨质侵蚀和大量关节积液等则不是骨关节炎的典型表现。

关键词

骨关节炎；X线片；CT；MRI

S. J. Lee (✉)
Department of Radiology, Inje University Busan Paik Hospital, Busan, South Korea
e-mail: tjswnlee@paik.ac.kr

S.-S. Seo (ed.), *A Strategic Approach to Knee Arthritis Treatment*,
https://doi.org/10.1007/978-981-16-4217-3_6

6.1 X线片

对膝关节影像学和病理学改变的评估常分成3个部分：内侧胫股间室、外侧胫股间室和髌股间室。常规X线成像技术在发现骨关节炎早期改变中有局限性。关节间隙成像技术在关节弯曲时使用，显示了普通技术无法观察到的软骨和骨的改变，以及观察到股骨后髁的改变。此外，还可能需要拍摄应力位或承重位片，这对评估软骨损失、内翻或外翻变形以及股骨和胫骨的半脱位很有帮助。尽管理想的负重位影像片是在患侧单腿站立时拍摄的，但建议采取站立位关节间隙投影或站立位膝关节屈曲30°~45° 的Rosenberg成像[1]。

膝骨关节炎的影像学表现常在内侧胫股间室清晰可见，单室或双室受累比三室受累更为典型。正常站立影像的关节腔间隙大于3 mm，但膝骨关节炎中可见多个关节间隙小于3 mm，有时可能完全无间隙。胫骨软骨下骨硬化比股骨更常见。骨赘位于股骨或胫骨边缘，中心骨赘可能出现于股骨，看起来类似关节内游离体。骨赘使关节表面不规则，使胫骨棘变尖（图6.1）。骨关

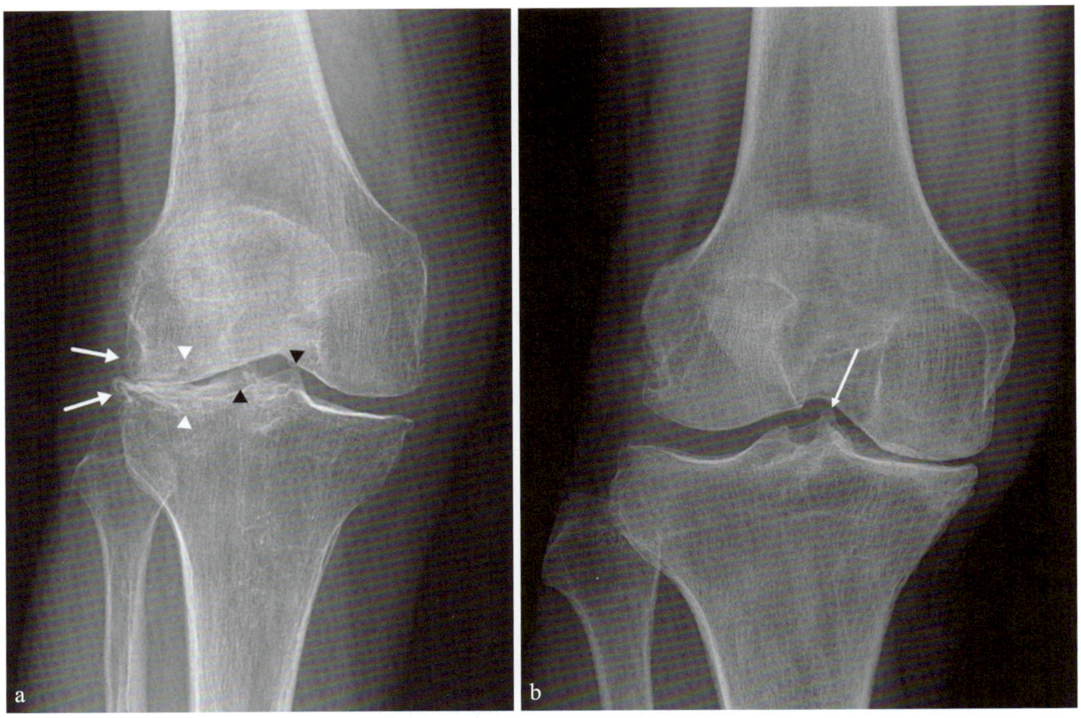

图 6.1 （a）右膝关节站立位前后位 X 线片显示外侧胫股间室的边缘（白色三角）和中央骨赘（黑色三角）造成股骨外侧髁和胫骨平台的不规则关节面。此外，注意关节间隙变窄和外侧间室软骨下骨硬化（箭头）。（b）右膝关节站立位前后位 X 线片显示胫骨棘（箭头）变尖。注意关节间隙变窄、软骨下骨硬化和内侧胫股间室中的软骨下骨囊肿

节炎在胫股间室的其他影像学表现包括股骨髁肥大、内侧间室真空现象和半月板钙化[2]。在膝关节中，骨关节炎的程度用 KL 分级方法评估，该分级将其影像学表现分为 4 个阶段（表 6.1，图 6.2）[3]。Ahlbäck 评分系统是一种定义骨关节炎的全球性评分，相比于骨赘，更强调关节间隙的狭窄和骨的磨损（表 6.2，图 6.3）[4]。KL 的观察者内可信度对观察者 A 很高（κ：0.753），而观察者 B 为中等（κ：0.573）。其观察者间可信度在两种情况下都为中等（κ 分别为 0.499 和 0.458）。Ahlbäck 的观察者内可信度对观察者 A 很高（κ：0.768），而对观察者 B 中等（κ：0.561）。其观察者间可信度在两种情况下都较好（κ 分别为 0.365 和 0.204）。由于 KL 分级系统应用最广泛，许多研究对该系统进行评估。其他关于 KL 分级量表中观察者间和观察者内一致性的研究结果都很好[4]。

骨关节炎也常累及髌股间室，轴向投影是一种重要的检查技术。由于较宽的关节面和生理性内翻引起的受力，软骨磨损和软骨下骨硬化主要发生于髌骨外侧面（图 6.4）。髌股关节的改变常伴随胫股关节尤其是内侧间室的改变。骨关节炎很少单发于髌股关节，因此如果骨关节炎性改变只出现于髌股关节，应该考虑焦磷酸钙沉积症（calcium pyrophosphate deposition disease，CPPD）、威尔逊氏症和甲状旁腺功能亢进症。骨赘，作为另一种恶化表现，可能发生于股四头肌腱连接到髌骨前部的区域。当骨关节炎变得严重时，伴韧带改变出现成角畸形和半脱位。虽然内翻畸形比外翻畸形更常见，但内翻畸形常伴胫骨外侧半脱位（图 6.5），而外翻畸形常伴内侧半脱位[5, 6]。

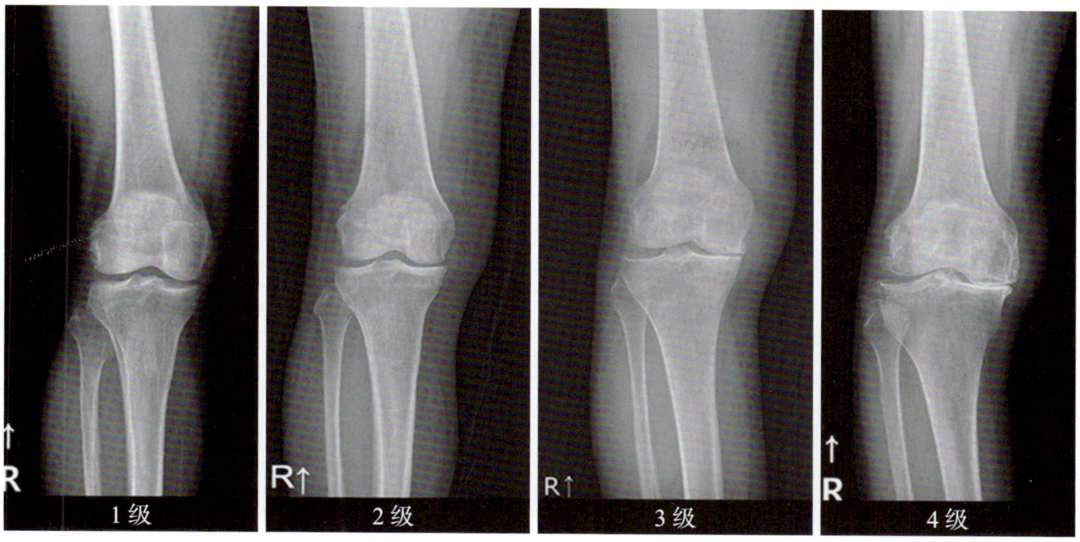

图 6.2 站立位前后位（AP）X 线片上内侧胫股间室的 Kellgren–Lawrence 分级

表 6.1 Kellgren–Lawrence 分级

0 级	无骨关节炎的影像学特征
1 级	可疑的关节间隙变窄及可能的唇形骨赘
2 级	负重 X 线片上明确的骨赘及可能的关节间隙变窄
3 级	多发骨赘、明确的关节间隙变窄、软骨下骨硬化及可能的骨畸形
4 级	大骨赘、显著的关节间隙变窄、严重的硬化以及明显的骨畸形

表 6.2 Ahlbäck 分级量表

骨关节炎等级	描述
0 级	无骨关节炎的影像学发现
Ⅰ级	关节间隙缩小 <3 mm
Ⅱ级	关节间隙消失或几乎消失
Ⅲ级	轻度骨磨损（<5 mm）
Ⅳ级	中度骨磨损（5~15 mm）
Ⅴ级	重度骨磨损（>15 mm）

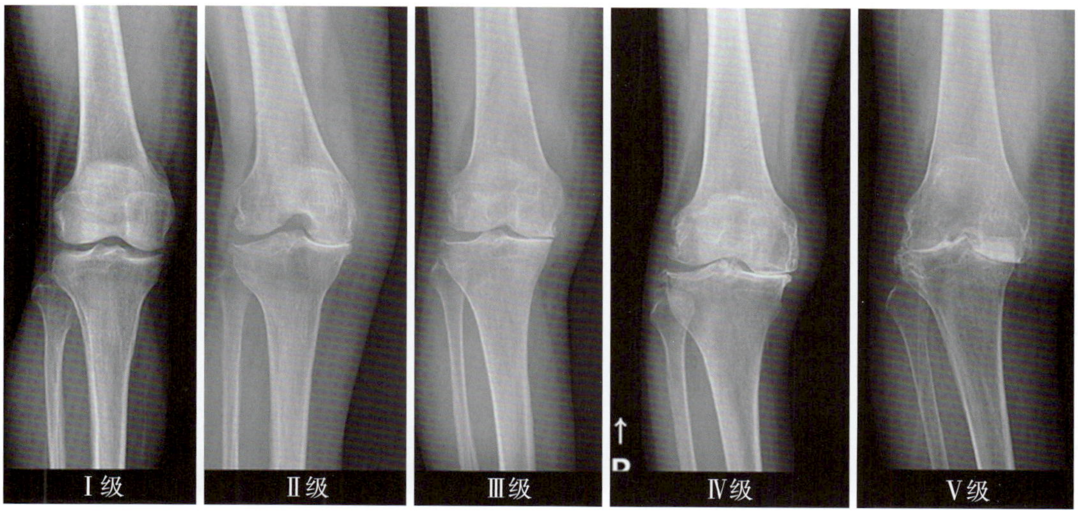

图 6.3 站立位 AP X 线片上内侧胫股间室的 Ahlbäck 分级

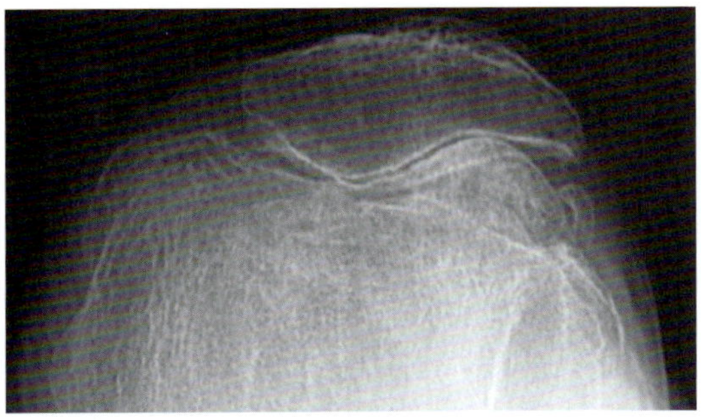

图 6.4　膝关节髌骨轴位（Merchant 位）的 X 线片显示外侧髌股间室的关节间隙变窄、边缘骨赘及软骨下骨硬化

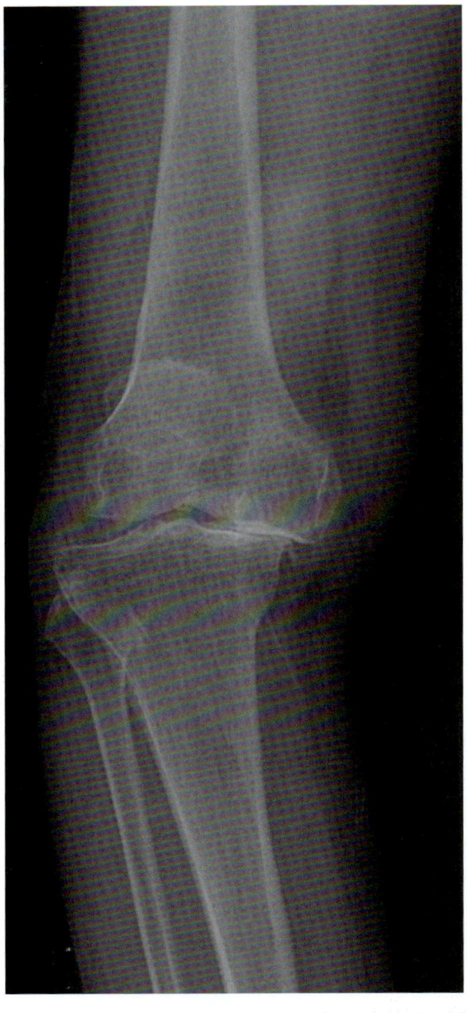

图 6.5　站立位 AP X 线片显示严重膝骨关节炎引起的胫骨外侧半脱位和内翻畸形

6.1.1　软骨异常

软骨逐渐损失在影像学上表现为关节间隙变窄，是骨关节炎的最基本表现（图 6.6）。关节间隙变窄发生于关节受到严重压力时。因此，在膝关节的内侧胫股关节明显可见[2]。

6.1.2　软骨下骨

软骨下骨异常可分为破坏期（退化性重塑）和生产期（进行性重塑），两个进程在关节的不同部位同时发生。破坏期发生在由于骨硬化、囊肿形成、扁平化和变性而承压的部位，而生产期如骨赘发生于不受关节压力影响的部位[7]。

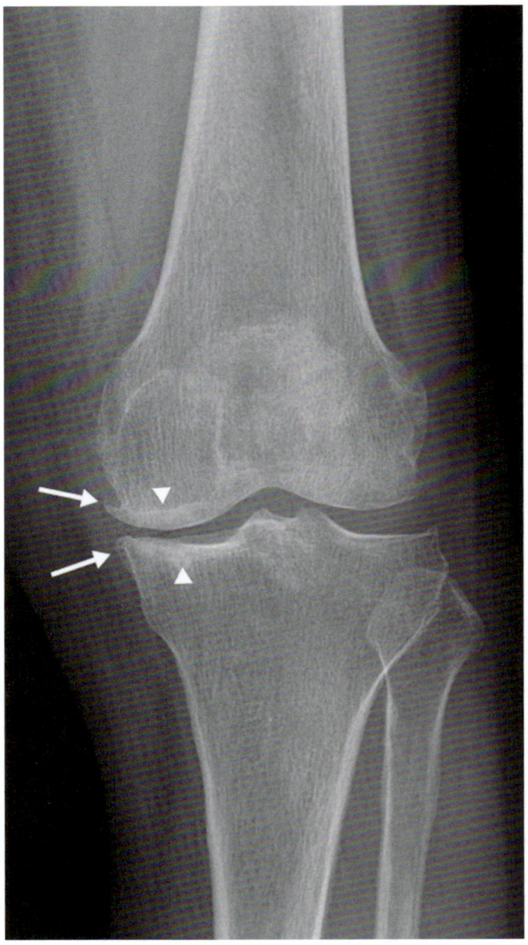

图 6.6　站立位 AP X 线片显示内侧髌骨间室的关节间隙变窄，边缘骨赘（箭头）及软骨下骨硬化（三角）

6.1.2.1 软骨下骨硬化

软骨损失后，影像可见软骨下骨硬化，这是由骨硬化导致的软骨下骨暴露（图 6.6）。不牢固且充血的软骨下骨更易变性，并且软骨损失和关节活动受限可导致骨小梁骨折、变扁和塌陷。软骨下骨硬化和关节间隙变窄密切相关。随着关节间隙变窄，软骨下骨硬化会更严重[8, 9]。

6.1.2.2 软骨下骨囊肿

软骨下骨囊肿发生于增厚的软骨下小梁之间，组织学上由内部黏液、脂肪组织、被纤维成分包裹的软骨组成，并伴有周围硬化。囊肿的形成有 2 种假说。第一种认为关节内压力增加，促使滑液通过软骨，导致囊肿形成。另一种假说是骨挫伤，由于骨表面受到冲击而发生软骨下骨的囊性坏死、微骨折和血流不畅[9]。软骨下骨囊肿大小不一，并伴有关节间隙变窄和软骨下骨硬化（图 6.7）。关节腔之间可能互相连通，也可能不通。如果相通，关节内的空气可能进入囊肿，形成气囊[9]。

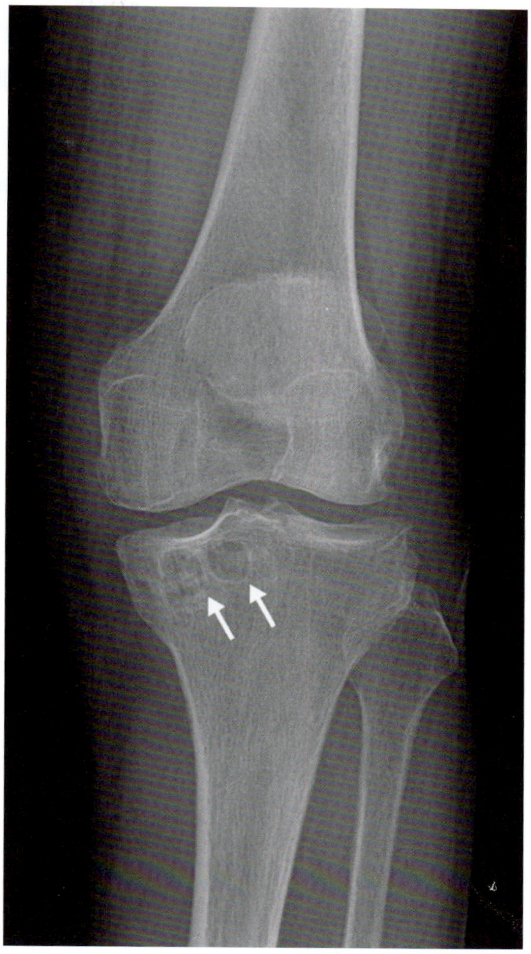

图 6.7 站立位 AP X线片显示 2 个小的透明病变（箭头），在胫骨内侧关节下区有薄的硬化边缘

6.1.3 骨赘

骨赘增加关节软骨的表面积，减少张力，增加关节稳定性[8]。骨赘可分为边缘型、中央型、骨膜型、滑膜型和包膜型。在放射影像中，边缘型骨赘从不受压力的关节边缘突出（图 6.8）。它们可能出现在关节的一侧，大小不等，似乎与软骨下骨硬化或囊肿无关。中央型骨赘很少出现在骨关节炎中，但也可能发生于关节中心残留的软骨，主要见于膝关节或髋关节。骨赘影像显示为关节表面的粗略轮廓，小骨赘可能被误认为关节内游离体或软骨钙化。骨赘与原骨相连，是骨化而非钙化，这有助于鉴别骨赘[5, 7]。

6.1.4 滑膜炎

骨关节炎中的滑膜反应包括滑膜增生、纤维化、滑膜囊增厚和滑膜细胞活化。在某些情况下，也可能有淋巴细胞浸润，如浆细胞、B 细胞和 T 细胞。滑膜引起的疼痛是由滑膜内附着于骨赘上的感觉神经末梢受刺激和前列腺素、白三烯、蛋白酶及神经肽分泌引起的滑膜炎症导致的。滑膜炎和积液在骨关节炎中常见，并与疼痛和临床结局有关。滑膜炎促进软骨基质降解酶的合成，分泌过量的滑膜液，使关节松弛、易受损伤，还推动滑膜液进入溃疡，侵蚀软骨表面进一步加速退行性改变[10]。滑膜炎在影像上可见关节积液，但若不伴有外伤或快速的骨塌陷，由于其量少而难以发现，可通过 MRI 进一步观察[11]。

6.1.5 力线不良和半脱位

骨关节炎中可见力线不良和半脱位，尤其是在负重滑膜关节中。成角畸形和膝内翻畸形在骨关节炎患者中都很常见（见图 6.5）。此外，若关节囊和韧带等支撑结构破裂或变形，关节的畸形和力线不良可能加重[1, 5]。

6.1.6 关节内游离体

关节内游离体是由软骨骨折、软骨表面崩解和滑膜化生引起的。残留在关节表面的软骨和骨碎片落入关节内，在滑膜上堆积，引起局部炎症反应。关节内游离体主要发生于髋关节和膝关节中，在放射成像上表现为不透光密度。骨关节炎中需要与游离体鉴别的病变包括中央骨赘、半月板钙化和骨化，游离体也可发生于其他疾病中，如滑膜骨软骨瘤病、剥脱性骨软骨炎（图 6.9）[1]。

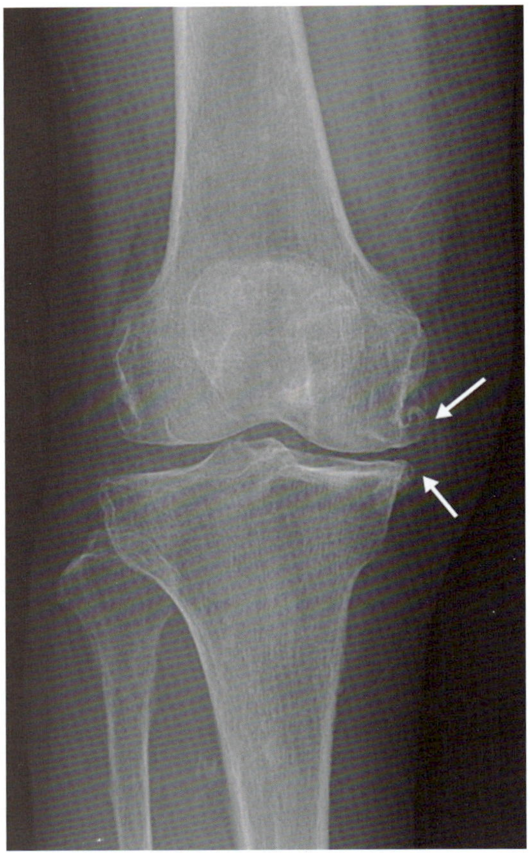

图 6.8 站立位 AP X 线片显示股骨髁和内侧间室胫骨平台边缘唇形骨突出（箭头）

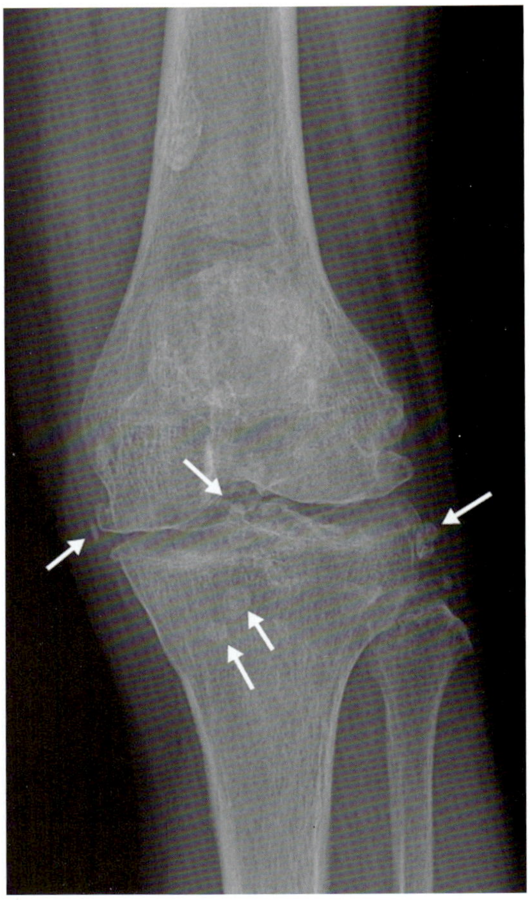

图 6.9 站立位 AP X 线片显示膝关节中有数个骨化游离体（箭头）。注意轻度的关节间隙变窄和边缘骨赘

6.2 计算机体层成像（CT）

CT 常用于描述骨皮质和软组织钙化[12]，也有助于骨结构的详细评估，如软骨下骨硬化、软骨下骨囊肿和骨赘（图 6.10）。3D CT 对关节置换术的骨科规划尤其有帮助（图 6.11）。然而，由于对软组织和电离辐射评估的局限性，CT 并不常规应用于骨关节炎的临床成像。

6.3 磁共振成像（MRI）

X 线摄像曾被认为是评估骨关节炎的金标准，但基于 MRI 的骨关节炎研究已证明其局限性。传统认为软骨是骨关节炎的关键特征和主要干预目标，但如今认为骨关节炎是一种影响骨骼、关节和关节周围组织的全关节病[12~14]。X 线摄像主要用于骨关节炎的诊断，但 MRI 可以同时监测各种组织的变化，能更早发现骨关节炎病变，并在形态学改变明显之前评估关节组织如软骨的生化变化。此外，MRI 还可以检测与骨关节炎相关的半月板、韧带和软组织改变。在 MRI 中，应根据检查目的选择合适的脉冲序列方案。例如，

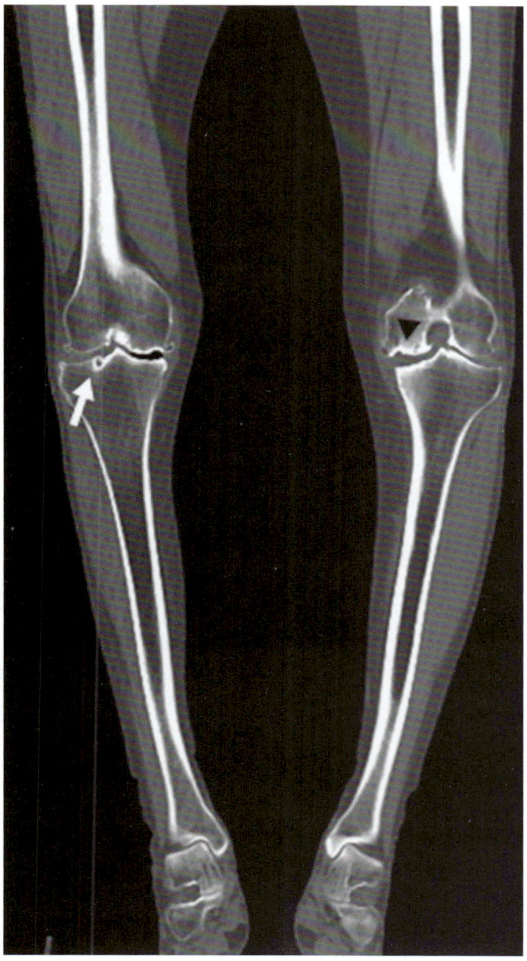

图 6.10　下肢 CT 显示右膝关节间隙变窄、边缘骨赘和软骨下骨囊肿形成（箭头）。注意左膝内侧股骨髁轻度内翻畸形、骨赘和关节表面不规则（三角）

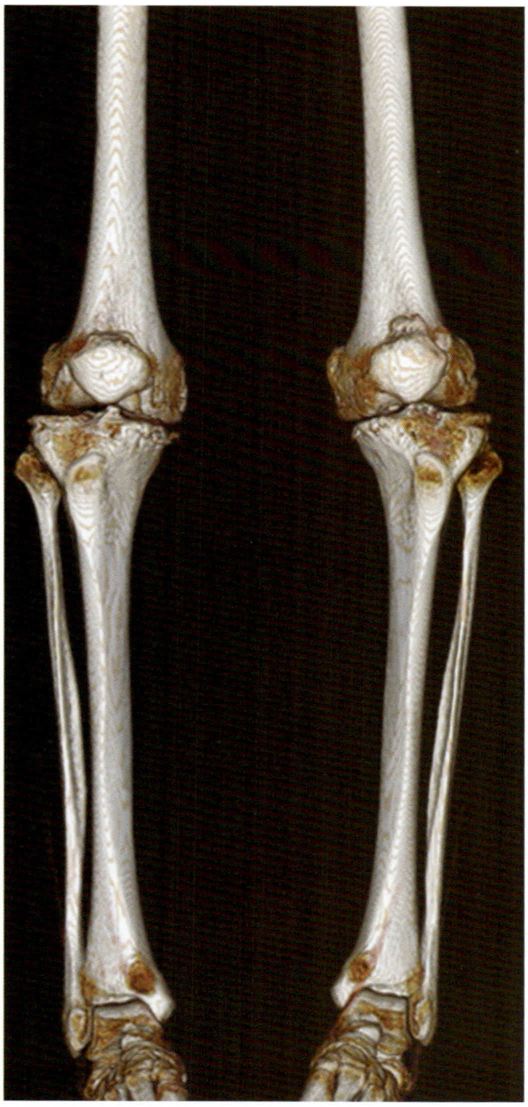

图 6.11　体渲染 3D CT 图像良好显示骨的整体轮廓和对位情况

局灶性软骨缺损和骨髓病变可用流体敏感的快速自旋回波（fast spin echo，FSE）序列［T2 加权，质子密度（proton density，PD）加权］和脂肪抑制进行最佳评估。脂肪抑制图像使骨髓和周围组织的信号强度变暗，使软骨信号强度看起来很高（图 6.12）。通过这种信号强度的差异，可以准确诊断软骨的弥漫性或局灶性病变，并在术前定量测量软骨病变。据报道，在膝关节疼痛、软骨病变、骨髓水肿、骨赘、软骨下骨硬化、半月板病变、关节积液和滑膜炎患者的 MRI 检查中，发现的结果与影像学观察到的严重程度有很强的相关性[15, 16]。

6.3.1 关节软骨的 MRI

关节镜评估关节软骨的状况非常准确，但有创且只能在关节软骨破坏已经发生的情况下进行诊断，因此 MRI 这种无创性的诊断方法是最有用的。磁共振脊髓成像（MR myelography，MRM）或更高分辨率的显微镜下 MRI（microscopic MRI，mMRI）可以区分关节软骨的组织学层次，同时观察关节软骨的形态或生化改变，因此广泛应用于关节软骨结构和早期退变的研究。特别是定量 MRM 可以检测到早期生化阶段的改变，如糖胺聚糖的损失，并在关节软骨出现症状或形态变化之前进行早期诊断。脂肪抑制 T1 加权梯度回波和质子密度加权快速自旋回波技术是软骨成像最常用的序列[17]。通过使用脂肪选择性过饱和度脉冲或短时反转恢复（short tau inversion recovery，STIR）序列，在 FSE 序列中添加脂肪抑制技术，可提高对信号（如软骨下骨水肿）的敏感性。

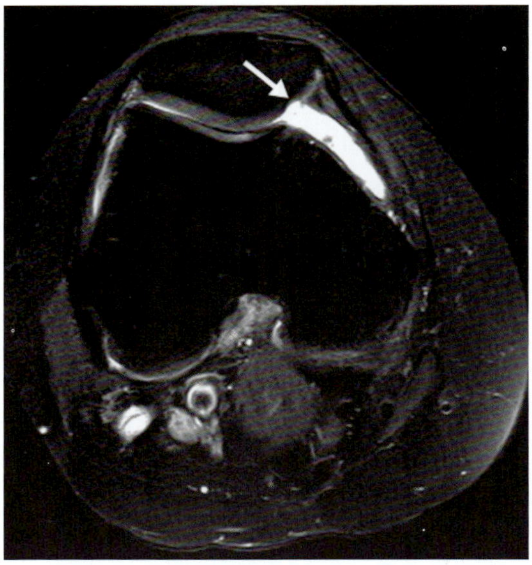

图 6.12　脂肪抑制质子密度加权轴向 MR 图像显示髌骨内侧局灶性关节软骨缺损（箭头）

更先进的 MRI 技术提供了软骨生化成分的定量评估，包括延迟钆增强软骨 MRI（delayed gadoliniumenhanced MRI of cartilage，dGEMRIC），T2 映射，T1rho 映射，钠 MRI 以及一些更新颖的方法[18, 19]。MRI 参数映射技术，如软骨横向弛豫时间（T2）映射，有可能识别可见软骨损伤前基质退变的早期阶段（图 6.13）。软骨 T2 映射以内在的软骨液为探针，研究细胞外基质的结构完整性。水在软骨的生物力学特性中起核心作用，因此是软骨损伤的理想生物标志物[20, 21]。dGEMRIC 是一种利用静脉磁共振关节造影术来测量体内关节软骨中蛋白聚糖的相对浓度的技术[22]，它不仅有助于追踪软骨病变和糖胺聚糖合成的进程或发展，还有助于无创评估软骨再生是否成功。

MRI 不仅可用于软骨损伤的诊断，还可用于制订治疗计划。术前 MRI 有助于评估各间室关节软骨的状况，发现软骨异常，以确定重塑的可行性。它对软骨再生后关节软骨状况的评估和并发症的识别也有价值（图 6.14）[23]。

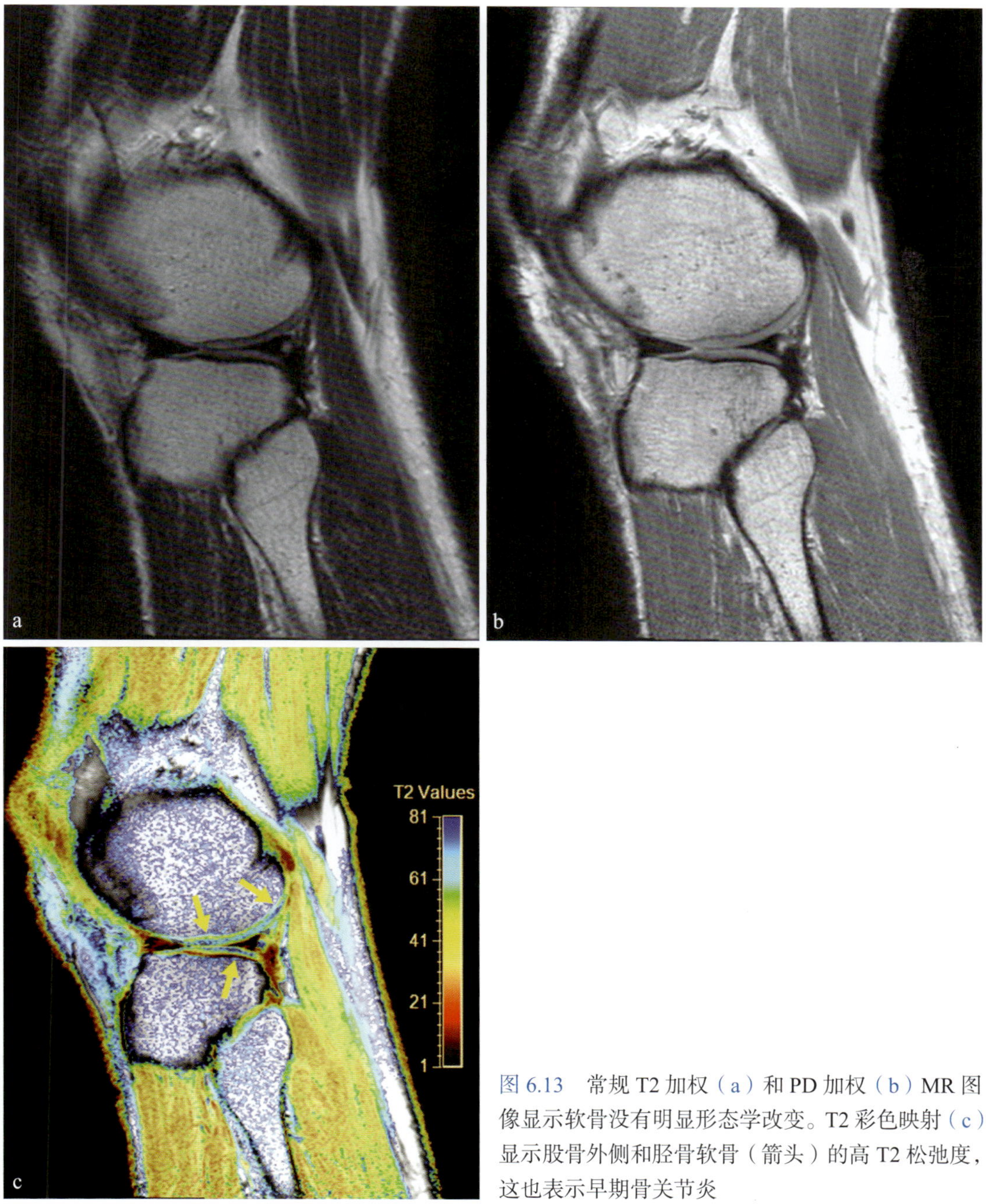

图 6.13 常规 T2 加权（a）和 PD 加权（b）MR 图像显示软骨没有明显形态学改变。T2 彩色映射（c）显示股骨外侧和胫骨软骨（箭头）的高 T2 松弛度，这也表示早期骨关节炎

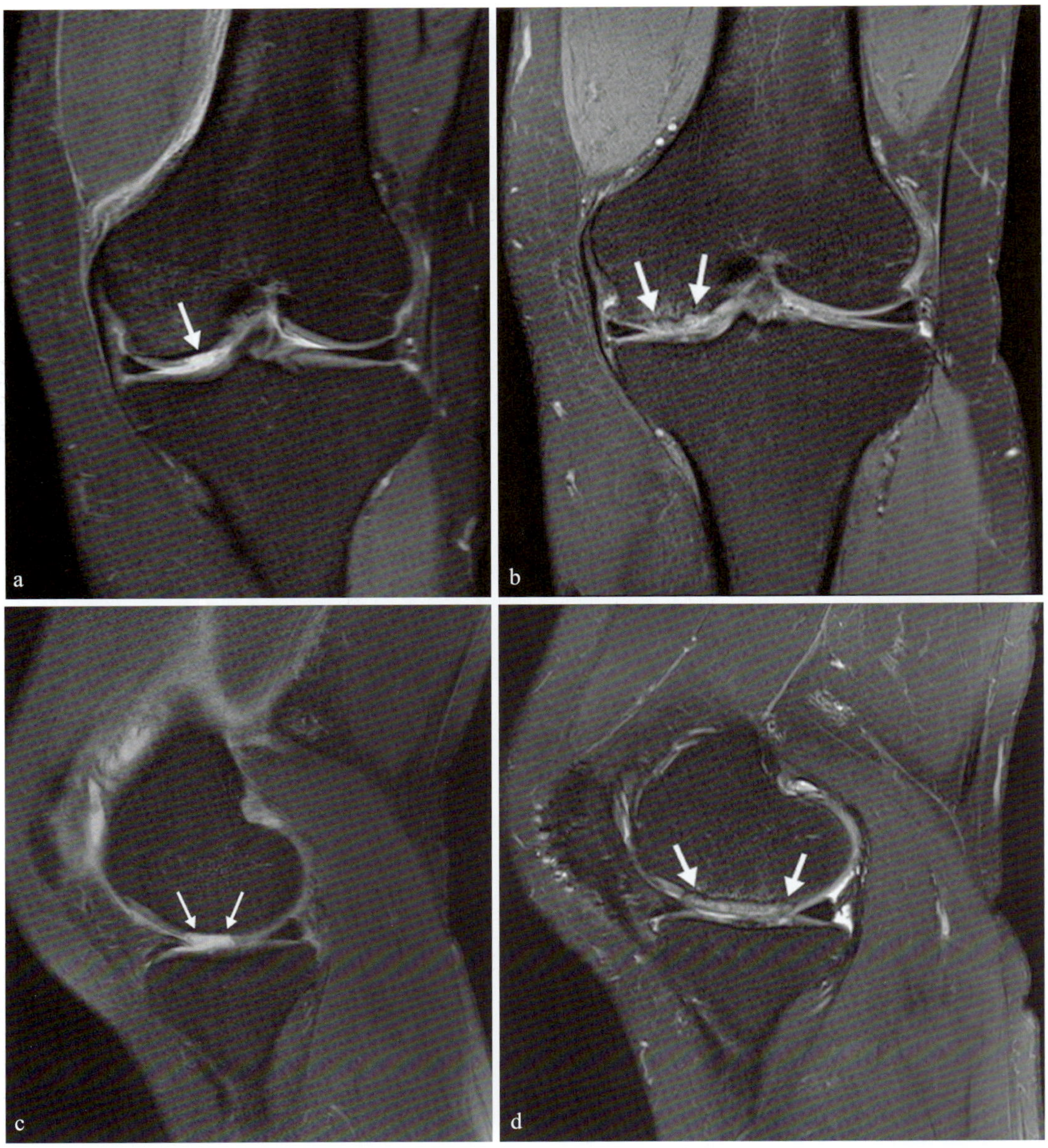

图 6.14　术前脂肪抑制 PD 加权冠状位（a）、矢状位（c）的 MR 图像显示股骨内侧髁负重面的局部关节软骨缺损（箭头）。软骨细胞移植后第 14 个月的随访中，脂肪抑制 PD 加权的冠状位（b）、矢状位（d）MR 图像显示手术部位的等强度再生软骨已平滑覆盖关节面，但有轻度增生（箭头）。再生软骨和股骨下骨融合良好。注意股骨内侧髁和胫骨平台轻度软骨下骨髓水肿

6.3.2 基于 MRI 的诊断标准

近年来，MRI 已成为研究骨关节炎的重要成像工具，它可以评估关节软骨、半月板、韧带、滑膜、关节囊结构、积液和骨髓病变，而这些在 X 线片中是看不到的。

基于 MR 的膝骨关节炎诊断标准如下[14]。

基于 MRI 的诊断标准（由 OARSI 骨关节炎成像工作组提出）
（1）MRI 对胫股骨关节炎的定义 = 同时存在［A］组 2 个特征或 1 个［A］组特征和至少 2 个［B］组特征
［A］组：排除过去 6 个月内的关节创伤（根据病史）和炎症性关节炎（根据 X 线片、病史和实验室检查）后，（i）明确的骨赘形成，（ii）全层软骨缺损
［B］组：（i）与半月板或韧带附件无关的软骨下骨髓病变或囊肿，（ii）半月板半脱位、浸渍或退行性（水平）撕裂，（iii）部分厚度软骨缺损（不存在全层软骨缺损），（iv）骨磨损
（2）髌股骨关节炎的定义要求包含髌骨和（或）股骨前段的下列各项：（i）明确的骨赘形成，（ii）部分或全层软骨缺损

*OARSI，国际骨关节炎研究协会

6.3.2.1 软骨损伤

关节软骨是骨关节炎进程中受累的主要组织之一。由于无法在 X 线片上直接看到软骨，MRI 是软骨形态评估的最佳方法。选择合适的脉冲序列对于准确评估软骨损伤非常重要[13]。虽然在软骨局灶性缺损变薄前的早期骨关节炎阶段的临床意义尚不清楚，但在 T2 加权影像上可以观察到软骨内部的高信号强度。一旦形态发生改变，液体信号就会填充软骨的局部缺损或变薄区域（图 6.15）。进展性骨关节炎可见弥漫性全层软骨缺损，在影像学上表现为骨与骨间接触[13]。软骨病变有许多分级方案，其中绝大多数考虑到病变的大小和（或）深度。国际软骨修复学会（International Cartilage Repair Society，ICRS）对关节软骨损伤进行了标准化的评级，根据病变深度将之分为 0~4 级（表 6.3）（图 6.16）[24]。1 级和 2 级病变预后良好。2 级和 3 级病变可能从软骨清创或其他更保守的手术治疗中获益。4 级病变延伸到软骨下骨，如果骨缺损范围广泛，可能需要骨移植。软骨下骨髓水肿可能与更高等级病变相关[25]。

6.3.2.2 半月板损伤

MRI 是评估半月板各种功能的合适成像检查，半月板具有包括承重、减震、稳定性改善和润滑等多种功能。正常半月板在 T1、PD 和 T2 加权图像上呈现均匀的低信号强度。在 T2 加权 MRI 上，水平裂、斜裂或混合撕裂处可观察到

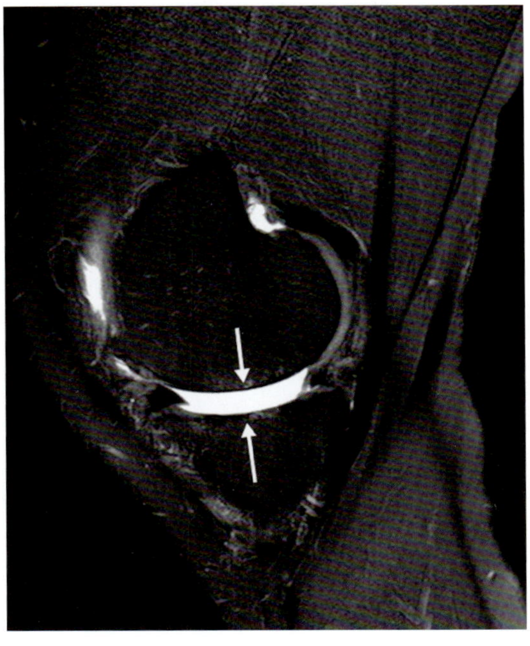

图 6.15 脂肪抑制 T2 加权矢状位 MRI 显示内侧胫股关节因全层软骨缺损而充满液体的区域（箭头）

表 6.3　依据国际软骨修复学会（ICRS）的关节软骨损伤分级

等级	软骨组织状况描述
0	正常
1	接近正常。表面损伤，软压痕和（或）表面裂缝
2	异常。病变延伸程度小于软骨深度的 50%
3	严重异常。软骨缺损向下延伸超过软骨深度的 50%，延伸至钙化层，抵达但未超过软骨下骨。包括囊变
4	严重异常。软骨缺损程度向下延伸过软骨下骨

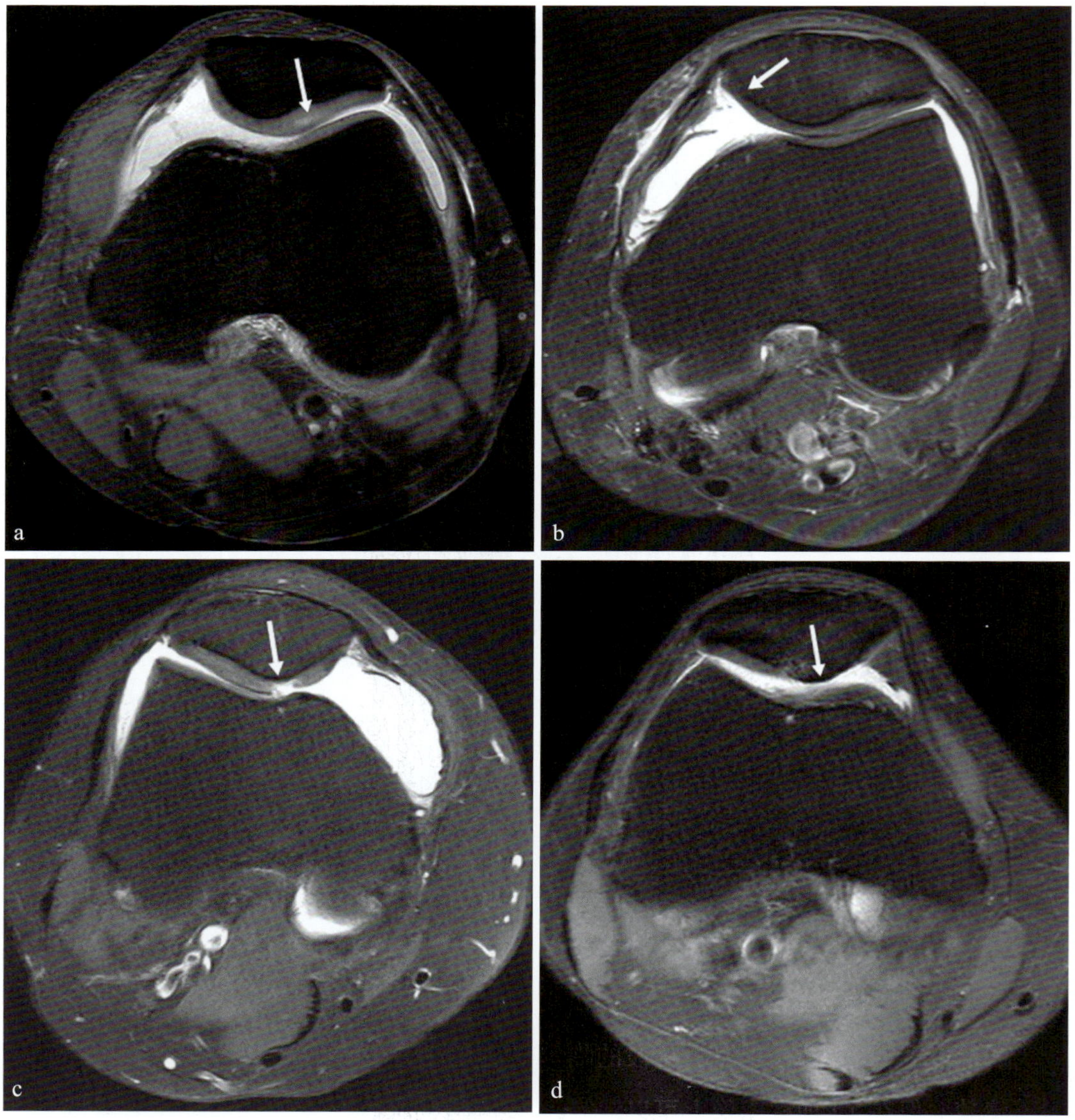

图 6.16　根据国际软骨修复学会（ICRS）的关节软骨损伤分级。（a）脂肪抑制 PD 加权轴向 MRI 显示髌骨外侧关节面（箭头）的关节软骨局灶性高信号强度（1 级）。（b）脂肪抑制 PD 加权轴向 MRI 显示髌骨内侧关节面（箭头）关节软骨变细（<50% 软骨深度）（2 级）。（c）脂肪抑制 PD 加权轴向 MRI 显示髌骨中央表面（箭头）的局灶性关节软骨缺损（>50% 软骨深度）（3 级）。（d）脂肪抑制 PD 加权轴向 MRI 显示髌骨内侧和中央关节面（箭头）的软骨全层缺损穿过软骨下骨（4 级）

关节表面线性或混合的高强度信号，显示退行性半月板损伤（图 6.17）。半月板挤压和半月板根部撕裂也与骨关节炎有关[11，12]。

6.3.3　半月板内的信号强度

矢状面或冠状面 MRI 信号强度增高分为以下 3 个等级（图 6.18）[26]。

- 1 级：球形信号强度局限于内部，没有延伸至半月板关节面
- 2 级：水平的线性信号强度也局限于内部，没有穿透半月板关节面
- 3 级：线性信号强度穿透半月板关节面延伸

1 级或 2 级情况被认为是实质内变性或黏液样变性而非撕裂[27]。随着细胞间黏液样基质物质的增加，早期退行性改变在称为黏液样性、黏

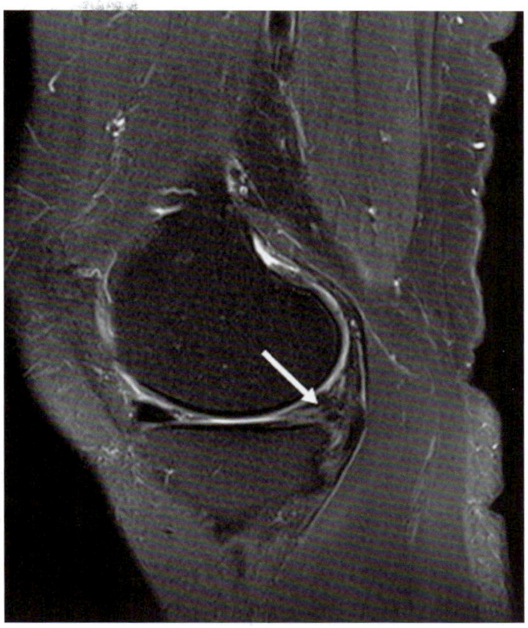

图 6.17　脂肪抑制质子密度加权矢状面 MRI 显示半月板后角混合撕裂（箭头）。注意内侧间室关节软骨变薄（3 级）

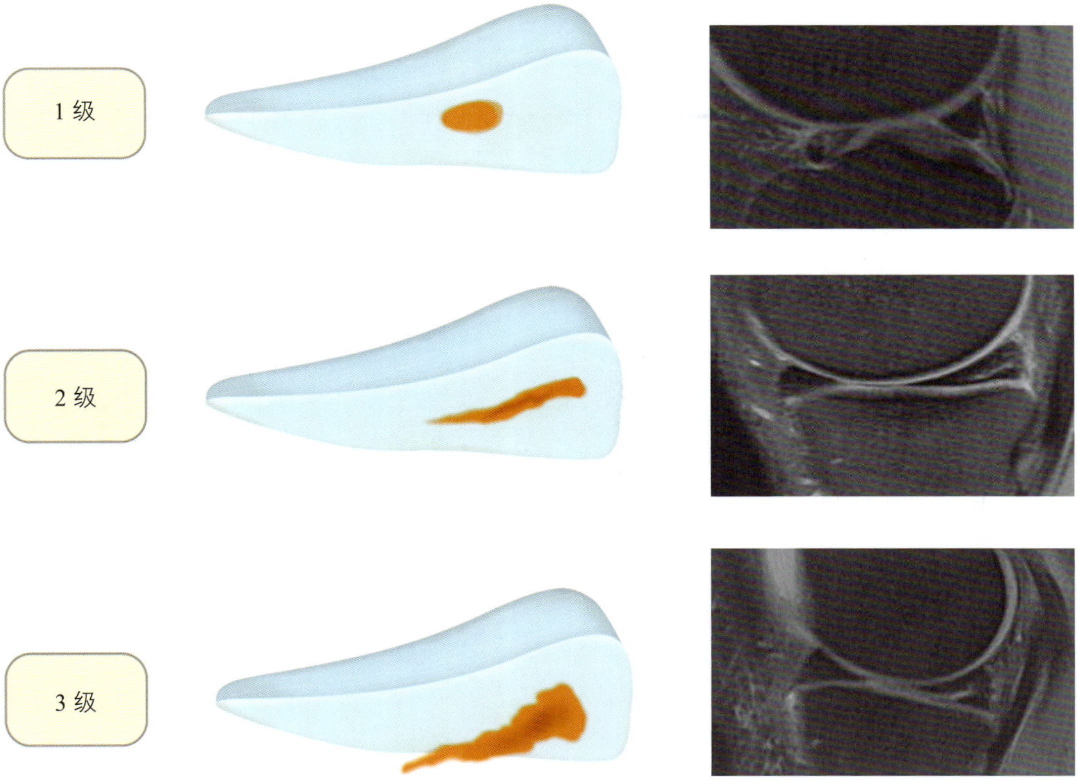

图 6.18　半月板内 MRI 信号强度分级与图解

液样或透明变性的区域中进展。据推测，这是一个简单的老化、磨损或撕裂过程，但其原因还未查明。一般来说，这不会引起任何的症状，也不需要特殊治疗。在正常情况下，半月板和关节囊交界处会因为胶原纤维或血管放射状分布而具有高信号强度[28]。

6.3.3.1 骨髓病变

骨髓病变在 T1 加权像上表现为低信号强度，在液体敏感序列上软骨下骨呈不清晰的高信号强度。骨关节炎相关骨髓病变同时伴有同一区域的软骨损伤（图 6.19）。在骨关节炎中，骨髓病变和疼痛相关，并随时间变化。同时还伴有 X 线片上关节间隙变窄恶化[29, 30]。

骨髓病变的鉴别诊断如下[13]。

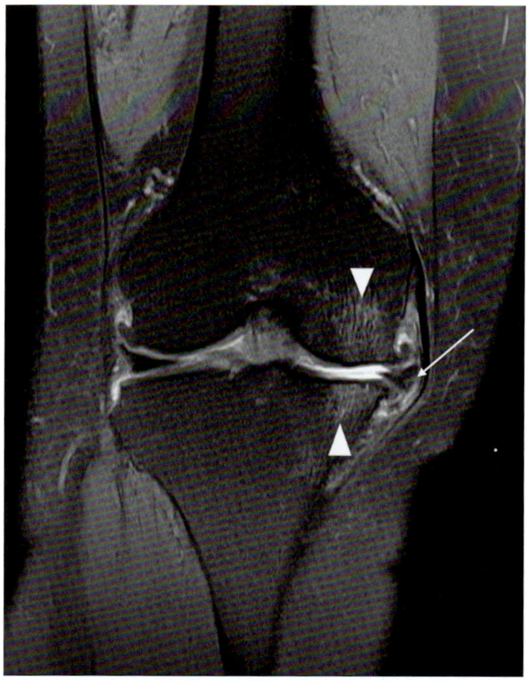

图 6.19 脂肪抑制质子密度加权冠状面 MRI 显示股骨内侧髁和胫骨平台全层软骨缺损，并伴有邻近软骨下骨骨髓水肿（箭头）。注意边缘骨赘、半月板退化（箭头）和内侧半月板挤压

- 创伤性骨髓损伤
  - 骨挫伤，骨折，应激反应
- 非创伤性骨髓损伤
  - 股骨头缺血性坏死
  - 膝关节自发性骨坏死（spontaneous osteonecrosis of the knee，SONK）
  - 骨髓水肿综合征（包括膝关节短暂性骨质疏松、区域迁移性骨质疏松、复杂区域疼痛综合征、反射性交感神经营养不良）
  - 炎症性骨髓病变（如慢性多发性关节炎、反应性关节炎、类风湿关节炎、细菌性关节炎）
  - 恶性肿瘤（淋巴瘤、骨髓瘤、白血病）
  - 良性肿瘤（朗格汉斯细胞组织细胞增多症、软骨母细胞瘤、骨样骨瘤、骨母细胞瘤）

6.3.3.2 软骨下骨囊肿

该病变的造影前 MRI 影像表现为水样信号强度明确的圆形边界。软骨下骨囊肿通常与骨髓病变同时存在，也可能发生于骨髓病变区域内(图 6.20）[9, 13]。

6.3.3.3 骨赘

生长在关节边缘的骨赘是骨关节炎的特征之一[5]。影像学上发现骨赘是 KL 分级系统中骨关节炎的定义。骨赘可通过传统 X 线片检测到，但小骨赘只能在 CT 和 MRI 上看到。骨赘中心部分信号强度与骨髓相同，边缘区域信号强度与皮质骨相同[31]。

6.3.3.4 关节积液和滑膜炎

骨关节炎常伴有关节积液和滑膜炎。与风湿性关节炎中的滑膜炎一样，增强 MRI 对骨关节炎的评估效果最好，能分辨对比增强滑膜液和非

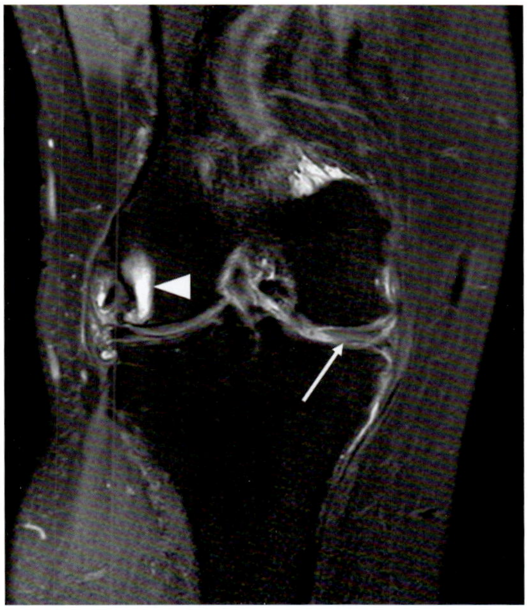

图 6.20 脂肪抑制质子密度加权冠状面 MRI 显示股骨外侧髁下高强度软骨下骨囊肿（三角）和邻近关节软骨变薄。注意内侧半月板混合撕裂（箭头），内侧间室关节软骨变薄

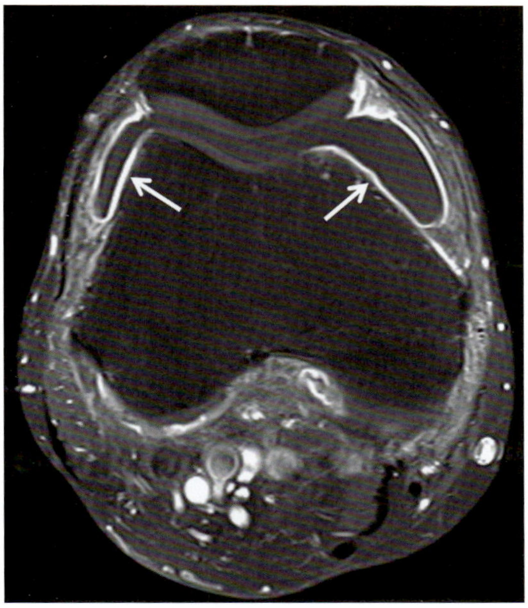

图 6.21 脂肪抑制钆增强 T1 加权轴向 MRI 显示增强的滑膜（箭头），与非增强的积液区分

增强滑膜液（图 6.21）。近期应用增强 MRI 的研究显示，滑膜炎与膝关节软骨退化密切相关[32]。如果无法用对比增强 MRI，非对比增强 MRI 也可以使用替代标记物（如 Hoffa 脂肪垫）信号的改变来评估滑膜炎。这可称为 Hoffa 滑膜炎，在液敏 MRI 中显示为 Hoffa 滑膜垫的弥漫性高信号强度[33]。大量积液也与骨关节炎中的疼痛和僵硬有关[11]。

6.3.3.5 韧带

膝关节内和关节周围韧带断裂可引发骨关节炎。前交叉韧带（ACL）、后交叉韧带（PCL）和侧副韧带都能断裂，表现为 MRI 上韧带的高强度信号部分或完全中断[16]。ACL 黏液样变性需和部分断裂区分开（图 6.22），其确切发病机制尚不清楚。可能的原因包括滑膜内层缺损导致 ACL 暴露于滑膜退化环境的影响[34]，游离在 ACL 纤维之间的成纤维细胞在创伤后分泌糖

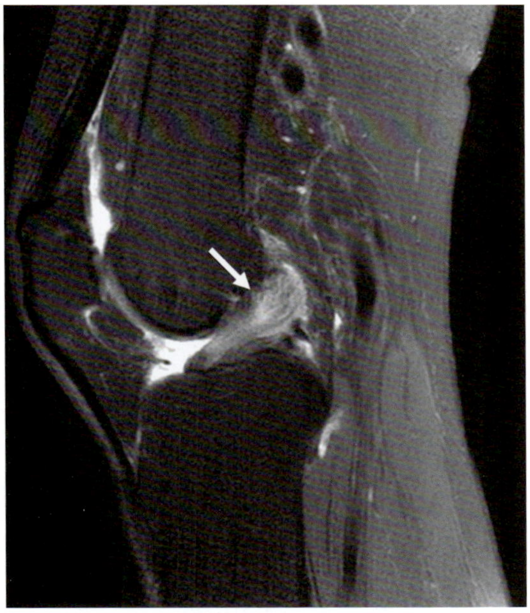

图 6.22 脂肪抑制质子密度加权矢状面 MRI 显示前交叉韧带高信号强度肿胀，纤维连续性尚存，似芹菜茎状（箭头）

胺聚糖[35]，以及先天性滑膜组织异位[36]。纤维束之间可见黏液物质，但未见纤维束断裂。脂肪抑制 PD MRI 显示高强度信号，但在对比增强图像上没有增强。ACL 形似芹菜茎。在患有骨关节炎或存在其风险的参与者中，MRI 显示的

ACL 黏液样变性与影像学显示内侧胫股间室关节间隙缩小的进展有关[37]。

6.3.3.6　滑膜炎和游离体

在骨关节炎中可见滑膜炎。大多数囊性病变表现为囊状液体聚集，显示低 T1、高 T2 信号。通常可见游离体，尤其在进展的骨关节炎中（图 6.23）。在骨关节炎中，游离体来源于软骨碎片，骨赘脱落或半月板碎片。鉴别诊断包括滑膜骨软骨瘤、膝关节自发性骨坏死、风湿性关节炎和二水焦磷酸钙沉积病等[13]。

6.3.3.7　软骨下骨磨损

软骨下骨磨损的定义是与骨折无关的软骨下骨表面变平或凹陷，这可以通过放射影像评估。软骨下骨磨损在不伴有关节间隙变窄的轻度骨关节炎患者中可能出现，但通常发生于晚期膝骨关节炎中[13]。这种骨关节炎表现的具体机制尚不清楚，可能由机械负荷改变引起的软骨下微骨折和重塑导致。该症状与膝关节疼痛有关[38]。

6.4　总结

由于成本低，可获得性好，放射影像是膝骨关节炎评估最常用的成像方式，可以看到骨质特征，如骨赘、软骨下骨硬化和软骨下骨囊肿，也可以确定关节间隙宽度，反映软骨和半月板的状况。然而，放射影像无法做到精确测量这些关节结构。关节间隙变窄是评估骨关节炎进程最常用的标准，骨与骨直接接触表示关节间隙完全丧失，是膝关节置换术的指标之一。MRI 正成为一种越来越重要的成像方式，可以看到在 X 线摄像中无法检测到的非骨软骨的骨关节炎特征，如关节软骨、半月板、韧带、滑膜、囊状结构、积液和骨髓。此外，MRI 加深了对这些结构意义的认识，包括解释疼痛和结构进程等。

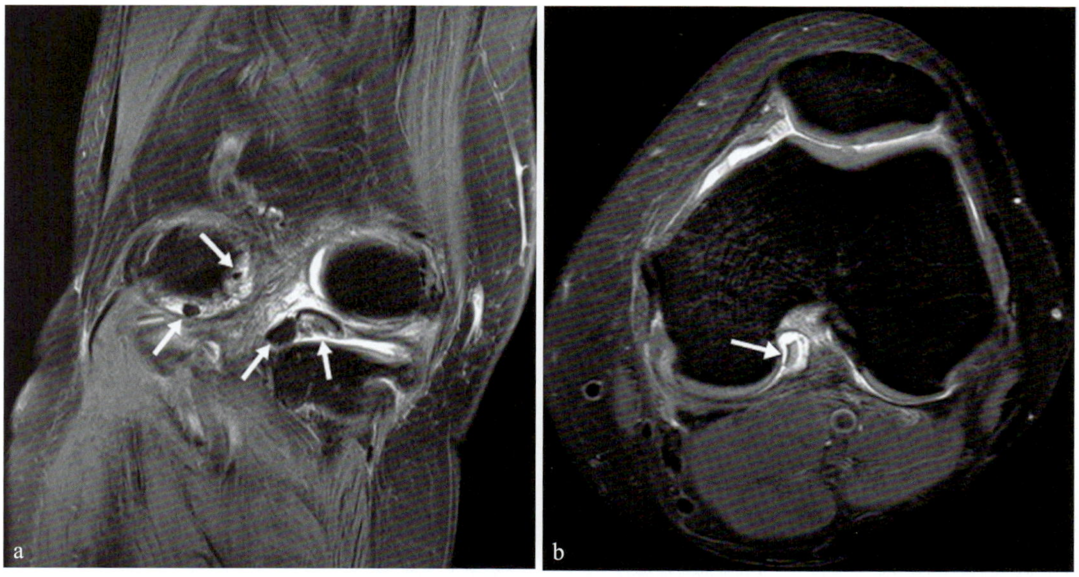

图 6.23　（a）脂肪抑制质子密度加权冠状面 MRI 显示膝关节内数个卵形和球形小游离体（箭头）。（b）脂肪抑制质子密度加权轴向 MRI 显示股骨后内侧髁外侧面有一小矩形软骨碎片（箭头）

参考文献

1. RESNICK D. Degenerative disease of extraspinal locations. In: Diagnosis of bone and joint disorders, vol.2. 4th ed. Philadelphia: Saunders; 2002, p. 1271–1381.
2. COOPER C, CUSHNAGHAN J, KIRWAN J R, et al. Radiographic assessment of the knee joint in osteoarthritis. Ann Rheum Dis. 1992,51(1):80–82.
3. BALL J, JEFFREY M R, KELLGREN J H. The epidemiology of chronic rheumatism: Atlas of Standard Radiographs of Arthritis. Oxford: Blackwell Scientific Publications. 1963.
4. ÖZKAN K, BAVER A, FATIF Ç, et al. Inter- and intraobserver reliabilities of four different radiographic grading scales of osteoarthritis of the knee joint. J Knee Surg. 2018,31(3):247–253.
5. GUPTA K B, DURYEA J, WEISSMAN B N. Radiographic evaluation of osteoarthritis. Radiol Clin N Am. 2004,42(1):11–41.
6. MCALINDON T E, SNOW S, COOPER C, et al. Radiographic patterns of osteoarthritis of the knee joint in the community: the importance of the patellofemoral joint. Ann Rheum Dis. 1992,51(7):844–849.
7. NAGAOSA Y, LANYON P, DOHERTY M. Characterisation of size and direction of osteophyte in knee osteoarthritis: a radiographic study. Ann Rheum Dis. 2002,61(4):319–324.
8. MILGRAM J W. Morphologic alterations of the subchondral bone in advanced degenerative arthritis. Clin Orthop Relat Res. 1983,173:293–312.
9. RADIN E L, ROSE R M. Role of subchondral bone in the initiation and progression of cartilage damage. Clin Orthop Relat Res. 1986,213:34–40.
10. HUNTER D J. Insights from imaging on the epidemiology and pathophysiology of osteoarthritis. Radiol Clin N Am. 2009,47(4):539–551.
11. DE LANGE-BROKAAR B J, IOAN-FACSINAY A, YUSUF E, et al. Evolution of synovitis in osteoarthritic knees and its association with clinical features. Osteoarthr Cartil. 2016,24(11):1867–1874.
12. GUERMAZI A, HAYASHI D, ECKSTEIN F, et al. Imaging of osteoarthritis. Rheum Dis Clin N Am. 2013,39(1):67–105.
13. HAYASHI D, ROEMER F W, JARRAYA M, et al. Imaging in osteoarthritis. Radiol Clin N Am. 2017,55(5):1085–1102.
14. HUNTER D J, ARDEN N, CONAGHAN P G, et al. Definition of osteoarthritis on MRI: results of a Delphi exercise. Osteoarthr Cartil. 2011,19(8):963–969.
15. ALPARSLAN L, MINAS T, WINALSKI C S. Magnetic resonance imaging of autologous chondrocyte implantation. Semin Ultrasound CT MR. 2001,22(4):341–351.
16. HAYES C W, JAMADAR D A, WELCH G W, et al. Osteoarthritis of the knee: comparison of MR imaging findings with radiographic severity measurements and pain in middle-aged women. Radiology. 2005,237(3):998–1007.
17. DISLER D G, PETERS T L, MUSCOREIL S J, et al. Fat-suppressed spoiled GRASS imaging of knee hyaline cartilage: technique optimization and comparison with conventional MR imaging. AJR Am J Roentgenol. 1994,163(4):887–892.
18. BURSTEIN D, GRAY M, MOSHER T, et al. Measures of molecular composition and structure in osteoarthritis. Radiol Clin N Am. 2009,47(4):675–686.
19. MATZAT S J, VAN TIEL J, GOLD G E, et al. Quantitative MRI techniques of cartilage composition. Quant Imaging Med Surg. 2013,3(3):162–174.
20. GRAY M L, BURSTEIN D, XIA Y. Biochemical (and functional) imaging of articular cartilage. Semin Musculoskelet Radiol. 2001,5(4):329–343.
21. MOSHER T J, DARDZINSKI B J. Cartilage MRI T2 relaxation time mapping: overview and applications. Semin Musculoskelet Radiol. 2004,8(4):355–368.
22. GILLIS A, BASHIR A, MCKEON B, et al. Magnetic resonance imaging of relative glycosaminoglycan distribution in patients with autologous chondrocyte transplants. Investig Radiol. 2001,36(12):743–738.
23. ALPARSLAN L, WINALSKI C S, BOUTIN RD, et al. Postoperative magnetic resonance imaging of articular cartilage repair. Semin Musculoskelet Radiol. 2001,5(4):

345–363.
24. BRITTBERG M, WINALSKI C S. Evaluation of cartilage injuries and repair. J Bone Joint Surg Am. 2003,85-A(Suppl 2):58–69.
25. KIJOWSKI R, STANTON P, FINE J, et al. Subchondral bone marrow edema in patients with degeneration of the articular cartilage of the knee joint. Radiology. 2006, 238(3):943–949.
26. STOLLER D W, MARTIN C, CRUES J V 3RD, et al. Meniscal tears: pathologic correlation with MR imaging. Radiology. 1987,163(3):731–735.
27. KAPLAN P A, NELSON N L, GARVIN K L, et al. MR of the knee: the significance of high signal in the meniscus that does not clearly extend to the surface. AJR Am J Roentgenol. 1991,156(2):333–336.
28. HAUGER O, FRANK L R, BOUTIN R D, et al. Characterization of the "red zone" of knee meniscus: MR imaging and histologic correlation. Radiology. 2000,217(1):193–200.
29. ZHANG Y, NEVITT M, NIU J, et al. Fluctuation of knee pain and changes in bone marrow lesions, effusions, and synovitis on magnetic resonance imaging. Arthritis Rheum. 2011,63(3):691–699.
30. EDWARDS M H, PARSONS C, BRUYERE O, et al. High Kellgren-Lawrence grade and bone marrow lesions predict worsening rates of radiographic joint space narrowing. SEKOIA Study J Rheumatol. 2016,43(3):657–665.
31. HAYASHI D, XU L, ROEMER F W, et al. Detection of osteophytes and subchondral cysts in the knee with use of tomosynthesis. Radiology. 2012,263(1):206–215.
32. HUNTER D J, GUERMAZI A, LO G H, et al. Evolution of semi-quantitative whole joint assessment of knee OA: MOAKS (MRI Osteoarthritis Knee Score). Osteoarthr Cartil. 2011,19(8): 990–1002.
33. HILL C L, GALE D G, CHAISSON C E, et al. Knee effusions, popliteal cysts, and synovial thickening: association with knee pain in osteoarthritis. J Rheumatol. 2001,28(6):1330–1337.
34. LANCASTER T F, KIRBY A B, BEALL D P, et al. Mucoid degeneration of the anterior cruciate ligament: a case report. J Okla State Med Assoc. 2004,97(8):326–328.
35. ROESER W M, TSAI E. Ganglion cysts of the anterior cruciate ligament. Arthroscopy. 1994,10(5):574–575.
36. MELLONI P, VALLS R, YUGUERO M, et al. Mucoid degeneration of the anterior cruciate ligament with erosion of the lateral femoral condyle. Skelet Radiol. 2004,33(6):359–362.
37. ROBERT M K, NIMA H N, FRANK W R, et al. Association of mucoid degeneration of the anterior cruciate ligament at MR imaging with medial tibiofemoral osteoarthritis progression at radiography: data from the osteoarthritis initiative. Radiology. 2018,287(3):912–921.
38. TORRES L, DUNLOP D D, PETERFY C, et al. The relationship between specific tissue lesions and pain severity in persons with knee osteoarthritis. Osteoarthr Cartil. 2006,14(10):1033–1040.

7 诊断与鉴别诊断

作者：Sang-Min Lee
译者：张执华　　审校：张　辛

摘　要

膝骨关节炎是一种因正常组织受损而导致膝关节结构和功能紊乱的疾病，由于其病因多样，症状不典型，因此早期诊断困难。而且由于缺乏有效的早期诊断工具，因此即使早期发现，该病仍需要进一步检查。为了诊断骨关节炎，临床医生必须执行系统的诊断程序，包括详细的病史采集和细致而彻底的检查。详细的问诊在诊断过程中很重要，内容应包括患者信息如种族、年龄、性别、身高、体重和症状等。体格检查应包括视诊、触诊和关节功能检查。X 线片是基本的影像学检查，必要时可考虑使用 CT 和 MRI 辅助诊断。包括白细胞计数、C 反应蛋白水平、红细胞沉降率、类风湿因子水平、尿酸水平和软骨寡聚基质蛋白水平在内的血液学检查，以及关节液分析、骨扫描等多种检查项目可有助于膝骨关节炎的诊断和鉴别诊断。如果其他导致关节炎的疾病被误诊为骨关节炎，错误或不必要的治疗可能会产生不良后果，因此在诊断骨关节炎之前，应考虑类风湿关节炎、血清阴性脊柱关节病、感染性关节炎、晶体诱发的炎症性关节病、自发性和继发性骨坏死及其他疾病的可能性，并进行鉴别诊断。

关键词

膝骨关节炎；诊断；体格检查；力线；类风湿关节炎；感染性关节炎；关节病；骨坏死

7.1 诊断

膝骨关节炎（OA）是多种引发滑膜关节结构和功能障碍疾病的临床和病理结局[1]。骨关节炎的病因包括关节软骨、韧带、关节囊的病变，滑膜炎症和软骨下骨钙化[2]。当关节组织破坏与自我修复之间的动态平衡被破坏时，骨关节炎就会发生[3]。骨关节炎的进展可能会导致疼痛、残疾和心理困扰[4, 5]。

膝骨关节炎的诊断基于病史和临床特征（表 7.1）[6]。在评估疑似膝骨关节炎患者时，X 线和 MRI 等影像学检查对于确定疾病的受累程度

S.-M. Lee (✉)
Department of Orthopedics, Pusan National University Yangsan Hospital, Yangsan, South Korea

Research Institute for Convergence of Biomedical Science and Technology, Pusan National University School of Medicine, Yangsan, South Korea
e-mail: dh62121@pusan.ac.kr

S.-S. Seo (ed.), *A Strategic Approach to Knee Arthritis Treatment*,
https://doi.org/10.1007/978-981-16-4217-3_7

表 7.1 美国风湿病学会膝骨关节炎诊断标准

骨关节炎等级
根据病史和临床检查结果
膝关节疼痛且符合下列中的 3 项
1. 年龄 >50 岁
2. 晨僵 <30 分钟
3. 主动活动时有骨擦音
4. 骨压痛
5. 骨关节增大
6. 未触及滑膜发热
根据病史、临床检查和影像学检查结果
膝关节疼痛且符合下列中的 1 项
1. 年龄 >50 岁
2. 晨僵 <30 分钟
3. 活动时出现骨擦音伴骨赘形成
根据病史、临床检查和实验室检查结果
膝关节疼痛且符合下列中的 5 项
1. 年龄 >50 岁
2. 晨僵 <30 分钟
3. 主动活动时出现骨擦音
4. 骨关节增大
5. 未触及滑膜发热
6. ESR<40 mm/h
7. 类风湿因子 <1/40
8. 出现骨关节炎的滑液征象

ESR，红细胞沉降率。

及诊断至关重要，临床表现和体格检查同样是重要的诊断依据。种族、年龄、性别、体重指数（BMI）、创伤史、上下楼梯困难和关节积液等患者信息也需要被收集分析。此外，一些影像学表现和临床特征如关节固定屈曲畸形、关节活动受限及骨擦音对预测膝骨关节炎也有重要意义，其敏感性和特异性分别为 94% 和 93%[7]。

膝骨关节炎的诊断可以依据临床和影像学表现，也可以根据诊断标准，如美国风湿病学会（American College of Rheumatology，ACR）和欧洲风湿病联盟（European League Against Rheumatism，EULAR）诊断标准[8]。EULAR 诊断标准包括了 3 种症状（持续性膝关节疼痛、晨僵和功能减退）和 3 种体征（骨擦音、活动受限和骨质增生），将具有全部 6 种症状和体征的患者诊断为膝骨关节炎的准确性为 99%。

膝骨关节炎可根据病因分为原发性或继发性。引发膝骨关节炎的继发性因素包括肥胖、膝关节周围骨折、韧带损伤、炎症或遗传因素。当这些因素促进骨关节炎进展时，可以考虑为继发性骨关节炎[9]。

7.1.1 评估与问诊

详细的病史是诊断膝骨关节炎最基本的内容。由于并非所有患者都可以进行所有类型的影像学检查，因此仅通过影像学评估无法诊断膝骨关节炎，并且临床表现和影像学发现也可能不一致。因此，诊断膝骨关节炎应明确病因，并应根据详细的问诊和临床表现对疾病进行鉴别诊断。

7.1.1.1 患者信息

诊断的第一步需要获取患者信息。通过确认患者的姓名、年龄和身份证号码是否与记录相符来识别患者，这是确保患者就诊安全的最基本步骤。确定患者身份后，患者的工作、种族和生活方式也应被收集和评估。长期从事高强度体力劳动的患者过早发生关节退行性改变的风险较高。此外，负重下跪和下蹲也可加速骨关节炎的进展。

7.1.1.2 主诉

了解特定位置上的疼痛对病因诊断有重要价值，疼痛部位是内侧还是外侧，疼痛是渐进性的还是突发性的，疼痛的性质是局灶性的还是放射性的，症状是否随休息而改善，行走时症状是否加重，有无关节肿胀或关节不稳。半月板撕裂或膝骨关节炎时可观察到慢性关节积液，膝关节反复肿胀时应怀疑类风湿关节炎或痛风性关节炎等炎症性关节炎。

7.1.1.3 病史采集

膝骨关节炎的主要症状是疼痛。疼痛发生在负重活动后，在早期，疼痛会随休息而改善。这一特点将其与炎症性关节炎区别开来，炎症性关节炎通常在活动早期出现疼痛，一旦关节炎进展，短暂休息后疼痛也不易减轻[10]。当伴有严重的关节破坏或急性炎症时，即使在休息时和夜间也可能持续疼痛。

骨关节炎可以发生在胫股关节或髌股关节[11]。仅累及髌股关节的骨关节炎患者主诉髌骨周围疼痛，在上下楼梯时出现典型的疼痛加剧。影响胫股关节的骨关节炎症状更明显，常导致行走功能障碍。随着关节炎的进展，膝关节可查及弹响和肿胀。当半月板撕裂或关节内存在游离体时，也可观察到活动受限或关节交锁。长期的骨关节炎可能引起股四头肌失用性萎缩。股四头肌力量减弱、疼痛和关节退行性变可能导致膝关节不稳。在单个胫股间室内大量的软骨丢失也可能表现出关节轴的进行性改变，如膝外翻或膝内翻（图 7.1）。

7.1.2 体格检查

7.1.2.1 视诊

临床医生在检查患者时不应只依赖影像学检查结果。与问诊相似，体格检查在膝骨关节炎的诊断中也是至关重要的[12,13]。在进行体格检查时，应暴露整个膝关节，并目视检查膝关节的前侧、内侧、外侧和后侧面。患者应处于直立位，髌骨朝前，应相距 2 英尺（约 0.61 米），足趾指向前方。

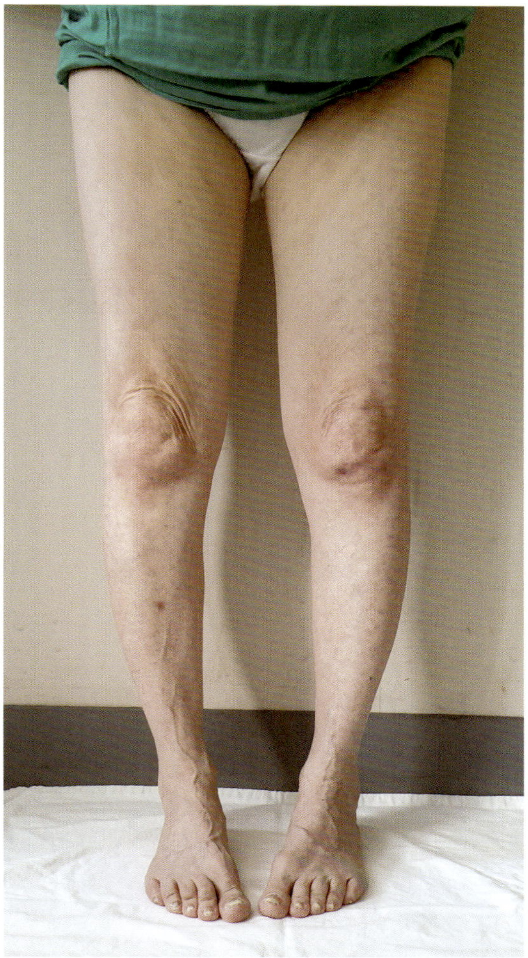

图 7.1 内侧间室骨关节炎患者出现内翻力线

站立时，应检查患者双腿的对齐情况。应要求患者步行以检查是否存在由神经病变或任何其他部位如脊柱、臀部和脚踝的病变引起的减痛或异常步态。一个步态周期大致分为站立相和摆动相，大多数异常步态都是在站立相观察到的，即从足跟接触地面到足尖离开地面的过程。

膝内翻是指在站立相内翻增加引起的膝关节向外侧运动，而骨关节炎伴随内侧间室磨损是已知的最常见原因[14]。膝外翻，与膝内翻相反，是指负重时膝关节向内侧的一种运动；当双膝关节受到外翻应力时，患者走路时双腿向外弯曲，以防止膝关节相互碰撞。与膝内翻相比，膝外翻很少发生，它通过增加膝关节外侧间室的负荷导致外侧间室骨关节炎的发生或发展[15]。

为了测量膝关节的活动度，嘱患者躺在检查床上，用测角仪测量大腿和小腿之间的夹角。大约5° 的过伸是正常的，但与健康的膝关节相比，伸展或屈曲受限可能表明内部关节异常，如半月板撕裂或骨关节炎。

7.1.2.2 触诊

由于膝关节除后侧外其余部位软组织都很薄，除非是严重肥胖的情况，否则都可以通过触诊发现异常情况。在触诊过程中，临床医生应检查关节间隙周围的骨压痛，检查膝关节屈曲或伸展或负重时是否听到爆裂声或骨擦音，并检查关节线上的骨质增生[5]。特别需要注意的是，关节线处的压痛和骨赘是诊断骨关节炎的重要指征，髌股关节间隙压痛通常在髌股疼痛的患者中观察到。关节积液是指关节内关节液增多，这表明关节内出现病理变化，如滑膜炎。虽然关节积液常由半月板撕裂或骨关节炎引起，它也可能是由炎症性关节炎、血肿或感染引起的脓肿造成的。

7.1.2.3 基本功能检查

检查者应对患者进行肌力或关节平衡和稳定性检查，以评估肌力和本体感觉。股四头肌无力是膝骨关节炎的重要特征，是患者出现膝骨关节炎症状或功能障碍的早期临床表现之一，在疾病发展中起着重要作用[5]。

7.1.2.4 影像学表现

影像学表现用于确诊骨关节炎并检查受累的区域和进展程度。然而，疼痛的严重程度和关节损伤的影像学表现并不总是一致的。评估膝骨关节炎的X线片包括膝关节前后位、侧位和轴位片，可显示髌股关节。在负重状态下膝关节45° 屈曲的后前位片，即Rosenberg位，有助于早期发现股骨内外侧髁软骨缺损。应采取站立位下肢全长X线片评估下肢力线异常。负重位X线片可能对评估骨关节炎更有益，可显示其典型的膝关节内侧、外侧和髌股关节间隙变窄、软骨下骨硬化、软骨下骨囊肿、关节边缘骨赘和关节面不规则[9，16]。KL分级评分系统是根据影像学检查结果对关节炎的严重程度进行分级的方法，现被广泛使用。MRI可以发现早期关节炎改变以及关节软骨、软骨下骨、半月板和其他软组织的异常。详细的影像学评估和影像学检查在前一章已经叙述了。

7.1.2.5 膝关节力线

一般采用负重位全长X线片在冠状面和矢状面对膝关节力线进行检查。在站立位时，冠状面上膝关节的力线使负重轴位于膝关节中心，但膝关节中心偏离负重轴会导致冠状面上的力线不正。内翻力线表现为膝关节中心向负重轴外侧移位，外翻力线表现为膝关节中心向负重轴内侧移位。膝关节内翻时内侧间室的负重增加，因此内侧间室骨关节炎的风险增加，而在外翻时，外侧间室的负重增加，因此外侧间室骨关节炎的风险增加[17，18]。许多感到疼痛的骨关节炎患者表现为内翻力线。在年轻人中，力线角度可能不在正常范围但没有任何症状，而错位程度的增加容易导致关节半脱位，并可能因负重增加而加快骨关节炎的进展。

矢状面膝关节力线正常时，膝关节的中心紧贴于负重轴。膝关节中心位于负重轴前方时会发生屈曲挛缩，膝关节中心位于负重轴后方时发生反曲。在这种错位情况下，后关节囊和韧带不能起到支撑体重的作用，这将导致维持姿势困难，并引起正常运动功能障碍。

7.1.2.6 实验室检查

膝骨关节炎的血液检查结果一般是正常的，血液检查结果大多用于排除其他疾病，如感染、痛风和类风湿关节炎，而不是用于诊断膝骨关节炎。白细胞（white blood cell，WBC）计数、C反应蛋白（C-reactive protein，CRP）、红细胞沉降率（erythrocyte sedimentation rate，ESR，也称血沉）、类风湿因子（rheumatoid factor，RF）等指标都可能有助于鉴别诊断。通过抽吸膝关节内的关节液进行分析。在膝骨关节炎中，关节液分析结果通常没有炎症，WBC（主要是单核细胞）计数低于 200/mm^3（0.2×10^9/L）。最近的一项研究报告了软骨寡聚基质蛋白（cartilage oligomeric matrix protein，COMP）作为膝骨关节炎诊断和预后的生物标志物的潜在用途。膝骨关节炎组血清 COMP 中位数明显高于对照组，且与年龄、BMI 和疼痛评分呈正相关，提示其对诊断膝骨关节炎的作用。然而，COMP 水平与影像学分级的相关性不显著，且在疾病的前 3 年含量较高，作为诊断指标具有局限性[19，20]。基质金属蛋白酶可以抑制软骨细胞合成细胞外基质恢复所必需的Ⅱ型胶原和聚集蛋白聚糖，其存在于骨关节炎关节的转归、细胞外基质分子的碎片以及其他软骨代谢和软骨基质的降解产物中，被释放入滑液然后进入血清。但是，基质金属蛋白酶相关课题还需要进一步研究[21~23]。

7.1.2.7 骨显像

骨显像可以形成反映骨骼新陈代谢活动的功能图像。其在临床上广泛应用，并有助于区分骨创伤的类型，如骨转移瘤、应力性骨折、足底筋膜炎、佩吉特病和骨髓炎[24]。骨显像检查使用的 ^{99m}锝标记的亚甲基二磷酸盐（^{99m}Tc-MDP），是一种与有机物相结合较少但易被骨矿物相吸收并迅速累积的化合物[24]。骨关节炎还包括骨反应性，如关节周围骨赘形成和软骨下骨硬化。进行性骨关节炎的特点是高骨转换和骨矿物质的释放，这增加了 ^{99m}Tc-MDP 结合的可能性，因此该技术可用于诊断骨关节炎[25]。

7.2 鉴别诊断

退行性膝骨关节炎鉴别诊断的关键在于病史和体格检查。首先，医生要确定是单关节炎还是多关节炎，发病是急性还是慢性。在数小时至 1 周内的急性起病通常提示炎症性关节炎，特别是细菌感染，而缓慢起病提示退行性关节炎。如果出现发热、寒战及身体其他部位的感染，则考虑是脓毒性关节炎。如果有持续 1 个月以上的对称性多关节炎症状，早期可以怀疑是类风湿关节炎。当出现膝关节疼痛伴反复下腰痛和腰部僵硬时，可以怀疑是强直性脊柱炎或赖特综合征。与银屑病有关的银屑病关节炎，表现为鳞状皮疹和少数关节受累。在痛风性关节炎中，用偏光显微镜可以在关节液中观察到特征性的尿酸钠晶体。结核性关节炎和色素绒毛结节性滑膜炎可以通过组织活检与其他肿瘤疾病鉴别。此外，膝关节液分析有助于炎症性、脓毒性关节炎等的鉴别诊断（表 7.2）。

临床医生应该注意膝关节疼痛可能是由腰椎或同侧髋关节病变引起的，也应该排除源于关节周围软组织（如肌腱或滑囊）的疼痛。

表 7.2　关节液特性分析

	正常	非炎症性	炎症性	脓毒性	血性
黏性	高	高	低	低	低
颜色	无色	淡黄或黄色	黄色或白色	多种情况	血色
透明度	透明	透明	透光	不透明	多种情况
每毫升白细胞数	<200	200~3 000	2 000~75 000	>100 000（大多数）	多种情况
多形核白细胞	≤ 25%	≤ 25%	>50%	>75%	多种情况
血糖水平	90% 血糖水平	90% 血糖水平	75% 血糖水平	50% 血糖水平	多种情况
培养结果	阴性	阴性	细菌阴性	细菌阳性	阴性

7.2.1　类风湿关节炎

症状的严重程度、发作情况及家族史有助于诊断类风湿关节炎。一般来说，类风湿关节炎累及多个关节，患者主诉多个关节疼痛。然而，在其他关节出现症状前的数周至数月只出现膝关节症状的类风湿关节炎也不少见。类风湿关节炎表现为滑膜内单核吞噬细胞、淋巴细胞、浆细胞、多核白细胞沉积，随着病情进展，滑膜组织肿大形成绒毛样凸起侵入关节内。类风湿关节炎临床表现不一致；有些病例最终发展为滑膜炎，而另一些病例可能呈侵袭性进展并在发病后 2 年内造成关节结构的损伤[26]。2010 年 ACR 和 EULAR 类风湿关节炎诊断标准有助于诊断[27]；根据这些标准，类风湿关节炎可以在关节受累（A）、RF 和抗环瓜氨酸肽抗体（B）、ESR、CRP（C）、症状持续时间（D）中得到 6 分或更高分数（满分 10 分）（表 7.3）。血液检查包括 RF 和抗环瓜氨酸肽抗体。

7.2.2　血清阴性脊柱关节病

血清阴性脊柱关节病是一类与类风湿关节炎相关的疾病，累及脊柱和四肢关节，特别是膝关节[28]。在具有人类白细胞抗原（human lymphocyte antigen，HLA）–B27 基因的个体中，该疾病的患病率增加。强直性脊柱炎、赖特综合征和银屑病关节炎均属于该类疾病，其特征是受累关节出现慢性滑膜炎。滑膜炎病理与类风湿关节炎一致，因此不能仅根据滑膜活检鉴别该病，需要配合临床诊断进行鉴别。

强直性脊柱炎累及骶髂关节、四肢关节和膝关节。它通常影响 20 多岁和 30 多岁的男性。由于发病时常累及骶髂关节，腰痛和腰骶僵硬是强直性脊柱炎的特征性症状。强直性脊柱炎的症状常因患者单个膝关节出现炎症性关节炎伴有腰痛而被掩盖，从而忽略对其的诊断。该疾病会引发肌腱和韧带止点疼痛，特别是患者会抱怨多个部位出现疼痛，如跟腱止点。患者表现出痉挛步态，通过屈膝来代偿脊柱僵硬从而能够站立和行走。HLA–B27 可用于强直性脊柱炎的诊断，而大多数患者的诊断主要根据病史、体格检查和影像学检查结果。

赖特综合征是一种以泌尿生殖道或胃肠道感染后少数关节不对称性关节炎为特征的疾病，可能伴有眼睛、黏膜和皮肤的炎症。尿道炎或胃肠道感染后 1~3 周少数关节出现不对称性关节炎，

表 7.3 2010 年美国风湿病学会 / 欧洲抗风湿病联盟类风湿关节炎分类标准（Aletaha 等[27]）

	分数
目标人群（谁需要接受检测？） 具有以下条件的患者： 1. 至少 1 个关节有明确的滑膜炎（肿胀）[a] 2. 出现不能被其他疾病解释的滑膜炎症状[b] RA 的分类标准（评分法：将 A~D 类的评分相加，需要评分≥ 6/10 才能确诊 RA）[c]	
A. 关节受累[d]	
1 个大关节[e] 2~10 个大关节 1~3 个小关节（无论大关节是否受累）[f] 4~10 个小关节（无论大关节是否受累） >10 个关节（至少 1 个小关节）[g]	0 1 2 3 5
B. 血清学（至少需要 1 项检测结果才能进行分类）[h]	
RF 阴性且 ACPA 阴性 RF 弱阳性或 ACPA 弱阳性 RF 强阳性或 ACPA 强阳性	0 2 3
C. 急性期反应物（至少需要 1 项检测结果才能进行分类）[i]	
CRP 正常且 ESR 正常 CRP 异常或 ESR 异常	0 1
D. 症状持续时间	
<6 周 ≥ 6 周	0 1

RA，类风湿关节炎；RF，类风湿因子；ACPA，抗瓜氨酸蛋白抗体；CRP，C 反应蛋白；ESR，血沉。

[a] 该标准旨在对新出现的患者进行分类。除新发患者外，具有糜烂性疾病这一典型类风湿关节炎症状的患者，如果有符合 2010 年标准的病史，也应归为类风湿关节炎。长期患病的类风湿关节炎患者，包括疾病处于非活动期的患者（无论是否接受治疗），以及根据可获得的回顾性数据已经满足 2010 年标准的患者，均应被归类为患有类风湿关节炎。

[b] 对不同临床表现的患者进行的鉴别诊断并不一致，可能包括系统性红斑狼疮、银屑病性关节炎和痛风等情况，如果需要考虑的相关鉴别诊断不明确，应咨询风湿病专家。

[c] 尽管评分为 6/10 的患者不能被归为类风湿关节炎，但可以对他们的情况进行随访，这部分患者有可能随着时间的推移逐步符合诊断标准。

[d] 检查发现的任何关节肿胀或压痛称为关节受累，该指标可由影像学检查发现的滑膜炎征象证实。远指间关节、第一腕掌关节和第 1 跖趾关节不在评估范围内。关节分布的模式需根据受累关节的位置和数量进行分类，并将其归入可能的最高类别。

[e] "大关节"指肩关节、肘关节、髋关节、膝关节和踝关节。

[f] "小关节"指掌指关节、近指间关节、第 2~5 跖指关节、拇指指间关节、腕关节。

[g] 在这一类别中，至少有 1 个受累关节是小关节；其他受累关节可以是任意数量的大关节和小关节，以及其他没有具体列出的关节（如颞下颌关节、肩锁关节和胸锁关节）。

[h] 阴性是指国际单位（international unit，IU）值小于或等于化验结果的正常值上限（upper limit of normal，ULN）；弱阳性是指 IU 值大于 ULN 但小于 3 倍的实验室化验检测的 ULN；强阳性是指 IU 值大于 3 倍的实验室化验检测的 ULN。如果类风湿因子仅为阳性或阴性，阳性结果应被评为类风湿因子弱阳性。

[i] 正常 / 异常由当地实验室标准确定。

[j] 症状持续时间是指无论治疗状况如何，进行评估时患者自我报告的受累关节出现滑膜炎体征或症状（如疼痛、肿胀、压痛）的持续时间。

多累及膝关节。肌腱和韧带止点处（如跟腱）的炎症也很常见。70% 的患者骶髂关节受累，80% 的患者 HLA–B27 呈阳性。

银屑病关节炎概念的出现是源于有报道称银屑病与炎症性关节炎相关。各种类型的关节炎通常发生于四肢或脊柱关节，与其他脊柱关节炎不同，骶髂关节炎在临床上较为罕见。可以根据皮肤和指（趾）甲银屑病以及多关节炎对银屑病关节炎进行诊断，其滑膜表现与类风湿关节炎相似。

7.2.3 感染性关节炎

膝关节感染可以发生在任何年龄段，以癌症、糖尿病、乙醇中毒、获得性免疫缺陷综合征或接受皮质类固醇治疗的免疫缺陷患者最为常见。在脓毒性关节炎中，膝关节常在无外伤情况下突然出现疼痛或肿胀[29]。体格检查时，膝关节发热、肿胀，即使膝关节轻微运动患者也会感到剧烈疼痛。由于老年人群越来越多地通过关节内注射和针灸治疗退行性关节炎，膝关节容易因此受到微生物的浸润和创伤，侵入性操作现在被认为是脓毒性关节炎的一个常见病因[30]。

患者到医院就诊时，常出现全身症状，发热、出汗和寒战分别占 34%、15% 和 6%；然而，发热并不是脓毒性关节炎诊断的必要标准[31]。诊断需行关节穿刺，脓毒性关节炎患者关节液常浑浊不清，关节液中的 WBC 计数超过 50 000/mm^3（50×10^9/L）；然而，免疫功能低下的患者 WBC 计数可能低于 28 000/mm^3。尤其是若多形核细胞占比 90%（0.9）以上，则强烈提示急性化脓性关节炎。尽管可能性很低，但即使在 WBC 计数低于 50 000/mm^3 的正常患者中也不能完全排除急性非化脓性关节炎的可能[32]。常见的病原体包括金黄色葡萄球菌、链球菌、流感嗜血杆菌和淋病奈瑟菌。

7.2.4 晶体诱发炎症性关节病

急性炎症、疼痛或非创伤性的突然肿胀可能提示脓毒性关节炎以及晶体诱发炎症性关节病，如痛风或假痛风。晶体诱发炎症性关节病通常影响膝关节，以热感和 WBC 计数增加为特征，表现出与脓毒性关节炎相似的症状。晶体性关节炎和化脓性关节炎是通过确认晶体和培养试验阳性对滑膜进行分析从而鉴别诊断。急性痛风是一种炎症性晶体关节病，平均在 1~2 周内自行消退[33，34]。然而，如果痛风发作频繁、持续时间长，且没有完全治愈，将导致慢性痛风性关节病。痛风性关节病的特点是关节间隙变窄，但关节周围骨量并不减少，这与类风湿关节炎形成鲜明对比。偏光显微镜下，痛风患者膝关节液中可见单钠尿酸盐晶体析出，而假痛风患者膝关节液中可见焦磷酸钙晶体析出。

7.2.5 自发性和继发性骨坏死

膝关节骨坏死是一种导致膝关节出现类似骨关节炎疼痛的疾病，可分为自发性骨坏死和继发性骨坏死。虽然骨坏死的确切病因尚不清楚，但血液疾病、使用类固醇、系统性红斑狼疮、器官移植、卡森病、戈谢病和酗酒等疾病是一些已知的病因。

自发性骨坏死在女性中的发病率是男性的 3 倍，大多数患者年龄在 60 岁及以上。一般情况下，膝关节突然疼痛是由轻微外伤或异常行为引起的，多为剧烈疼痛。这种疾病随活动的进行而加重，夜间症状往往更严重。虽然股骨内侧髁是典型的受累部位，但胫骨髁和股骨外侧髁及髌骨也相对常见。近年来有报道称，膝关节自发性骨坏死（spontaneous osteonecrosis of the knee，SONK）是一种软骨下功能不全性骨折（subchondral insufficiency fracture，SIF），其可发展为软骨下塌陷伴继发性骨坏死，已证实的SONK的微小创伤起源以及组织病理学和MRI特征将其与SIF联系在一起，因此这一观点目前被广泛接受[35]。

继发性骨坏死的高发年龄为55岁以下，大多数患者有创伤、使用皮质类固醇、镰状细胞贫血、胶原血管疾病和乙醇中毒等危险因素。大多数病例出现多关节受累，80%以上的膝关节继发骨坏死病例为双侧受累，60%~90%的概率累及其他关节[36]。影像学检查对膝关节骨坏死的诊断有重要意义，骨扫描对骨坏死的诊断至关重要，由于MRI可以清晰分辨骨坏死相关的软骨下骨变化，其对骨坏死的分期和鉴别诊断有重要作用。

7.2.6 其他需要鉴别诊断的疾病

在许多情况下，很难将老年骨关节炎患者半月板撕裂的症状与进行性骨关节炎和自发性骨坏死区分。即使患者主诉膝关节剧烈疼痛而没有外伤，但如果症状的原因（如半月板撕裂、现有疾病的恶化和关节内游离体）尚未确定，则确定病因仍非常困难。如果症状不重，适当观察一段时间疾病进展将有助于临床治疗和预后。

膝关节周围有1个或多个滑囊，有些与膝关节相连。根据其位置，它们被称为髌上囊、髌前囊、髌下囊、腘窝囊、鹅足滑囊、内侧副韧带囊和髂胫囊。由于正常关节的MRI通常可以显示内侧副韧带囊，因此必须与半月板撕裂和内侧副韧带撕裂鉴别。髂胫束综合征会引起与反复运动有关的膝外侧疼痛，其病因是髂胫束与股骨外上髁摩擦引起的髂胫囊慢性感染。患者主诉股骨上髁和Gerdy结节之间的远端髂胫束局部疼痛。鹅足滑囊炎表现为膝关节内侧的肿胀和压痛。

结缔组织疾病，如红斑狼疮，可能表现为膝关节炎症性关节炎。幸运的是，关节炎很少见，在有全身关节症状的情况下可以怀疑这种疾病。

莱姆病是一种由伯氏疏螺旋体引起的复杂的多器官感染，伯氏疏螺旋体是一种在蜱虫体内发现的螺旋体。病原体进入血液循环，在感染部位引起皮疹和疼痛，伴随关节转移性疼痛，最终发展为单侧或双侧膝关节慢性滑膜炎。

7.3 总结

骨关节炎的诊断需要综合患者的详细病史、体格检查、影像学检查和血液检查结果。不能仅通过影像学改变来诊断膝骨关节炎，因为影像学改变在疾病进展后才能被看到。此外，由于大多数老年人伴有膝关节退行性改变，因此与其他导致膝关节退行性改变的疾病进行鉴别诊断至关重要。如果因为误诊而提供了错误的治疗方案，会对患者产生不良影响。因此，应考虑与类风湿关节炎、血清阴性脊柱关节病、感染性关节炎、晶体诱发炎症性关节病、自发性和继发性骨坏死等疾病进行鉴别诊断。

参考文献

1. NUKI G. Osteoarthritis: a problem of joint failure. Z Rheumatol. 1999,58:142–147.
2. BIJLSMA J W, BERENBAUM F, LAFEBER F P. Osteoarthritis: an update with relevance for clinical practice. Lancet. 2011,377:2115–2126.
3. EYRE D R. Collagens and cartilage matrix homeostasis. Clin Orthop Relat Res. 2004,427:S118–S122.

4. GUCCIONE A A, FELSON D T, ANDERSON J J, et al. The effects of specific medical conditions on the functional limitations of elders in the Framingham Study. Am J Public Health. 1994,84:351–358.
5. ALTMAN R, ASCH E, BLOCH D, et al. Development of criteria for the classification and reporting of osteoarthritis. Classification of osteoarthritis of the knee. Diagnostic and Therapeutic Criteria Committee of the American Rheumatism Association. Arthritis Rheum. 1986,29:1039–1049.
6. HEIDARI B. Knee osteoarthritis diagnosis, treatment and associated factors of progression: Part II. Caspian J Inter Med. 2011,2:249–255.
7. PEAT G, THOMAS E, DUNCAN R, et al. Is a false-positive clinical diagnosis of knee osteoarthritis just the early diagnosis of preradiographic disease? Arthritis Care Res (Hoboken). 2010,62:1502–1506.
8. ZHANG W, DOHERTY M, PEAT G, et al. EULAR evidence-based recommendations for the diagnosis of knee osteoarthritis. Ann Rheum Dis. 2010,69:483–489.
9. ARYA R K, JAIN V. Osteoarthritis of the knee joint: an overview. J Ind Acad Clin Med. 2013,14:154–162.
10. MICHAEL JW-P, SCHLÜTER-BRUST K U, EYSEL P. The epidemi-ology, etiology, diagnosis, and treatment of osteoarthritis of the knee. Dtsch Ärtzebl Int. 2010,107:152–162.
11. KUTTNER J H, GOLDBERG V M. Osteoarthritic disorders. Am Acad Ortho Surg. 1995, Rosemont xxi–v.
12. KORNAAT P R, BLOEM J L, CEULEMANS R Y, et al. Osteoarthritis of the knee: association between clinical features and MR imaging findings. Radiology. 2006,239:811–817.
13. BEDSON J, CROFT P R. The discordance between clinical and radiographic knee osteoarthritis: a systematic search and summary of the literature. BMC Musculoskelet Disord. 2008,9:116.
14. KUROYANAGI Y, NAGURA T, KIRIYAMA Y, et al. A quantitative assessment of varus thrust in patients with medial knee osteoarthritis. Knee. 2012,19:130–134.
15. CHANG A, HOCHBERG M, SONG J, et al. Frequency of varus and valgus thrust, and factors associated with thrust presence in persons with or at higher risk of developing knee osteoarthritis. Arthritis Rheum. 2010,62:1403–1411.
16. PARMET M S, LYNM C, GLASS R M. Osteoarthritis of the knee. JAMA. 2003,289:1068.
17. COOKE T D, SCUDAMORE R A, BRYANT J T, et al. A quantitative approach to radiography of the lower limb. Principles and applications. J Bone Joint Surg Br. 1991,73:715–720.
18. HSU R W, HIMENO S, COVENTRY M B, et al. Normal axial alignment of the lower extremity and load-bearing distribution at the knee. Clin Orthop Relat Res. 1990,255: 215–227.
19. VERMA P, DALAL K. Serum cartilage oligomeric matrix protein (COMP) in knee osteoarthritis: a novel diagnostic and prognostic biomarker. J Orthop Res. 2013,31:999–1006.
20. ANDERSSON M L, THORSTENSSON C A, ROOS E M, et al. Serum levels of cartilage oligomeric matrix protein (COMP) increase temporarily after physical exercise in patients with knee osteoarthritis. BMC Musculoskelet Disord. 2006,7:98.
21. AIGNER T, SOEDER S, HAAG J. IL-1beta and BMPs--interactive players of cartilage matrix degradation and regeneration. Eur Cell Mater. 2006,12:49–56; discussion 56
22. SONG S Y, HAN Y D, HONG S Y, et al. Chip-based cartilage oligomeric matrix protein detection in serum and synovial fluid for osteoarthritis diagnosis. Anal Biochem. 2012,420:139–146.
23. GOLDRING S R, GOLDRING M B. The role of cytokines in cartilage matrix degeneration in osteoarthritis. Clin Orthop Relat Res. 2004,427:S27–S36.
24. LOVE C, DIN A S, TOMAS M B, et al. Radionuclide bone imaging: an illustrative review. Radiographics. 2003,23:341–358.
25. BETTICA P, CLINE G, HART D J, et al. Evidence for increased bone resorption in patients with progressive knee osteoarthritis: longitudinal results from the Chingford study. Arthritis Rheum. 2002,46:3178–3184.
26. HARRIS E D JR. Rheumatoid arthritis: pathophysiology and implications for therapy. N Engl J Med. 1990,322: 1277–1289.
27. ALETAHA D, NEOGI T, SILMAN A J, et al. 2010

rheumatoid arthritis classification criteria: an American College of Rheuma-tology/European League Against Rheumatism collaborative initiative. Arthritis Rheum. 2010,62:2569–2581.

28. TAUROG J D. Immunology, genetics, and animal models of the spondyloarthropathies. Curr Opin Rheumatol. 1990,2:586–591.

29. MCCUNE W J, GOLBUS J. Monoarticular arthritis. In: Kelley WN, editor. Textbook of rheumatology. 5th ed. Philadelphia: Saunders. 1997, p. 371–380.

30. SEO S S, HA D J, KIM C W, et al. Etiologic transition of septic arthritis of the knee. J Korean Knee Soc. 2008,20:44–49.

31. MATHEWS C J, WESTON V C, JONES A, et al. Bacterial septic arthritis in adults. Lancet. 2010,375:846–55.

32. COUTLAKIS P J, ROBERTS W N, WISE C M. Another look at synovial fluid leukocytosis and infection. J Clin Rheumatol. 2002,8:67–71.

33. CHOI H K, MOUNT D B, REGINATO A M. American College of Physicians; American Physiological Society. Pathogenesis of gout. Ann Intern Med. 2005,143:499–516.

34. MARTINON F, GLIMCHER L H. Gout: new insights into an old disease. J Clin Invest. 2006,116:2073–2075.

35. GORBACHOVA T, MELENEVSKY Y, COHEN M, et al. Osteochondral lesions of the knee: Differentiating the most common entities at MRI. Radiographics. 2018,38:1478–1495.

36. JONES J P JR. Concepts of etiology and early pathogenesis of osteonecrosis. Instr Course Lect. 1994,43:499–512.

8 非药物治疗

作者：Soung-Kyun Hong, Seung-Suk Seo
译者：王 浩，张嘉望 审校：刘 楠

摘 要

膝骨关节炎（OA）是一种退行性病变，衰老、肥胖和炎症反应等多种原因共同作用，使得关节软骨反复磨损，最终导致膝骨关节炎。除疼痛外，膝骨关节炎的躯体症状还包括肌力和运动范围下降、本体感觉减退导致的下肢平衡功能障碍及行走障碍。非药物治疗对于改善膝骨关节炎引起的躯体症状是必要的，包括患者健康教育、减重、运动疗法和物理治疗。膝骨关节炎是一种慢性疾病，患者了解自己的病情并改变生活方式非常重要，所以对患者进行健康教育是必要的。减重是改善膝骨关节炎所致疼痛的重要手段之一，需要通过运动疗法和饮食疗法实现。此外，运动疗法还有助于加强膝关节周围的肌力，提高平衡功能，进而起到改善运动范围、缓解疼痛和提高膝关节功能的作用。物理治疗则需要多种仪器。非药物治疗使用多种方法，而非单一手段进行治疗，并且根据患者的病情组合使用不同的治疗方法可以达到更好的疗效。

关键词

膝骨关节炎；非药物治疗；运动；减重；物理治疗

8.1 介绍

膝骨关节炎是一种进行性的、导致衰弱的疾病，以明显的疼痛和僵硬为临床特征，病程呈进行性，伴有肌无力症状，常导致机体残疾[1]。膝骨关节炎的主要症状是关节疼痛和功能障碍[2]。医学文献中描述了 50 多种非药物、药物和手术治疗骨关节炎的方法[3]。非药物治疗通常对较低级别的膝骨关节炎患者有帮助[4]。膝骨关节炎的保守治疗或非手术治疗原则的关键要素是缓解疼痛、尽量减少残疾和延缓疾病进展。国际骨关节炎研究协会（Osteoarthritis Research Society International，OARSI）指南推荐膝骨关节炎患者采用陆上运动（步行、强化运动、瑜伽、骑自行车等）、水疗、按摩、手法治疗、热疗、辅助

S.-K. Hong (✉)
Department of Physical Therapy, Woosuk University, Jeonju, South Korea
e-mail: popory77@woosuk.ac.kr

S.-S. Seo
Department of Orthopedics, Haeundae Bumin Hospital, Busan, South Korea

S.-S. Seo (ed.), *A Strategic Approach to Knee Arthritis Treatment*,
https://doi.org/10.1007/978-981-16-4217-3_8

工具（支具、手杖、楔形垫、鞋垫、胶带），尤其是严格的体重管理作为非药物治疗方法[5]。此外，英国国立健康与照护卓越研究院（National institute for Health and Care Excellence，NICE）也建议膝骨关节炎患者减重、运动、电疗、使用辅助工具和设备[6]。虽然膝骨关节炎尚无治愈方法，但非药物治疗能够减轻疼痛并改善关节运动功能障碍[7]。

8.2 减重和骨关节炎

骨关节炎的特征是关节表面逐渐发生退行性改变，常累及负重关节[8]。因此，体重增加会对膝关节产生额外的压力，促进膝骨关节炎发生。肥胖与膝关节疼痛伴有残疾的风险增加 3~4 倍相关，体重指数（BMI）升高的可归因分数估计为 36%（27%~44%）[9]。在行走时，通过膝关节承载的重量为体重的 3~5 倍[10]。在各种关于超重和肥胖的膝骨关节炎患者减重疗效的研究中，显示出类似的结果：与没有减重或减重 10% 以下的患者相比，体重减轻 10% 的患者疼痛和炎症减轻，膝关节功能提高，健康相关生活质量改善，膝关节负荷降低[11，12]。所以，患有膝骨关节炎的老年人、超重或肥胖者的处理标准中应包括至少减重 10%。此外，超重或肥胖膝骨关节炎患者体重减轻 20%（低于基线体重 10%）可显著改善健康相关的生活质量，减轻 25% 的疼痛和改善功能[13]。在 Framingham 研究中，减轻 12 磅（约 5.44 kg）体重可使膝骨关节炎风险降低 50%[14]。Christensen 等[15]发现，饮食疗法诱导的快速减重 10% 可使功能改善 28%，体脂减少 2.2%，西安大略和麦克马斯特大学骨关节炎指数（The Western Ontario and McMaster Universities Osteoarthritis Index，WOMAC）评分改善 9.4%。

虽然显著的体重减轻可能会加剧老年人骨质流失并增加髋部骨折的风险[16]，但是肥胖会增加下肢骨骼的负荷进而导致更糟的结果。尽管关于减重对髋部骨折风险的影响存在争议，但与最低限度的治疗相比，减重干预可能对骨关节炎的疼痛和残疾有小至中度的改善[17]。

在考虑让膝骨关节炎患者通过运动减重时，应考虑以下因素：

1. 选择合适的计划（运动形式）。
2. 根据运动形式决定训练频率（时间和持续时间）。
3. 根据运动形式决定训练强度（体重与运动量，适当的休息时间）。
4. 专家的持续反馈（是否符合患者的特点或运动形式）（图 8.1）。

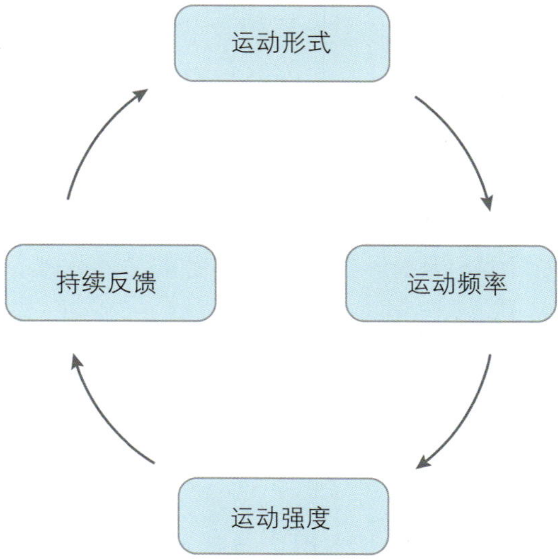

图 8.1 体重控制训练的注意事项

8.3 骨关节炎的运动疗法

8.3.1 选择合适的项目（运动形式）

有临床症状的膝骨关节炎最重要的治疗方法之一是减重。减重对患者的功能恢复和疼痛控制是一种有益的治疗方法。此外，肥胖会增加血液中肿瘤坏死因子 -α、白介素 -6、C 反应蛋白和其他促炎性细胞因子的水平，这些因子可能促进软骨基质变性[18]。因此，减重治疗的首要目标是为膝骨关节炎患者选择一个合适的运动计划来改善症状，并明确患者的治疗目标。美国风湿病学会（American College of Rheumatology，ACR）已经发布了 2019 年 ACR/AF 膝骨关节炎管理指南（表 8.1）。这一新指南首次提出，患者将直接参与疾病治疗。此外，一个值得关注的新指南提出，大多数膝骨关节炎患者都可以使用运动疗法，这是一个非常重要的膝骨关节炎患者的治疗方法，因为其有效性已经通过各种回顾性文献的证据得到证实。

对于有膝骨关节炎的患者，无论活动水平如何，运动方案应该是合适的、个性化的、以患者为中心的，应考虑到患者的年龄、活动能力、功能水平、合并疾病和偏好。

综上所述，设计合理的运动方案是控制体重的有力干预方法，如果关注患者的个人状况、生活方式和背景并据此制订适当的运动方案，可以带来更好的效果。

8.3.2 减重运动疗法的基本组成

运动计划的基本组成包括热身期（约 10 分钟）、耐力期（20~60 分钟）和放松期（5~10 分钟）。

热身的目的是通过增加结缔组织伸展性、改善关节活动范围和功能并增强肌肉性能，来降低肌肉骨骼损伤的易感性[19]。热身应从 5~10 分钟的低强度运动、伸展运动或轻度徒手运动开始，建议从能使心率增加至足以进行主要运动的低强度运动开始[20]。

表 8.1　2019 年美国风湿病学会 / 关节炎基金会膝骨关节炎管理（非药物）指南摘要

干预	推荐水平
运动（有氧运动、力量训练）	强烈推荐
平衡训练	推荐
自我管理计划	强烈推荐
瑜伽	推荐
认知行为疗法	推荐
手杖	强烈推荐
胫股膝支具	强烈推荐
髌股支具	推荐
肌内效贴	推荐
矫形鞋	不建议
外侧和内侧的楔形鞋垫	不建议
针灸	推荐
热疗	推荐
射频消融	推荐
按摩疗法	不建议
手法治疗加或不加运动	不建议
脉冲振动疗法	不建议
经皮神经电刺激	强烈不建议

主要运动的过程是，认真开始运动，提高心肺能力和肌力，并且连续运动 20~60 分钟或更长时间，或每天多次进行每次至少 10 分钟的运动。此外，对于运动效果，中等强度运动（步行速度为每小时 5~6 km）应持续至少 30 分钟，在高强度运动（强度为最大心率的 70%~90%）的情况下，持续运动至少 20 分钟即有效[19]。最大限度地

提高运动的有效性有助于机体功能的恢复，最有效的方法是在运动中自然地使用大肌肉群使身体尽可能活跃[20]。

放松是一种可以降低阶段性兴奋的肌肉强度及心肺强度的运动，包括慢走和瑜伽等。

8.3.2.1 有氧运动

膝骨关节炎患者进行减重疗法时，有效运动类型为有氧运动，并需要结合饮食疗法[20]。有氧运动是通过有氧能量代谢获得运动所需能量的一种运动形式，是指持续约 5 分钟或更长时间的运动。这是合成腺苷三磷酸（adenosine triphosphate，ATP）的方法之一，ATP 是肌肉做收缩活动时的能量来源，它是在线粒体中通过三羧酸循环和电子传递链的复杂相互作用产生的。丙酮酸通过三羧酸循环酶的催化转化为高能分子，如 NADH、GTP 和 FADH2，生成的 NADH 穿梭到复合物 Ⅰ 并转化为 NAD+ 驱动氧化磷酸化，电子通过呼吸链传递，通过质子泵进入线粒体膜间隙（intermembrane space，IMS）来维持膜电位。在这个步骤中，腺苷二磷酸（adenosine diphosphate，ADP）在复合物 Ⅴ（ATP 合酶）经过磷酸化形成 ATP（图 8.2）。

几乎所有国际指南都认为一般有氧运动在膝骨关节炎患者健康管理中有效[21]。常用于减重的有效有氧运动包括轻度户外运动，如步行、跑步、游泳和跳绳；以及室内有氧运动，如跑步机、固定自行车和踏步车运动。随机临床试验显示，接受步行运动的膝骨关节炎患者的疼痛、功能状态和生活质量在短期内有显著改善[22，23]。在这些不同的练习中，首先要考虑各种条件，如患者的身体状况、暂时或永久性的功能障碍、患者周围的环境和患者的目标。最重要的是，坚持做某一项运动才能产生最好的效果。

当存在禁忌证时则不应进行有氧运动。有氧运动的绝对禁忌证有：静息心率≥ 100 次 / 分，收缩压≥ 200 mmHg，舒张压≥ 120 mmHg。特别是，患有与心脏病有关的潜在疾病或有心脏病风险迹象的患者，在进行有氧运动时应始终监测血压和心率。医生还应该教育患者如何测量他们的心率和血压。考虑到大多数患者的年龄，水上运动也会有所帮助，这可以减少由于重力和运动而施加给关节的作用力。通过水上运动可以减轻疼痛，并且水的湍流、压力和温度可以增加本体感觉。此外，水的浮力降低了重力负荷并减少了关节压力。因此，它对因膝骨关节炎而引起的膝关节疼痛的患者有所帮助[24]。因为疼痛或膝骨关节炎而无法运动的患者可以通过水上运动提高活动能力及力量，进而开展地面运动。但是不应忘记，这种水中的功能改善只是让患者尽快在地面上进行运动的开始。有氧运动对减重的积极作用包括增加肺活量、耐力、肌力、减轻体重和减轻一定工作量下的劳累感。

8.3.2.2 关节活动度和无氧运动

有氧运动可以增加心肺和有氧运动能力。然而，仅通过有氧运动很难有效增加肌力或功能性能力。抗阻运动（无氧运动）不仅有助于增加力量，还有助于减轻体重[25]。

根据 OARSI 的建议，力量训练是指旨在增加肌力的运动，众所周知，它可以减轻膝关节疼痛并改善膝关节功能。特别是，通过训练包括股四头肌在内的各种下肢肌肉群来增加肌力是很重要的，并且可以通过各种类型的运动器材或运动来增加肌力[3]。关节和周围组织的炎症引起的活动受限和软组织粘连会影响膝骨关

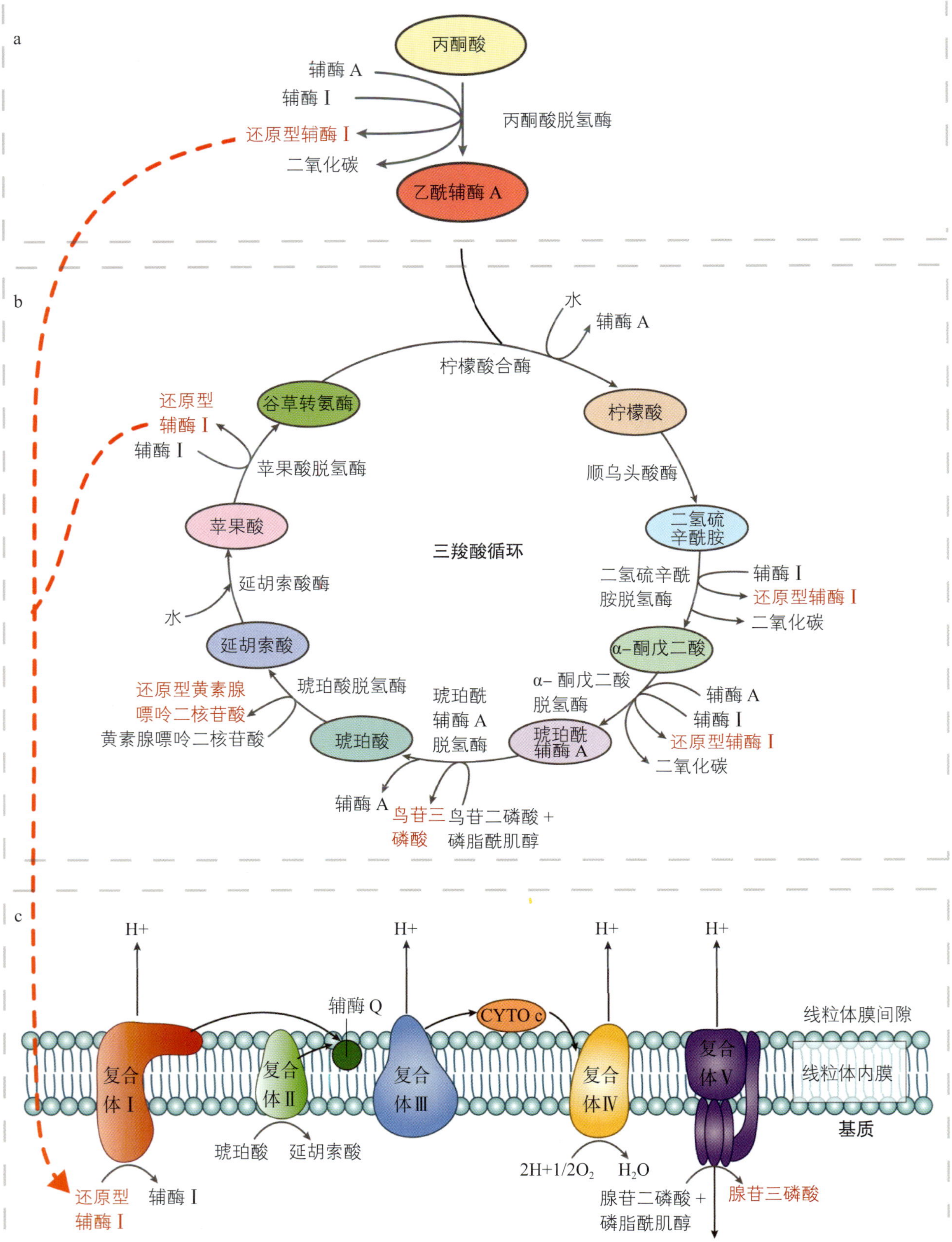

图 8.2 呼吸链和三羧酸循环的生物能量学。（a）第 1 阶段：合成乙酰辅酶 A。（b）第 2 阶段：三羧酸循环中乙酰辅酶 A 的氧化。（c）第 3 阶段：电子传递链（即呼吸链）中的氧化磷酸化（即 ATP 合成）的过程

节炎患者产生各种症状[26]。粘连最终会导致关节表面生物力学力发生变化，限制关节的活动，进而导致另一种症状发生，即关节活动度（range of motion，ROM）受限[27，28]。膝骨关节炎 ROM 下降是导致等速运动时肌无力的主要因素[29]。治疗的首要目标是通过减少软组织挛缩和改善功能来改善关节运动和 ROM。在膝骨关节炎患者的运动过程中，关节囊、屈髋肌群、股四头肌、腘绳肌、腓肠肌及比目鱼肌长度的延展性是非常重要的，因为它们会影响膝关节的功能。无氧运动（阻力 / 力量运动）对膝骨关节炎的疼痛评分和功能结果也有积极影响[30~32]。阻力 / 力量运动计划应包括阻力负荷、重复次数、运动速度和训练频率。由于股四头肌无力与膝骨关节炎及膝关节残疾高度相关[33，34]，许多阻力训练方案都侧重于股四头肌的强化和稳定，并显示出良好的临床效果。但是，在进行运动治疗之前应先排除风险。在膝关节错位或过度松弛的个体中，股四头肌肌力增加与膝骨关节炎的进展有关[35]。

伸展运动

关节被固定或制动会引起关节周围结缔组织纤维化，导致滑膜粘连、肌肉适应性缩短以及随之而来的 ROM 受限[36]。因此，建议膝骨关节炎患者首先进行伸展运动。伸展运动可以在骨关节炎导致骨骼或韧带受损后恢复有限的 ROM、纠正姿势、防止受伤、减少相关疼痛。此外，它可以减少关节磨损并增加关节灵活性，并将主要关节的强度保持在适当的水平，不仅适用于患有骨关节炎的老年人，也适用于没有关节疼痛的老年人[37]。此外，该项运动无须特意准备运动场所，坐或躺在垫子上进行低强度、无负重的伸展运动，没有跌倒的风险，而且简单易学。因此，它不仅可以适用于老年人，也适用于超重人群。这是一种被强烈推荐的运动方法，因为患者可以因为感兴趣而持续锻炼[38]。此外，对于因长时间站立运动造成膝关节疼痛负担而难以继续运动的患者，则适用坐位下的伸展运动[39]。因此，膝骨关节炎作为一种慢性疾病，患者必须终身进行持续的症状管理行为，伸展运动有助于加强症状管理行为的改变，以改善健康相关生活质量。参与膝关节运动的主要肌肉，如椎旁肌、臀肌、髂腰肌、腘绳肌、股四头肌、髋内收肌和腓肠肌等，在运动时均应进行拉伸。

伸展运动包括 5 种方法，重复 3 次，每次持续 30 秒。单侧练习，两侧交替进行，对侧肢体在执行过程中休息。参与者必须保持在正确的体位，负责的物理治疗师必须在整个治疗过程中指导肢体感觉、呼吸和姿势调整。完成每项运动后要充分放松肌肉（图 8.3）。

选择性肌肉训练

几个下肢肌群通过自身重量和重力支撑膝关节。控制膝关节运动和稳定性的两个主要肌群是股四头肌和腘绳肌。股四头肌和腘绳肌由于其外展和（或）内收力矩臂而具有提供动态的膝关节冠状面稳定性的潜力[40]。使用神经肌肉生物力学模型分析，股四头肌和腘绳肌不仅有可能支持冠状面的力矩，而且还能对外展 – 内收力矩提供支持[41]。

肌肉无力或功能障碍参与膝骨关节炎的发病机制[42，43]。伸膝肌群和屈膝肌群的肌力随着临床膝骨关节炎的进展均会逐渐丧失[44~46]。由于下肢肌肉组织给予膝关节天然的支撑，股四头肌无力或腘绳肌相对于股四头肌的无力可能引起重

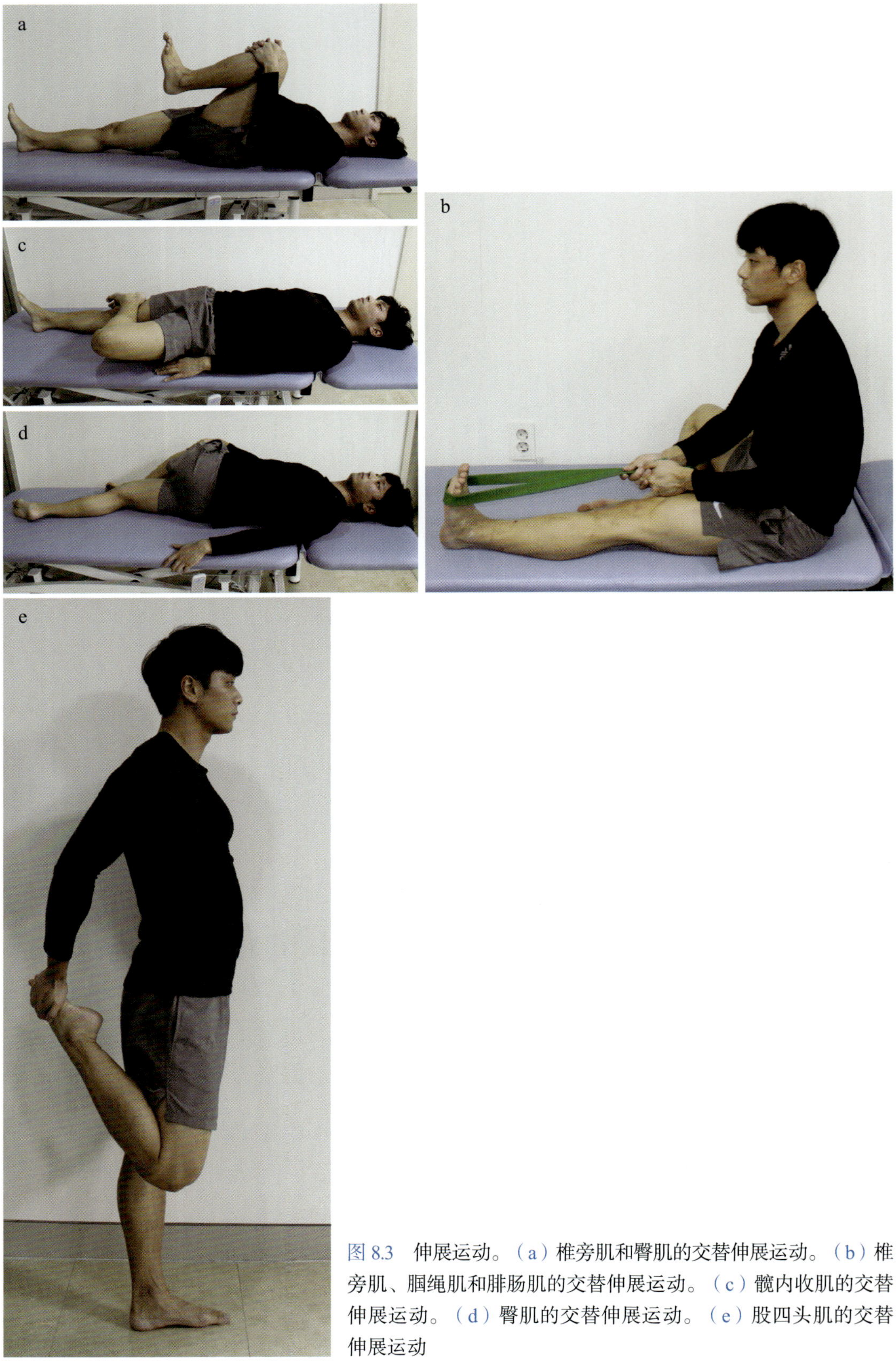

图 8.3　伸展运动。（a）椎旁肌和臀肌的交替伸展运动。（b）椎旁肌、腘绳肌和腓肠肌的交替伸展运动。（c）髋内收肌的交替伸展运动。（d）臀肌的交替伸展运动。（e）股四头肌的交替伸展运动

要的肌肉功能障碍[42, 47]。此外，股四头肌与腘绳肌力量的比例对保持膝关节的稳定性和保护膝关节免受过度压力很重要[48, 49]。股四头肌和腘绳肌的力量与有临床症状的膝骨关节炎相关，但与影像学上的骨关节炎无关[47]。

对于选择性肌力训练，推荐首先进行等长收缩的运动，因为其涉及关节活动较少，且加重症状的可能性较小[50]。此外，等长收缩训练可能有助于改善肌张力、肌力和静态耐力，并为关节进行更剧烈的运动或活动做好准备。以最大自主收缩的 70% 进行等长收缩训练，每次保持 6 秒，每天 5~10 次，可以显著增加肌力和耐力。此外，自主收缩能够促进肌肉周围静脉的收缩。图 8.4 介绍了膝骨关节炎患者的股四头肌和腘绳肌等长收缩训练相关内容。

在进行股四头肌等长收缩训练时要保持膝关节伸直，踝关节背屈，用力将下肢压向地面。在进行腘绳肌等长收缩训练时，膝关节微屈，足跟放在地面并向下压，以充分激发腘绳肌。总的原则是：下压、保持、放松。

本体感觉训练（平衡训练）

本体感觉可以定义为识别和定位身体相对于其在空间中的位置和方向的能力[51, 52]。本体感觉能力对日常活动和运动练习中的运动控制和关节稳定至关重要[53]。然而，骨关节炎患者存在关节位置觉减退的情况[54]。关节位置觉向平衡或前庭等运动控制中枢传递基本信息，在改善自主或非自主运动的诱导和促进方面起着非常重要的作用[55]。

因此，通过运动提高膝骨关节炎患者的位置觉和本体感觉非常重要。这些训练可以改善患者本体感觉反馈系统。大脑发送收缩或放松肌肉的信号，关节运动反应由感觉神经系统检测并报告给大脑，以便通过重复该过程进行微调和改善（图 8.5）。

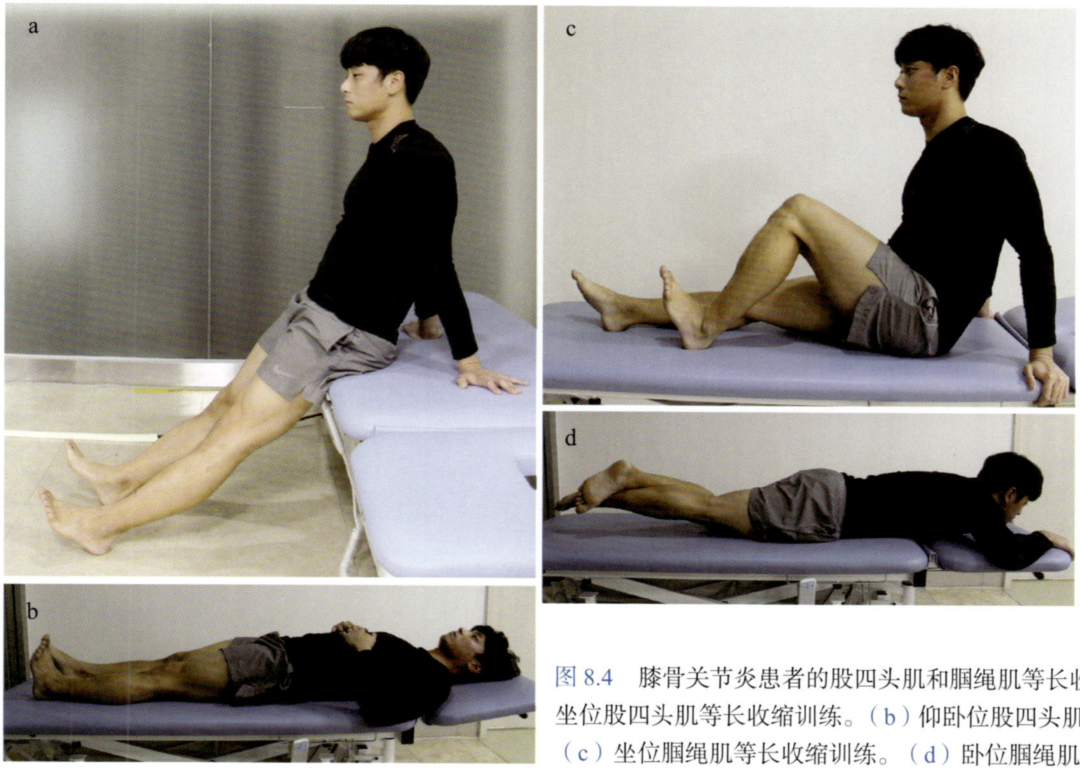

图 8.4　膝骨关节炎患者的股四头肌和腘绳肌等长收缩训练。（a）坐位股四头肌等长收缩训练。（b）仰卧位股四头肌等长收缩训练。（c）坐位腘绳肌等长收缩训练。（d）卧位腘绳肌等长收缩训练

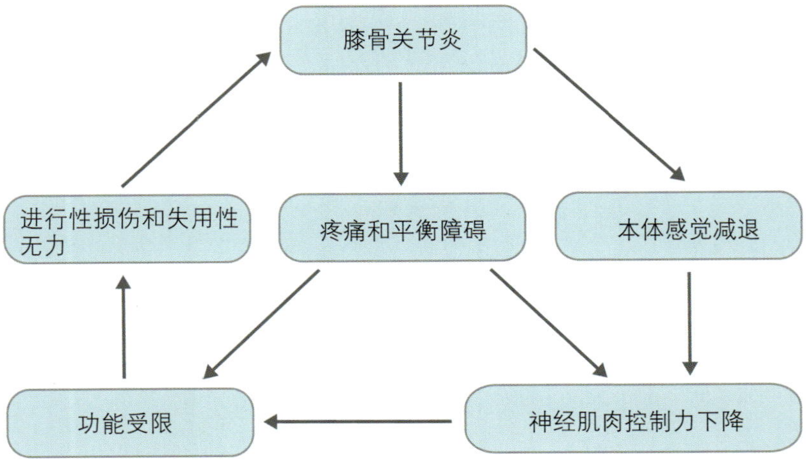

图 8.5　本体感觉反馈系统

图 8.6 包含关于膝骨关节炎患者渐进式本体感觉训练的指导。

训练包括 3 个阶段。第 1 阶段是静态训练，用于提高基础支撑能力。患者在逐渐不稳定的平衡板表面上保持平衡，如果患者适应目前的训练强度，则升级为单足站立。第 2 阶段是提高重心稳定性，在上述训练的基础上增加手臂和腿部运动，同样要求在逐渐不稳定的平衡板表面上保持平衡；如果患者适应该强度则可以选择增加 1 个弹性杆或哑铃（沙球）。第 3 阶段是功能性运动，在逐渐不稳定的平衡板表面上执行功能性运动（弓步、跨步、推、蹲、拉等）。

8.3.3　运动量（有氧 / 无氧运动的强度 / 频率）

8.3.3.1　有氧运动

如果你已经确定了运动类型和合适的训练计划，下一步是确定运动的强度或频率。运动的频率和强度是指每周的运动次数，以及达到最佳效果所需的运动量。

骨关节炎患者的运动量应包含多大的运动强度？有很多方法可以确定。第 1 种方法是根据美国运动医学学会（American College of Sports Medicine，ACSM）的减重计划指南推荐的方法确定，该指南建议每周锻炼 3~5 次，目标心率为患者最大心率的 70%~85%。这就是上文提到的，对存在临床症状的膝骨关节炎患者为达到理想的减重效果而确定的强度和频率。下肢骨关节炎患者，如果能够进行中度至剧烈运动（每周至少 3 天，最大心率的 70%~85%，持续 20~60 分钟），可以改善其体能和健康状况，而不会加剧关节疼痛或增加对镇痛药物的需求[56]。在一项膝或髋骨关节炎患者的有氧运动研究中，患者被随机分为 3 个治疗组，进行为期 12 周的有氧运动（步行、游泳）和无氧运动（ROM 训练）。基线分级运动测试中达到最大心率的 60%~80% 的参与者分配至步行运动组或游泳运动组，在 12 周的运动计划后，游泳运动组和步行运动组在有氧能力、50 英尺（约 15.24 米）步行时间、抑郁、焦虑和体力活动方面比对照组均有显著改善[57]。

确定患者所需目标心率的一种简单而传统的方法是：最大心率（220- 年龄）× 目标强度（70%~85%）。

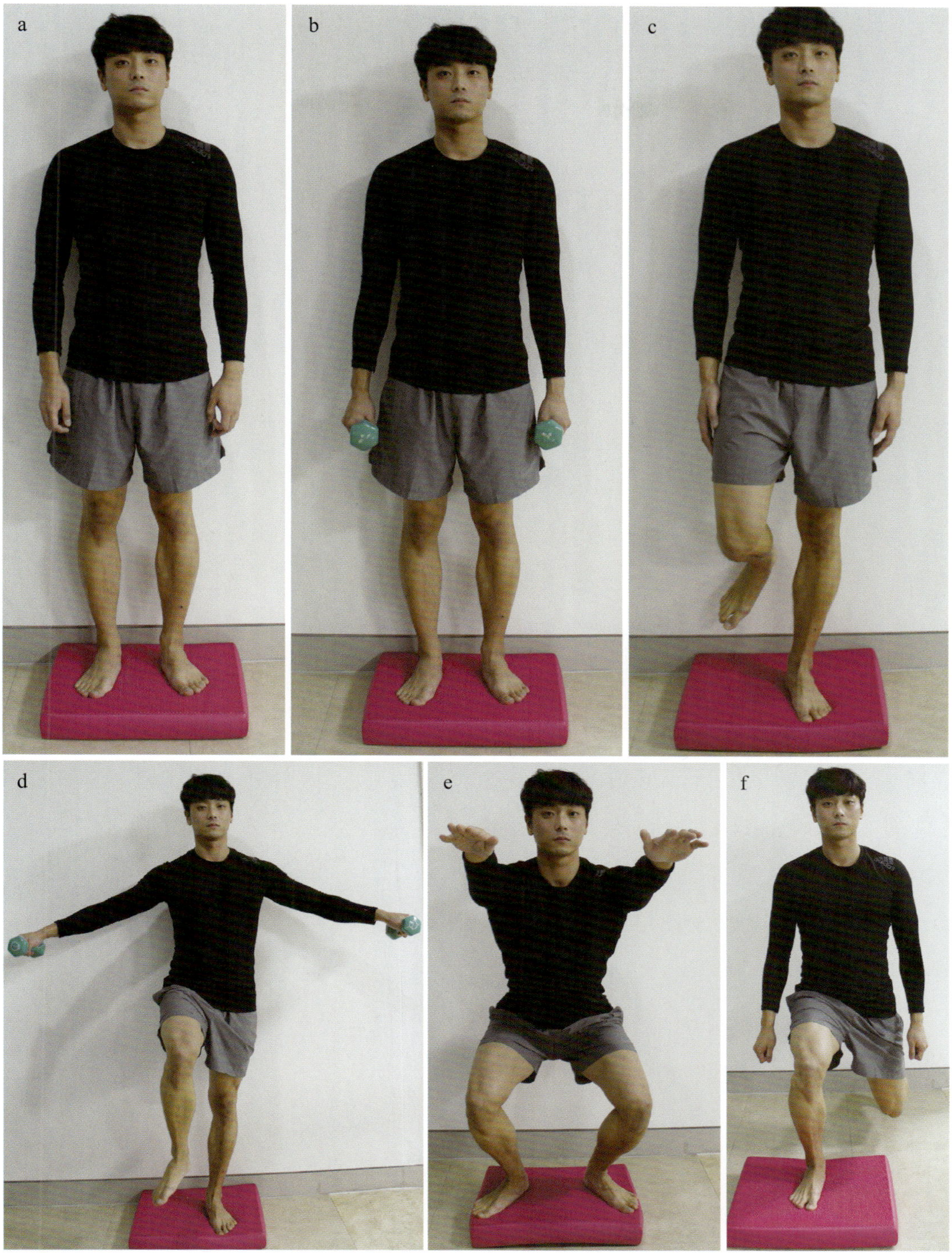

图 8.6　渐进式本体感觉训练。（a）静态：提高基本平衡能力。（b）静态：提高抗阻下的平衡能力。（c）动态：提高重心控制能力。（d）动态：提高抗阻下的重心控制能力。（e，f）功能：增加功能性运动训练

另一种方法是 Karvonen 法[58]。Karvonen 法确定运动训练的心率（目标心率）：目标心率 = 静息心率 +（最大心率 – 静息心率）× K。其中 K 为系数，取值范围为 0.6~0.8，该系数根据医生的经验确定[59]。Karvonen 法很方便，但它没有考虑到心率反应分散的个体[60]（表 8.2）。

表 8.2　60 岁 75% 强度运动时目标心率的计算（如静息心率 80 bmp）

	年龄	最大心率	静息心率	目标强度（%）	目标心率
传统方法	60	220–60=160		×0.75	（220–60）×0.75=120
Karvonen 法	60	220–60=160	80	×0.75	0.75×［（220–60）–80］+80=140

8.3.3.2　无氧运动

在制订无氧运动计划时，应该包括阻力负荷、重复次数、运动速度和训练频率。必须先进行个人力量和整体膝关节评估。阻力的施加可以使用杠铃、可调节重量的器材、机器或弹力带等。在评估肌力时，应重点评估主要参与负重的肌肉，如股四头肌、髋外展肌、伸髋肌群、腘绳肌和小腿肌肉。启动抗阻训练计划需要评估力量、全膝关节 ROM、全范围 ROM 内膝关节疼痛及患者的膝关节功能（如 WOMAC 评分）。抗阻训练通常将运动强度报告为进行运动时的一次最大重复负荷（one-repetition maximum，1RM）的百分比。术语“最大重复负荷”（repetition maximum，RM）是指在疲劳前使用适当的形式和技术可以举起负荷的最大次数（1RM= 以适当形式可以举起一次的最大负荷）[61]。自觉疲劳程度（relative perceived exertion，RPE）量表是另一种用作抗阻运动强度的方法，也有较好的效度[62]（表 8.3）。

表 8.3　博格自觉疲劳程度（RPE）量表，1982 年

评级	自觉疲劳
6	无疲劳
7	极轻
8	
9	非常轻
10	
11	轻度
12	
13	有点疲劳
14	
15	疲劳
16	
17	非常疲劳
18	
19	极度疲劳
20	最大疲劳

然而，RPE 量表体现的是患者的主观感受，可能与患者一般生命体征之间存在差异。例如，即使患者的一般生命体征显示此时为适度的心率，但 RPE 量表得分可以因为患者的主观意识而偏高。总之，适用于大部分人的运动强度是每周训练 3 天，每次训练 2~3 组，每组重复 8~15 次[26]。Farr 等在一项渐进式抗阻训练的随机对照试验中研究了 171 例早期膝骨关节炎患者的总体身体活动水平[63]。抗阻训练计划包括压腿、膝关节屈曲、髋关节外展、髋关节内收、直腿抬高、倾斜哑铃推举、坐式划船和伸膝训练，每周进行 3 次，每次 1 小时，持续 3 个月。训练后（3 个月和 9 个月），与对照组（自我管理组）相比，抗阻训练组膝骨关节炎的功能状态和症状有所改善。

高强度抗阻训练也显示出与低强度训练类似的效果。Jan 等比较了高强度和低强度训练对膝骨关节炎患者的临床效果[31]。两组每周进行3次高强度（1RM的60%）和低强度（1RM的10%）的等速膝关节屈曲和伸展训练。训练后，与未进行任何阻力运动的对照组相比，两组都有所改善。自行车运动也显示出类似的获益。高强度和低强度抗阻训练均有获益，耐受性良好，且似乎不会增加每日急性疼痛发作频率[64]。

8.3.4 专家的持续反馈

来自专家的反馈是影响运动表现和学习能力的最重要变量之一。它在向学习者返回有关运动表现的结果和评估的信息方面发挥作用，并被评价为持续和维持运动的各种干预策略中的重要策略之一[65]。

Martin等发现，有一种强化方法即向参与者提供有关于训练强度的表扬和反馈，对运动的持续性有积极作用，并且结果还表明，单独提供比小组内提供更有效[66]。此外，先前的研究表明，与没有获得反馈的参与者相比，获得反馈的参与者功能改善更明显[67]。因此，为膝骨关节炎患者提供下肢运动的反馈，可以有效地纠正不正确的动作，提高运动表现，对于因运动负担和恐惧而不能继续运动的患者，可以保持或培养其运动的信心和毅力。提供这种反馈的时间和方法应在受试者努力实现学习目标后，以及首次教授新内容或下一级任务时立即给出。并且在受试者完成任务后，应立即检查并给予反馈。此外，即使受试者在一定的运动量或运动时间方面遇到困难，也应鼓励患者向医护人员寻求反馈[68]。

总之，一个不熟练的受试者很难发现他们运动表现中的错误，也很难计划下一步的具体反应。当反应结果的具体信息由反馈等外部刺激提供时，则可以将其更改为更专业的动作，因此反馈可以持续地纠正学习者的错误行为并提高完成度。

8.4 疼痛控制（因素管理）

8.4.1 热疗

长期以来，热疗一直用于有临床症状的膝骨关节炎的管理。热疗常用于骨关节炎患者的物理康复以缓解疼痛[69]。热疗可以通过多种方法进行，包括应用表面热敷（红外线）、热敷、温水浸浴和蜡疗等[3]。热量通过增强胶原纤维的黏性流动并随后放松张力来增加胶原组织的延展性；通过血管扩张增加血液循环，减少肌肉痉挛引起的疼痛和缺血；通过门控机制或增加内啡肽的分泌来刺激游离神经末梢和周围神经。因此，热疗可有效控制疼痛，表面热量可以将表面下1 cm深度的软组织温度升高3° 。特别是，湿热比干热更能提高表面温度，且更有效地缓解关节疼痛。然而，热疗过程中必须注意避免烧伤，尤其是在骨骼凸起的部位[70]。

尽管热疗是有效的，但是关于浅表热疗的有效性仍存在很多争议[71]。有症状的膝骨关节炎的浅表热疗并没有引起临床上的相关变化。这些结果是由这种方法的固有性质造成的，即热无法向深部组织传递[72]。然而，浅表热疗与其他康复治疗联合使用仍然可能获益。Cetin等发现，与仅接受等速运动相比，热敷联合等速运动可改善膝骨关节炎患者的机体功能并减轻关节疼痛[73]（表8.4）。

深部热疗也是有效的。深部热疗，如短波、微波、超声波，会改善深部关节的黏弹性。特别是，相比短波或微波，超声波可以穿透更深的组织[74]。超声波热疗法可显著减轻膝骨关节炎患

表 8.4　热疗的生理变化

变化因素	肌肉痉挛	伤害感受器	血流	代谢率	胶原蛋白弹性	关节僵硬	水肿
结果	减少	减少	增加	增加	增加	减少	增加

者的疼痛，尤其是联合镇痛药或非甾体抗炎药（nonsteroidal anti- inflammatory drug，NSAID）时[75]。最近的研究还报道，应用 4 周局部微波热疗法可改善有临床症状的膝骨关节炎患者的疼痛和机体功能，并在 12 周的随访时仍有获益[76]。局部恶性肿瘤或有出血倾向的患者为深部热疗的禁忌证[77]。此外，如果患者血液循环不良、服用镇静药物及感觉减退时，则需谨慎使用。虽然热疗的作用机制仍在研究中，但是目前认为，组织受热后局部血流量增加可能是其主要的作用原理[78]。

8.4.2　冷疗

在康复学上，冷疗可以减轻炎症、疼痛和水肿，从而促进活动能力的改善。冷疗技术包括应用冰敷或冰袋、冰按摩或局部喷雾（如快速冷却的氮气或二氧化碳气体）。浅表降温可减少肌肉痉挛并增加疼痛阈值[79]。冷疗可减少局部血流量，有助于控制肿胀和减轻疼痛[80]，从而可能改善 ROM 和功能。然而，对于雷诺现象、冷超敏反应和冷球蛋白血症或阵发性血红蛋白尿的患者，不应使用冷疗[81]。

8.4.3　电刺激疗法

骨关节炎治疗的重要目标之一是缓解疼痛并维持或改善功能。多种物理治疗方式已被建议用来延缓膝骨关节炎的临床病程，其不良反应可能比药物治疗更少[82]。经皮神经电刺激疗法（transcutaneous electric nerve stimulation，TENS）是膝骨关节炎的一种常用理疗方法，即通过皮肤施加若干频率的电流达到调节疼痛的目的[83]。它基于 Melzack 和 Wall 所描述的疼痛感知的“门控理论”[84]。然而，文献报道中 TENS 的获益存在争议[85]。

8.5　辅助器具

8.5.1　步行辅助器具（手杖、助行器）

几乎一半存在疼痛和机体功能障碍的膝骨关节炎患者需要使用助行器来提高他们的行走能力。助行器包括手杖、拐杖、助行器、支架和矫形器等设备。这些辅助工具可为运动范围、肌力、关节稳定性、协调性和耐力等各方面的障碍提供代替[86]。如果骨关节炎患者自己的下肢存在问题，可以使用手杖或助行器来平衡。在缓解骨关节炎患者患侧下肢的负重负担时，应在健侧使用手杖，因为健侧基础支持的增加，可以将患者的重心向该侧转移。健侧使用手杖辅助步行，行走时膝关节内侧间室负荷可降低多达 17%[87]。手杖应正确安装。手杖推荐长度由足底至大转子或尺骨茎突的距离决定[88]。然而，在一般人群中使用较长的手杖是非常普遍的[89]。手杖过长会导致肘关节屈曲大于其理想角度（20°~30°），且造成肩部抬高[90]，从而限制其承重能力。根据一项关于疼痛与使用手杖之间关系的研究，发现 21 名存在疼痛的肥胖或超重的膝骨关节炎患者使用手杖 8 周后会使得通过膝关节的垂直力在使用手杖时向对侧转移，并且在不使用手杖行走时可以保持这种转移。如果经常使用手杖，膝关节的峰值垂直力会下降 12%，疼痛肢体的压力中心会横向移动 22%。每周使用手杖 4 天以上的患者中有一半报告疼痛缓解了 20% 或更多[91]。根据这些数据，手杖是一种非药物治疗选择，可以改善膝骨关节炎患者的症状和功能。

8.5.2 膝关节支具

膝关节支具通常用于膝骨关节炎，AAOS 推荐使用支具来保证膝骨关节炎的生物力学稳定性[92]。有脱位的膝骨关节炎会引起明显的疼痛和功能障碍，膝关节支具已被证实有助于维持这种情况下膝关节的稳定性和功能[93, 94]。对于有严重外翻畸形的膝骨关节炎，使用专门设计的外翻支具可以减少关节疼痛，改善膝关节功能和生活质量[95]。因为支具提供了外翻的推力，可以减少内侧胫股间室的负荷。Kirkley 等进行了一项随机对照试验，将膝关节免荷支具及橡胶护膝与对照组进行比较[96]。

6 个月随访时，使用免荷支具的患者在 6 分钟步行试验和 30 秒爬楼梯试验后的疼痛与使用橡胶护膝患者相比有显著差异。当比较有支具和无支具的患者时，WOMAC 功能评分存在显著差异。Chughtai 等对 36 名 KL 分级 3~4 级膝骨关节炎患者进行了随机对照试验，分为仅接受常规治疗组、常规治疗联合免荷支具组。在 1 年的随访中，支具组接受注射的患者明显减少，后续全膝关节置换术减少[97]。因此，支具可以帮助膝骨关节炎患者在疼痛和功能方面获得显著改善，并可能延缓他们接受全膝关节置换术的时间。

8.5.3 楔形鞋垫

生物力学因素是重要的骨关节炎发病机制之一，许多专家对治疗膝骨关节炎的生物力学机制表现出兴趣，这些治疗方法可减轻关节负荷并纠正关节脱位。合并膝内翻的骨关节炎患者，其膝关节内侧间室承受的负荷几乎是外侧间室的 10 倍。这种负荷增加是由静态和动态的步态活动中内侧间室负荷较高所致，膝关节内侧 60%~80% 的负荷转移到内侧间室[98]。所以，当膝关节的内侧间室变窄时，关节软骨退化，外部软组织变得松弛，机械体力线向内移动。由于膝关节处的力臂长度增加，导致膝关节内翻骨关节炎患者患侧产生的内源性扭矩高于非受累侧，因此治疗方法还侧重于减少力臂，最终可以减轻关节的负荷[99]。减少力臂的方法之一是胫骨高位截骨术（high tibial osteotomy，HTO），可以以此减轻关节负荷。HTO 有利于膝关节的调整复位，已成功应用于膝关节内侧间室骨关节炎患者[100]。另一种方式是楔形鞋垫。在各种研究中，他们发现侧楔形鞋垫可以缓解疼痛和提高行走能力。Toda 等报道，相比于对照组，使用侧楔形鞋垫患者的疼痛减轻[101]，在 Sasaki 的研究中，鞋垫组患者的疼痛和行走能力有明显改善[102]。当使用侧楔形鞋垫行走时，在初始站立阶段，足部的重量从足外侧传递，并且在跟骨和胫骨内旋产生内侧旋转力。此时，外翻力矩发生在踝关节，较大的外翻力矩主要在站立阶段产生[103]。换言之，当使用楔形鞋垫时，通过在初始站立阶段改变下肢的空间位置，具有使距骨沿胫骨方向垂直竖立的效果[104]。因此，通过减少施加在膝关节内侧间室、髂胫束和外侧副韧带上的力，不仅可以减少作用在内侧间室的力（约为体重的 16%），还可以起到缓解疼痛的作用[105]。

8.5.4 髌骨固定带

髌骨位置异常是膝关节结构恶化的最危险原因之一，它会导致关节结构异常和功能丧失[106]。据估计，髌骨外侧关节面的力线异常是疼痛的主要原因[107]，髌骨接触面的变化或股四头肌肌力的变化会增加髌骨外侧关节面的压力，从而导致膝关节退行性病变以致膝骨关节炎[108]。如果发生髌股关节脱位，髌骨和股骨滑车之间的接触面减少，髌股关节的压力则会增加。因此，在膝骨关节炎患者中，矫正膝骨关节炎患者膝关节中髌骨的位置非常重要。Warden 等对髌骨固定带和支具治疗慢性膝关节疼痛进行了系统评价和荟萃分析[109]。在这项研究中，与对照组相比，内侧定向固定带组的疼痛显著减轻。髌股关节疼痛患者的另一个常见问题是股四头肌无力。因此，髌骨固定带可以改变股内侧肌（vastus medialis oblique，VMO）的长度，激活 VMO 并诱导髌骨复位，从而增加股四头肌肌力[110]。髌骨固定带具有治疗简单、费用低廉的优点。此外，患者可以在简单的指导后学会自行使用。

8.6 总结

膝骨关节炎是由各种原因导致疼痛和膝关节功能障碍的一系列结构变化的集合。因此，最重要的是制订各种干预策略来改善患者的症状，比如肌力减弱、运动范围降低、平衡障碍和疼痛等，这些症状会降低患者的生活质量、机体能力和功能状态。综上所述，对于膝骨关节炎的治疗，医护人员应通过选择各种知识和适当的管理方法（如健康教育、减重、运动疗法、物理治疗等）来帮助患者改善症状和恢复功能。

参考文献

1. CHERIAN J J, JAUREGUI J J, LEICHLITER A K, et al. The effects of various physical non-operative modalities on the pain in osteoarthritis of the knee. Bone Joint J. 2016,98(1):89–94.
2. ALTMAN R D, HOCHBERG M, MURPHY W A J R, et al. Atlas of individual radiographic features in osteoarthritis. Osteoarthr Cartil. 1995,3(Suppl. A):3–70.
3. ZHANG W, MOSKOWITZ R W, NUKI G, et al. OARSI recommendations for the management of hip and knee osteoarthritis, Part I: critical appraisal of existing treatment guidelines and systematic review of current research evidence. Osteoarthr Cartil. 2007,15:981–1000.
4. VAISHYA R, PARIYO G B, AGARWAL A K, et al. Non-operative management of osteoarthritis of the knee joint. J Clin Orthop Trauma. 2016,7(3):170–176.
5. Royal Australian College of General Practitioners. Guideline for the management of knee and hip osteoarthritis. 2018.
6. National institute for Health and Care Excellence. Osteoarthritis: care and management. Clinical guideline [CG177]. 2014.
7. SOLOMON L, WARWICK D, NAYAGAM S. Apley's system of orthopaedics and fractures. 9th ed. pp. 85–86. 2010.
8. MCALINDON T E, WILSON P W, ALIABADI P, et al. Level of physical activity and the risk of radiographic and symptomatic knee osteoarthritis in the elderly: the Framingham study. Am J Med. 1999,106:151–157.
9. WEBB R, BRAMMAH T, LUNT M, et al. Opportunities for prevention of 'clinically significant' knee pain: results from a population-based cross sectional study. J Pub Health. 2004,26(3):277–284.
10. MORRISON J B. The mechanics of the knee joint in relation to normal walking. J Biomech. 1970,3:51–61.
11. MESSIER S P, MIHALKO S L, LEGAULT C, et al. Effects of intensive diet and exercise on knee, joint loads, inflammation, and clinical outcomes among overweight and obese adults with knee osteoarthritis: the IDEA randomized clinical trial. JAMA. 2013,310:1263–1273.

12. ATUKORALA I, MAKOVEY J, LAWLER L, et al. Is there a dose-response relationship between weight loss and symptom improvement in persons with knee osteoarthritis? Arthritis Care Res. 2016,68:1106–1114.
13. MESSIER S P, RESNIK A E, BEAVERS D P, et al. Intentional weight loss in overweight and obese patients with knee osteoarthritis: is more better? Arthritis Care Res. 2018,70(11):1569–1575.
14. FELSON D, ZHANG Y. Weight loss reduces the risk for symptomatic knee osteoarthritis in women the Framingham study. Ann Int Med. 1992,116(7):535–539.
15. CHRISTENSEN R, ASTRUP A, BLIDDAL H. Weight loss: the treatment of choice for knee osteoarthritis? A randomized trial. Osteoarthr Cartil. 2005,13(1):20–27.
16. LANGLOIS J A, MUSSOLINO M E, VISSER M, et al. Weight loss from maximum body weight among middle-aged and older white women and the risk of hip fracture: the NHANES I epidemiologic follow-up study. Osteoporos Int. 2001,12:763–768.
17. ROBSON E K, HODDER R K, KAMPER S J, et al. Effectiveness of weight loss interventions for reducing pain and disability in people with common musculoskeletal disorders: a systematic review with meta-analysis. J Orthop Sports Phys Ther. 2020,50(6):319–333.
18. PARK H, PARK J, YU R. Relationship of obesity and visceral adiposity with serum concentrations of CRP, TNF-α and IL-6. Diab Res Clin Pract. 2005,69(1):29–35.
19. POLLOCK M L, GAESSER G A, BUTCHER J D, et al. The recommended quantity and quality of exercise for developing and maintaining cardiorespiratory and muscular fitness, and flexibility in healthy adults. Med Sci Sports Exerc. 1998,30(6):975–991.
20. American College of Sports Medicine. ACSM's guidelines for exercise testing and prescription. 9th ed. Philadelphia: Wolters Kluwer Health/Lippincott Williams & Wilkins. 2014. p. 162–193.
21. O'CONNOR S R, TULLY M A, RYAN B, et al. Walking exercise for chronic musculoskeletal pain: systematic review and meta-analysis. Arch Phys Med Rehabil. 2015,96:724–734.
22. ETTINGER WH JR, BURNS R, MESSIER S P, et al. A randomized trial comparing aerobic exercise and resistance exercise with a health education program in older adults with knee osteoarthritis. The Fitness Arthritis and Seniors Trial(FAST). JAMA. 1997,277:25–31.
23. HIYAMA Y, YAMADA M, KITAGAWA A, et al. A four-week walking exercise programme in patients with knee osteoarthritis improves the ability of dual task performance: a randomized controlled trial. Clin Rehabil. 2012,26:403–412.
24. MCNEAL R L. Aquatic therapy for patients with rheumatic disease. Rheum Dis Clin N Am. 1990,16(4):915–929.
25. VILLAREAL D T, AGUIRRE L, GURNEY A B, et al. Aerobic or resistance exercise, or both, in dieting obese older adults. N Engl J Med. 2017,376(20):1943–1955.
26. JAYABALAN P, IHM J. Rehabilitation strategies for the athletic individual with early knee osteoarthritis. Curr Sports Med Rep. 2016,15(3):177–183.
27. DEYLE G D, ALLISON S C, MATEKEL R L, et al. Physical therapy treatment effectiveness for osteoarthritis of the knee: a randomized comparison of supervised clinical exercise and manual therapy procedures versus a home exercise program. Phys Ther. 2005,85:1301–1317.
28. DEYLE G D, HENDERSON N E, MATEKEL R L, et al. Effectiveness of manual physical therapy and exercise in osteoarthritis of the knee: a randomized, controlled trial. Ann Intern Med. 2000,132:173–181.
29. MANGIONE K K, AXEN K, HAAS F. Mechanical unweighting effects on treadmill exercise and pain in elderly people with osteoarthritis of the knee. Phys Ther. 1996,76:387–394.
30. TOPP R, WOOLLEY S, HORNYAK J, et al. The effect of dynamic versus isometric resistance training on pain and functioning among adults with osteoarthritis of the knee. Arch Phys Med Rehabil. 2002,83:1187–1195.
31. JAN M H, LIN J J, LIAU J J, et al. Investigation of clinical effects of high and low-resistance training for patients with knee osteoarthritis: a randomized controlled trial. Phys Ther. 2008,88(4):427–436.
32. BAKER K R, NELSON M E, FELSON D T, et al. The efficacy of home based progressive strength training in older adults with knee osteoarthritis: a randomized controlled trial. J Rheumatol. 2001,28(7):1655–1665.
33. SLEMENDA C, BRANDT K, HEILMAN D K, et al. Quadriceps weakness and osteoarthritis of the knee. Ann

Int Med. 1997,127(2):97–104.
34. MCALINDON T E, COOPER C, KIRWAN J R, et al. Determinants of disability in osteoarthritis of the knee. Ann Rheum Dis. 1993,52:258–262.
35. SHARMA L, DUNLOP D D, CAHUE S, et al. Quadriceps strength and osteoarthritis progression in malaligned and lax knees. Ann Int Med. 2003,138(8): 613–619.
36. WENG M C, LEE C L, CHEN C H, et al. Effects of different stretching techniques on the outcomes of isokinetic exercise in patients with knee osteoarthritis. Kaohsiung J Med Sci. 2009,25(6):306–315.
37. MCDONALD C M. Limb contractures in progressive neuromuscular disease and the role of stretching, orthotics, and surgery. Phys Med Rehabil Clin N Am. 1998,9(1):187–211.
38. RODDY E, ZHANG W, DOHERTY M. Aerobic walking or stretching exercise for osteoarthritis of the knee? A systematic review. Ann Rheum Dis. 2005,64(5):544–548.
39. BENNELL K, HINMAN R. Exercise as a treatment for osteoarthritis. Curr Opin Rheumatol. 2005,17(5):634–640.
40. LLOYD D G, BUCHANAN T S. Strategies of muscular support of varus and valgus loads at the human knee. J Biomech. 2001,34:1257–1267.
41. LLOYD D G, BUCHANAN T S, BESIER T F. Neuromuscular biomechanical modeling to understand knee ligament loading. Med Sci Sports Exerc. 2005,37:1939–1947.
42. SHARMA L, PAI Y C, HOLTKAMP K, et al. Is knee joint proprioception worse in the arthritic knee versus the unaffected knee in unilateral knee osteoarthritis? Arthritis Rheum. 1997,40:1518–1525.
43. SLEMENDA C, BRANDT K D, HEILMAN D K, et al. Quadriceps weakness and osteoarthritis of the knee. Ann Intern Med. 1997,127:97–104.
44. TAN J, BALCI N, SEPICI V, et al. Isokinetic and isometric strength in osteoarthrosis of the knee. A comparative study with healthy women. Am J Phys Med Rehabil. 1995,74:364–369.
45. HALL K D, HAYES K W, FALCONER J. Differential strength decline in patients with osteoarthritis of the knee: revision of a hypothesis. Arthritis Care Res. 1993, 6:89–96.
46. COSTA R A, DE OLIVEIRA L M, WATANABE S H, et al. Isokinetic assessment of the hip muscles in patients with osteoarthritis of the knee. Clinics. 2010,65:1253–1259.
47. SEGAL N A, TORNER J, FELSON D, et al. The effect of thigh strength on incident radiographic and symptomatic knee osteoarthritis in the Multicenter Osteoarthritis (MOST) study. Arthritis Rheum. 2009,61:1210–1217.
48. HAYES K W, FALCONER J. Differential muscle strength decline in osteoarthritis of the knee. A developing hypothesis. Arthritis Care Res. 1992,5:24–28.
49. ADEGOKE B O, MORDI E L, AKINPELU O A, et al. Isotonic quadriceps-hamstring strength ratios of patients with knee osteoarthritis and apparently healthy controls. Afr J Biomed Res. 2007,10:211–216.
50. MINOR M A, HEWETT J E, WEBEL R R, et al. Exercise tolerance and disease related measures in patient with rheumatoid arthritis and osteoarthritis. J Rheumatol. 1988,15:905–911.
51. DOVER G, POWERS M E. Reliability of joint position sense and force-reproduction measures during internal and external rotation of the shoulder. J Athl Train. 2003,38(4):304–310.
52. SIMON A M, FERRIS D P. Lower limb force production and bilateral force asymmetries are based on sense of effort. Exp Brain Res. 2008,187(1):129–138.
53. RIEMANN B, LEPHART S. The sensorimotor system, Part II: the role of proprioception in motor control and functional joint stability. J Athl Train. 2002,37:80–84.
54. SKINNER H B, BARRACK R L, COOK S D. Age-related decline in proprioception. Clin Orthop. 1984,184:208–211.
55. TORRES R, DURATE J A, CABRI J M. An acute bout of quadriceps muscle stretching has no influence on knee joint proprioception. J Hum Kinet. 2012,34(1):123–130.
56. FOX K R. The effects of exercise on self-perceptions and self-esteem. In: Biddle SJ, Fox KR, Boutcher SH, editors. Physical activity and psychological well-being, vol. 13. London: Routledge. 2000, p. 81–118.
57. MINOR M A, WEBEL R R, KAY D R, et al. Efficacy of physical conditioning exercise in patients with rheumatoid arthritis and osteoarthritis. Arthritis Rheum. 1989,32(11):1396–1405.

58. KARVONEN M J, KENTALA E, MUSTALA O. The effects of training on heart rate. Ann Med Exp Fenn. 1957,35:307–315.
59. MILLER W C, WALLACE J P, EGGERT K E. Predicting max HR and the HR-Vo2 relationship for exercise prescription in obesity. Med Sci Sports Exerc. 1993,25:1077–1081.
60. WHIPP B J, DAVIS J A, TORRES F, et al. A test to determine parameters of aerobic function during exercise. J Appl Physiol. 1981,50:217–221.
61. VINCENT K R, Vincent H K. Resistance exercise for knee osteoarthritis. PM&R. 2012,4(5):45–52.
62. BORG G A. Psychophysical bases of perceived exertion. Med Sci Sports Exerc. 1982,14(5):377–381.
63. FARR J N, GOING S B, MCKNIGHT P E, et al. Progressive resistance training improves overall physical activity levels in patients with early osteoarthritis of the knee: a randomized controlled trial. Phys Ther. 2010, 90:356–366.
64. MANGIONE K K, MCCULLY K, GLOVIAK A, et al. The effects of high intensity and low-intensity cycle ergometry in older adults with knee osteoarthritis. J Gerontol A Biol Sci Med Sci. 1999,54(4):184–190.
65. SIDENTOP P J. Academic learning time: reflection and prospests. J Teach Phys Educ. 1983,2(4):3–7.
66. MARTIN J, DUBBERT P M, KATELL A D, et al. The behavioral control of exercise in sedentary adults: studies 1 through 6. J Consult Clin Psychol. 1984,52:795–811.
67. REEVE T G, DORNIER L A, WEEK D J. Precision of knowledge of results: consideration of requirements imposed by the task. Res Q Exerc Sport. 1990,61:285–290.
68. American College of Sports Medicine. ACSM's guidelines for exercise testing and prescription. 9th ed. Philadelphia: Wolters Kluwer Health/Lippincott Williams & Wilkins. 2014. p. 355–382.
69. APTA. 2001 American Physical Therapy Association. Guide to physical therapist practice: part one: a description of patient/client management. American Physical Therapy Association: Alexandria, VA. 2001.
70. HOLLANDER J L, HORVATH S M. Changes in joint temperature produced by diseases and by physical therapy. Arch Phys Med Rehabil. 1949,30:437–440.
71. BANNURU R R, OSANI M C, VAYSBROT E E, et al. OARSI guidelines for the non-surgical management of knee, hip, and polyarticular osteoarthritis. Osteoarthr Cartil. 2019,27(11):1578–1589.
72. RABINI A, PIAZZINI D B, TANCREDI G, et al. Deep heating therapy via microwave diathermy relieves pain and improves physical function in patients with knee osteoarthritis: a double-blind randomized clinical trial. Eur J Phys Rehabil Med. 2012,48(4):549–559.
73. CETIN N, AYTAR A, ATALAY A, et al. Comparing hot pack, short-wave diathermy, ultrasound, and TENS on isokinetic strength, pain, and functional status of women with osteoarthritic knees: a single-blind, randomized, controlled trial. Am J Phys Med Rehabil. 2008,87:443–451.
74. LEHMANN J F, MASOCK A J, WARREN C G, et al. Effect of therapeutic temperatures on tendon extensibility. Arch Phys Med Rehab. 1970,51(8):481–487.
75. SVARCOVA J, TRNAVSKY K, ZVAROVA J. The influence of ultrasound, galvanic currents and shortwave diathermy on bain intensity in patients with osteo-arthritis. Scand J Rheumatol Suppl. 1987,67:83–85.
76. GIOMBINI A, DI CESARE A, DI CESARE M, et al. Localized hyperthermia induced by microwave diathermy in osteoarthritis of the knee: a randomized placebo-controlled double-blind clinical trial. Knee Surg Sports Traumatol Arthrosc. 2011,19:980–987.
77. LEHMANN J F, KRUSEN F H. Biophysical effects of ultrasonic energy on carcinoma and their possible significance. Arch Phys Med Rehab. 1955,36(7):452–459.
78. GIOMBINI A, GIOVANNINI V, DI CESARE A, et al. Hyperthermia induced by microwave diathermy in the management of muscle and tendon injuries. Br Med Bull. 2007,83:379–396.
79. MIGLIETTA O. Action of cold on spasticity. Am J Phys Med Rehab. 1973,52(4):198–205.
80. BENSON T B, COPP E P. The effects of therapeutic forms of heat and ice on the pain threshold of the normal shoulder. Rheumatology. 1974,13(2):101–104.
81. OLSON J E, STRAVINO V D. A review of cryotherapy. Phys Ther. 1972,52(8):840–853.
82. JAMTVEDT G, DAHM K T, CHRISTIE A, et al. Physical therapy interventions for patients with osteoarthritis of the knee: an overview of systematic reviews. Phys

Ther. 2008,88(1):123–136.

83. VANCE C G, BAEBARA A R, NICOLE P B, et al. Effects of transcutaneous electrical nerve stimulation on pain, pain sensitivity, and function in people with knee osteoarthritis: a randomized controlled trial. Phys Ther. 2012,92(7):898–910.
84. MELZACK R, WALL P. Pain mechanisms: a new theory. Science. 1965,150:971–977.
85. GRIFFIN J W, MCCLURE M. Adverse responses to transcutaneous electrical nerve stimulation in a patient with rheumatoid arthritis. Phys Ther. 1981,61(3):354–355.
86. VAN DER ESCH M, HEIJMANS M, DEKKER J. Factors contributing to possession and use of walking aids among persons with rheumatoid arthritis and osteoarthritis. Arthritis Rheum. 2003,49(6):838–842.
87. SIMIC M, BENNELL K L, HUNT M A, et al. Contralateral cane use and knee joint load in people with medial knee osteoarthritis: the effect of varying body weight support. Osteoarthr Cartil. 2011,19(11):1330–1337.
88. CAMARA C T, DE FREITAS S M, DE LIMA W P, et al. Comparison of two methods for estimating adjustable one-point cane length in community-dwelling older adults. Physiother Res Int. 2015,22(1):9. https://doi.org/10.1002/pri.1641.
89. LAM R. Practice tips: choosing the correct walking aid for patients. Can Fam Physician. 2007,53(12):2115–2116.
90. LI Z Y, CHOU C. The effect of cane length and step height on muscle strength and body balance of elderly people in a stairway environment. J Physiol Anthropol. 2014,33:6.
91. LEE S M, HEINEY C, PERELL K L, et al. Effect of cane use on lower limb biomechanics and pain in knee osteoararthritis. Arthritis Rheum. 2009,60(suppl):s309.
92. JEVSEVAR D S. Treatment of osteoarthritis of the knee: evidence-based guideline. J Am Acad Orthop Surg. 2013,21(9):571–576.
93. YU S P, WILLIAMS M, EYLES J P, et al. Effectiveness of knee bracing in osteoarthritis: pragmatic trial in a multidisciplinary clinic. Int J Rheum Dis. 2016,19:279–286.
94. LARSEN B L, JACOFSKY M C, BROWN J A, et al. Valgus bracing affords short-term treatment solution across walking and sit-to-stand activities. J Arthroplast. 2013,28:792–797.
95. MATSUNO H, KADOWAKI K M, TSUJI H. Generation II knee bracing for server median compartment osteoarthritis of ths knee. Arch Phys Med Rehabil. 1997,78:745–749.
96. KIRKLEY A, WEBSTER-BOGAERT S, LITCHFIELD R, et al. The effect of bracing on varus gonarthrosis. J Bone Joint Surg Am. 1999,81:539–548.
97. CHUGHTAI M, BHAVE A, KHAN S Z, et al. Clinical outcomes of a pneumatic unloader brace for Kellgren-Lawrence grades 3 to 4 osteoarthritis: a minimum 1-year follow-up study. J Knee Surg. 2016,29:634–638.
98. PRODROMOS C C, ANDRIACCHI T P, GALANTE J O. A relationship between gait and clinical changes following high tibial osteotomy. J Bone Joint Surg. 1985,67(A):1188–1194.
99. WANG J W, KUO K N, ANDRIACCHI T P, et al. The influence of walking mechanics and time of proximal tibial osteotomy. J Bone Joint Surg. 1990,72(A):905–909.
100. STEPPACHER S D, TANNAST M, GANZ R, SIEBEBROCK K A. Mean 20-year follow-up of Bernese periacetabular osteotomy. Clin Orthop Relat Res. 2008,466:1633–1644.
101. TODA Y, SEGAL N. Usefulness of an insole with subtalar strapping for analgesia in patients with medial compartment osteoarthritis of the knee. Arthritis Rheum. 2002,4:468–473.
102. SASAKI T, YASUDA K. Clinical evaluation of the treatment of osteoarthritic knees using a newly designed wedged insole. Clin Orthop Relat Res. 1987,221:181–187.
103. KERRIGAN C K, LELAS J L, GOGGINS J. Effectiveness of a lateral-wedge insole on knee varus torque in patients with knee osteoarthritis. Arch Phys Med Rehabil. 2002,83:889–893.
104. YASUDA K, SASAKI T. The mechanics of treatment of the osteoarthritic knee with a wedged insole. Clin Orthop. 1987,215:162–172.
105. SASAKI T, YASUDA K. Clinical evaluation of the treatment of osteoarthritic knees using a newly designed wedged insole. Clin Orthop Rel Res. 1987,221:181–187.

106. PELLETIER J P, MARTEL-PELLETIER J, ABRAMSON S B. Osteoarthritis, an inflammatory disease: potential implication for the selection of new therapeutic targets. Arthritis Rheum. 2001,44(6):1237–1247.
107. MCCONNELL J. The management of chondromalacia patellae: a long term solution. Aust J Physiother. 1986,32(4):215–223.
108. ELAHI S, CAHUE S, FELSON D T, et al. The association between varus–valgus alignment and patellofemoral osteoarthritis. Arthritis Rheum. 2000,43(8):1874–1880.
109. WARDEN S J, HINMAN R S, WATSON M A JR, et al. Patellar taping and bracing for the treatment of chronic knee pain: a systematic review and meta-analysis. Arthritis Rheum. 2008,59:73–83.
110. ERNST G P, KAWAGUCHI J, SALIBA E. Effect of patellar taping on knee kinetics of patients with patellofemoral pain syndrome. J Orthop Sports Phys Ther. 1999,29:661–667.

9 药物治疗

作者：Ki-Bong Park
译者：周 湘　　审校：邵振兴

摘 要

膝骨关节炎（OA）是门诊常见病之一，膝骨关节炎患者通常有疼痛及关节功能障碍的主诉。非手术治疗的选择包括生活方式的纠正和物理治疗，以及包括外用药、口服药和注射治疗在内的药物治疗。为了选择适合骨关节炎患者的药物治疗方式，需要全面认识每种药物的分类、作用机制、药效、不良反应，此外，也需要考虑到每个患者的基础疾病、年龄及体重。在这一章中，我们会涉及膝骨关节炎药物治疗的相关内容，主要包括各药物类别的特点、最新的药物治疗国际指南及选择药物时需要考虑的患者个体特点。其中，最新的骨关节炎药物治疗国际指南能够帮助我们了解不同治疗选择的专家意见。个体化治疗对膝骨关节炎患者是最有益的，也应是治疗方案的根本原则。本章介绍了如何根据患者个体特点进行药物选择，年轻患者需考虑如肥胖、创伤后骨关节炎及等待关节置换的状态等。而在高龄患者中，需要考虑的方面包括高血压、消化道溃疡、抗凝治疗、肾功能受损及年龄大于 75 岁等。

关键词

膝关节；骨关节炎；药物治疗；药物特点；国际指南；患者特点

膝骨关节炎是最常见的肌肉骨骼系统疾病之一，往往会导致剧烈疼痛和关节功能障碍。到目前为止，还没有明确的治疗方法能够减缓结构性进展，只有膝骨关节炎的显性症状有相应的对症治疗方法[1]。非手术治疗一般是膝骨关节炎的首选治疗方法，尤其在尚无明显的需手术处理的病变或合并畸形的疾病早期阶段[2]。非手术治疗方案分为 3 类：非药物治疗、药物治疗（包括膳食补充）、注射治疗。药物治疗的作用形式可分为改善症状型或改善结构型。改善症状的药物可以减轻疼痛、缓解关节僵硬、改善活动能力、提高患者健康水平。镇痛药（包括阿片类药物和对乙酰氨基酚）、非甾体抗炎药（NSAID）、环氧合酶 -2（cyclooxygenase-2，COX-2）抑制剂

K.-B. Park (✉)
Department of Orthopedics, Ulsan University Hospital, University of Ulsan College of Medicine, Ulsan, South Korea
e-mail: kbpark@uuh.ulsan.kr

S.-S. Seo (ed.), *A Strategic Approach to Knee Arthritis Treatment*,
https://doi.org/10.1007/978-981-16-4217-3_9

和皮质类固醇都属于此类。改善结构的药物目前仍在研发中，此类药物可能通过阻断或减缓骨关节炎进展和（或）加强该病的修复过程发挥作用。

9.1 治疗骨关节炎的药物类型

骨关节炎的药物治疗类型总结见表 9.1。

表 9.1 骨关节炎药物治疗的分类

分类	效果
改善症状药物	针对症状（疼痛、功能障碍）
	· 快速起效型
	· 缓慢起效型
改善结构药物	针对骨关节炎的病理变化进展

改善症状药物通常被分为缓解骨关节炎症状的快作用药物（symptomatic rapid acting drug for OA，SYRADOA）和缓解骨关节炎症状的慢作用药物（symptomatic slow acting drug for OA，SYSADOA）2 类。SYRADOA 类药包括 NSAID、对乙酰氨基酚或其他止痛剂，阿片类药物和皮质类固醇。SYSADOA 包括葡萄糖胺和硫酸软骨素。此外，可能对抑制骨关节炎疾病进展的药物（disease-modifying OA Drug，DMOAD）可能会在未来被研发出来。

9.1.1 外用药

9.1.1.1 外用辣椒素

辣椒素，是辣椒的活性成分，作为外用止痛药膏被用于缓解疼痛。它可以诱导神经元兴奋，以及一段时间的感觉超敏状态。经过重复使用，会出现一段敏感性降低的不应期，随后变为持续性的脱敏状态，其机制可能是 P 物质的耗尽[3]。

在一项系统性综述中，Mason L 等得出结论，每 8 名肌肉骨骼疼痛的患者使用 0.025% 的辣椒素 4 周后，1 名患者即会受益。但大约 1/3 的患者会出现辣椒素的局部不良反应，而使用安慰剂组患者不会出现这种情况[3]。

Kosuwon W 等评估了轻度到中度膝骨关节炎患者中使用 0.012 5% 辣椒素凝胶较安慰剂的疗效。他们的结果显示，辣椒素组对比安慰剂组的视觉模拟量表（visual analog scale，VAS）和西安大略和麦克马斯特大学骨关节炎指数（WOMAC）总分的平均差异均有显著的统计学意义。而使用辣椒素组患者中报道的灼烧感（唯一的不良反应）也比以往研究中所示的对患者的困扰程度低。因此，他们的结论认为，0.012 5% 辣椒素凝胶对轻度到中度膝骨关节炎可能有有效的治疗作用[4]。

9.1.1.2 外用 NSAID

NSAID 可被分为用于皮肤的外用型和经口服用的口服型，后者会在 9.1.2.2 部分详述。

外用 NSAID 已被证明可通过与口服 NSAID 相同的机制产生镇痛作用，但由于外用 NSAID 的药物活性只作用于局部，因而出现胃肠道、心血管及肾毒性的风险远低于口服 NSAID[5]。因此，外用 NSAID 在国际及韩国国家指南中均为膝骨关节炎早期治疗的选择，且因其在胃肠道、心血管及肾毒性的风险较低而优先于口服 NSAID 使用。

Tugwell PS 等采用随机双盲试验比较了外用双氯芬酸和口服双氯芬酸在缓解膝骨关节炎症状中的安全性和有效性。他们发现外用双氯芬酸缓解症状的效果相当于口服双氯芬酸，且局部皮肤刺激轻微，但双氯芬酸相关胃肠道不良事件和实验室指标异常的出现率显著降低[6]。Simon LS 等在膝骨关节炎患者中进行了一项双盲随机对照试验，他们将双氯芬酸外用药置于含有二甲基亚砜的载药溶液中[7]。他们的结果提示外用双氯芬酸对疼痛、身体功能、总体健康水平、患者整体评估（patient global assessment，PGA）的改善效果优于安慰剂，此外，在外用双氯芬酸组观察到的消化系统异常或实验室指标异常少于口服双氯芬酸组。他们得出结论，含有二甲基亚砜载药溶液中的外用双氯芬酸是治疗膝骨关节炎的有效选择，其疗效与口服双氯芬酸相似，但其耐受性优于口服双氯芬酸。Rother M 等则对比了外用酮洛芬、口服塞来昔布和安慰剂对缓解膝骨关节炎症状体征的作用，结果显示外用酮洛芬优于安慰剂组，与塞来昔布在缓解急性骨关节炎患者的疼痛方面效果相当[8]。

9.1.1.3 外用辣椒素和 NSAID 的效果对比

在最近的一项网络荟萃分析中，Persson MSM 等纳入了 17 项随机对照试验并比较了外用辣椒素和外用 NSAID 在骨关节炎中缓解疼痛的功效。他们得出的结论是，在许可剂量范围内使用外用辣椒素和 NSAID 对缓解骨关节炎疼痛有相似的效果，但外用辣椒素和 NSAID 在缓解疼痛方面的效果并无统计学差异［总体：效应量（effect size，ES）0.04，95% CI −0.26~0.33；许可剂量：ES −0.09，95% CI −0.34~0.16］[9]。

9.1.2 骨关节炎快速起效型改善症状药物

镇痛药如对乙酰氨基酚、NSAID 和阿片类药物是骨关节炎的主要药物治疗选择。

9.1.2.1 对乙酰氨基酚

对乙酰氨基酚是广泛使用的治疗骨关节炎的一线镇痛药，属于非处方药且对大多数人来说使用是安全的。对乙酰氨基酚因其更少的不良反应而通常优于 NSAID，尤其对于有胃肠道出血风险的患者而言。

Case JP 等在膝骨关节炎患者中进行了一项双氯芬酸钠和对乙酰氨基酚的随机双盲安慰剂对照试验[10]。据该研究报告，在第 2 周和第 12 周，双氯芬酸钠治疗组在临床和统计学上都有明显的改善，但对乙酰氨基酚治疗组并没观察到显著的改善。该研究结果显示，双氯芬酸钠在膝骨关节炎的对症治疗中是有效的，但对乙酰氨基酚则无效。

在最近的 Cochrane 综述中，Leopoldino AO 等比较了对乙酰氨基酚和安慰剂在膝骨关节炎患者中的作用[11]。他们检索了 7 个数据库的相关研究，不筛选严重程度及症状的持续时间，包括对膝骨关节患者进行的随机对照试验。主要的结局指标包括疼痛剧烈程度、身体功能、生活质量、不良事件及严重不良事件、因不良事件或肝毒性导致的退出情况。他们的研究提示对乙酰氨基酚对膝骨关节炎患者的疼痛和功能只有微弱的改善作用，没有增加总体的不良事件的发生风险。鉴于对乙酰氨基酚发生实质性伤害的绝对频率较低，目前的临床指南一致推荐对乙酰氨基酚作为髋或膝骨关节炎的一线镇痛药。然而，他们的研究不能确定是否使用对乙酰氨基酚会增加严重不良事件的发生风险和由不良事件导致中途退出的可能，以及肝功能异常的发生率。

9.1.2.2 口服 NSAID

口服 NSAID 通常用于缓解疼痛、抗炎及退热。NSAID 通过阻断 COX 亚型 COX-1 和 COX-2 起效，进而降低前列腺素（prostaglandin，PG）及其他产物如血栓素的水平。COX-1 在多种组织中有结构性表达。其产物有很多功能，包括血小板聚集及胃黏膜保护作用。COX-2 是仅在脑内内源性产生的，因此其他组织只能够通过炎症反应对其进行诱导。促炎性细胞因子如 IL-1β 和 TNF-α 可诱导 COX-2 的过表达，因此 COX-2 可能更能代表炎症反应。

NSAID 通过抑制 COX 减少了花生四烯酸合成 PG。PG 可转化为血栓素和前列环素等以促进血管舒张及血小板聚集，而 NSAID 能够阻断这一过程，进而起到不同的临床作用，包括退热、镇痛、抗炎、血管控制及血小板功能调控（图 9.1）。

NSAID 的种类主要包括：大剂量阿司匹林，布洛芬，萘普生，双氯芬酸，赛来昔布，依托考昔和吲哚美辛。

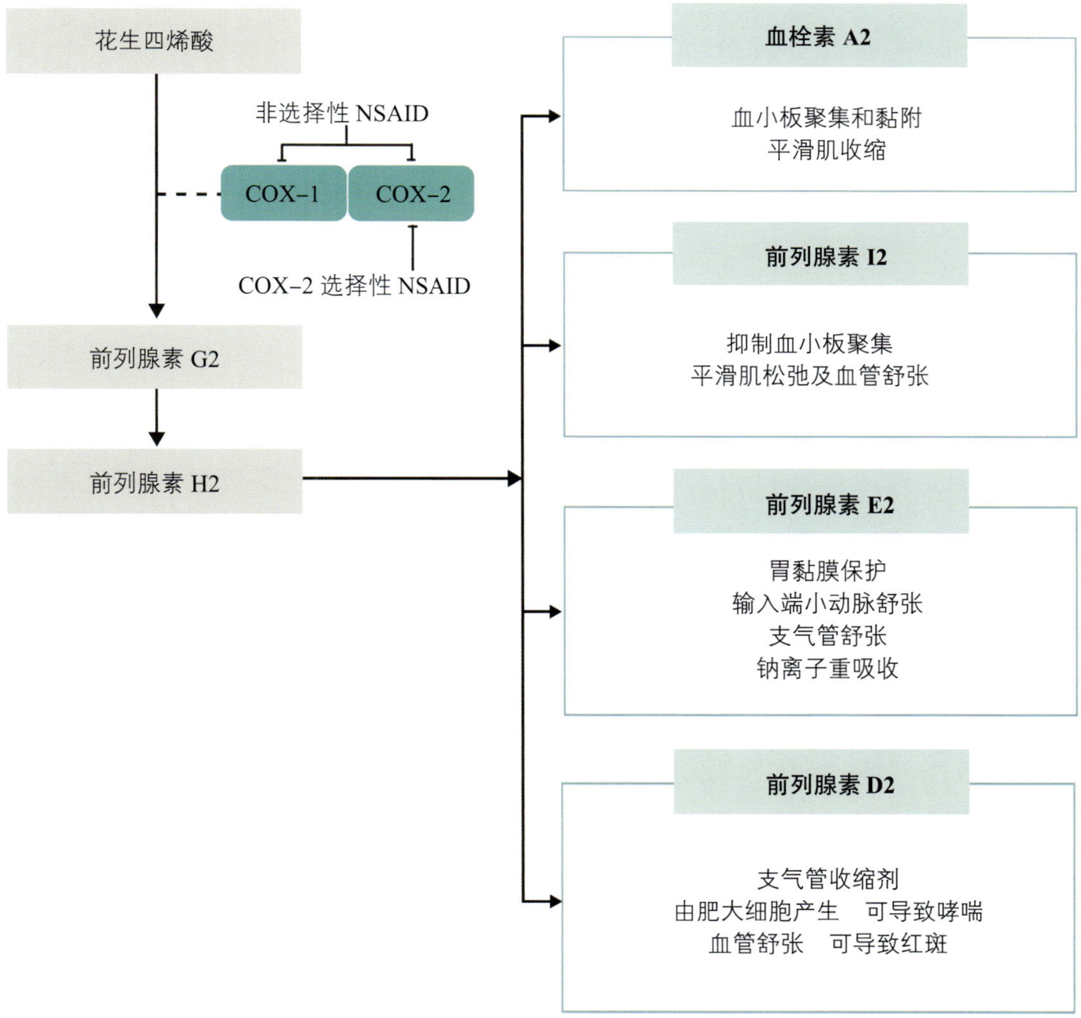

图 9.1　前列腺素的生成过程和功能图解。NSAID，非甾体抗炎药；COX，环氧合酶

自 1899 年阿司匹林首次销售以来，NSAID 一直是全球最常用的处方药。一些 NSAID 可以在药店购买，无须医生单独开具处方，并且以口服药、注射剂及外用制剂等各种剂型广泛应用于日常生活中。

胃肠道出血及胃溃疡这类不良反应最早被报道，其他如心血管系统、泌尿系统及血液系统不良反应后续也有报道。自 2004 年罗非昔布产品许可证被撤回后，关于 NSAID 的安全性问题引起了越来越多的关注。因万络（VIOXX）的腺瘤性息肉预防试验（APPROVe）显示出未预见的心血管事件高发生率，Merck & Co. 公司声明自愿将罗非昔布（Vioxx®）从市场上撤出。该研究发现，每天服用 25 mg 罗非昔布的患者中血栓栓塞不良事件的发生率是服用安慰剂患者的 3.9 倍。此后，COX-2 抑制剂与其心血管不良反应之间的关系成为人们日益关注的领域[12]。目前有 2 种 COX-2 抑制剂（塞来昔布和伐地昔布）经美国食品药品监督管理局（Food and Drug Administration，FDA）获批使用，以及另一种（依托考昔）得到了欧洲监管机构的批准。

一项关于 NSAID 治疗膝骨关节炎的综述中筛选了 16 项双盲随机对照试验[13]。个别研究的明显设计缺陷导致难以对使用等价推荐剂量的 NSAID 的结果加以区分。因此，作者建议 NSAID 的选择应基于医生的偏好、患者的接受度、安全性及有效性。

9.1.2.3 阿片类药物

阿片类药物被认为是强力的缓解疼痛的药物，可以用于癌症疼痛和骨关节炎疼痛。阿片类药物包括可待因、氢吗啡酮、羟考酮、吗啡等，可以以口服、注射或贴剂形式使用[14]。

对于包括口服 NSAID 在内的对药物治疗反应不佳的骨关节炎患者，欧洲骨质疏松和骨关节炎临床经济学会（European Society for Clinical and Economic Aspects of Osteoporosis and Osteoarthritis，ESCEO）的策略建议短期使用弱阿片类药物，如曲马多，作为药物治疗的方法之一[15]。阿片类药物只有在有其他非阿片类药物治疗禁忌的情况下才应使用，如患者有晚期肾脏疾病或胃肠道出血病史或心血管病史。

在美国膝骨关节炎患者中，阿片类药物使用率为 40%，加拿大晚期膝骨关节炎患者术前阿片类药物的使用率为近 1/3[16, 17]。在瑞典南部，每 4 名患有膝或髋骨关节炎的患者中，就有 1 名患者在 1 年内使用过阿片类药物，12% 的阿片类药物使用可归因于骨关节炎或其相关的合并疾病[18]。在韩国，12.2% 的膝骨关节炎患者在早期就接受了阿片类药物治疗，且曲马多比强阿片类药物更常用[19]。

曲马多是一种具有阿片激动剂性质的中枢性镇痛药，作用于 5- 羟色胺（5-hydroxytryptamin，5-HT）和去甲肾上腺素（norepinephrine，NE）的神经传递。此外，曲马多通过阻断单胺类再摄取改变疼痛冲动的传递。因曲马多的镇痛作用是通过弱阿片类和非阿片类双重机制起效的，故曲马多很少会导致呼吸抑制的不良事件以及与传统阿片类药物相关的躯体依赖问题[20]。曲马多也不会导致 NSAID 相关的胃肠道和心血管不良事件[21]。曲马多缓释剂可以提高曲马多的耐受性并减少不良事件的发生[22]。缓释剂可以延长曲马多有效血药浓度的时长，同时避免了快速释放剂型可能出现的因血药浓度峰值过高导致的相关不良事件[22, 23]。Zeng C 等比较了年龄在 50 岁以上的骨关节患者中 1 年内曲马多作为起始治疗和其他 5 种止痛药（萘普生、双氯芬酸、塞来昔布、依托考昔或可待因）治疗的死亡率[24]。他们发现，与通常使用的 NSAID 相比，曲马多作为起始治疗在患者 1 年随访中有显著的更高的死亡率，但与可待因并无显著差异。

阿片类药物可以帮助患者缓解膝骨关节炎的严重疼痛，但阿片类药物的使用可能会因一些不严重的不良事件（主要是嗜睡、恶心和便秘）而受到阻碍。此外，阿片类药物仍然有明确的呼吸抑制和依赖性风险，以及滥用的可能。除了出现不良反应的可能及可能导致滥用的顾虑，近期也有证据提示术前使用阿片类药物可能与术后预后差相关[25]。

一项近期的 Cochrane 系统综述显示，阿片类药物仅有较小的临床效用，但却有很高的不良反应风险，包括膝骨关节炎患者的阿片类药物依赖[14，26]。Smith SR 等总结了在缓解膝骨关节炎疼痛方面口服 NSAID 和阿片类药物的比较效果，结果显示 NSAID 和阿片类药物在缓解骨关节患者的疼痛上有相似效果[27]。在英国的一项关于骨关节炎的镇痛药起始治疗方案的研究中，Zeng C 等发现口服或经皮阿片药物处方在老年人（≥ 65 岁）、女性、肥胖者、吸烟者，以及有胃肠道疾病、心血管疾病或慢性肾病的患者中更多[28]。

9.1.2.4 糖皮质激素

糖皮质激素，也被称为类固醇，用于膝骨关节炎的症状改善，已有一些研究证实了关节腔内注射糖皮质激素的效果[29]。糖皮质激素因其抗炎和免疫抑制作用而在治疗炎症性关节炎中有一定作用，且口服糖皮质激素也有镇痛作用。

Abou-Raya A 等研究了每天低剂量口服泼尼松龙对中度至重度膝骨关节炎患者的疗效[30]。患者被随机分为干预组和对照组，前者每天给予 7.5 mg 泼尼松龙，后者使用 6 周安慰剂。在第 6 周时，泼尼松龙组膝关节疼痛、身体功能、患者总体评分及 6 分钟步行距离均表现出临床相关的改善。类固醇短期使用并无导致严重不良事件的倾向。但 Apostu D 等认为糖皮质激素是一种会阻碍软骨愈合的全身性药物之一[31]。

9.1.3 骨关节炎缓慢起效型改善症状药物

骨关节炎缓慢起效型改善症状药物（symptomatic slow acting drug for OA，SYSADOA）的成分包括葡萄糖胺、硫酸软骨素、鳄梨大豆未皂化物（avocado soybean unsaponifiable，ASU）和双醋瑞因[32]。使用 SYSADOA 的特点是症状改善的延缓作用和改善的延滞效应。现有证据表明软骨素属于症状改善类，葡萄糖胺和双醋瑞因属于结构改善型药物。目前这类药物较传统药物治疗的一个主要优势是其安全性佳[33]。

9.1.3.1 葡萄糖胺

盐酸氨基葡萄糖（glucosamine hydrochloride，GHCl）是一种简单的分子，可通过提取工艺获取，可作为营养保健品或非处方药。相反，硫酸氨基葡萄糖则是一种更复杂的分子，只能通过特定半合成途径或稳定工艺获取，且只有处方药产品，如处方结晶硫酸氨基葡萄糖（prescription crystalline glucosamine sulfate，pCGS）[34，35]。只有 pCGS 被证明能在人体中提供持续高生物活性的葡萄糖胺和血浆浓度，这与已证实的临床疗效相符。

硫酸氨基葡萄糖可补充软骨基质，延缓软骨降解并促进软骨细胞中蛋白聚糖的合成，是一种软骨营养性药物[36]。硫酸氨基葡萄糖可以减轻疼痛症状，延缓和改变骨关节炎的病理过程，特异性地补充关节软骨的软骨基质，恢复正常代谢。因此，它是阻断骨关节炎恶性循环及促进软骨修复的一种有效药物。作为 COX-2 的特异性抑制剂和 NSAID，依托考昔有镇痛、抗炎、退热作用[37]，已被广泛用于缓解疼痛、减轻晨僵并改善骨关节炎患者的关节功能。

9.1.3.2 硫酸软骨素

硫酸软骨素属于糖胺聚糖，是关节软骨的主要成分之一。硫酸软骨素的作用可能是通过抑制蛋白质水解酶及其他导致软骨基质损伤和细胞死亡因子的合成，从而刺激蛋白聚糖的合成及降低软骨细胞分解代谢活性。硫酸软骨素也被证明有抗炎活性。此外，它也作用于骨关节炎的软骨下骨成骨细胞，通过调控骨保护素 / 核因子 κB（nuclear factor-κB，NF-κB）受体激活剂配体的比例，有利于减少骨吸收。值得一提的是，一项一对一的对比研究显示，不同来源和不同纯度水平的硫酸软骨素对人骨关节炎软骨的作用效果存在差异[38]。

在一项最近的 Cochrane 综述中，Singh JA 等发现，在短期研究中，软骨素（单独或与葡萄糖胺联合使用）在改善骨关节患者疼痛方面优于安慰剂，发生严重不良事件的风险较对照组低[33]。

9.1.3.3 鳄梨大豆未皂化物

鳄梨大豆未皂化物（ASU）本质上是鳄梨和大豆油的成分，水解后并不产生皂类[39]。体外实验证实，ASU 可以抑制促炎性细胞因子 IL-1、IL-6、IL-8 和基质金属蛋白酶（MMP）。它也被证明了具有体外刺激软骨细胞胶原合成代谢的能力。一项近期的研究证明，ASU 可以刺激蛋白聚糖合成及恢复经过 IL-1β 治疗后的蛋白聚糖的合成。此外，ASU 可以降低 MMP-3 的合成及刺激组织金属蛋白酶抑制物（TIMP）的合成[40，41]。

在一篇纳入了 4 项 ASU 的随机安慰剂对照双盲试验的系统综述中有 3 项研究显示 ASU 对改善骨关节炎症状有效[39]，另一项 RCT 研究的系统性综述和荟萃分析检验了 ASU 用于髋或膝骨关节炎的有效性和安全性。这一荟萃分析提示 ASU 治疗在有症状的膝骨关节炎中有效，但对髋骨关节炎无效。接受 ASU 治疗或安慰剂的患者发生的不良反应类似[42]。

9.1.3.4 双醋瑞因

双醋瑞因是一种有 IL-1 抑制活性的药物，属于 SYSADOA，对软骨和滑膜具有抗炎、抗分解代谢和促合成代谢的特性。最近也证明它对软骨下骨重塑有保护作用[43]。

Pelletier JP 等开展了一项随机双盲安慰剂对照试验来验证双醋瑞因对膝骨关节炎患者的疗效和安全性[44]。该研究以运动疼痛的 VAS 评分作为主要标准，以 WOMAC 评分、WOMAC 子评分及功能障碍的 VAS 评分作为附加标准，结果显示每天 100 mg 双醋瑞因明显优于安慰剂，他们得出结论双醋瑞因是治疗膝骨关节炎患者症状的有效方法。

ESCEO 组建了由 11 名专家组成的小组以更好地确定双醋瑞因在治疗骨关节炎中的实际作用。基于对临床试验和荟萃分析的文献综述，ESCEO 证实，在治疗的第 1 个月后，双醋瑞因的疗效与 NSAID 的疗效相似，优于对乙酰氨基酚。此外，停止治疗后双醋瑞因对症状的作用仍可持续数月[43]。

一项国际多中心双盲随机试验探究了在治疗有症状的膝骨关节炎患者时，双醋瑞因的疼痛缓解效果是否与塞来昔布有可比性。在该研究中，患者被随机给予 6 个月的治疗，双醋瑞因 50 mg，第 1 个月每天 1 次，后 5 个月每天 2 次；或塞来昔布 200 mg，每天 1 次。该研究显示，在每个研究方案人群中，与基线相比，双醋瑞因和塞来昔布的 WOMAC 疼痛修正均值分别为 −11.1 和 −11.8，组间差异为 0.7（95% CI：−1.8，3.2；*P*=0.597），达到了非劣效性界值。因此，该研究得出结论，双醋瑞因在缓解膝骨关节炎疼痛和改善身体功能方面不劣于塞来昔布[45]。

9.1.3.5 SYSADOA 的安全性

一项随机对照安慰剂试验的综合荟萃分析评估了 SYSADOA 的安全性[46]。这一荟萃分析没有发现任何与硫酸氨基葡萄糖、硫酸软骨素和鳄梨大豆未皂化物相关的安全性问题。与安慰剂相比，双醋瑞因与不良事件增多显著相关，尤其是消化系统和泌尿系统的不良事件。因此，双醋瑞因的使用仍需加以考量，需根据患者个体特点考虑其获益风险比。

9.1.4 骨关节炎改善病情类药物

在过去几十年中，骨关节炎的治疗已经从对症治疗发展为可能的改善病情的治疗方法。理想的骨关节炎改善病情类药物（disease-modifying osteoarthritis drug，DMOAD）具有软骨保护、抗炎和镇痛作用。尽管对一些潜在的可用于骨关节炎的 DMOAD 已有研究，但没有一种药物制剂被监管机构批准为 DMOAD[47，48]。然而，DMOAD 是目前用于难治性骨关节炎患者一种新兴治疗方法，并有可能改变疾病的进程。尽管目前还没有 DMOAD，近年已经有几项研究有相关报道[49]。现医疗上亟须学术界和制药行业开发出有促进软骨再生及转化性能，能够改善骨关节炎患者关节结构和症状的药物[50]。监管机构要求，DMOAD 药物获得上市许可前，需要该药物能在 X 线片中显示关节间隙宽度的改变并在大型 2 期临床试验中得到改善症状的效果[51]。

9.1.4.1 生长激素和生长抑素序列的 REG-O_3 嵌合肽

REG-O_3 是一种由 24 个氨基酸组成的嵌合肽，结合了来源于生长激素和生长抑素类似物的序列，这两种分子分别具有软骨修复和抗炎特性。这项研究显示，REG-O_3 与地塞米松和透明质酸的作用类似，可以明显提高承重能力。REG-O_3（25 μg）还能明显降低 OARSI 组织学通用评分，同时减少软骨和基质的降解，这是其他药物无法达到的效果。该研究的作者在 ACLT/pMMx 模型鼠中，证明了 REG-O_3 在疼痛缓解、膝关节功能保护、减少软骨 / 基质降解的作用。REG-O_3 因此为 DMOAD 提供了一个有趣的雏形[52]。

9.1.4.2 神经表皮生长因子样 1 型蛋白

Li C 等通过使用功能缺陷型 Nell-1+/6R 小鼠模型，证明了神经表皮生长因子样 1 型蛋白（neural EGFL-like 1，NELL-1）具有抗炎作用，在骨关节炎进展中对软骨有保护作用，并有促软骨形成作用[53]。他们得出结论，NELL-1 是一种有前景的促软骨形成、抗炎双功能 DMOAD 候选药物，可预防和抑制关节炎相关的软骨损伤。

9.1.4.3 度洛西汀

度洛西汀是此类 DMOAD 中最广为研究的药物，用于治疗骨关节炎相关疼痛。度洛西汀是一种均衡而强效的 5-HT 和 NE 再摄取抑制剂。除了其在重度抑郁障碍和广泛性焦虑障碍的适应证外，度洛西汀也获批用于治疗糖尿病周围神经痛、纤维肌痛和慢性腰痛。

尽管骨关节炎疼痛传统上被认为是由外周组织炎症或机械损伤引起的外周性 / 伤害性疼痛，但新出现的证据表明中枢敏化也是骨关节炎疼痛的一个重要机制。中枢敏化涉及下行抑制通路活性受损，5-HT 和 NE 是下行抑制通路中的关键神经递质，参与疼痛调控[54]。骨关节炎患者的慢性疼痛可能归因于一种称为中枢敏化的生物过程，该过程可能受损伤的骨或关节组织产生的疼痛刺激驱动[55]。中枢敏化在动物和人体骨关节炎模型中都已被观测到[56~58]。

Chappel 等开展的初始安慰剂对照试验研究以及 Chappel 随后的第二项研究显示，与安慰剂组相比，度洛西汀组在平均疼痛评分、WOMAC 评分及患者严重程度 WOMAC 指数上均有显著改善[59，60]。这两项为期 13 周的研究使得 FDA 批准了度洛西汀用于骨关节炎导致的慢性膝关节疼痛。

鉴于度洛西汀在控制中枢性和神经性疼痛综合征方面的效用，现已有 3 项大型安慰剂随机对照临床试验评估度洛西汀治疗有症状膝骨关节炎的疗效。Enteshari-Moghaddam A 等报道，加巴喷丁和度洛西汀在膝骨关节患者疼痛缓解和功能状态改善方面有相似且可接受的效果[61]。Cehn L 等报道，尽管度洛西汀在治疗关节僵硬方面没有优势，但是其对膝骨关节炎慢性疼痛和身体功能是有改善作用的，且不良事件可以接受[62]。一项随机安慰剂对照研究评估了度洛西汀对膝骨关节炎疼痛患者的疗效，结果显示在 14 周时，度洛西汀减轻疼痛的效果明显较安慰剂更好。在有 3 处及以上疼痛的患者中，使用度洛西汀后疼痛明显缓解。这些结果提示度洛西汀可能是膝骨关节患者镇痛药的一个有效选择[63]。

在随机双盲安慰剂对照试验中，Chappell AS 等评估了度洛西汀治疗膝骨关节炎导致的慢性疼痛的有效性和安全性[60]。接受度洛西汀治疗的患者在简明疼痛评估量表（Brief Pain Inventory，BPI）所有时间点的平均疼痛程度均有显著改善，研究终点的 BPI 疼痛严重程度评分、WOMAC 总分和身体功能评分及临床严重程度总评量表（Clinical Global Impressions of Severity，CGI-S）也均有明显改善。他们得出结论，60~120 mg 度洛西汀，每天 1 次，可显著减轻膝骨关节炎患者的疼痛并改善其功能，但度洛西汀组治疗后出现恶心、便秘、多汗的频率也明显更高。

9.1.5 膝骨关节炎患者的药物使用情况

Zeng C 等研究了在治疗骨关节炎时，常用镇痛药的初始处方在患者及实践层面因素的选择趋势[28]。镇痛药的初始处方包括了在明确骨关节炎诊断后 1 个月内使用的口服非选择性 NSAID、口服选择性 COX-2 抑制剂、外用 NSAID、对乙酰氨基酚、外用水杨酸、口服 / 经皮阿片类药物。他们发现口服 NSAID 处方量有所减少，而包括口服阿片类药物在内的其他镇痛药处方量有所增加。

9.2 膝骨关节炎的国际临床指南

9.2.1 国际临床指南

国际指南建议膝骨关节炎的治疗从非手术治疗开始，只有在患者对非手术治疗方案反应不佳时可以使用手术干预。在过去 10 年中，现行可用的骨关节炎的治疗指南包括由美国风湿病学会（ACR，2012）、美国骨科医师学会（AAOS，2013）、国际骨关节炎研究学会（OARSI，2014）、英国国家健康与卓越研究所（NICE，2014）及欧洲骨质疏松和骨关节炎临床经济学会（ESCEO，2014）制定的版本[15, 64~67]。总体而言，这些指南反映了不同医学学科医生的经验。但它们的范围有所不同，且依赖于指南制定时可用的治疗方案。在解读指南内容之前，有必要了解每个指南的指南用语和等级（图 9.2）。

ACR 指南使用的指南用语为“强烈推荐”“有条件地推荐”“不推荐”。AAOS 指南使用“强”代表推荐，“中”表示建议，“不确定”表示无法推荐或反对。OARSI 指南则使用“适当”“不确定”“不适当”。NICE 指南使用的是“核心治疗”“核心治疗的辅助治疗”和“不使用 / 待考量”。

9.2.1.1 对乙酰氨基酚

ACR 指南有条件地推荐使用对乙酰氨基酚作为膝骨关节炎的治疗方法。他们批准每天使用对乙酰氨基酚的剂量不得大于 4 000 mg。AAOS 指南将对乙酰氨基酚归为膝骨关节炎治疗方案的“不确定”类别，与阿片类药物及止痛贴类似。NICE 指南建议在核心治疗外使用对乙酰氨基酚（图 9.3）。

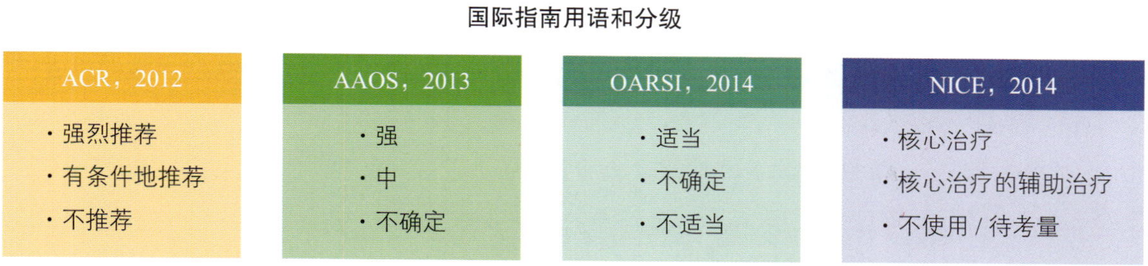

图 9.2 不同国际指南使用的语言。ACR，美国风湿病学会；AAOS，美国骨科医师学会；OARSI，国际骨关节炎研究学会；NICE，英国国家健康与卓越研究所

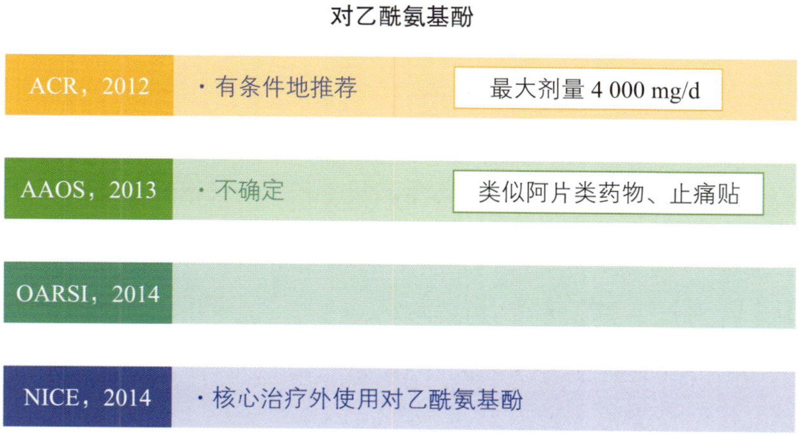

图 9.3 不同国际指南对对乙酰氨基酚的使用建议

9.2.1.2 外用辣椒素

ACR 指南有条件地推荐医疗保健机构不要使用外用辣椒素，OARSI 指南建议，在无相关合并疾病的膝骨关节炎患者局部使用辣椒素是“适当的”，而在多关节骨关节炎患者和有相关合并疾病的患者中使用外用辣椒素为“不确定”。NICE 指南将局部使用辣椒素作为膝或手关节骨关节炎“核心治疗的辅助治疗”。

9.2.1.3 非选择性非甾体抗炎药

ACR 指南“强烈推荐”非选择性 NSAID 和质子泵抑制剂（proton pump inhibitor，PPI）联合使用治疗无出血的上消化道溃疡或服用低剂量阿司匹林的膝骨关节炎患者。但 ACR 指南不推荐非选择性 NSAID 用于肾小球滤过率（glomerular filtration rate，GFR）<30 mL/min 的慢性肾功能衰竭（chronic renal failure，CRF）患者。AAOS 指南强烈推荐非选择性 NSAID，但是没有进一步的评论。OARSI 指南根据合并疾病的风险程度将非选择性 NSAID 的推荐等级进行了进一步划分。他们建议在无合并疾病的患者中使用非选择性 NSAID 是“适当”的，而在有中等合并疾病风险的患者中使用非选择性 NSAID 是“不确定”的，但在有高合并疾病风险的患者中使用非选择性NSAID是“不适当”的，如胃肠道出血、心肌梗死或 CRF。NICE 指南将非选择性 NSAID 作为对乙酰氨基酚的替代或补充治疗方案（图 9.4）。

9.2.1.4 COX–2 抑制剂

ACR 指南强烈推荐对无出血上消化道溃疡的膝骨关节炎患者使用 COX–2 抑制剂，并对有上消化道出血的患者同时使用 PPI。但对于服用低剂量阿司匹林的膝骨关节炎患者，指南强烈建议不要使用 COX–2 抑制剂。OARSI 指南建议在无合并疾病的患者中使用 COX–2 抑制剂是“适当”的，而在有中等合并疾病风险的患者中使用

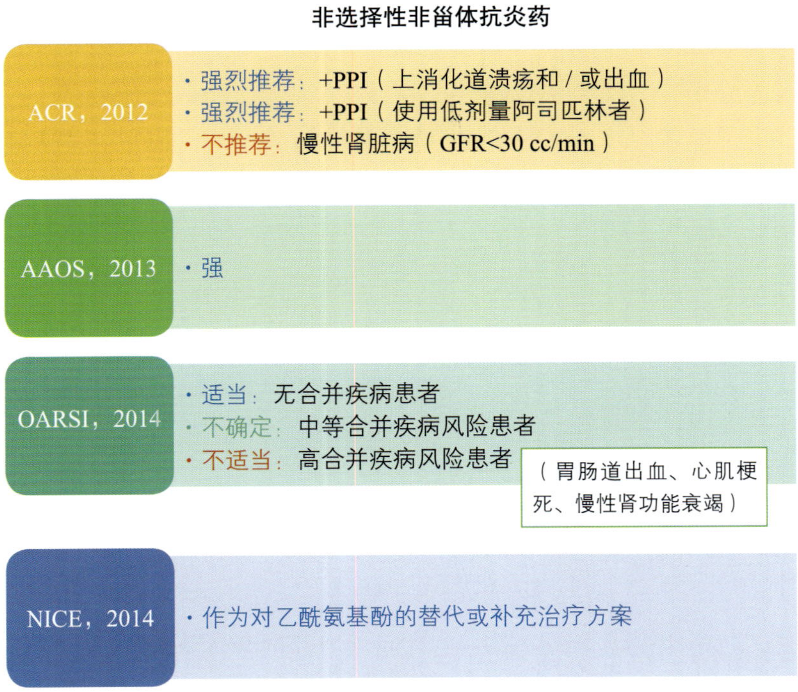

图 9.4 不同国际指南对非选择性非甾体抗炎药的使用建议。PPI，质子泵抑制剂；GFR，肾小球滤过率

COX-2 抑制剂是“不确定”的，在有高合并疾病风险的患者中使用 COX-2 抑制剂是“不适当”的。NICE 指南将 COX-2 抑制剂作为对乙酰氨基酚的替代或补充治疗方案（图 9.5）。

9.2.1.5 阿片类药物（曲马多）

ACR 指南有条件地推荐对膝骨关节炎患者使用阿片类药物。AAOS 指南认为膝骨关节炎患者使用阿片类药物是“不确定”的。NICE 指南认为可对对乙酰氨基酚无法缓解疼痛的患者增加阿片类药物（图 9.6）。

9.2.1.6 膳食补充剂

膳食补充剂是用来补充饮食的产品。它们不是药物，因此不用来治疗、诊断、减轻、预防或治愈疾病。不同于药物必须经美国 FDA 批准才可以上市，膳食补充剂不需要经过上市前的审查或批准。

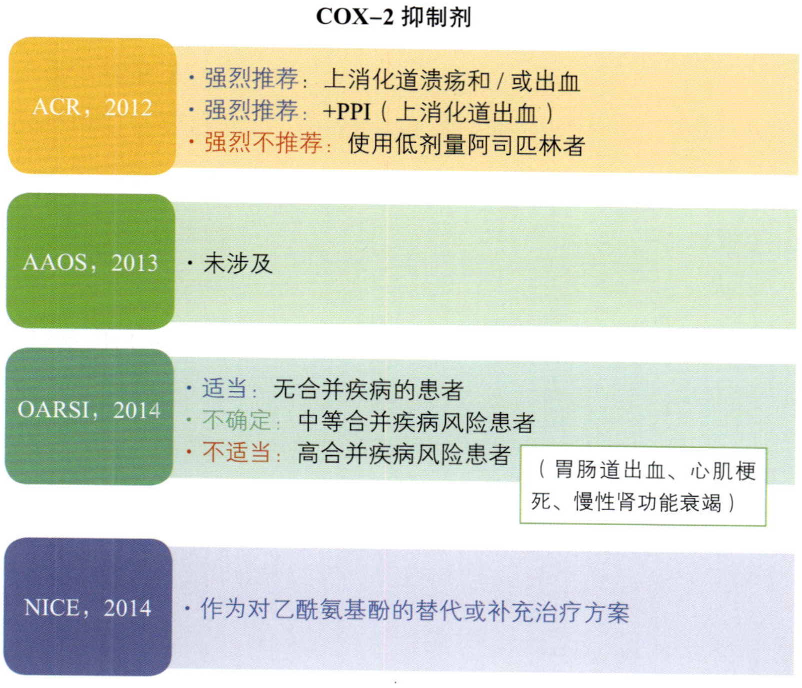

图 9.5 不同国际指南对 COX-2 抑制剂的使用建议。PPI，质子泵抑制剂

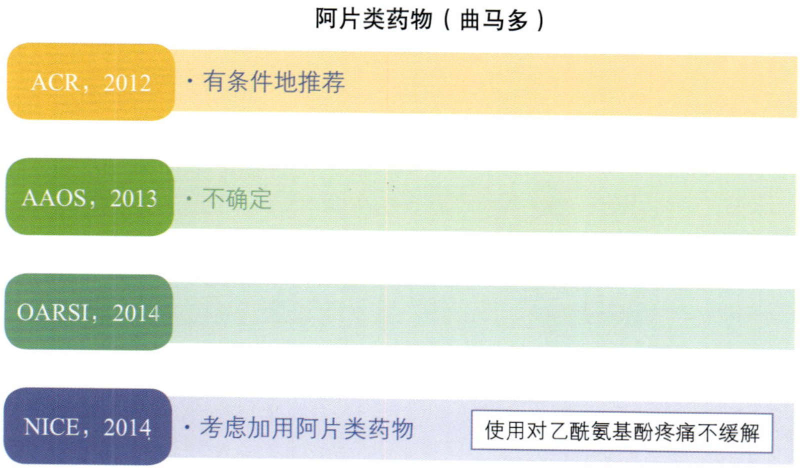

图 9.6 不同国际指南对阿片类药物（曲马多）的使用建议

国际上的 4 种临床指南总结了葡萄糖胺和软骨素在膝骨关节炎中的作用如下。ACR 指南有条件地不推荐葡萄糖胺和软骨素用于膝骨关节炎患者，AAOS 和 NICE 指南也不推荐膝骨关节炎的患者使用膳食补充剂。OARSI 指南将使用膳食补充剂可获得的益处分为症状缓解和疾病改善。他们认为使用葡萄糖胺和软骨素在缓解症状方面是“不确定”的，在改善疾病方面是“不适当”的（图 9.7）。

9.2.2 指南更新（Ⅰ）：ACR 2012 和 ACR 2019

2020 年 1 月，在回顾了过去几年发表的关于骨关节炎治疗的文献后，ACR 更新了官方指南（上一版本于 2012 年发布）。目前的版本是《2019 美国风湿病学会 / 关节炎基金会学会手、髋、膝骨关节炎诊疗指南》，发表在《关节炎护理与研究》杂志上[68]。因此，我们希望总结与已有指南相比在药物治疗方面的更新内容[64]。

药物的分类略有变化，从 2012 年的“非药物形式”和“药物形式”改为 2019 年的“生理、心理社会和身心方法”和“药物治疗”。ACR 指南中使用的词汇如下：“强烈推荐”“有条件地推荐”“有条件地不推荐”“强烈不推荐”。

9.2.2.1 外用 NSAID

目前，只有 NICE 和 AAOS 推荐外用 NSAID 作为膝骨关节炎的一线治疗。此外，EULAR 指南推荐这类药物作为手部骨关节炎的一线选择。其他指南，如 ACR，仅对特定的高风险患者人群推荐使用外用 NSAID。外用 NSAID 已从 2012 年的“有条件地推荐”改为 2019 年的“强烈推荐”。在“尽量减少系统性药物暴露”的宗旨下，强烈建议在使用外用 NSAID 前使用口服 NSAID。

9.2.2.2 对乙酰氨基酚

对乙酰氨基酚在 2012 年和 2019 年的指南中均没有改为“有条件地推荐”，但在 2019 年的指南中，增加了临床试验中疗效甚微，单药治疗无效（荟萃分析），患者队列（无效），NSAID 禁忌证不耐受，需要定期监测肝毒性等的参考。

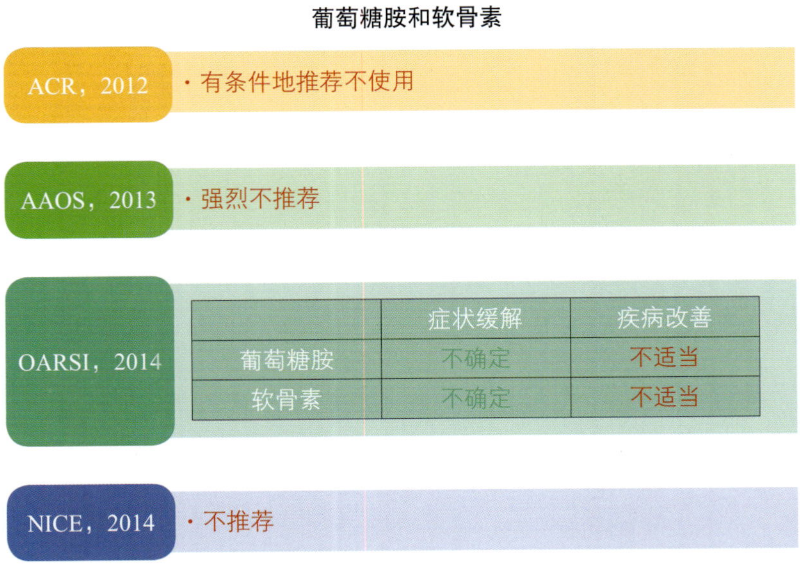

图 9.7 不同国际指南对葡萄糖胺和软骨素的使用建议

9.2.2.3 口服 NSAID

口服NSAID已从“有条件地推荐”（2012年）改为“强烈推荐”（2019年）。在2019年的指南中，口服NSAID仍是药物治疗的主流选择。但只有短期使用的疗效是已明确的，并未讨论不同NSAID的相对优缺点。

9.2.2.4 度洛西汀

度洛西汀已从“不推荐”（2012年）改为“有条件地推荐”（2019年）。

9.2.2.5 葡萄糖胺

葡萄糖胺已从2012年的“有条件地不推荐”改为2019年的“强烈不推荐”。这一修订的原因可能由于产业资助和政府资助的研究结果间存在差异，研究存在发表偏倚，且缺少明确的生物机制阐述药物的疗效会如何因不同研究中品种的选择不同而不同。

9.2.2.6 硫酸软骨素

硫酸软骨素已从“有条件地不推荐”（2012年）改为“强烈不推荐”（2019年）。

9.2.3 指南更新（Ⅱ）：OARSI 2019

尽管OARSI指南的早期版本也允许根据骨关节炎的分布和各种合并疾病情况进行推荐，但现更新的OARSI指南则更多以患者为中心[66, 69]。更新后的OARSI指南为骨关节炎患者常见的4种合并疾病以及对应的治疗提供了一些指导建议：（1）胃肠道合并疾病，（2）心血管合并疾病，（3）衰弱，（4）广泛疼痛和（或）抑郁。

“膝骨关节炎推荐治疗方案”列表见表9.2。

9.2.4 指南更新（Ⅲ）：ESCEO 2019

2014年，ESCEO以治疗算法形式公布了膝骨关节炎的治疗建议（图9.8）。

自2014年推荐建议发布后，大量新的证据已发表，特别是涉及骨关节炎治疗常见药物安全性方面的研究[70]。在这一版本更新中，ESCEO重新审查了ESCEO治疗建议，并基于推荐分级的评估、制定与评价（Grading of Recommendations Assessment，Development and Evaluation，GRADE）过程的应用，完善了一个更新后的逐级推荐治疗算法[71]。如果至少75%的工作组成员认为某项建议为“强”，则该建议的推荐强度被确定为“强”而不是“弱”。

表9.2 国际骨关节炎研究学会（OARSI）对膝骨关节炎的推荐治疗方案（根据治疗类型划分）

治疗类型	无合并疾病	胃肠道	心血管	衰弱	广泛疼痛/抑郁
外用NSAID	强烈推荐	强烈推荐	强烈推荐	强烈推荐	有条件地推荐
口服NSAID	有条件地推荐	有条件地推荐（非选择性NSAID+PPI或选择性COX-2抑制剂）	不推荐（证据表明NSAID的使用和心血管风险升高相关）	不推荐	有条件地推荐
度洛西汀					有条件地推荐

NSAID，非甾体抗炎药；PPI，质子泵抑制剂；COX，环氧合酶。

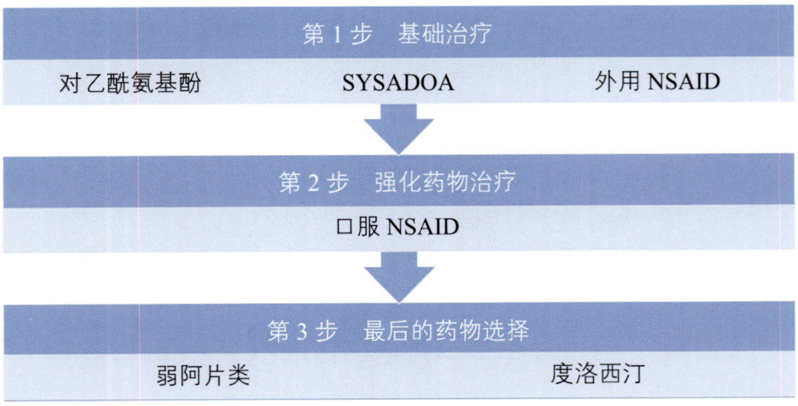

图 9.8　欧洲骨质疏松和骨关节炎临床经济学会推荐的膝骨关节炎治疗方案。SYSADOA，骨关节炎缓慢起效型改善症状药物；NSAID，非甾体抗炎药

9.2.4.1　对乙酰氨基酚

对乙酰氨基酚对疼痛的改善效果（ES 值）为 0.14（95% CI 0.05~0.22），认为没有可检测到的临床效果（<0.2），对膝骨关节炎患者的僵硬度和身体功能也没有显著影响。ESCEO 给出了弱推荐，即对乙酰氨基酚不应作为膝骨关节炎的第 1 步背景治疗常规使用。

9.2.4.2　SYSADOA

处方药结晶硫酸氨基葡萄糖（pCGS）对疼痛有较小的 ES 值，为 0.27（95% CI 0.12~0.43），高于对乙酰氨基酚（ES 值为 0.14），与 NSAID 相近（ES 值为 0.32）。据报道，硫酸软骨素 4 & 6 对疼痛的 ES 值是不同的[33, 66]。ESCEO 对膝骨关节炎患者使用 pCGS 及处方硫酸软骨素作为第 1 步的背景治疗给出了强烈推荐，并不鼓励使用其他葡萄糖胺类制剂。但 ESCEO 给出了一个弱推荐，即葡萄糖胺和硫酸软骨素的组合不应用于第 1 步的背景治疗。此外，ESCEO 弱推荐使用 ASU（鳄梨大豆未皂化物）和双醋瑞因作为第 1 步治疗的替代方案。

9.2.4.3　外用 NSAID

外用 NSAID 与口服 NSAID 同样有效，缓解疼痛的综合 ES 值为 0.44（95% CI 0.27~0.62），ESCEO 强烈推荐在第 1 步治疗中使用外用 NSAID 作为周期性附加镇痛药。

9.2.4.4　口服 NSAID

口服 NSAID 对骨关节炎患者疼痛有轻到中度缓解作用，使用塞来昔布每天 200 mg，ES 值为 0.35（95% CI 0.31~0.40），使用双氯酚酸每天 150 mg 或依托考昔每天 60 mg，ES 值为 0.57（95% CI 0.45~0.69）或 0.58（95% CI 0.43~0.74）[72]。因此，ESCEO 强烈推荐使用口服 NSAID（选择性或非选择性）作为第 2 步的治疗方案。

9.2.4.5　短期弱阿片类药物

阿片类药物可以显著降低疼痛剧烈程度（ES −0.79；95% CI −0.98~−0.59），对功能改善的作用较小（ES −0.31；95% CI −0.39~−0.24）。因此，ESCEO 对在第 3 步治疗中使用短期弱阿片类药物给出了弱推荐。

9.2.4.6 其他

ESCEO 对使用度洛西汀作为第 3 步弱阿片类药物治疗的替代方案给出了弱推荐，也弱推荐对于不适合手术的晚期膝骨关节炎患者使用经典的口服或经皮阿片类药物。

9.3 如何根据具体情况为膝骨关节炎患者开具药物处方

临床实践中药物治疗的选择取决于患者的特征和病史。已经确定一些患者因素会增加心血管、胃肠道、肾脏并发症的风险。现行的骨关节炎治疗指南建议评估患者的风险因素并确定治疗的风险获益比后再确定治疗方案。

9.3.1 年轻患者

对于年轻、活动多的患者，治疗膝骨关节炎对骨科医生来说仍是一个挑战。最初的非手术治疗包括运动、活动调整、使用 NSAID 和滑液补充剂，可能改善症状但不能明显改变疾病的自然病程进展[73]。由于参与体力要求高的工作或运动的人逐渐增多，膝骨关节炎年轻患者的数量也正在呈指数性增长[73, 74]。美国 2007—2008 年国家健康访问调查数据显示了诊断为有症状的膝骨关节炎的估计量[75]。数量增幅最大的是 55~64 岁年龄段的患者，其次是 45~54 岁年龄段。有症状的膝骨关节炎在年轻患者中即可见到。Khanna V 等排除了创伤、骨折、感染、类风湿关节炎、痛风，将 KL 分级 2 级及以上的级别定为原发性膝骨关节炎[76]。他们报道称，40 岁以下原发性膝骨关节炎的发生率为 6.5%。Losina E 等报道称，美国人口约 5% 的病例在 50 岁左右确诊为膝骨关节炎，而 9% 约在 60 岁确诊，也提出膝骨关节炎会在相对年轻的人群中诊断出来[75]。

9.3.1.1 肥胖

全球范围内肥胖人数呈逐年增加趋势，而肥胖的治疗目标也不仅是减轻体重，更重要的是预防肥胖相关疾病的发生（图 9.9）。

目前骨关节炎与肥胖的密切关系已被证实。肥胖和骨关节炎的关联机制涉及多种因素，如全身性因素（即脂肪因子、促炎性细胞因子）、激素紊乱（高胰岛素血症）及肌肉改变（即肌少症、肌张力降低）。这两种疾病的发病率不断增高，会造成严重的健康、社会和经济后果[77]。与正常体重相比，超重发生膝骨关节炎的 OR 值为 2.18，肥胖的 OR 值为 2.63。超重或肥胖的 OR 值高于性别为女性的 OR 值（1.84），而女性是众所周知的膝骨关节炎危险因素[78]。

众所周知，减重对膝骨关节炎患者是非常重要的。尽管接受建议的患者更可能愿意尝试减重，但只有 42% 的肥胖患者真正得到了医生减重的建议[79]。参考之前回顾的更新后的指南，应建议所

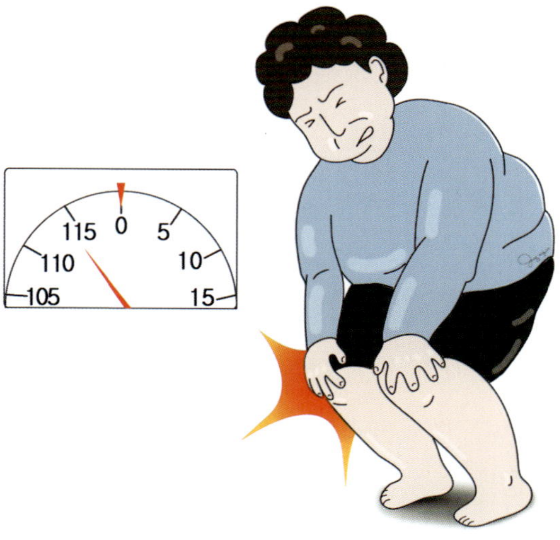

图 9.9 肥胖患者因膝骨关节炎而疼痛

有有症状的膝骨关节炎患者[64]、BMI 指数 >25 的患者[65]、肥胖 >30 或超重 >25 的患者[67]减重。5 个月内应至少达到降低 5% 体重的标准[66]。

肥胖的基本治疗方法是生活方式的调整，如饮食调整和运动，但只依靠生活方式调整治疗很难达到充分的减重效果，因此也需要配合适当的肥胖治疗用药。理想的肥胖治疗药物需要不良反应少，有良好的减重效果并且可以长期维持，但现在并没有很多既安全又有效的肥胖治疗药物，因此非常需要开发出一种新的肥胖治疗方法。

迄今为止，还没有针对肥胖骨关节炎患者明确推荐的药物治疗方案。Conrozier T 建议避免使用 NSAID 和糖皮质激素，尤其是有代谢综合征的肥胖患者[77]。此外，作者还建议对于这类患者，SYSADOA 和一些抗氧化药物（即姜黄素、生姜提取物、铜）可能有益，因为这些药都有较好的获益风险比，且其作用模式可以对骨关节炎和肥胖相关代谢疾病都有良好作用。

近年来，美国 FDA 已经因药物不良反应撤回了一些治疗方案，不过也批准了 4 个新型抗肥胖药物。直至最近，奥利司他还是唯一被批准用于长期肥胖的药物，但美国 FDA 2012 年批准了新型抗肥胖药物 lorcaserin 和 phentermine/ 托吡酯，2014 年批准了纳曲酮 / 安非他酮。

奥利司他是唯一被 FDA 批准用于长期治疗肥胖的药物。奥利司他是胰脂肪酶的选择性强效抑制剂，能够减少肠道消化吸收脂肪[80]。一项为期 4 年的双盲随机安慰剂对照试验中，奥利司他治疗超重患者的体重在 4 年内比基线下降了 6.9%，而安慰剂治疗组的体重较基线下降了 4.1%[81]。粪便中脂肪减少和相关的胃肠道症状在早期很常见，但随着药物的使用这些反应会逐渐缓解。

FDA 于 2012 年批准了选择性 5-HT 受体激动剂 lorcaserin 配合生活方式调整用于减重。lorcaserin 在临床投入使用了 8 年，后因长期服用会增加患癌症的风险而被撤市[82]。

托吡酯是一种抗惊厥药，已被批准用于特定类型的癫痫，它被证明可以减少食物摄入量，但由于试验选择剂量的不良反应，没有在临床上进一步开发。在一项随机双盲安慰剂对照剂量范围的试验中，Bray GA 评估了托吡酯在健康（无其他疾病）肥胖人群中的减重效果和安全性[83]。患者被随机分为 5 组：托吡酯 64~384 mg/d 组或安慰剂组，从基线到第 24 周，安慰剂组的平均体重减轻比例为 –2.6%，而托吡酯 64 mg/d、96 mg/d、192 mg/d 和 384 mg/d 组分别为 –5.0%、–4.8%、–6.3% 和 –6.3%。最常见的不良事件是感觉异常、嗜睡、注意力集中困难、记忆力减退和注意力障碍。

phentermine/ 托吡酯（PHEN/TPM）是一种新型、每天 1 次、缓释的减重药物，已被批准作为肥胖或有并发症的需要长期体重管理的超重患者除饮食和运动之外的辅助手段。Smith SM 等回顾了 PHEN/TPM 在肥胖患者治疗中的药理、疗效和安全性[84]。Ⅲ期试验一致显示使用 PHEN/TPM 治疗较安慰剂组有统计学意义上的更明显的体重减轻。经过 56 周的治疗，使用 PHEN/TPM 15/92 mg、7.5/46 mg 和 3.75/23 mg 治疗后，患者对应的体重减轻百分比分别为 10.6%、8.4% 和 5.1%。为期 52 周的扩大实验显示，使用 PHEN/TPM 7.5/46 mg 和 15/92 mg 组患者 2 年来保持体重下降，分别比基线体重下降 9.3% 和 10.5%。5% 以上的研究对象出现不良反应，包括感觉异常、头晕、味觉障碍、失眠、便秘和口干。

缓释纳曲酮和安非他酮的固定组合已被开发用于治疗肥胖或超重或至少有体重相关合并疾病（如 2 型糖尿病、高血压或血脂异常）的成年人，作为饮食和生活方式改变的辅助手段，并已于 2014 年在美国获批使用。针对这些患者人群进行的为期 56 周的Ⅲ期试验中，在相比基线的体重降低量和减重比例≥ 5% 和≥ 10% 的患者比例上，口服缓释纳曲酮 / 缓释安非他酮每天 32/360 mg 明显优于安慰剂组。

利拉鲁肽是胰高血糖素样肽 –1（glucagon-like peptide-1，GLP-1）激动剂，与 GLP-1 有 97% 同源性。在一项为期 20 周的双盲安慰剂对照试验中，Astrup A 等报道，每天注射 1.2~3.0 mg 利拉鲁肽可使体重变化 –4.8~–7.2 kg，而安慰剂组为 –2.8 kg，奥利司他组为 –4.1 kg[85]。

9.3.1.2 创伤后骨关节炎

创伤后骨关节炎（post-traumatic OA，PT-OA）被认为是受伤关节的终末期器官功能衰竭（图 9.10）。

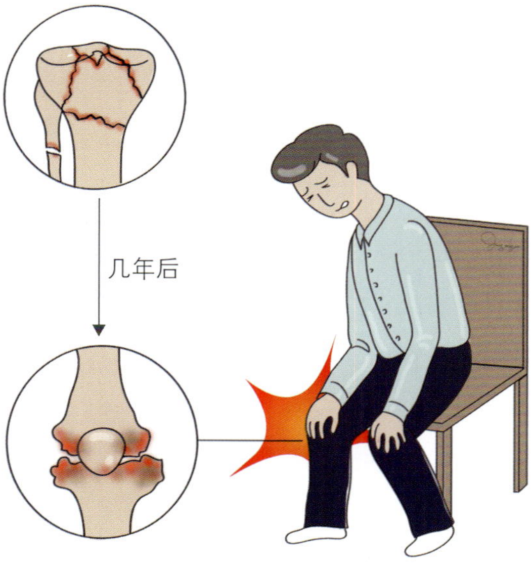

图 9.10 膝关节内骨折患者在数年后患上创伤后骨关节炎

PT-OA 尤其好发于关节内骨折（intraarticular fracture，IAF）后，约 77% 的关节内骨折发生于年龄小于 45 岁的患者，23%~44% 的 IFA 患者会出现 PT-OA。PT-OA 相比原发性骨关节炎，更好发于 9~14 岁的青少年人群[86]。但年轻人群 PT-OA 的治疗仍有困难，一方面需要达到临床有意义的疼痛缓解和功能改善，还需要确保治疗的长期安全性。

传统的首选方法是非手术治疗，但难以从根本上纠正其病理过程，会导致关节持续异常负荷，仍有局限，无法阻断疾病持续进展。

Schmal H 等对 9 项临床研究进行了系统综述，总结了 PT-OA 抗炎治疗的现状[87]。大部分的研究分析（n=6）聚焦于透明质酸的关节腔内（intra-articular，IA）应用，1 项研究关节腔内应用 IL-1 受体拮抗剂，1 项研究显示富血小板血浆可以缓解症状，但没有研究评估口服药物在预防或治疗 PT-OA 中的效果。

9.3.1.3 等待关节置换术

一些国家除了 X 线片 KL 分级之外，还将“年龄”作为判定是否进行 TKA 的标准之一，因此，即使年轻的患者 X 线片上可以看到晚期骨关节炎表现，一般也会坚持对症治疗而不会进行手术治疗（图 9.11）。

Scott CEH 等使用“EuroQol 五维（EuroQol five-dimension，EQ-5D）问卷”对等待膝关节置换术的患者进行了调查[88]。“1”表示完全健康，“0”表示死亡。如果分数结果是“负分”即表示“比死亡更糟糕（worse than death，WTD）”，即是一种比死亡更让患者觉得痛苦的疾病状态。他们调查了 2 168 名等待 TKA 的患者，其中 57% 是女性，平均年龄 69 岁。这些

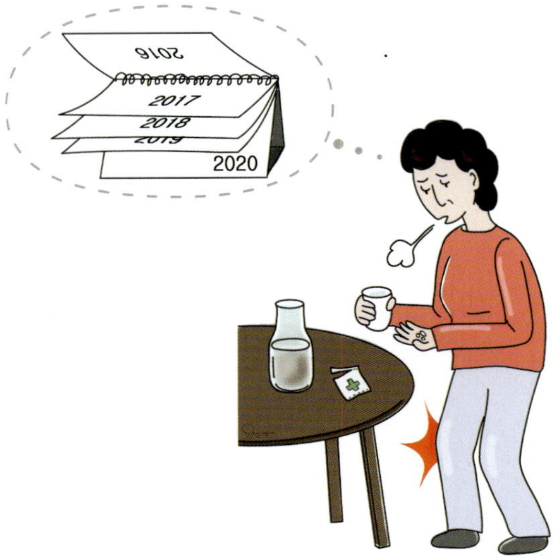

图 9.11　相对年轻的患者等待全膝关节置换术过程中只能依靠药物度日

患者中约有 12% 是处于“WTD”的状态中等候 TKA 的。

疼痛、关节运动受限等症状以及影像学骨关节炎的程度都很严重，但也有一些情况由于年龄、保险等问题导致不能进行 TKA，这种情况称为膝骨关节炎的“治疗缺口（treatment gap）”。Li CS 等开展了一项骨科医生的调查，研究结果如下[89]。当问到“对于不适合进行膝关节单髁置换术（unicompartmental knee arthroplasty，UKA）或 TKA 的较年轻（<60 岁）骨关节炎患者，是否需要一种更好的治疗方案”时，约 84% 的回答是肯定的。“你是否注意过‘治疗缺口’？”约 68% 的参与者回答“是”。当问到“在这个治疗缺口期间，为了有效成功干预最重要的是什么”时，45% 的调查对象回答“缓解疼痛”，30% 的调查对象回答“年轻患者可以采取 UKA 或胫骨高位截骨术（high tibial osteotomy，HTO）等替代方案”，还有 24% 的回答“减少使用保守治疗”。因此，对于处于“治疗缺口”的年轻膝骨关节炎患者，当他们在“WTD”状态下等待膝关节置换时，应适当考虑使用恰当的药物来缓解疼痛或采取其他手术方式。有一些研究探究了膝骨关节炎治疗中口服药物干预的相对疗效。

da Costa BR 等通过一项网络荟萃分析评估了 NSAID 不同制剂和剂量对骨关节炎疼痛的效果[72]。他们纳入了 76 项随机试验，共 58 451 名患者，对 6 种干预手段（双氯芬酸 150 mg/d，依托考昔 30 mg/d、60 mg/d、90 mg/d，罗非昔布 25 mg/d、50 mg/d）进行了比较。在批准的每日最大剂量下，双氯芬酸 150 mg/d 和依托考昔 60 mg/d 最有可能达到最佳干预效果，均 100% 达到最小临床差异。Jung 等进行了系统综述，显示依托昔布在改善 WOMAC 疼痛评分上排名最高，后续依次是萘普生、对乙酰氨基酚和塞来昔布[90]。在亚组分析中，疼痛水平高的组中前三的干预是依托考昔、塞来昔布和醋氯芬酸，疼痛水平低的组中前三的干预依次是曲马多、塞来昔布和双氯芬酸。

9.3.2　老年患者和合并疾病

当医疗人员开具骨关节炎的药物处方时，他们需要了解老年患者各种合并疾病可以使用的药物种类，还需要知道目前用于治疗合并疾病的药物的相互作用（图 9.12）。

Higuera CA 等调查了 502 名 65 岁以上接受了 TKA 或全髋关节置换术的老年患者的合并疾病情况，结果见图 9.13[91]。

因此，我们主要介绍老年膝骨关节炎患者合并高血压（排名第 1）、溃疡性疾病（第 6）、口服抗凝剂（第 13）及肾脏疾病（第 18）时的疼痛治疗。

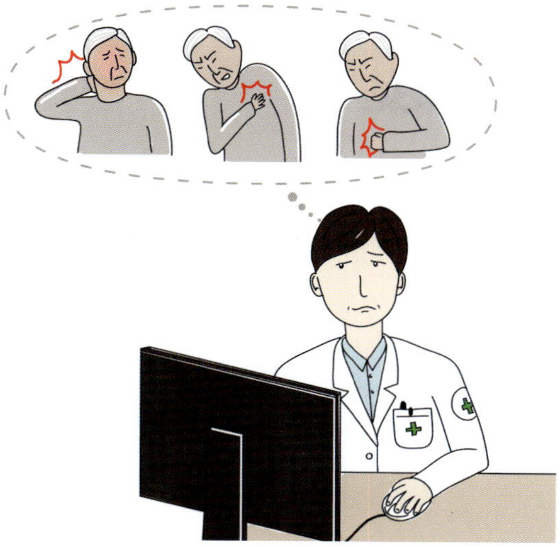

图 9.12 医生正在考虑高龄的膝骨关节炎患者应使用什么药物

排名 /25	合并疾病	比例
1	**高血压**	82%
3	冠状动脉疾病	25%
5	糖尿病	22%
6	**消化性溃疡**	23%
13	**DVT 病史 / 肺栓塞**	9%
18	**肾脏疾病**	5%
19	**肝脏疾病**	3%

图 9.13 接受关节置换术的高龄患者的合并疾病情况（DVT，深静脉血栓）

9.3.2.1 高血压

有人研究了非选择性 NSAID 和降压药的相互作用，结果显示在使用降压药如血管紧张素转化酶抑制剂（angiotensin converting enzyme inhibitor，ACEI）、血管紧张素受体阻滞药（angiotensin receptor blockers，ARB）、β 受体阻滞剂、钙拮抗剂、利尿剂的情况下，使用非选择性 NSAID 会使收缩压平均升高 10 mmHg。这些结果可以理解为非选择性 NSAID 会干扰降压药的效果[92]。

White WB 等评估了特异性 COX-2 抑制剂较安慰剂对接受 ACEI 治疗的高血压患者 24 小时血压水平的作用。他们纳入了 178 名患有原发性高血压的男性和女性，这些患者接受赖诺普利单药治疗（10~40 mg/d）并得到控制。患者每天接受 40 mg 塞来昔布或安慰剂治疗，持续 4 周。与基线相比，24 小时收缩压和舒张压的平均变化分别为 2.6/1.5 ± 0.9/0.6 mmHg，安慰剂组 1.0/0.3 ± 1/0.6 mmHg（收缩压 P=0.34，舒张压 P=0.45）。他们得出结论，高剂量塞来昔布对 ACEI 类药物的降压作用没有显著影响[93]。

Bingham CO Ⅲ等排除了充血性心力衰竭、不稳定型心绞痛、未控制的高血压患者，比较了依托考昔和塞来昔布的作用，结果显示两种药物组血压变化相似[94]。

9.3.2.2 溃疡性疾病

胃肠道耐受程度是老年关节炎患者选择非选择性 NSAID 治疗时一个重要的考虑因素[95]。一些患者因素已经被确定可以增加上消化道并发症风险，包括高龄、胃肠溃疡病史以及同时接受糖皮质激素、阿司匹林或抗凝剂治疗[96]。Visser LE 等报道了 100 名 55 岁以上有严重胃肠道并发症患者的问卷调查结果[97]。严重胃肠道并发症包括胃肠出血、有症状的溃疡、肠穿孔，患者年龄大于 75 岁。其中，禁忌药物处方中最常见的是阿司匹林，占 51%，其次是 NSAID，占 49%。具体而言，服用抗溃疡药物的同时服用 NSAID 的患者比例仅 35%。Zeng C 等报道，仅有 38% 有消化道疾病史的患者和 21% 无相关病史的患者存在胃肠道保护药物和口服 NSAID

同时用药的情况[28]。Mallen SR 等对 21 项实验进行了系统综述，以比较 65 岁以上的关节炎患者对 COX-2 抑制剂（塞来昔布）和非选择性 NSAID 的胃肠道耐受性[95]。结果显示，接受塞来昔布治疗的患者出现胃肠道不耐受不良事件的综合发生率（16.7%）明显低于接受萘普生（29.4%）、布洛芬（26.5%）和双氯芬酸（21.0%）治疗的患者。塞来昔布的胃肠道不耐受不良事件导致的治疗中止率也显著低于萘普生和布洛芬。

9.3.2.3　口服抗凝剂

NSAID 因其药物机制的特点会增加出血风险，尤其与抗凝剂一起使用时，出血风险会进一步升高（图 9.14）。

在一项 NSAID 长期抗凝治疗随机评价试验的事后分析中，Kent AP 等对每天 2 次使用达比加群酯（dabigatran etexilate，DE）150 mg、110 mg 与使用华法林治疗心房颤动的患者进行了对比[98]。这项研究的结果显示，使用NSAID时，大出血发生率明显升高［风险比（hazard ratio，HR）1.68；95% CI 1.40~2.02；P<0.000 1］。消化道大出血发生率随着 NSAID 的使用而明显升高（HR 1.81；95% CI 1.35~2.43；P<0.000 1），用药后卒中 / 体循环栓塞（systemic embolism，SE）的风险也显著提高（HR 1.50；95% CI 1.12~2.01；P=0.007）。他们得出结论，心房颤动患者同时使用 NSAID 和口服抗凝剂（DE 110 mg 或 150 mg，每天 2 次，或华法林）治疗会增加大出血、卒中 / 血栓栓塞风险。

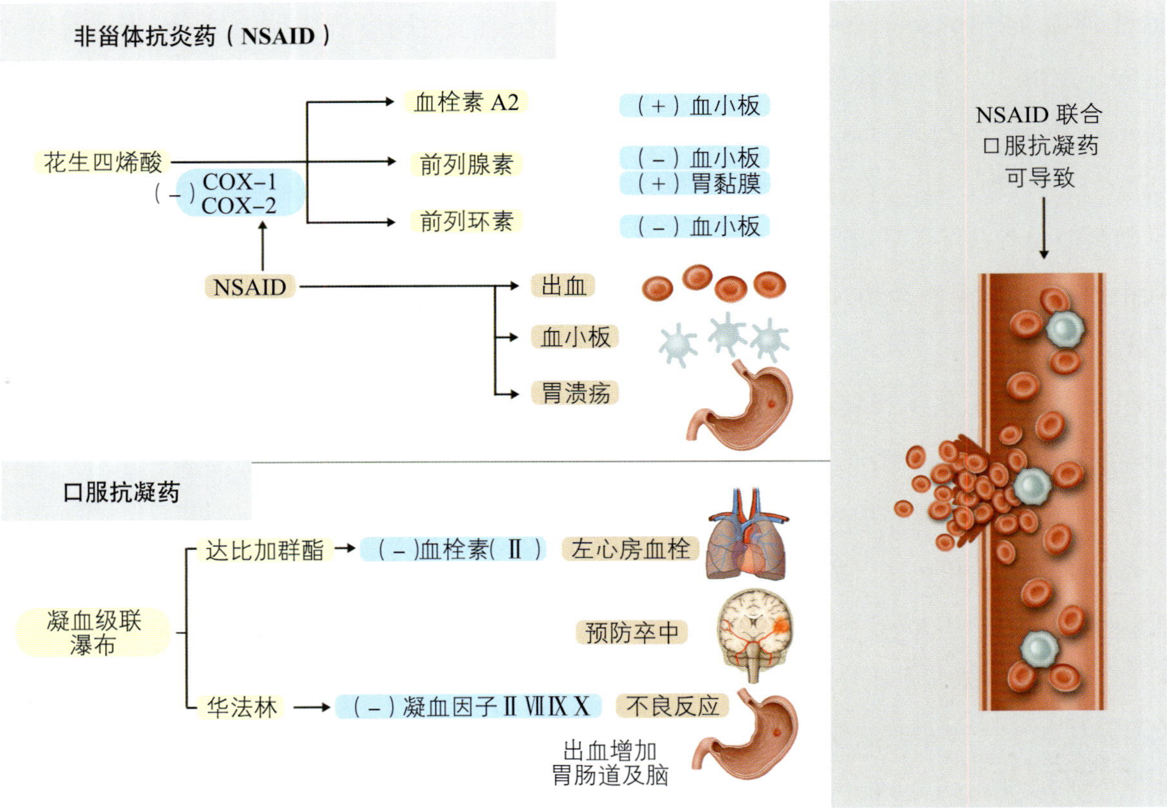

图 9.14　非甾体抗炎药及口服抗凝剂治疗的作用机制

9.3.2.4 肾功能受损

慢性肾脏病（chronic kidney disease，CKD）患者膝骨关节炎疼痛的治疗颇具挑战，且可供选择的安全镇痛药十分有限。由于药物代谢和排泄的过程有变化，这类患者对药物不良反应的敏感性增加；所以尽管疼痛负担很重，但在 CKD 患者中用药安全性数据很有限。长期以来，NSAID 被认为在这一人群中使用是危险的，因为其有肾毒性的风险，因此替代性镇痛药，包括阿片类药物，已成为更常用的疼痛控制手段。使用 NSAID 被认为与急性肾损伤、CKD 患者肾小球滤过率进行性下降、电解质紊乱、导致心力衰竭或高血压加重的高血容量有关[99]。

一项系统综述估计了慢性 NSAID 使用与 CKD 进展的相关程度，常规剂量的 NSAID 并不明显增加 CKD 加速进展的风险，OR 值为 0.96（95% CI 0.86~1.07），但高剂量使用 NSAID 会明显增加 CKD 加速进展的风险，OR 值为 1.26（95% CI 1.06~1.50）。作者得出结论，在没有其他禁忌证的情况下，中度到重度 CKD 患者在疾病中期不必完全避免使用 NSAID。但因高剂量 NSAID 的定义尚不明确，开具 NSAID 处方时应尽量给予最低有效剂量[100]。

CKD 各期患者的 NSAID 使用建议见图 9.15[101]。

在一项纳入 3 939 名 CKD 患者的慢性肾功能不全队列研究中，Zhan M 等对阿片类药物与 NSAID 对 CKD 的危害进行了比较分析[102]。与不使用阿片类药物的患者相比，实时调整阿片类药物的使用与肾脏疾病综合转归中需进行肾脏替代治疗的肾功能衰竭（HR 1.4；95% CI 1.1~1.7）、死亡（HR 1.5；95% CI 1.2~2.0）和住院治疗（RR 1.7；95% CI 1.6~1.9）均相关。他们得出结论，相比于 NSAID，使用阿片类药物和不良事件的关系更密切。Meuwesen WP 等调查了 CKD 患者的 NSAID 处方情况，以提高这些患者的认识和治疗效果[103]。大多数 NSAID 处方（52%~63%）是针对 35~64 岁的患者。虽然 COX-2 抑制剂是推荐首选的 NSAID，但双氯芬酸（34.3%）是处方中最常用的 NSAID。他们的结论是，即使 NSAID 被认为是有肾毒性的，南非每 3~4 名 CKD 患者还是会被给予 NSAID 处方，剂量等于甚至超过肾功能正常患者的每日推荐剂量。

CKD 分期	eGFR（mL/min）	建议
1	>90	偏向使用 NSAID – 疼痛控制更佳 – 不良反应更少
2	60~89	
3a	45~59	
3b	30~44	避免使用 NSAID
4	15~29	
5	<15	
长期使用 NSAID 的全部 CKD		密切监测 eGFR（每 3 个月）

图 9.15 慢性肾脏病患者按 5 个分期划分的非甾体抗炎药的使用情况。CKD，慢性肾脏病；eGFR，肾小球滤过率；NSAID，非甾体抗炎药

9.3.2.5 高龄

随着预期寿命的延长，很多人会经历包括膝关节在内的各种关节骨关节炎导致的疼痛。尽管TKA是晚期膝骨关节炎的最终治疗方案，但众所周知，手术治疗并不适合所有患者。Higuera CA等研究了高龄和TKA并发症的相关内容[93]。他们研究了304名65岁以上患者中高龄的相对风险，其研究结果见表9.3。

研究显示，患者每10年发生并发症的可能性增加约40%。因此在高龄情况下我们需要注意TKA的并发症风险且给予合适的药物治疗。Huang WN等评估了依托考昔在79岁以上的极高龄患者（平均年龄85.9岁，范围79~96岁）中的疗效和患者对药物的耐受性[104]。将对NSAID或其他镇痛药反应不佳的患者换为依托考昔60 mg，每天1次，持续4周。结果WOMAC评估的疼痛和残疾评分在治疗后都有所降低（疼痛 $P \leqslant 0.001$；残疾 $P=0.020$），没有出现不良事件。他们得出结论，高龄的骨关节炎患者在接受依托考昔治疗后，疼痛缓解、关节功能、生活质量和治疗满意度均有明显改善。

9.4 总结

药物治疗膝骨关节炎的目标是减轻疼痛、优化功能。骨关节炎的药物治疗指南可帮助读者了解不同治疗选择的专家意见。但也应认识到指南之间和个人治疗经验之间存在差异，需要参考指南选择治疗方式。在临床实践中，年轻、活动多的人群膝骨关节炎治疗对骨科医生来说仍是一个挑战，而高龄人群中合并疾病的存在也会影响治疗方案选择，尤其是在药物治疗方面。尽管对于膝骨关节炎患者现有多种治疗方案可供选择，但个体化治疗方法仍是目前对膝骨关节炎患者最有益的，治疗方案的制订也应该基于这一原则。骨关节炎药物治疗方法的选择应当基于医生的专业判断，以及患者的具体情况和偏好倾向。

表9.3 全膝关节置换术后并发症的相对风险随年龄增长而增加

所有并发症	相对风险（95% CI）	*P* 值
年龄（每10岁）	1.39（1.17~1.66）	0.000 3
65~74岁（参照）	1.00	
75~84岁	1.43（1.14~1.80）	0.002
≥ 85岁	1.25（0.79~1.98）	0.35

参考文献

1. EYMARD F, CHEVALIER X. Pharmacological treatments of knee osteoarthritis. Rev Prat. 2019,69(5):515–519.
2. KON E, FILARDO G, DROBNIC M, et al. Non-surgical management of early knee osteoarthritis. Knee Surg Sports Traumatol Arthrosc. 2012,20(3):436–449.
3. MASON L, MOORE R A, DERRY S, et al. Systematic review of topical capsaicin for the treatment of chronic pain. BMJ. 2004,328(7446):991.
4. KOSUWON W, SIRICHATIWAPEE W, WISANUYOTIN T, et al. Efficacy of symptomatic control of knee osteoarthritis with 0.0125% of capsaicin versus placebo. J Med Assoc Thail. 2010,93(10):1188–1195.
5. BALMACEDA C M. Evolving guidelines in the use of topical nonsteroidal anti-inflammatory drugs in the treatment of osteoarthritis. BMC Musculoskelet Disord. 2014,15:27.
6. TUGWELL P S, WELLS G A, SHAINHOUSE J Z. Equivalence study of a topical diclofenac solution (pennsaid) compared with oral diclofenac in symptomatic treatment of osteoarthritis of the knee: a randomized controlled trial. J Rheumatol. 2004,31(10):2002–2012.
7. SIMON L S, GRIERSON L M, NASEER Z, et al. Efficacy and safety of topical diclofenac containing dimethyl sulfoxide (DMSO) compared with those of topical placebo, DMSO vehicle and oral diclofenac for knee osteoarthritis. Pain. 2009,143(3):238–245.
8. ROTHER M, LAVINS B J, KNEER W, et al. Efficacy and safety of epicutaneous ketoprofen in Transfersome (IDEA-033) versus oral celecoxib and placebo in osteoarthritis of the knee: multicentre randomised controlled trial. Ann Rheum Dis. 2007,66(9):1178–1183.
9. PERSSON M S M, STOCKS J, WALSH D A, et al. The relative efficacy of topical non-steroidal anti- inflammatory drugs and capsaicin in osteoarthritis: a network meta-analysis of randomised controlled trials. Osteoarthr Cartil. 2018,26(12):1575–1582.
10. CASE J P, BALIUNAS A J, BLOCK J A. Lack of efficacy of acetaminophen in treating symptomatic knee osteoarthritis: a randomized, double-blind, placebo-controlled comparison trial with diclofenac sodium. Arch Intern Med. 2003,163(2):169–178.
11. LEOPOLDINO A O, MACHADO G C, FERREIRA P H, et al. Paracetamol versus placebo for knee and hip osteoarthritis. Cochrane Database Syst Rev. 2019,2(2):CD013273.
12. FITZGERALD G A. Coxibs and cardiovascular disease. N Engl J Med. 2004,351(17):1709–1711.
13. WATSON M, BROOKES S T, FAULKNER A, et al. Non-aspirin, non-steroidal anti-inflammatory drugs for treating osteoarthritis of the knee. Cochrane Database Syst Rev. 2007,1:CD000142.
14. DA COSTA B R, NÜESCH E, KASTELER R, et al. Oral or transdermal opioids for osteoarthritis of the knee or hip. Cochrane Database Syst Rev. 2014,9:CD003115.
15. BRUYÈRE O, COOPER C, PELLETIER J P, et al. An algorithm recommendation for the management of knee osteoarthritis in Europe and internationally: a report from a task force of the European Society for Clinical and Economic Aspects of Osteoporosis and Osteoarthritis (ESCEO). Semin Arthritis Rheum. 2014,44(3):253–263.
16. WRIGHT E A, KATZ J N, ABRAMS S, et al. Trends in prescription of opioids from 2003-2009 in persons with knee osteoarthritis. Arthritis Care Res (Hoboken). 2014,66(10):1489–1495.
17. POWER J D, PERRUCCIO A V, GANDHI R, et al. Factors associated with opioid use in presurgical knee, kip, and spine osteoarthritis patients. Arthritis Care Res (Hoboken). 2019,71(9):1178–1185.
18. THORLUND J B, TURKIEWICZ A, PRIETO-ALHAMBRA D, et al. Opioid use in knee or hip osteoarthritis: a region-wide population-based cohort study. Osteoarthr Cartil. 2019,27(6):871–877.
19. CHO S K, JUNG S Y, CHOI S, et al. Factors related to the use of opioids as early treatment in patients with knee osteoarthritis. Arthritis Res Ther. 2019,21(1):222.
20. GROND S, SABLOTZKI A. Clinical pharmacology of tramadol. Clin Pharmacokinet. 2004,43(13):879–923.
21. CEPEDA M S, CAMARGO F, ZEA C, et al. Tram-

adol for osteoarthritis. Cochrane Database Syst Rev. 2006,3:CD005522.

22. RABER M, SCHULZ H U, SCHÜRER M, KRUPP S, et al. Pharmacokinetic properties of tramadol sustained release capsules. 3rd communication: investigation of relative bioavailability under steady state conditions. Arzneimittelforschung. 1999,49(7):594–598.
23. CNOTA P J, NOWAK H, TAGARRO I, et al. Tramadol SR formulations: pharmacokinetic comparison of a multiple-units dose (capsule) versus a single-unit dose (tablet). Clin Drug Investig. 2005,25(7):435–443.
24. ZENG C, DUBREUIL M, LAROCHELLE M R, et al. Association of tramadol with all-cause mortality among patients with osteoarthritis. JAMA. 2019,321(10):969–982.
25. DEMIK D E, BEDARD N A, DOWDLE S B, et al. Are we still prescribing opioids for osteoarthritis? J Arthroplast. 2017,32(12):3578–3582.
26. NÜESCH E, RUTJES A W, HUSNI E, et al. Oral or transdermal opioids for osteoarthritis of the knee or hip. Cochrane Database Syst Rev. 2009,4:CD003115.
27. SMITH S R, DESHPANDE B R, COLLINS J E, et al. Comparative pain reduction of oral non-steroidal anti-inflammatory drugs and opioids for knee osteoarthritis: systematic analytic review. Osteoarthr Cartil. 2016,24(6):962–972.
28. ZENG C, ZHANG W, DOHERTY M, et al. Initial analgesic prescriptions for osteoarthritis in the United Kingdom, 2000-2016. Rheumatology (Oxford). 2020.
29. BELLAMY N, CAMPBELL J, ROBINSON V, et al. Intraarticular corticosteroid for treatment of osteoarthritis of the knee. Cochrane Database Syst Rev. 2006,2:CD005328.
30. ABOU-RAYA A, ABOU-RAYA S, KHADRAWI T, et al. Effect of low-dose oral prednisolone on symptoms and systemic inflammation in older adults with moderate to severe knee osteoarthritis: a randomized placebo-controlled trial. J Rheumatol. 2018,45(12):1713.
31. APOSTU D, LUCACIU O, MESTER A, et al. Systemic drugs with impact on osteoarthritis. Drug Metab Rev. 2019,51(4):498–523.
32. HENROTIN Y, MARTY M, MOBASHERI A. What is the current status of chondroitin sulfate and glucosamine for the treatment of knee osteoarthritis? Maturitas. 2014,78(3): 184–187.
33. SINGH J A, NOORBALOOCHI S, MACDONALD R, et al. Chondroitin for osteoarthritis. Cochrane Database Syst Rev. 2015,1:CD005614.
34. SUN Y, WANG C, GONG C. Repairing effects of glucosamine sulfate in combination with etoricoxib on articular cartilages of patients with knee osteoarthritis. J Orthop Surg Res. 2020,15(1):150.
35. DE WAN M, VOLPI G, Inventors; Rottapharm, assignee. A method of preparing mixed glucosamine salts.: US patent 5,847,107. https://patents.google. com/patent/US5847107A/en. Accessed 8 January 2019. USA patent 5,847,107.1998.
36. BRUYÈRE O, ALTMAN R D, REGINSTER J Y. Efficacy and safety of glucosamine sulfate in the management of osteoarthritis: evidence from real-life setting trials and surveys. Semin Arthritis Rheum. 2016,45(4 Suppl):S12–S17.
37. ZHANG S, ZHANG Y, LIU P, et al. Efficacy and safety of etoricoxib compared with NSAIDs in acute gout: a systematic review and a meta-analysis. Clin Rheumatol. 2016,35(1):151–158.
38. MARTEL-PELLETIER J, KWAN TAT S, PELLETIER J P. Effects of chondroitin sulfate in the pathophysiology of the osteoarthritic joint: a narrative review. Osteoarthr Cartil. 2010,18(Suppl 1):S7–S11.
39. ERNST E. Avocado-soybean unsaponifiables (ASU) for osteoarthritis - a systematic review. Clin Rheumatol. 2003,22(4–5):285–288.
40. HENROTIN Y E, SANCHEZ C, DEBERG M A, et al. Avocado/soybean unsaponifiables increase aggrecan synthesis and reduce catabolic and proinflammatory mediator production by human osteoarthritic chondrocytes. J Rheumatol. 2003,30(8):1825–1834.
41. MAUVIEL A, DAIREAUX M, HARTMANN D J, et al. Effects of unsaponifiable extracts of avocado/soy beans (PIAS) on the production of collagen by cultures of synoviocytes, articular chondrocytes and skin fibroblasts. Rev Rhum Mal Osteoartic. 1989,56(2):207–211.
42. SIMENTAL-MENDÍA M, SÁNCHEZ-GARCÍA A,

ACOSTA-OLIVO CA, et al. Efficacy and safety of avocado-soybean unsaponifiables for the treatment of hip and knee osteoarthritis: a systematic review and meta-analysis of randomized placebo-controlled trials. Int J Rheum Dis. 2019,22(9):1607–1615.

43. PAVELKA K, BRUYÈRE O, COOPER C, et al. Diacerein: benefits, risks and place in the management of osteoarthritis. an opinion-based report from the ESCEO. Drugs Aging. 2016,33(2):75–85.

44. PELLETIER J P, YARON M, HARAOUI B, et al. Efficacy and safety of diacerein in osteoarthritis of the knee: a double-blind, placebo-controlled trial. The Diacerein Study Group. Arthritis Rheum. 2000,43(10):2339–2348.

45. PELLETIER J P, RAYNAULD J P, DORAIS M, et al. An international, multicentre, double-blind, randomized study (DISSCO): effect of diacerein vs celecoxib on symptoms in knee osteoarthritis. Rheumatology (Oxford). 2020.

46. HONVO G, REGINSTER J Y, RABENDA V, et al. Safety of symptomatic slow-acting drugs for osteoarthritis: outcomes of a systematic review and meta-analysis. Drugs Aging. 2019,36(Suppl 1):65–99.

47. VAN HELVOORT E M, POPOV-CELEKETIC J, EIJKELKAMP N, et al. Canine IL4-10 fusion protein provides disease modifying activity in a canine model of OA; an exploratory study. PLoS One. 2019,14(7):e0219587.

48. ROEMER F W, KWOH C K, HAYASHI D, et al. The role of radiography and MRI for eligibility assessment in DMOAD trials of knee OA. Nat Rev Rheumatol. 2018,14(6):372–380.

49. SMELTER E, HOCHBERG M C. New treatments for osteoarthritis. Curr Opin Rheumatol. 2013,25(3):310–316.

50. FLECHSENHAR K, RIED J S, DRIBAN J B, et al. Sample size calculations for detecting disease-modifying osteoarthritis drug effects on the incidence of end-stage knee osteoarthritis in clinical trials: data from the osteoarthritis initiative. Semin Arthritis Rheum. 2019,49(1):3–8.

51. Food and Drug Administration. Guidance for Industry on clinical development programs for drugs, devices and biological products intended for the treatment of osteoarthritis (OA), 1999.

52. MONTJEAN R, ESCAICH S, PAOLINI R, et al. REG-O3 chimeric peptide combining growth hormone and somatostatin sequences improves joint function and prevents cartilage degradation in rat model of traumatic knee osteoarthritis. PLoS One. 2020,15(4):e0231240.

53. LI C, ZHENG Z, HA P, et al. Neural EGFL like 1 as a potential pro-chondrogenic, anti-inflammatory dual-functional disease-modifying osteoarthritis drug. Biomaterials. 2020, 226:119541.

54. WANG G, BI L, LI X, et al. Maintenance of effect of duloxetine in Chinese patients with pain due to osteoarthritis: 13-week open-label extension data. BMC Musculoskelet Disord. 2019,20(1):174.

55. ARENDT-NIELSEN L, NIE H, LAURSEN M B, et al. Sensitization in patients with painful knee osteoarthritis. Pain. 2010,149(3):573–581.

56. BAJAJ P, BAJAJ P, GRAVEN-NIELSEN T, et al. Osteoarthritis and its association with muscle hyperalgesia: an experimental controlled study. Pain. 2001,93(2):107–114.

57. KIDD B L. Osteoarthritis and joint pain. Pain. 2006,123(1–2):6–9.

58. HAVELIN J, IMBERT I, CORMIER J, et al. Central sensitization and neuropathic features of ongoing pain in a rat model of advanced osteoarthritis. J Pain. 2016,17(3):374–382.

59. CHAPPELL A S, OSSANNA M J, LIU-SEIFERT H, et al. Duloxetine, a centrally acting analgesic, in the treatment of patients with osteoarthritis knee pain: a 13-week, randomized, placebo-controlled trial. Pain. 2009,146(3):253–260.

60. CHAPPELL A S, DESAIAH D, LIU-SEIFERT H, et al. A double-blind, randomized, placebo-controlled study of the efficacy and safety of duloxetine for the treatment of chronic pain due to osteoarthritis of the knee. Pain Pract. 2011,11(1):33–41.

61. ENTESHARI-MOGHADDAM A, AZAMI A, ISAZA-DEHFAR K, et al. Efficacy of duloxetine and gabapentin in pain reduction in patients with knee osteoarthritis. Clin Rheumatol. 2019,38(10): 2873–2880.

62. CHEN L, GONG M, LIU G, et al. Efficacy and tolerability of duloxetine in patients with knee osteoarthritis: a

meta-analysis of randomised controlled trials. Intern Med J. 2019,49(12):1514–1523.
63. ITOH N, TSUJI T, ISHIDA M, et al. Efficacy of duloxetine for multisite pain in patients with knee pain due to osteoarthritis: an exploratory post hoc analysis of a Japanese phase 3 randomized study. J Orthop Sci. 2021,26(1):141–148.
64. HOCHBERG M C, ALTMAN R D, APRIL K T, et al. American College of Rheumatology 2012 recommendations for the use of nonpharmacologic and pharmacologic therapies in osteoarthritis of the hand, hip, and knee. Arthritis Care Res (Hoboken). 2012,64(4):465–474.
65. JEVSEVAR D S. Treatment of osteoarthritis of the knee: evidence-based guideline, 2nd edition. J Am Acad Orthop Surg. 2013,21(9):571–576.
66. MCALINDON T E, BANNURU R R, SULLIVAN M C, et al. OARSI guidelines for the non-surgical management of knee osteoarthritis. Osteoarthr Cartil. 2014,22(3):363–388.
67. Surveillance report 2017 – Osteoarthritis: care and management (2014) NICE guideline CG177 [Internet]. London: National Institute for Health and Care Excellence (UK); 2017.
68. KOLASINSKI S L, NEOGI T, HOCHBERG M C, et al. 2019 American College of Rheumatology/arthritis foundation guideline for the management of osteoarthritis of the hand, hip, and knee. Arthritis Care Res (Hoboken). 2020,72(2):149–162.
69. BANNURU R R, OSANI M C, VAYSBROT E E, et al. OARSI guidelines for the non-surgical management of knee, hip, and polyarticular osteoarthritis. Osteoarthr Cartil. 2019,27(11):1578–1589.
70. BRUYÈRE O, HONVO G, VERONESE N, et al. An updated algorithm recommendation for the management of knee osteoarthritis from the European Society for Clinical and Economic Aspects of Osteoporosis, Osteoarthritis and Musculoskeletal Diseases (ESCEO). Semin Arthritis Rheum. 2019:1–14.
71. GUYATT G H, OXMAN A D, VIST G E, et al. GRADE: an emerging consensus on rating quality of evidence and strength of recommendations. BMJ. 2008,336(7650):924.
72. DA COSTA BR, REICHENBACH S, KELLER N, et al. Effectiveness of non-steroidal anti-inflammatory drugs for the treatment of pain in knee and hip osteoarthritis: a network meta-analysis. Lancet. 2017,390(10090):e21–33.
73. FEELEY B T, GALLO R A, SHERMAN S, et al. Management of osteoarthritis of the knee in the active patient. J Am Acad Orthop Surg. 2010,18(7):406–416.
74. National Institute for Health and Clinical Excellence. National Collaborating Centre for Chronic Conditions Osteoarthritis: national clinical guideline for care and management in adults. London: NICE; 2008.
75. LOSINA E, WEINSTEIN A M, REICHMANN W M, et al. Lifetime risk and age at diagnosis of symptomatic knee osteoarthritis in the US. Arthritis Care Res (Hoboken). 2013,65(5):703–711.
76. KHANNA V, SHARMA R. Incidence of primary osteoarthritis knee below 40 years of age and its etiological factors: OPD survey of 200 knee pain patients. Indian J Orthop. 2019,5(1):88–94.
77. CONROZIER T. How to treat osteoarthritis in obese patients? Curr Rheumatol Rev. 2020,16(2):99–104.
78. BLAGOJEVIC M, JINKS C, JEFFERY A, et al. Risk factors for onset of osteoarthritis of the knee in older adults: a systematic review and meta-analysis. Osteoarthr Cartil. 2010,18(1):24–33.
79. GALUSKA D A, WILL J C, SERDULA M K, et al. Are health care professionals advising obese patients to lose weight? JAMA. 1999,282(16):1576–1578.
80. BRAY G A. A guide to obesity and the metabolic syndrome. Orlando, FL: CRC Press; 2011.
81. TORGERSON J S, HAUPTMAN J, BOLDRIN M N, et al. XENical in the prevention of diabetes in obese subjects (XENDOS) study: a randomized study of orlistat as an adjunct to lifestyle changes for the prevention of type 2 diabetes in obese patients. Diabetes Care. 2004,27(1):155–161.
82. LiverTox: Clinical and Research Information on Drug-Induced Liver Injury [Internet]. Bethesda (MD): National Institute of Diabetes and Digestive and Kidney Diseases; 2012.
83. BRAY G A, HOLLANDER P, KLEIN S, et al. A 6-month randomized, placebo-controlled, dose-ranging trial of topiramate for weight loss in obesity. Obes Res. 2003,11(6):722–733.

84. SMITH S M, MEYER M, TRINKLEY K E. Phentermine/topiramate for the treatment of obesity. Ann Pharmacother. 2013,47(3):340–349.

85. ASTRUP A, RÖSSNER S, VAN GAAL L, et al. Effects of liraglutide in the treatment of obesity: a randomised, double-blind, placebo-controlled study. Lancet. 2009, 374(9701):1606–1616.

86. MCKINLEY T O, BORRELLI J JR, D'LIMA D D, et al. Basic science of intra-articular fractures and posttraumatic osteoarthritis. J Orthop Trauma. 2010,24(9):567–570.

87. SCHMAL H, MARINTSCHEV I, SALZMANN G M. Current status of anti-inflammatory therapy for posttraumatic osteoarthritis. Acta Orthop Belg. 2016, 82(3):427–439.

88. SCOTT C E H, MACDONALD D J, HOWIE C R. 'Worse than death' and waiting for a joint arthroplasty. Bone Joint J. 2019,101(8):941–950.

89. LI C S, KARLSSON J, WINEMAKER M, et al. Orthopedic surgeons feel that there is a treatment gap in management of early OA: international survey. Knee Surg Sports Traumatol Arthrosc. 2014,22(2):363–378.

90. JUNG S Y, JANG E J, NAM S W, et al. Comparative effectiveness of oral pharmacologic interventions for knee osteoarthritis: a network meta-analysis. Mod Rheumatol. 2018,28(6):1021–1028.

91. HIGUERA C A, ELSHARKAWY K, KLIKA A K, et al. 2010 Mid-America orthopaedic association physician in training award: predictors of early adverse outcomes after knee and hip arthroplasty in geriatric patients. Clin Orthop Relat Res. 2011,469(5): 1391–1400.

92. WONGRAKPANICH S, WONGRAKPANICH A, MELHADO K, et al. A comprehensive review of non-steroidal anti-inflammatory drug use in the elderly. Aging Dis. 2018,9(1):143–150.

93. WHITE W B, KENT J, TAYLOR A, et al. Effects of celecoxib on ambulatory blood pressure in hypertensive patients on ACE inhibitors. Hypertension. 2002,39(4):929–934.

94. BINGHAM C O III, SEBBA A I, RUBIN B R, et al. Efficacy and safety of etoricoxib 30 mg and celecoxib 200 mg in the treatment of osteoarthritis in two identically designed, randomized, placebo-controlled, non-inferiority studies. Rheumatology (Oxford). 2007,46(3):496–507.

95. MALLEN S R, ESSEX M N, ZHANG R. Gastrointestinal tolerability of NSAIDs in elderly patients: a pooled analysis of 21 randomized clinical trials with celecoxib and nonselective NSAIDs. Curr Med Res Opin. 2011,27(7):1359–1366.

96. HUNT R H, BARKUN A N, BARON D, et al. Recommendations for the appropriate use of anti-inflammatory drugs in the era of the coxibs: defining the role of gastroprotective agents. Can J Gastroenterol. 2002,16(4):231–240.

97. VISSER L E, GRAATSMA H H, STRICKER B H. Contraindicated NSAIDs are frequently prescribed to elderly patients with peptic ulcer disease. Br J Clin Pharmacol. 2002,53(2):183–188.

98. KENT A P, BRUECKMANN M, FRAESSDORF M, et al. Concomitant oral anticoagulant and nonsteroidal anti-inflammatory drug therapy in patients with atrial fibrillation. J Am Coll Cardiol. 2018,72(3):255–267.

99. BAKER M, PERAZELLA M A. NSAIDs in CKD: are they safe? Am J Kidney Dis. 2020,76(4):546–557.

100. NDERITU P, DOOS L, JONES P W, et al. Non-steroidal anti-inflammatory drugs and chronic kidney disease progression: a systematic review. Fam Pract. 2013,30(3):247–255.

101. National Kidney Foundation. K/DOQI clinical practice guidelines for chronic kidney disease: evaluation, classification, and stratification. Am J Kidney Dis. 2002,39(2 Suppl 1):S1–S266.

102. ZHAN M, DOERFLER R M, XIE D, et al. CRIC study investigators. Association of opioids and nonsteroidal anti-inflammatory drugs with outcomes in CKD: findings from the CRIC (Chronic Renal Insufficiency Cohort) Study. Am J Kidney Dis. 2020,76(2):184–193.

103. MEUWESEN W P, DU PLESSIS J M, BURGER J R, et al. Prescribing patterns of non-steroidal anti-inflammatory drugs in chronic kidney disease patients in the South African private sector. Int J Clin Pharm. 2016,38(4):863–869.

104. HUANG W N, TSO T K. Etoricoxib improves osteoarthritis pain relief, joint function, and quality of life in the extreme elderly. Bosn J Basic Med Sci. 2018,18(1):87–94.

10 关节内注射治疗与生物治疗

作者：Seung-Suk Seo, In-Seung Lee, Gi-Hun Lee
译者：曾泓尧　　审校：邵振兴

摘　要

用于治疗膝骨关节炎（OA）的口服或肠外给药的药物通过复杂的药代动力学过程进入关节。相比于全身给药，关节内注射治疗有很多优点，比如绕过了复杂的药代动力学过程并且避免了全身不良事件。为了让关节内注射起到治疗效果，药物必须精确地注射到关节中。超声引导下关节内注射比直接注射更精确。用于治疗膝骨关节炎的关节内治疗药物包括皮质类固醇（corticosteroid，CS）、透明质酸（hyaluronic acid，HA）和生物制剂。CS 具有改善膝骨关节炎症状的短效作用，但相比之下 HA 的作用效果更持久。骨关节炎是由分解代谢和合成代谢之间不平衡导致的，生物制剂通过靶向特定的分解代谢相关促炎介质或影响合成代谢发挥作用，并分为细胞疗法和非细胞疗法。非细胞疗法包括人血清白蛋白、生长因子和细胞因子拮抗剂，特别是重组人成纤维细胞生长因子 18 和 Wnt 受体抑制剂对合成代谢有影响。而细胞疗法包括细胞浓缩物、间充质干细胞（mesenchymal stromal cell，MSC）和基因疗法。目前，细胞浓缩物一般作为膝骨关节炎的即时自体细胞疗法，然而效果不确切，具体包括血管基质组分（stromal vascular fraction，SVF）、骨髓抽吸浓缩液（bone marrow aspirate concentrate，BMAC）、富血小板血浆（plasma rich platelet，PRP）和自体蛋白溶液。PRP 的治疗效果可以维持超过 6 个月，但有效程度没有达到最小临床差异。MSC 在细胞浓缩物中离体培养，随后只有具有 MSC 特征的细胞被分离。用于治疗膝骨关节炎的 MSC 包括从骨髓中获得的 MSC 和从脂肪中获得的 MSC。然而尽管 MSC 具有临床前景，目前其在治疗膝骨关节炎方面的临床效果还很有限。根据非营利性组织的指南，强烈建议膝骨关节炎患者不要注射 PRP 和 MSC。

关键词

关节内注射；药代动力学；超声；皮质类固醇；透明质酸；多聚脱氧核糖核苷酸；高渗葡萄糖；生物制剂；生长因子；细胞因子拮抗剂；富血小板血浆；间充质干细胞

S.-S. Seo (✉) · I.-S. Lee · G.-H. Lee
Department of Orthopedics, Haeundae Bumin Hospital, Busan, South Korea
e-mail: seoss@bumin.co.kr

S.-S. Seo (ed.), *A Strategic Approach to Knee Arthritis Treatment*,
https://doi.org/10.1007/978-981-16-4217-3_10

10.1 介绍

骨关节炎（OA）是指膝关节软骨不可逆的进行性损伤。它就是过去所认为的“磨损性疾病”。然而，年龄、基因、代谢、生物化学和生物力学因素的复杂交互作用在骨关节炎的发展中起重要作用。膝骨关节炎的临床表现包括疼痛、僵硬、关节肿胀和活动能力丧失，这些症状会影响工作和日常活动。在老龄化社会中，膝骨关节炎的发病率正在快速上升。膝骨关节炎的高发病率及导致关节功能丧失的特征，给社会带来了沉重的经济负担[1]。

目前，骨关节炎的治疗侧重于缓解症状和改善功能。膝骨关节炎治疗指南大多建议非药物治疗和药物治疗相结合[2]。包括使用对乙酰氨基酚和非甾体抗炎药（NSAID）在内的口服药物治疗。但是长期的口服药物治疗已经引发了对于风险/收益比问题的关注，尤其是对于患心血管疾病、胃肠道疾病及代谢合并疾病的患者[3]。包括 CS 和 HA 在内的关节内注射，可能可以用于其他保守治疗失败后的膝骨关节炎治疗[4]。20 世纪末，自关节内 CS 引入后，关节内注射流行起来。对于这类患者，关节内注射给药或许是一种理想的给药方式，因为关节内注射给药具有提高局部生物利用度，减少全身药物暴露和降低经济负担的优点[5]。

尽管关节内给药具有很多优点，目前仍有许多关于关节内注射过程和给药过程在安全性和有效性方面的争议。与关节内注射治疗膝骨关节炎相关的不良事件发生率很低，其中注射后疼痛和肿胀是最常见的不良事件，而像假性脓毒性关节炎这样的非自限性不良事件则很少报道[6]。为追求安全并精确地关节内给药，通过针头直接给药是最理想的方法。对关节内注射治疗的一大质疑是关节内治疗有很强的安慰剂效应，比口服给药或局部安慰剂的效应都强[7]。关节内生理盐水注射可在注射后 6 个月内明显改善膝骨关节炎患者的症状[8]。这一安慰剂效应可能是因关节积液中炎症介质的稀释和减少，使得主观疼痛和僵硬得到缓解。由于缺少关节内注射治疗骨关节炎的科学证据，在关节内药物的有效性方面还有许多问题需要解决，包括注射的次数、注射载体的生物利用度、注射的效应大小、注射的长期疗效及明确的作用机制[9]。尽管对关节内注射的效果有很多争论，关节内注射治疗仍然在临床中广泛应用。

CS 和 HA 注射用于治疗膝骨关节炎已经有几十年的历史，它们的优缺点已经被人们所知[10]。目前，人们对将自体血液制品、重组蛋白、颗粒、细胞和基因疗法载体运送到病变关节的兴趣日益浓厚。这种局部给药可能比肠外给药更安全、更便宜、更有效。然而，需要更好的、具有更持久疗效的药物配方来减少重复注射可溶性治疗药物所造成的负担[11]。近 10 年来，包括细胞和非细胞混合物在内的许多生物制剂被引入并被研究用于骨关节炎的治疗。许多生物制剂的效果还没有被证实，但目前一些药物正在进行临床研究并取得了积极的结果[5]。

在本章中，我们简述了关节滑膜的药代动力学，并阐述了通过手动或影像学手段提高进针精确度的注射技术。我们还描述了包括生物制剂在内的关节内制剂的作用机制，并讨论了研究小分子药物治疗的临床试验，以及对包括以细胞为基础治疗的生物制剂进行了高层次概述。最后，我们提供了一些目前临床研究中最受期待和最有前途的关节内注射治疗膝骨关节炎的关键评估的最新进展。

10.2 关节滑膜内分子的流入与流出

由于软骨是无血管组织，全身给药方式的效率低下。当通过口服或肠外方式给药时，药物无法直接到达关节软骨，而要通过滑膜毛细血管网和间质组织到达关节液，然后扩散到软骨的细胞外基质（extracellular matrix，ECM）中。治疗性药物或分子的进出，其在关节内停留的时间，以及扩散入关节软骨 ECM 的过程，在用特定药物治疗膝骨关节炎的过程中是必须明确的。

分子从滑膜毛细血管进入关节腔，必须首先通过毛细血管壁，然后通过滑膜内膜的 ECM[12]。大约 50% 的滑膜毛细血管内皮面向关节腔的一侧有窗孔。这种定位有利于分子从毛细血管运输到滑膜间质，也便于分子从滑膜间质进入毛细血管。滑膜中无上皮细胞，细胞间隙宽，无细胞连接，没有基膜[13]。滑膜在分子进出关节过程中起半透膜的作用，而且无基膜使得滑膜层更利于分子运输。穿过窗孔从血管中出来的分子扩散入滑膜间质中，接着穿透滑膜进入关节腔。决定分子这一移动的因素是毛细血管内皮窗孔的孔径和滑膜间质基质的紧密空间。小分子量（molecular weight，MW）化合物（MW<10 kDa）可以通过被动运输自由进出。由于毛细血管内皮的窗孔起一种大小依赖的筛选效应，从血液到滑液运输的分子数量与分子大小相关。因此，大分子与小分子相比，在滑液中与在血清中的浓度比例不同。例如，白蛋白（MW 67 kDa）正常滑液与血清的浓度比约为 0.40；而更大的分子 α_2- 巨球蛋白（MW 820 kDa）的这一比值为 0.03[14]。在存在炎症的关节中，毛细血管通透性增大，使得大分子进入关节腔更加容易。从类风湿关节炎患者滑液的蛋白质含量中可以发现这种影响的证据，与健康对照组相比，类风湿关节炎患者滑液的蛋白质含量显著升高，类风湿关节炎样本中大分子和小分子成分比值显著升高[5, 14]（图 10.1）。

滑液中的分子通过滑膜中的血管和淋巴系统排出。小分子也通过血管系统排出，而像蛋白质这样的大分子通过淋巴系统排出[15]。分子在关节中停留的时间受其进出关节速率的影响。关节内治疗中，小分子在关节内停留时间短，这是由于它们很容易通过滑膜毛细血管进入关节，并能够很快地排出。大分子进入关节受毛细血管窗孔大小依赖性筛选效应的限制。尽管关节内注射的大分子能绕过毛细血管的筛选效应，其关节内停留时间一般也只有几小时或更短，这是由于无论分子大小，它们都可以通过淋巴系统从关节排出。几种物质关节内注射的关节内含量的半衰期：白蛋白（MW 67 kDa）为 1.23~13.1 小时，利多卡因（MW 234 Da）为 0.35 小时，HA（MW 3×10^6 Da）为 26.3 小时，NSAID 为 1.1~5.2 小时，氢化可的松为 0.3~4.2 小时[16]。

同样，无论分子大小，其停留时间都很短。而且在炎症状态下，由于血液和淋巴液的流量增加，分子在关节中的停留时间会更短[17]。过短的停留时间是成功治疗的主要阻碍。关节内注射的药物必须停留足够长的时间才能发挥作用。为了达到这一目标，开发多种延长药物停留时间的方法是非常有必要的。

10.3 关节内注射治疗技术

关节内注射治疗是用于关节疾病局部治疗的一种很引人注目的方法。为了达到最大治疗效果，各种治疗物质需要准确地输送到关节中。使针头精准地进入关节内正确的位置是很重要的，

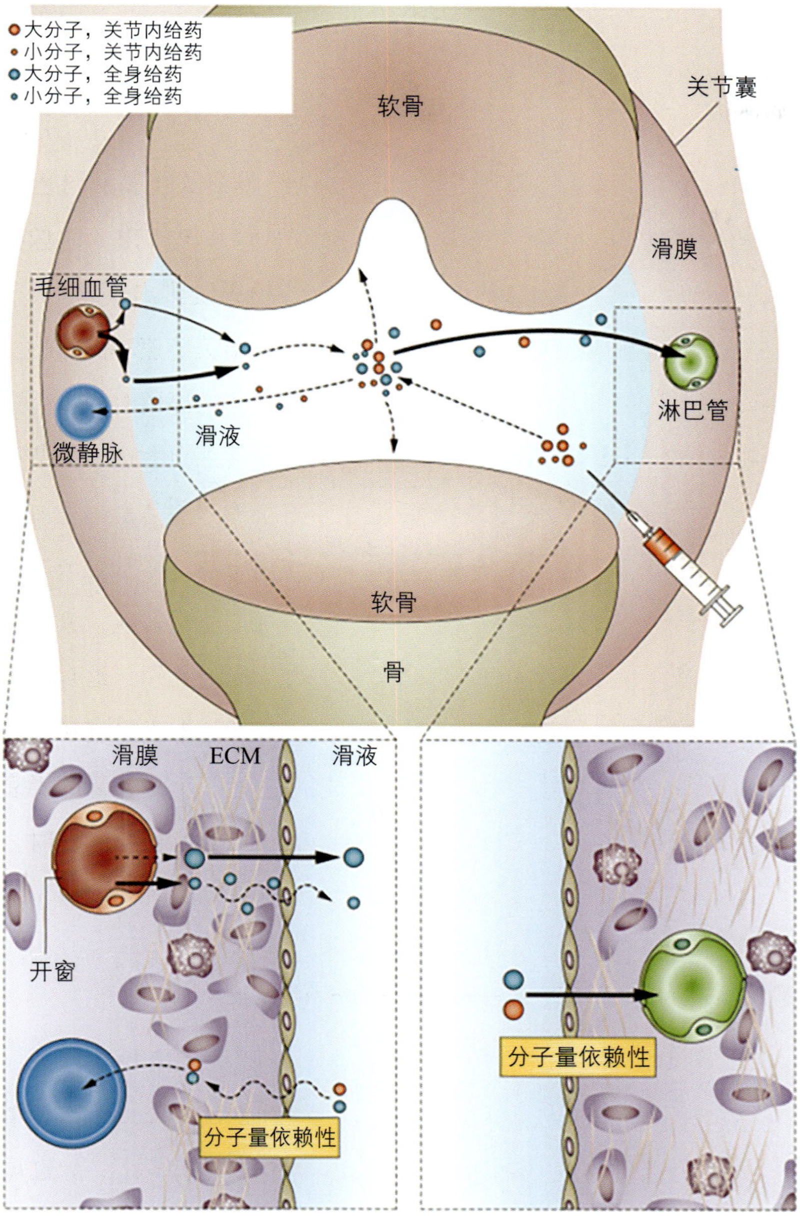

图 10.1 分子进入和离开滑膜关节的过程。全身给药时毛细血管内的分子通过毛细血管壁、细胞外基质（ECM）和滑膜进入关节腔。小分子通过毛细血管壁和滑膜相对容易，滑膜间质的 ECM 是它们进入关节的最大阻碍。毛细血管内的大分子被毛细血管的有孔内皮筛选，这是它们进入关节腔的阻碍。关节内注射是一种避开这种阻碍的方法。滑液中的分子通过滑膜中的血液系统和淋巴系统排出。小分子通过血液系统排出，而像蛋白质这样的大分子通过淋巴系统排出（版权许可：Nat.Rev.Rheumatol. Evans，2013）

因为这可以获得最大治疗效果并减少注射不良事件的发生。错误的针头位置也会在治疗过程中及治疗后给患者带来更多的疼痛及不舒适感，这对注射的疗效有不良影响[4]。注射技术是影响膝关节内注射准确性的一个非常重要的因素，特别是对于无积液的有症状膝骨关节炎患者而言[4]。然而，在没有积液的情况下，精准地让针头进入膝关节内间隙是困难的。Jones 等[18]评估了无渗出情况下针头在膝关节内放置的精准性，发现 59 次膝关节注射中有 39 次（66%）注射入了关节内，而有几乎 1/3 注射到了关节外。如果治疗物质被注射到了滑膜外的组织，可能导致注射材料流出受阻而产生疼痛，或发展为急性假性脓毒性关节炎。因此，准确的针头放置对于关节内注射给药治疗膝骨关节炎非常重要。目前，膝关节内注射有盲注（通过触诊引导或标志物引导）和影像引导下注射 2 种方式。精准的关节内盲注对于关节中无液体、肥胖和（或）严重关节炎的患者而言并不容易。多种方法用于评估膝关节内注射的准确性，如利用 X 射线摄影[19]、超声检查（ultrasonography，US）[20]或荧光透视检查[21]、磁共振成像（MRI）[22]注射造影剂或空气，以及通过手术确认药物位于关节内或关节外[23]。回流技术也是确认注射过程中注射针头位置的有效方法，其精确度约为 97%[24]。但是，由于这些技术都受到观察者在评估影像时错误的影响，目前没有评估膝关节内注射准确性的金标准。使用荧光透视检查和超声引导技术可以提高精准性，这些工具在治疗如肥胖或无积液等难以评估的关节时尤为有用。在这一部分，我们纳入了所有独立尝试确定关节内位置的研究，包括成功抽吸滑液。此外，注射部位准确性的结果由注射部位和是否使用影像引导描述，本篇回顾没有单独通过影像引导方法研究注射的准确性。

10.3.1 注射技术：部位，方法

当采用盲注或影像引导下膝关节内注射时，人们为了使治疗获益最大化并避免膝关节注射失误而提出了很多关节内注射部位。注射的“部位”指的是膝关节中可供进针的特殊区域，注射的“方法”指的是进针的技术，包括进针的角度和进入膝关节的位置。同一注射部位有多种注射方法，并且对于哪个部位是精准注射的最佳部位也有很多争论。在一篇系统回顾中，不考虑注射技术，有 8 个不同的膝关节注射部位：前内侧，髌骨中段内侧，髌骨内上侧，前外侧，髌骨中段外侧，髌骨外上侧，髌上外侧囊，髌下[25]。由于缺少文献，髌下注射部位将不描述（图 10.2）。

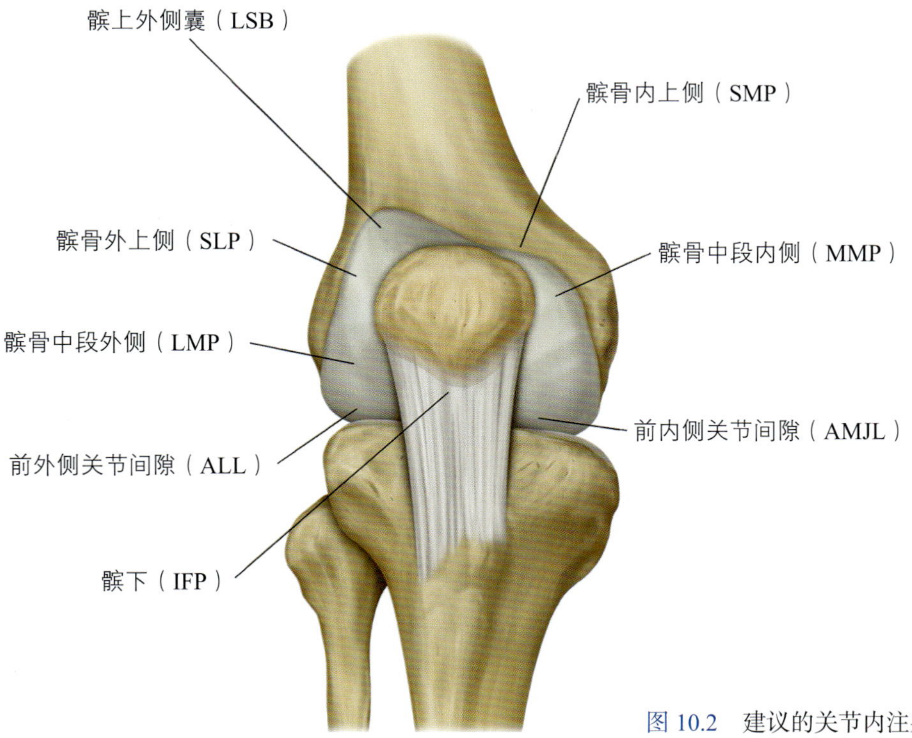

图 10.2　建议的关节内注射部位

10.3.1.1 前内侧

对于前内侧（anteromedial，AM）这一部位，针插入由髌内侧缘下方、髌韧带、胫骨平台内侧形成的入口，在膝关节屈曲 30°[21]或 90° 时向髁间切迹方向穿刺，此时患者的腿悬吊于检查台侧面[23]。AM 处进针，膝关节屈曲 30° 和 90° 时进针的准确率分别为 86% 和 71%[26]。采用标准 AM 部位注射可能导致疼痛和潜在的伤害，如意外注射到交叉韧带、韧带黏膜或脂肪垫中。

10.3.1.2 髌骨中段内侧

采用这一部位注射时膝关节是伸直的。此时髌骨被拉向内侧或外侧，针插入髌骨下方。经髌骨中段内侧（medial mid-patellar，MMP）入路注射时，将针置于髌骨中部（中极）以下的膝关节内侧，并指向髌骨外侧中极[27]。进针要小心，以避免损伤特殊结构，如髌骨支持带、骨膜、髌骨软骨和脂肪垫。MMP 入路的准确率最低，为 56%[23]，盲注为 77.3%[27]，采用超声引导下注射为 75%[28]。

10.3.1.3 髌骨内上侧

髌骨内上侧（superomedial patellar，SMP）注射是在伸膝状态下，由股骨髁与髌骨外侧缘上 1/3 处，沿头内侧至尾外侧 45° 方向进针。轻轻摇动髌骨确定其边界，以便于针头插入。当采用盲注时，该入路有 80% 的准确率[29]。

10.3.1.4 前外侧

标准前外侧（anterolateral，AL）注射在由髌骨下外侧缘、髌韧带和胫骨平台外侧形成的区域进行。此时患者取坐位，双膝自由悬垂于检查台边缘并屈曲约 90°。然而，对于膝关节屈曲角度及进针方向，有几种改良的 AL 注射方法。根据膝关节屈曲的角度，提出了不同的膝关节位置，如膝关节屈曲角度在 30°~40° 之间[21]或屈曲至 90°[30]，或在 100°~130° 之间的最大屈曲角度[31]。在触诊找到解剖标志后，选择胫股关节面近端一指宽和髌韧带外侧一指宽的注射入口。斜向髁间切迹或向股骨内侧髁进针。该方法的准确率分别为 71%[4]、85%[23]、97%[30]、97.1%[31]。当膝关节不能充分伸直或膝关节内只有少量液体时，这些方法是有用的。与 SL 部位相比，AL 部位引起的疼痛更小[32]。这些方法的主要问题是很难从受影响的关节中获得液体。

10.3.1.5 髌骨中段外侧

髌骨中段外侧（lateral mid-patellar，LMP）注射是北美放射科医师在膝关节造影术中最常用的技术（64%）[33]。对于 LMP 入路注射，在伸直膝关节的情况下，在髌骨中外侧连接处的髌骨和髌骨槽之间进行注射。在髌骨中点处将髌骨拉向外侧，于髌股关节的关节面之间以 45° 角的方向横向进针[34]。LMP 注射的准确率为 55%~86%，该准确率与骨关节炎影像学评估的严重程度成正比[26]，可为 76%[23]、91.5%[35]和 93%[4]。LMP 注射的一个优点是允许针头到达关节的过程中穿过最少的软组织。另一方面，对于那些在治疗过程中不自觉地强烈收缩股四头肌的焦虑患者、老年人、膝关节挛缩患者、肥胖患者、髌股骨赘较大者或坐轮椅者，LMP 入路是比较困难和（或）不方便的。而且，由于在 LMP 入路的进针过程中穿过较少的皮下脂肪，可能会发生容易观察到的局部注射不良事件，包括肉眼可见的瘀斑、血肿、穿刺部位皮肤萎缩或异物肉芽肿，这是由 CS 或 HA 通过针道回流引起的[36]。

10.3.1.6 髌骨外上侧

对于标准的髌骨外上侧（superolateral patellar，SLP）注射，患者平卧于检查台上，伸直膝关节，触诊髌骨及软点。体表标志点是髌骨上缘的水平线与另一条跨过髌骨外侧缘的水平线的交点。针头以平行于股骨前皮质的 45° 角从头外侧至尾内侧方向进针。SLP 注射的准确率在 55%~100% 之间，但在膝关节内的注射部位中，SLP 注射的总准确率最高，为 91%（95% CI 84%~99%）[37]。但是，SLP 注射不适合以下几种情况：大的骨赘阻碍了进针的通路；髌骨操作相关的疼痛；确立骨标志点困难，尤其在肥胖患者中。

10.3.1.7 髌上外侧囊

在髌上外侧囊（lateral suprapatellar bursa，LSB）注射中，患者膝关节伸直，从髌骨上外侧的平面处进针，此处位于髌骨上方一指宽，髌骨外侧一指宽处[35, 38]。LSB 入路盲注的准确率为 83.7%，超声引导下注射的准确率为 96.0%[39]；LSB 入路盲注的准确率为 82%，超声引导下注射的准确率为 100%[40]。通过髌上囊关节内注射的其中一个优点是可以减少伤及关节内其他组织的风险[39]。股四头肌的等距收缩或伸膝时用力足背屈在内的动态检查可能有助于发现髌上囊内的少量积液。股四头肌的激活和过度伸直通过将 Hoffa 脂肪垫移到股骨髁和收紧后筋膜诱导近端液体转移。

10.3.2 与关节内注射准确性相关的因素

膝关节内注射的准确性受如肥胖、骨关节炎严重程度、有无关节积液等内在因素的影响；而外在因素包括临床医生的经验、进针位置、是否使用影像引导等。对于缺乏关节液的关节，特别是肥胖和（或）严重的膝关节炎患者，准确的膝关节内注射并不容易。这些内在因素初次在临床出现时是无法改变的，但外在因素可以通过临床医生的努力改变。

在一项有关关节内注射准确率进行统计汇总的系统回顾中，SLP 的准确率最高，汇总准确率为 91%（95% CI 84%~99%），LMP、AL 和 AM 的汇总准确率分别为 85%（95% CI 68%~100%）、67%（95% CI 43%~91%）和 72%（95% CI 65%~78%）[37]。但这篇回顾没有涉及引导下注射的数据。SLP 盲注在有积液患者中的准确率可达 100%[19]。当采取盲注时，SMP 在 3 个内侧注射部位中准确率最高（82%），其次为 AM（74%）和 MMP（64%）；而 SLP 部位在 4 个外侧部位中的准确率最高（87%），其次为 LMP（84%）、LSB（83%）和 AL（70%）。当采用超声引导下注射时，注射准确率相比盲注有显著提高，SMP 注射的准确率达 100%，MMP 为 86%。而且超声引导下注射，AL、LMP、SLP 和 LSB 的准确率都在 95%~100% 之间，其中 SLP 准确率最高。超声引导下，内侧部位的准确性大大高于外侧部位。因此，MMP、SMP、LSB 和 SLP 部位的超声引导下准确性比各自的盲注准确性更高。注射者的经验影响 SLP 部位盲注的准确率，经验不足注射者的准确率为 55%（95% CI 34%~74%），而经验丰富的注射者为 100%（95% CI 81%~100%）[38]。然而，在采用超声引导下注射时，经验相对不足的临床医生和注射者也能达到相同的精确度。一项研究中采用了超声引导下关节内注射，准确率可以达到 91%[41]。超声引导显著地提升了治疗的效果及有效性，可使疼痛下降 43% 并使治疗应答的比例上升 26%[40]。超声引导技术对提高难以进针的关节注射准确率尤为有效，如肥胖及缺乏关节液的患者。

10.3.3 超声引导下注射技术

尽管 2016 年欧洲抗风湿病联盟（European League against Rheumatism，EULAR）推荐将影像引导下关节内注射用于特定情况而非常规使用，超声引导下关节内注射有很多优点。超声对操作过程中针头的放置提供了实时监控，而且作为一种快速而创伤较小的方式没有暴露在辐射中的风险。另外，超声设备相较于 CT/MRI 较为便宜且使用更加广泛。

选择合适的超声设备对于准确进行关节内注射非常重要，尤其是要根据肌骨系统的部位选择合适的换能器和超声波频率。高频（7~15 MHz）换能器适用于膝关节内注射。由于这一波段超声波的低通透性和高分辨率，便于获得像膝关节这样相对浅表部位的图像。回声强度指的是反射超声波的能力。每一种组织在正常状态下都有特定的回声强度。根据其回声强度，可以分为强回声（屏幕中白色的部分）、中回声（屏幕中灰色的部分）和无回声（屏幕中黑色的部分）。骨组织在超声中显现为无回声或黑色，并有一明亮的强回声边缘。这是因为超声波束无法穿过皮质骨，所以它在极其高回声的骨结构下方留下声影。关节软骨在强回声的骨皮质上方显示为灰色或中回声的边缘。血管和关节液也显示无回声。具有纹理结构的肌肉显示为中回声，而脂肪组织几乎为无回声。筋膜 / 束及其他结缔组织显示为强回声的线状结构。神经显示为强回声，与散布在明亮背景之间的中回声筋膜一起呈斑点状蜂窝状的图案。肌腱和韧带为强回声，与末梢神经一样。肌腱在长轴方向上可见特征性条纹，且比神经更具有各向异性[42]。

为了在超声引导下精准进针，需要对超声换能器进行严谨的操作。临床医生需要了解入射角才能得到更好的图像。入射角为超声波与结构表面垂线的交角（图 10.3）。超声换能器与物体表面的垂直线越近，换能器反射的超声波越多，得到的图像就越好。相反，如果超声波更倾向平行于物体的表面，图像的清晰度会降低。通过操作过程中倾斜或旋转换能器以调整换能器的入射角，可以获得更好的图像。超声引导下注射时，一个靠近垂线的入射角对于更好地看到针头至关重要。为了更好地看到针头，除了操作换能器外，建议改变针头的入路，进针时与超声波更垂直。为了获得更好的图像，超声换能器的操作方法包括按压、对准（滑动）、旋转和倾斜[42]。

超声波在穿过组织或材料时产生如漫反射、透射、折射、镜面反射等多种情况。漫反射是由超声波向朝向或远离探头的多个方向偏转造成的，一般在小而不规则的物体上发生。透射是指连续的超声波在远离探头的方向上穿过组织的过程。折射在超声波进入两种传播速率不同的介质时发生，折射的角度决定于超声波在介质中传播速率的差异。镜面反射发生于大而光滑的表面（如骨），如果表面与超声波束垂直，表面可以向探头的方向反射超声波[43]。因此，除了正常的解剖结构外，监视器上还可以看到各种各样的人工制品。所以进行关节内注射的操作者在操作

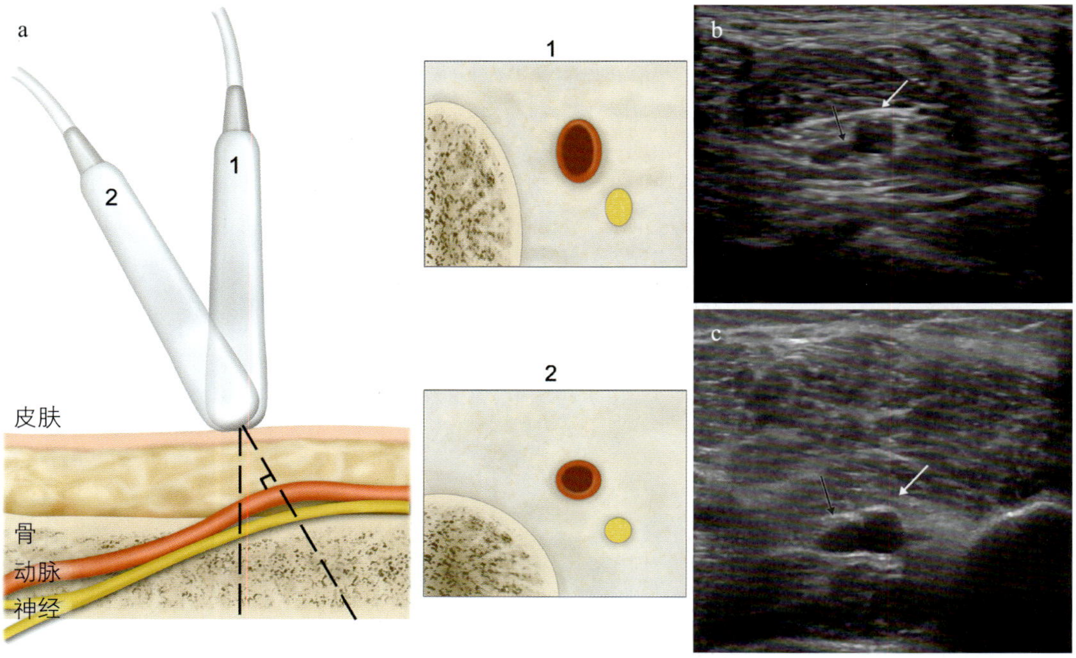

图 10.3　不同入射角的效果。（a）探头 2 的超声波轨迹更垂直于动脉和神经表面，它比探头 1 获得的动脉和神经图像更圆整，轮廓更清晰。探头 1 的超声波轨迹与物体表面更平行。（b）倾斜的入射角展现较为不清晰的胫前动脉（白色箭头）和静脉（黑色箭头）的图像。（c）垂直入射角对同一血管展现更加圆整清晰的图像（超声图像由 BS Koo 博士提供）

时应了解并区分出针尖气泡引起的混响、散射和声影等超声伪影。当超声波束遇到两个完全平行的反射体时就会产生空气混响伪影。这体现为在同一间隔处的线性密度，表现为真实针头下方的多个可看到的针头影像。当超声的能量返回探头进行处理时，另一个针头的影像就会展现在屏幕上。因为此处超声波返回到探头需要经过更长的时间，这一重复的影像显得比真实的针头更深。由于空气不能传导超声波，少量的空气可以作为产生阴影的极好介质。所以针尖出现的气泡会产生声影[44]（图 10.4）。

在超声引导下，将针插入关节有平面内和平面外 2 种方法。平面内置针时针头可以在超声监视器的长轴视图中看到，因为针的长轴在超声扫描的平面内。平面外置针是将针的长轴与扫描平面成直角，使针在短轴视图中被视为回声的白点（图 10.5）。平面内法是一般更受欢迎的方法，因为这一方法可以看到整根针。在进针时，尤其是平面外进针时，操作者动态倾斜和滑动换能器可能会帮助跟踪针尖。因为超声波束只有大约 1 mm 的极窄的宽度，所以即使微小的移动也能让针头离开视野。可视化针尖对精准的进针注射非常关键。但是经验不足的操作者经常会让针头或整根针从视野中离开。在这种情况下，有必要在此观察探头并重新将针调整到超声平面。如果只是针尖离开了视野，操作者可以将针稍微拉回来一点，并通过稍微调整方向的方法再次尝试[42]。

有一些改善超声引导下置针位置的技术。尽量使用更大的针，而不是小的针；引导超声波束垂直于针，而不是平行于针；尽量使用特殊样式的针，这样可以减少空气混响伪影；将针内充满透明溶液，排净空气。进针时，针的倾斜角需要指向超声探头或远离探头。相对更大的斜角导致更多的超声波散射，增强了针的尖端在超声下

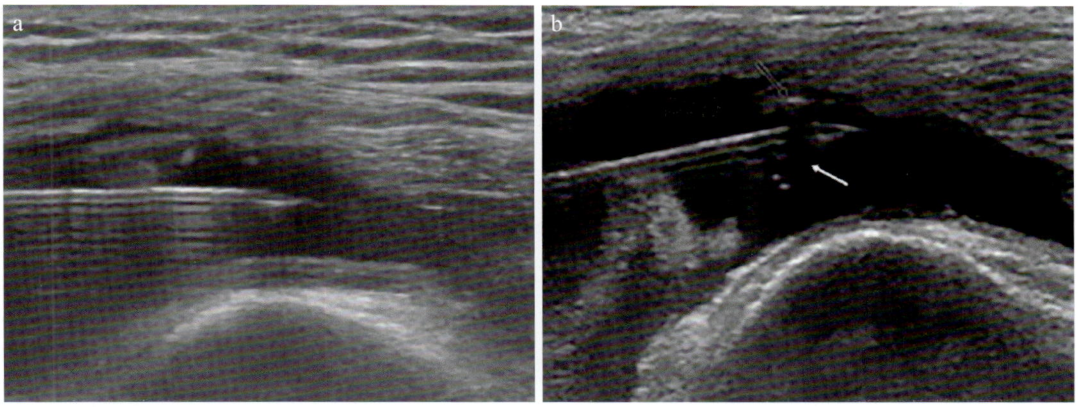

图 10.4 在进针过程中观察到的超声伪影。（a）空气混响伪影是在真实的针头下方出现多条平行的线性高密度阴影，表示超声波在针腔内反复折返。（b）少量空气（黑色箭头）成为产生声影（白色箭头）的完美介质，因为空气不能传导超声波。这张图片看起来像针尖断了

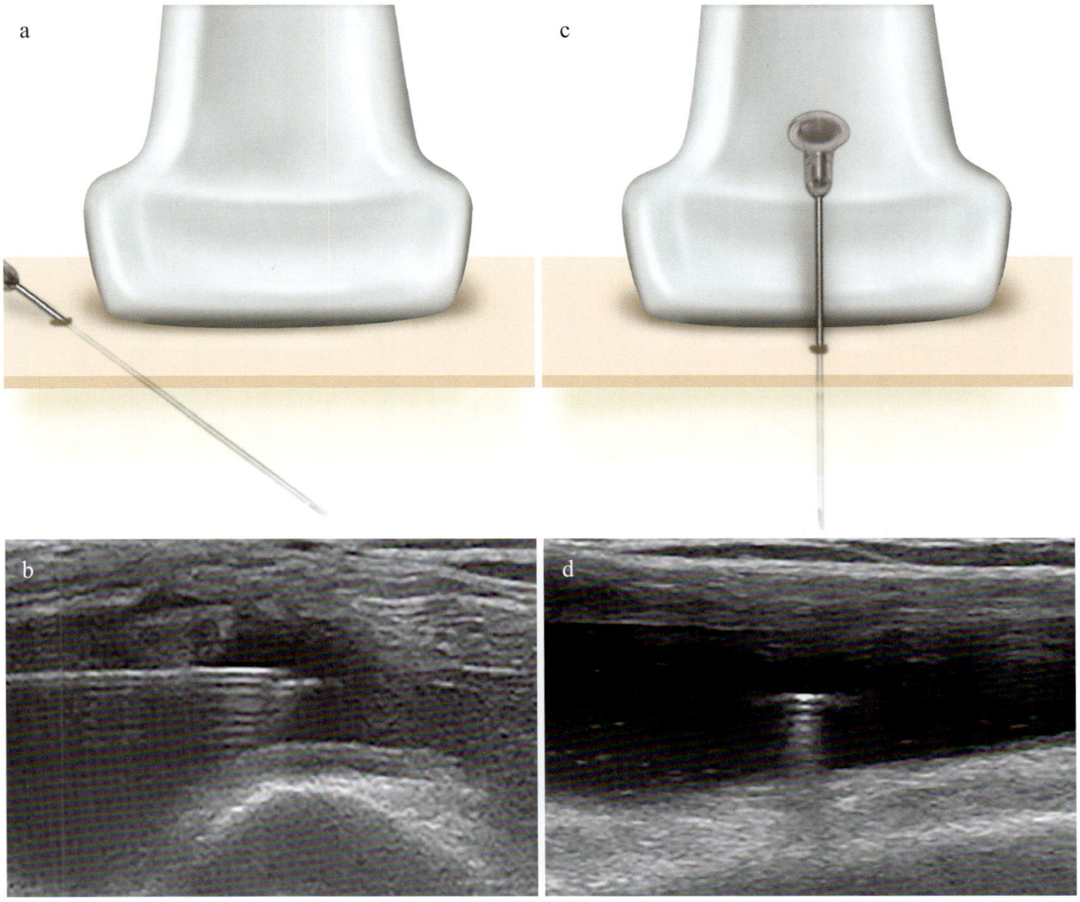

图 10.5 超声引导下关节内进针的方法。（a）平面内进针：针的长轴位于超声扫描平面内。（b）针头在长轴视图中可以显示在超声监视器上。（c）平面外进针：针的长轴与扫描平面呈直角。（d）在短轴视图中可以看到呈回声白点的针头

的显像。在努力移动针头时，即针以一种短距离“进 - 出，一侧 - 另一侧”的移动插入，会使相邻软组织发生偏转，使针的轨迹更清晰。使用水定位技术，注射少量透明溶液到目标部位，可以提高针尖的可见性。

10.3.4 皮肤准备，无菌技术，针的选择和不良事件

为了降低感染风险，常需采用无菌技术在无菌条件下进行关节内注射操作。聚维酮碘和（或）乙醇用来对注射部位周边的皮肤消毒。操作者需要佩戴无菌手套并使用消毒凝胶对超声探头进行消毒。在操作过程中，可能只需要一个有孔巾的消毒包来暴露操作的部位。一般治疗前不需要进行局部麻醉，冷却喷淋或局部麻醉可用于大而厚的关节或疼痛敏感的区域，或对疼痛敏感的患者。在一般情况下，药物注射通常使用 22~25 号针，从关节内抽吸液体通常使用 18~21 号粗针。偶尔使用 25 号针来减少注射的疼痛。针的长度一般选择中等长度［1.25 英寸（3.175 cm）和 1.5 英寸（3.81 cm）］。当采用 AM 和 AL 位置进行注射时，从皮肤边缘到股骨髁关节面的距离为 1.8 英寸到 2.2 英寸（4.5~5.5 cm）。需要用 2 英寸（5.08 cm）长的针清除关节内的脂肪垫并到达这些部位的关节内区域[4]。因此，针的长度可以通过测量超声或 MRI 显示的预期注射入路的长度来确定，需要准备足够长的针，并与入路的长度相适应。

关节内注射的不良事件既可来自注射本身，也可来自使用的药物。如果将治疗物质注射到滑膜外组织，如前部脂肪垫和滑膜外组织层，可能会因注射物质流出受阻而导致注射部位疼痛。HA 注射可能导致急性假性脓毒性关节炎。CS 注射到关节外组织可引起皮肤色素沉着及皮下脂肪和肌肉萎缩。尽管与关节内注射 CS 和 HA 相关的不良事件相对较少，但关节内感染是严重的不良事件。据报道，CS 注射相关的关节内感染发生率为 1/50 000~1/3 000。虽然这些发生率很低，但如反复给药导致感染风险累积的 CS 不良事件，以及对关节软骨损伤的担忧，使人们不愿意过于频繁地向关节内注射 CS。虽然目前对于这个问题尚未有严格的指南，但是大多数医生不愿每 3~6 个月注射 1 次，除非像 HA 这样需要多次注射的药物。较轻微的不良事件包括注射部位疼痛（1%~33%），局部肿胀（<1%~30%），以及局部皮肤的问题（3%~21%）。假性脓毒性反应发生率在 1%~3% 之间，多发生于反复 HA 注射之后，其特征为与关节感染不相关的炎症和肿胀[29]。根据最近的一项丹麦的回顾性研究（*n*=22 370），真正的关节感染（脓毒性关节炎）发生率非常低（0.08%，95% CI 0.03%~0.12%），而且仅有 11 名患者被诊断为脓毒性关节炎（约 2 000 次注射中发生 1 次）。这一严重情形的危险因素包括高龄、男性和既往关节疾病[30]。由于关节内注射为一项侵入性操作，其有一些绝对和相对禁忌证。绝对禁忌证包括对已知的注射物质过敏、注射部位有明显的皮肤破损或软骨骨折、菌血症、骨髓炎、败血症、脓毒性关节炎、关节周围疾病（如蜂窝织炎）、关节假体或无法控制的凝血功能障碍。相对禁忌证不太清楚，因此应根据每一病例的具体情况来决定[31]。

10.4 关节内注射的治疗物质

有多种材料已经被开发为膝骨关节炎的治疗剂。CS 和 HA 是治疗膝骨关节炎疼痛最常用的药物，用于非药物治疗、NSAID 或镇痛药无

效的情形，尽管已经有关于它们有效性的质疑。标准的关节内治疗包括 CS 和 HA，它们的效用和不良事件已经得到了广泛深入研究。除了标准关节内治疗，临床上常使用多聚脱氧核糖核苷酸（polydeoxyribonucleotide，PDRN）和高渗葡萄糖治疗膝骨关节炎。然而，只有少数低水平的临床研究评估了它们治疗膝骨关节炎的效果。骨关节炎是由分解代谢因素和合成代谢因素失衡导致的，所以生物制剂要么靶向特定的分解代谢促炎介质，要么更广泛地影响合成代谢。生物制剂在其他风湿性炎症疾病中表现出良好的临床疗效。已经有很多关于生物制剂的临床研究，认为其在治疗骨关节炎方面也有相似的疗效。临床研究的结果不支持在骨关节炎治疗过程中常规使用生物制剂，但是依然有在未来骨关节炎治疗中使用生物制剂的希望[45]。生物制剂分为 4 个亚类，分别为非细胞疗法、扩展细胞疗法、基因疗法和即时自体细胞疗法[9]。

10.4.1 标准关节内注射治疗

10.4.1.1 皮质类固醇

类固醇类物质的结构、功能和作用位点多样。类固醇分子的差别主要在于与碳环相连的官能团的差异。人体内各种皮质类固醇（CS）产生于肾上腺并发挥广泛的生理功能。CS 可分为控制水盐生理的盐皮质激素和控制代谢及炎症的糖皮质激素。具有强大抗炎作用的类似 CS 的分子可以被合成，并用于药物治疗。合成类 CS 是泼尼松龙（一种人类皮质醇的类似物）的衍生物。甲泼尼龙是泼尼松龙的甲基衍生物，而地塞米松、倍他米松和曲安奈德都是泼尼松龙的氟化衍生物[46]。通过对 CS 的氟化可以改善其抗炎的药理作用。

作用机制

CS 直接作用于核受体调节 mRNA 和蛋白质的合成速率，其既有抗炎作用也有免疫抑制作用。CS 的作用机制极其复杂，包括 T 细胞、B 细胞功能的改变，白细胞运动的改变，细胞因子和酶水平的改变，抑制磷脂酶 A2 和花生四烯酸代谢[47]。这一机制主要分为改变白细胞的运动、改变白细胞的功能、减少炎症区域微血管扩张并降低血管通透性，以及减少前列腺素的合成。白细胞迁移状态的改变在给药 4~6 小时后发生，包括淋巴细胞减少、T 淋巴细胞选择性耗竭和抑制中性粒细胞和单核 – 巨噬细胞在炎症区域聚集。白细胞功能的改变与免疫反应相关，包括抑制淋巴细胞的增殖和抑制 T 淋巴细胞介导的细胞毒作用。而且，这些抑制作用抑制了 IL–1、白三烯和前列腺素的释放。炎症介质的减少通常可以改善疼痛的症状，并随着关节中 HA 浓度的增加而增加相对黏度[48]。

药物成分，药效学和药代动力学

当 CS 注射入关节后，它被滑膜细胞吸收，随后扩散入血然后被清除。关节内注射治疗的目的是使 CS 在关节液和滑膜中长时间地集中。药物的持续时间和有效性取决于药物的抗炎能力、溶解度和剂量。根据类固醇的化学结构，药效的持续时间应与溶解度成反比。CS 的水溶性越低，其起效越慢，作用时间越长[49]。用于关节内注射的 CS 制剂是 CS 酯化物的微晶悬浮液。当注入关节腔时，这些酯在滑膜细胞中被缓慢水解，形成有活性的 CS。此时，如果酯的溶解度较低，它们在滑膜细胞中的吸收就会延迟，作用的持续时间也会延长[50]。药物局部作用持续时间分为

表 10.1　关节内注射皮质类固醇的药代动力学

皮质类固醇	关节内注射剂量	血浆药代动力学参数
曲安奈德		$t_{1/2}$ 3.2~6.4 d;
	10 mg[a] 20 mg[a] 40 mg[a]	MRT 3.2 d, CL (L/h) 66.7, AUC (ng.d/mL) 6.5 MRT 4.3 d, CL (L/h) 38.8, AUC (ng.d/mL) 22.4 MRT 3.9 d, CL (L/h) 62.9, AUC (ng.d/mL) 26.8
	40 mg/1 mL[b]	C_{max} 11.06 ng/mL, t_{max} 6 h, $t_{1/2}$ 3.02 d, MRT 2.5 d, CL ([mL/h]/kg) 0.0000, AUC (pg.h/mL) 1248.9
己曲安奈德		$t_{1/2}$ 4.6 d
	20 mg[a] 40 mg[a]	MRT 6.0 d, CL (L/h) 75.0, AUC (ng.d/mL) 9.8 MRT 6.1 d, CL (L/h) 67.5, AUC (ng.d/mL) 20.6
曲安奈德缓释微球	32 mg/4 mL[b]	C_{max} 0.97 ng/mL, t_{max} 7 h, $t_{1/2}$ 14.5 d, MRT 19 d, CL ([mL/h]/kg) 0.00012, AUC (pg.h/mL) 543,1
倍他米松	7 mg[a]	$t_{1/2}$ 6.3 d, MRT 2.8 d, CL (L/h) 12.1, AUC 21.0 ng.d/mL

d，天；h，小时；C_{max}，给药后观察到的最大药物浓度；t_{max}，达到最大浓度（C_{max}）的中位时间；$t_{1/2}$，血浆中药物浓度下降到 50% 所需的时间；MRT，平均滞留时间（化合物在被清除之前在体内滞留时间的算术平均值）；CL，全身或系统清除率（指以血浆中化合物浓度为标准的体内清除率）；AUC，曲线下面积。

[a] Derendorf 等[51]。

[b] Kraus 等[52]。

短效作用、中效作用和长效作用，作用时长被认为与抗炎效果具有一致性。已经尝试了几种合成 CS 用来提高抗炎作用（表 10.1）。醋酸曲安奈德（triamcinolone acetate，TA）从关节被完全吸收，并在之后的 2~6 周内都能在血浆中检测到。于关节内注射后，合成 TA 在血浆中的吸收会相对快一些，观察到血浆中 C_{max} 为 11.06，中位 t_{max} 可达 6 小时。半衰期 $t_{1/2}$ 在 3.0~6.4 天之间变化，平均滞留时间（mean residence time，MRT）为 2.5~4.3 天，这取决于产品和剂量[51，52]。已曲安奈德（triamcinolone hexacetonide，TH）是注射用 CS 中溶解性最差的，其从关节中完全吸收需要 2~3 周的时间。TH 半衰期 $t_{1/2}$ 为 4.6 天，与剂量无关，剂量为 20 mg、40 mg 时 MRT 分别为 6 天和 6.1 天[51]。单次关节内注射倍他米松后检测血浆中药物的含量，其半衰期 $t_{1/2}$ 为 6.3 天，MRT 为 2.8 天[51]。FX006 是 TA 在 75:25 聚乳酸－乙醇酸微球中的缓释（extendedrelease，ER）关节内配方（TA–ER），旨在维持关节内的药物浓度[11]。滑液中 TA–ER 浓度在 12 周内可量化。滑液中 TA–ER 在 t_{max} 为 7 天时 C_{max} 达到 231.3 ng/mL。血浆中 TA–ER 在 t_{max} 为 7 天时 C_{max} 达到 0.97 ng/mL。中位 $t_{1/2}$ 为 14.5 天，MRT 为 19 天[52]。通过延缓药物的吸收，炎症在第 10 周时显著改善，并且使用基于 ER 微球的 TA 配方（FX006 或 Zilretta®）而不是结晶悬浮液配方，血浆浓度峰值较低[52]（表 10.1）。

选择皮质类固醇制剂和剂量

几种注射用 CS 制剂可以通过商业渠道获得。选择通常基于可及性、费用、通用性和药代动力学特点。甲泼尼龙和曲安奈德是两种最常用的治疗膝骨关节炎的注射用 CS。一般认为，可溶性高的制剂作用时间较可溶性低的制剂短，然而也不总是这样。关于 CS 制剂对膝骨关节炎疗效的研究结果各异。Hepper 等[53]报道称曲安奈德显示出比倍他米松和甲泼尼龙更好的效果。Pyneet 等[54]报道曲安奈德在注射 3 周后缓解疼痛作用比甲泼尼龙更强，但其效应在第 8 周就消失了。相反，Yavuz 等[55]指出，甲泼尼龙直到注射后 6 周都在统计学上相比于曲安奈德有更高的缓解疼痛效果。在另一项比较 TH 和甲泼尼龙醋酸盐在膝骨关节炎的注射治疗效果的研究中，两种关节内治疗在缓解疼痛和改善功能方面有相似的作用，而且疼痛缓解及功能的改善可以维持 24 周[56, 57]。从这些临床研究可以看出，选择 CS 制剂治疗膝骨关节炎的效果差异不大。治疗需要的剂量目前还尚未得到系统研究。一项研究显示，与 40 mg 的剂量相比，80 mg 的 TA 在治疗膝骨关节炎方面没有额外的益处[58]。表 10.2 提供了一些通用的剂量指南和 CS 制剂。

程序上的预防措施

目前没有关节内 CS 治疗的禁忌证。然而，如果关节内或关节周围存在感染，关节内 CS 注射需要被推迟。其他可能的并发症危险因素，如过敏、凝血障碍 / 抗凝剂使用、控制极差的糖尿病、可能的骨折或不合作的患者也需要被考虑到[49]。关节内 CS 注射给药治疗膝骨关节炎时大多需要局部麻醉（利多卡因或布比卡因）。一些局部麻醉剂中的防腐剂与其他化合物结合后可能导致的积聚也引发了一些担忧。然而，当与局部麻醉剂混合时，CS 晶体不发生聚集，颗粒大小也不发生改变[59]。另一个令人担忧的问题是局部麻醉剂的软骨毒性，这发生在单次关节内注射 0.5% 布比卡因后[60]。关节内注射 CS 后通常推荐休息和（或）冰敷 24~48 小时，因为这样理论上可以延缓药物从关节内清除。一项研究报道称，与长达 6 个月的门诊注射治疗相比，在膝关节注射类固醇后严格住院休息 24 小时，临床和血清学指标可以得到更大的改善[61]。但是目前尚无关于膝关节内 CS 注射后无须负重的强有力证据[62]。

疗效和临床指南

关节内 CS 注射作为膝骨关节炎的对症治疗手段已经成功使用 60 多年，然而，人们对这一治疗方法的疗效提出来质疑。这一疗法可以在短期内改善症状，但对关节炎根本性的病变没有治疗作用。此外，这一疗法掩盖了患者的疼痛，可以使患者恢复体力活动，但这可能会导致关节的进一步破坏。一些系统综述展现了关节内 CS 注射在治疗膝骨关节炎中的短期效果。有证据表明，在注射后 2~3 周内疼痛减轻，但缺乏功能改善的有效性证据。长期（4 周及以上）益处尚未得到证实[63]。直到注射后 4 周，关节内 CS 相比于 HA 显示出更好的缓解疼痛作用。在 4 周之内，两种方法效果相同，但在 8 周之后，HA 更加有效。在治疗膝骨关节炎的过程中，了解这一趋势对临床医生很有帮助[64]。至少在 1 周内，临床上关节内 CS 注射对于减轻膝骨关节炎的疼痛效果显著[53]。然而，一篇更新的荟萃分析表明，尽管关节内 CS 注射在长达 6 周的时间内与安慰剂相比似乎带来了小到中等的益处，但尚不清楚这种差异是否具有临床意义。研究的作者也总结，目前没有证据表明 CS 注射后效果可以持续 6 个月[65]。虽然关节内 CS 注射的治疗效果一般是短暂的，但一种新开发的 TA-ER 是在聚乳酸 - 羟基乙酸（poly lactic-co-glycolic acid,

表 10.2　关节内皮质类固醇注射

皮质类固醇	通用名	溶解性	作用持续时间（生物半衰期）	血清半衰期（分钟）	浓度（mg/mL）	等效剂量[a]（mg）	疗效维持时间（天）	膝关节常用剂量（mg）	氟化制剂
氢化可的松	醋酸氢化可的松（HCA）	相对不溶	短（8~12 小时）	90	25, 50	20	6	40~100	N
甲泼尼龙	醋酸甲泼尼龙（Depo–Medrol）	轻度可溶	中等（12~36 小时）	180	20, 40, 80	4	7	20~40	N
泼尼松龙	丁乙酸泼尼松龙（Hydeltra–TBA）	轻度可溶	中等（12~36 小时）	200	20	5	10~15	20~30	N
	泼尼松龙磷酸钠（Hydeltrasol）	可溶	NA	120~240	20	5	10	10~20	N
曲安奈德	曲安奈德（Kenalog–40）	相对不溶	中等（12~36 小时）	88	20	4	14	20~40	Y
	己曲安奈德（Aristospan）	相对不溶	中等（12~36 小时）	88	20	4	21	20~30	Y
地塞米松	醋酸地塞米松（Decadron–LA）	相对不溶	长（36~72 小时）	240	8	0.75	8	2~4	Y
	地塞米松磷酸钠（Decadron）	可溶	短（8~12 小时）	240	4	0.75	6	2~4	Y
倍他米松	醋酸倍他米松和倍他米松磷酸钠（Celestone Soluspan）	混合（轻度可溶）	长（36~72 小时）	100~300	6	0.6	9	6~12	Y

NA，不适用；N，否；Y，是。

[a] 相当于 5 mg 泼尼松龙。

PLGA）微球中装载的，这样可以在滑膜中缓慢释放 TA，使 TA 能够长时间存在于关节中[66]。与安慰剂相比，单次 5 mL 关节内注射 TA-ER 32 mg（Zilretta®）在 24 周内显著改善了膝骨关节炎患者的疼痛、僵硬及身体功能，而且减少了像血糖升高在内的 CS 相关的全身性不良事件[67]。

影响关节内 CS 注射效果的因素有许多。存在积液、没有滑膜炎、超声引导下注射和更好的基线症状可能都可以提升 CS 注射后的应答效果[68]。关节内注射对肥胖和（或）晚期关节炎患者的临床疗效较难预测[69]。与关节轻度损伤的患者相比，X 线片或 MRI 显示关节损伤更严重的患者对膝关节 CS 注射的反应性较低[70]。

2013 年，美国骨科医师学会（AAOS）指南指出，没有确凿的证据（无法推荐或反对）支持使用关节内 CS 注射治疗膝骨关节炎[71]。相反的是，国际骨关节炎研究协会（OARSI）指南认为，关节内 CS 注射是合适的，而且有关于其使用的高水平证据[72]。尽管 AAOS 有关于关节内 CS 应用的指南，但许多骨科医生对指南的依从性差，这导致缺乏治疗共识，并继续使用尚未证实对患者有益的治疗方式[73]。不管患者的 KL 分级或治疗史如何，对 AAOS 指南中所含建议的依从性都不佳。关节内注射 CS 或 HA 是最常见的干预措施（32%），尽管没有明确的强烈建议反对使用它们[74]。最近更新的 OARSI 指南认为，关节内 CS 注射一般推荐作为急性期（1~2 周）和短期（4~6 周）缓解疼痛的治疗[75]。2019 年，欧洲骨质疏松和骨关节炎临床经济学会（ESCEO）提出了一项使用关节内 CS 注射的弱推荐，即存在 NSAID 禁忌证或使用 NSAID 后症状仍然存在时使用关节内 CS 注射。关节内注射 CS 相比于 HA 在治疗后的前 2~4 周有更好的效果，这一效果对于有严重疼痛的患者更明显[76]。尽管 2012 年美国风湿病学会（ACR）指南强烈建议关节内注射糖皮质激素治疗膝骨关节炎，但根据最近更新的指南，关节内注射 CS 仅在某些条件下或弱推荐用于短期对症治疗[2]。

不良事件

关节内 CS 注射的局部不良事件为注射后红斑、感染性关节炎、皮下脂肪萎缩和软骨溶解。注射后红斑在患者中的发生率为 2%~6%，已知这是包括类固醇悬浮液在内的晶体化学刺激的结果。感染性关节炎是一种罕见的并发症，发病率在 1/50 000~1/3 000 之间。假性脓毒性关节炎的症状在注射后 3~4 天出现，这可以与在 24 小时内出现症状的注射后红斑相鉴别。皮下脂肪萎缩有时可以在关节外注射中观察到，可能在注射溶解性较差的物质时更常见。软骨损害可能在过度进行关节内 CS 注射后发生，并且可能更常见于溶解性较差的药物，如曲安奈德化合物。在有症状的膝骨关节炎患者中，比较关节内注射曲安奈德和生理盐水后 2 年以上，注射曲安奈德组与注射生理盐水组相比软骨体积显著减少，但两组在膝关节疼痛方面没有显著差异[77]。然而，在每 3 个月 1 次的 TA 注射长达 2 年的膝骨关节炎患者中，尚未发现类固醇对关节解剖结构有显著的有害影响[78]。

医生通常对符合 TKA 要求的患者进行关节内 CS 注射，但可能没有意识到这一治疗方式的长期影响。关节内注射后 3 个月内进行 TKA，TKA 后 3~6 月内感染的发生率明显更高。同侧膝关节注射 3 个月内进行 TKA 与显著升高的感染发生率相关[79]，而且术前 3 个月内进行 CS

或 HA 注射增高了关节假体周围感染的风险[80]。因此，术前和围手术期关节内 CS 注射可能与更高的术后假体周围感染发生率相关，这应当引起注意[81]。

关节内 CS 注射后对全身的影响不多见。然而，需要关注注射后 CS 全身吸收造成的不良事件。通常其可以抑制其他关节的炎症反应并抑制下丘脑 - 垂体轴。在一项研究中，血浆中皮质醇浓度在 TH（20 mg）注射 2 周后和醋酸甲泼尼龙（40 mg）注射 4 周后降低[82]。对于接受适当次数的关节内 CS 注射的患者，潮红、CS 诱导的骨质疏松症、肌病等全身性影响不是主要的关注点。尽管 CS 偶尔会影响血糖水平，糖尿病患者接受关节内注射醋酸甲泼尼龙后没有观察到对血糖水平的显著影响[49]。

10.4.1.2 透明质酸

透明质酸（HA）是一种自然存在于软骨和滑液中的高分子量分子。它是一种线性糖胺聚糖，由 β-D- 葡萄糖醛酸和 β-D-N- 乙酰葡萄糖胺的重复二糖单位组成。在正常人的滑液中，HA 的分子量在 6 500~10 900 kDa 之间，浓度为 2.5~4.0 mg/mL[83]。高分子量（high molecular weight，HMW）HA 具有黏弹性，表现为低剪切速率下为黏性液体（润滑剂）和高剪切速率下为弹性固体（减震器）。而在骨关节炎中，滑液中 HA 的 HMW 减少到 2 700~4 500 kDa，并以高于正常的速率被清除。HA 在正常滑膜关节中的平均半衰期约为 20 小时，而在炎症关节的半衰期缩短至 11~12 小时[84]。结果是骨关节炎关节中液体的黏弹性下降[85]。外源性 HA 关节内注射可以作为膝骨关节炎的治疗，因为其有助于恢复滑液的黏弹性，成为黏性补充剂[86]。过去，美国食品药品监督管理局（FDA）依据其黏补作用批准注射 HA 作为医疗器械。2018 年 12 月，美国 FDA 将关节内 HA 重新归类为药物，因为目前发表的科学文献支持 HA 通过体内的化学作用来实现其主要的预期治疗目的。

作用机制

关节内 HA 不仅仅起黏性补充剂的作用，还发挥抑制炎症和促进 HA 产生的化学作用。注射入关节腔的 HA 恢复了病理状态下滑液的正常黏弹性，这称为“黏性补充剂”。黏性补充剂也有改善疾病的作用，如减少滑膜炎症，防止软骨侵蚀及促进关节内 HA 的产生[87]。除这些作用外，关节内 HA 注射治疗通过与受簇决定因子 44（cluster determinant 44，CD44）、toll 样受体 2（toll-like receptor 2，TLR2）和 toll 样受体 4（toll-like receptor 4，TLR-4）、细胞间黏附分子 -1（intercellular adhesion molecule-1，ICAM-1）和 layilin（LAYN）细胞表面受体等结合而发挥抗炎作用。高分子量 HA 通过抑制促炎性细胞因子、基质金属蛋白酶、前列腺素和一氧化氮的表达促进抗炎效应，而短 HA 寡糖则产生炎症反应[88]。此外，也有研究表明，外源性 HA 通过直接抑制痛觉受体、减少缓激肽和 P 物质的合成来减轻关节疼痛[89]。

关节内注射所用的透明质酸制剂

理想的膝骨关节炎注射用 HA 能够重新产生所有天然 HA 所具有的生物活性。在选择 HA 制剂时应该考虑到其分子量和浓度，因为这可能是 HA 制剂之间最重要的区别之一。HA 制剂中分子量和浓度对于恢复内源性 HA 对关节内稳态的效果非常重要。更高分子量（$>5\times10^5$ Da）的外源

表 10.3 健康和骨关节炎滑膜关节中的透明质酸盐，以及 FDA 批准用于膝骨关节炎治疗的关节内透明质酸

	来源（类型）	活性成分	分子量（$\times 10^6$ Da）	浓度（mg/mL）	单剂体积（mL）	剂量间隔 / 次数
健康滑液中的透明质酸	自然存在		4.0~6.0			
骨关节炎滑液中的透明质酸	自然存在		1.0~4.0			
Hyalgan	鸡冠	透明质酸钠	0.5~0.73	10	2	每周 3~5 次
Supartz	鸡冠	透明质酸钠	0.6~1.2	10	2.5	每周 5 次
欣维可	鸡冠	交联海兰胶 G-F 20（Hylan A&B）	6.0	8	2	每周 3~4 次
欣维可（单次型）	鸡冠	交联海兰胶 G-F 20（Hylan A&B）	6.0	8	6	1
Orthovisc	细菌发酵 / 化学修饰	透明质酸钠	1.1~2.9	15	2	每周 3 次
Euflexxa	细菌发酵	透明质酸钠	2.4~3.6	10	2	每周 3 次
Monovisc	细菌发酵	交联透明质酸	1.0~2.9	20	4	1
Durolane	细菌发酵	交联透明质酸	1.0	20	3	1

性 HA 可能不仅能产生更大的保护作用，还能促进内源性 HA 的合成。而且更高的 HA 浓度能恢复内源性 HA 的活性并促进内源性 HA 的产生[90]。临床上有几种正在使用的注射用 HA 制剂（表 10.3）。每种产品在很多特性上有区别，包括来源（鸡冠提取与使用改良有机体的细菌生物发酵）、平均分子量为 500~6 000 kDa、分子量的分布、分子结构（线性、交联或二者兼有）、交联方式、浓度（0.8~30 mg/mL）、注射剂量（0.5~6.0 mL）和注射次数[91]。每个疗程注射的次数根据所使用的特定产品从每周 1 次到 5 次不等。注射的次数通常与制造商指导的一致。HA 也能够反复注射。荟萃分析表明，重复关节内注射 HA 在治疗膝骨关节炎方面是安全且有效的[92]。美国 FDA 已批准采用重复疗程进行关节内 HA 注射；然而，许多保险计划要求每次治疗之间至少间隔 6 个月[93]。虽然交联 HA 或高分子量 HA 在改善疼痛和功能方面的效果已被人们所知，但一系列系统综述和荟萃分析显示，其相比于非交联 HA 或低分子量 HA 并未展现出更好的效果[94~96]。也没有可靠的证据表明任何一个品种的黏性补充剂作用优于其他品种。

适应证、禁忌证和不良事件

关节内 HA 注射被 FDA 批准用于保守非药物治疗失败或单纯药物控制疼痛不理想的膝骨关节炎患者。轻度至中度骨关节炎（1~2 级）患者和对首次注射有积极反应的患者对之后多次注射有积极反应的可能性是其余患者的 2 倍。注射治疗后无改善的患者更有可能接受关节置换[97]。然而，65 岁及以上患者或患终末期骨关节炎（关节间隙完全消失）的患者从关节内 HA 注射中获

益的可能性较小[98]。而且关节内 HA 注射对有严重炎症或疑似滑膜炎的患者不太适合，对于膝前部疼痛的晚期髌股关节炎患者也不太有效[99]。关节内 HA 注射液禁止用于已知对 HA 产品过敏的患者、膝关节或关节周围感染的患者、菌血症患者、儿童、妊娠期或哺乳期女性[100]。

关节内 HA 注射的严重不良事件很少，但轻微不良事件并不罕见。轻微不良事件包括注射部位疼痛、局部关节疼痛和肿胀及局部皮肤反应，这些症状通常可以通过休息、冷敷或使用止痛药缓解。感染性关节炎和假性脓毒性关节炎是更严重的不良事件。关节内注射 HA 后的关节感染少见。假性脓毒性关节炎在患者中的发生率为 1%~3%，其特征为在关节内注射后 24~72 小时发生伴随炎症和肿胀的严重关节炎症。这一反应通常发生在机体致敏后，在一系列注射或重复疗程中的第 2 次或第 3 次注射时。此时滑液检查为阴性，可排除感染性关节炎和结晶性关节病。假性脓毒性关节炎为非自限性疾病，需要使用 NSAID 或关节内注射类固醇或关节镜下清创治疗。HA 注射后假性脓毒性炎症的确切原因目前尚不清楚[84]，其似乎继发于与特定 HA 制剂采用交联过程相关的免疫原性的增加。一项针对不良事件的荟萃分析表明，与注射标准形式的关节内 HA 注射相比，注射 hylan（化学交联 HA 分子，平均分子量高达 23×10^6 Da，半衰期为 1.5~9 天）后疼痛和肿胀发作的频率更高[94]。

疗效和临床指南

在过去的几十年中，已经有多项关于关节内 HA 注射治疗膝骨关节炎的疗效和安全性的研究。在一项比较关节内 HA 注射、口服 NSAID 治疗和安慰剂的研究中，在治疗 6 个月后的随访中，发现关节内 HA 注射与安慰剂相比有更好的缓解疼痛和改善功能的作用[101]。与单独使用 NSAID 相比，单独补充 HA 治疗或补充 HA 联合 NSAID 治疗的患者在 6 个月的随访时有更好的结果[102]。比较关节内 HA 和 CS 注射，类固醇的最大效果出现得更快（2 周内），但在 3~6 个月的随访期间，补充 HA 具有更好的缓解疼痛和改善功能的效果[103]。关节内 HA 注射可能会推迟需要进行关节置换的时间。与不进行关节内 HA 注射相比，注射 HA 的患者膝关节置换术的时间间隔更长，达 8.7 个月[104]。在膝骨关节炎患者中，关节置换术前的时间随 HA 注射剂量的增加而延长。不接受 HA 注射的患者平均过 0.7 年接受关节置换术；接受单次 HA 注射的患者平均过 1.4 年接受关节置换术；接受 5 次注射的患者，行关节置换术的时间推迟到 3.6 年后[105]。而且，关节内 HA 注射对软骨的保护有积极的作用。基线时影像学诊断病情较轻并接受关节内注射 HA 的患者，与安慰剂组相比，其关节间隙狭窄明显减少[106]。当对有症状膝骨关节炎的患者关节内 HA 注射 6 个月，MRI 测量软骨体积和软骨缺损的结果显示 HA 对膝关节软骨有良好的保护作用[107]。

尽管进行了大量的临床试验和荟萃分析，关节内 HA 注射对膝骨关节炎的疗效依然存在争论和不确定。Divine 等[108]对发表的 5 篇荟萃分析做了一项系统综述，认为尽管它们在确定每个临床试验质量上所采用的几个方法有差异，但每篇荟萃分析都提供了科学的 1 级证据，支持 HA 对特定骨关节炎患者的有效性。关节内 HA 注射在 4 周时有效，在 8 周时达到效果的峰值，并在 24 周前能检测到残留物。其最大效应规模大于已发表的其他骨关节炎止痛药的效应。因此，关节内

HA 注射在特定临床场景下有应用价值，并可以与其他治疗方式合用[109]。相反，Rutjes 等[94]认为，黏性补充剂的益处很小而且与临床无关，并与严重不良事件风险增高相关。Jevsevar 等[96]总结认为，尽管从结果看，HA 具有临床显著的疼痛缓解和功能改善相关作用，但并不能支持将关节内 HA 注射作为一种常规疗法，因为与注射生理盐水的安慰剂组相比，关节内 HA 注射患者的临床获益不显著。几项评价关节内 HA 注射效果的荟萃分析结果不一致，因为每项研究采用的检索方式和纳入文献的筛选标准不尽相同[100]。

与相互矛盾的荟萃分析类似，尽管依据相同的研究证据，可用的几项指南也有相互矛盾的推荐方案。2012 年 AAOS 临床实践指南认为目前的证据仍无定论，无法给出支持或反对使用关节内 HA 注射的推荐[71]。在 2019 年修改的 ACR 指南中，当其他治疗膝骨关节炎的替代疗法都已经使用过且效果不满意时，可以有条件地使用关节内 HA 注射[2]。2019 年 OARSI 指南有条件地推荐对处于不同治疗阶段的患者进行关节内 HA 注射，这主要取决于他们的合并疾病情况。例如，对于无合并疾病的膝骨关节炎患者，关节内 HA 注射被推荐在核心治疗、局部 NSAID 治疗和口服 NSAID（包括 COX-2 抑制剂）治疗失败后使用。关节内 HA 注射在治疗 12 周后可能起效，长期安全性可能比反复关节内注射 CS 更佳[75]。2019 年 ESCEO 工作组对有 NSAID 禁忌证或使用 NSAID 后仍有症状的患者使用关节内 HA 注射给出了弱推荐[76]。

10.4.1.3 透明质酸与皮质类固醇联合使用

已经证明关节内 HA 和 CS 注射对膝骨关节炎有治疗作用。根据文献报道，CS 注射可在注射后 2~4 周内缓解疼痛，但效应随时间递减。另一方面，HA 注射几乎要经过 2~3 个月才能缓解疼痛，但效应持续时间较长[64]。这两种疗法均较为流行，但治疗轨迹非常不同[109]。它们在针对骨关节炎症状开展治疗过程中的联合使用在治疗后早期和晚期均可能更好地改善患者的症状。在一项系统回顾中，与单独使用 HA 相比，CS 和 HA 联合使用的 WOMAC 疼痛评分在治疗后 2~4 周进一步降低。随着随访时间的延长，CS 和 HA 联合使用的 WOMAC 疼痛评分在 24~26 周和 52 周时同样优于单独使用 HA。在治疗相关不良事件方面，两组没有显著差异[110]。Cingal® 是一种 HA-TH 组合药物。与 HA 和生理盐水注射相比，使用 Cingal® 进行关节内注射比使用安慰剂更能缓解症状，以 26 周时的 WOMAC 疼痛评分为衡量标准。在第 1 周和第 3 周，Cingal® 在大多数终点指标上显著优于单独使用 HA，但在第 6~26 周，Cingal® 和 HA 效果相似，报道的相关不良事件发生率很低[110]。

10.4.2 其他关节内疗法（包括小分子）

10.4.2.1 多聚脱氧核糖核苷酸

多聚脱氧核糖核苷酸（PDRN）是由链长为 80~2 200 个碱基对，分子量在 50~1 500 KDa 的双链脱氧核糖核苷酸混合物组成的线性聚合物[111]。PDRN 一般从鲑鱼的生殖细胞中提取，最初被用来促进严重伤口的再生。PDRN 的药代动力学特征为：血浆中 1 小时达到峰值，半衰期为 3.5 小时，生物利用度为 80%~90%。它不会被肝脏代谢，但会被非特异性的血浆或膜结合的脱氧核糖核酸酶降解，最终通过尿液和粪便（程度较小）排泄[112]。PDRN 可以作为一种前体药物，提供与嘌呤受体［如腺苷 A2A 受体（A2A receptor，

A2AR）]相互作用的活性脱氧核糖核苷酸。此外，PDRN已被证明可以通过补救合成途径促进DNA合成或修复和恢复细胞的增殖和生长，其原理是PDRN为细胞提供其降解产生的核苷酸和碱基[111]。多聚核苷酸是一种可以与大量水分子结合的聚合物，通过调节水分子形成三维凝胶，当注入关节腔时，它们为关节表面提供水分，并可以重塑软骨结构[113]。当PDRN被酶分解时，它会释放水分子和较小的寡核苷酸，以保持关节的水分和黏弹性。此外，PDRN通过激活腺苷A2A受体，保护碱性成纤维细胞生长因子（basic fibroblast growth factor，bFGF）在储存部位免于氧化，抑制促炎因子（TNF-a、IL-6、MGB-1），并增加抗炎细胞因子（IL-10）[114]。因此，PDRN通过抑制蛋白聚糖的降解而对软骨细胞起到保护作用[115]。在这些科学基础上，PDRN关节内注射已被尝试用于治疗膝骨关节炎。但目前对何种PDRN制剂可以有效缓解膝骨关节炎疼痛、改善关节功能知之甚少。根据文献，用于治疗膝骨关节炎的PDRN剂量为每周注射3~5次，每次注射2~3 mL，PDRN的浓度为5.6~30 mg/mL[116]。

在一项双盲随机临床试验（double-blind randomized clinical trial，DB RCT）中，每周5次关节内PDRN注射（2 mL，20 mg/mL）比关节内HA注射在治疗结束后3个月时有更好的止痛效果和更高的KOOS评分[113]。Zazgyva等[117]进行了一项研究，以评估关节内注射PDRN与HA在膝骨关节炎中的疗效。每周3次关节内PDRN注射（2 mL），随访至注射后16周。PDRN组的症状和功能改善明显优于HA组。Giarratana等[118]进行了一项研究，以比较关节内PDRN注射和标准HA注射。每周3次关节内PDRN注射（2 mL，20 mg/mL），并于注射后26周内持续观察。与基线相比，两种治疗方法的疼痛和KOOS评分都有统计学上的显著改善。PDRN在注射后2周即出现明显的KOOS症状分项评分改善，而HA注射在18周后才出现显著改善。与单独注射HA相比，HA联合PDRN关节内注射在研究期间的VAS、WOMAC和KSS评分上均有更好的结果。两组研究药物均为每周注射3次。没有不良反应和任何其他并发症[119]。在另一项对比研究中，相比于单独注射HA（20 mg/ mL），每周3次PDRN（10 mg/mL）和HA（10 mg/mL）注射的KSS总分在每个随访时间都有明显改善。然而，两组之间的WOMAC评分没有显著差异[120]。

10.4.2.2 高渗葡萄糖（增生疗法）

增生疗法是肌肉骨骼疼痛的补充注射疗法。浓度范围在12.5%~25%的高渗葡萄糖是增生疗法中最常用的注射溶液。通过将适量高渗葡萄糖注射到疼痛的韧带、肌腱附着处或关节腔内进行治疗。高渗葡萄糖注射的作用机制尚不清楚。高渗葡萄糖溶液使注射部位的细胞脱水，并造成局部炎症级联反应，从而诱导生长因子释放、胶原沉积、粒细胞和巨噬细胞活动，并促进愈合[121]。此外，它还刺激成纤维细胞和血管增殖，导致关节内外受损组织的局部恢复，并通过强化韧带促进关节的稳定性。根据动物实验，有报道称关节内注射葡萄糖可以促进软骨的合成代谢[122]。此外，在重症膝骨关节炎患者中还观察到了高渗葡萄糖注射增生疗法后的软骨化效应[123]。葡萄糖增生剂已获美国FDA批准用于注射，但未用于增生疗法；因此，它目前在增生疗法中被用作为一种非许可适应证内的药物。在增生疗法中有一些注意事项。接受增生疗法的患者可能会出现注射后疼痛，术前和（或）术后使用处方的阿片类药物可以显著减轻注射相关的疼痛。接受增生疗法的患者不应服用 NSAID，因为它会干扰愈合过程（炎症）。

Reeves 等[124]进行了一项 DB RCT 来研究葡萄糖对有或无前交叉韧带松弛的膝骨关节炎患者的疗效。胫股关节每 2 个月注射 3 次 9 mL 10% 葡萄糖，在开放性实验阶段，每 2 个月额外注射 3 次 10% 葡萄糖。他们得出的结论是，在临床和统计学上，使用 10% 的葡萄糖可以显著改善膝骨关节炎。Dumais 等[125]进行了随机交叉研究来评估注射葡萄糖改善膝骨关节炎患者疼痛和功能的有效性。侧副韧带 8 个给药点注射 1 cc 15% 葡萄糖和 0.6% 利多卡因，膝关节内注射 5 cc 20% 葡萄糖和 0.5% 利多卡因。他们得出结论，葡萄糖注射显著减轻了症状，并作用持续了 24 周以上。Rubago 等[126]进行了一项 3 组 DB RCT 来评估 25% 葡萄糖注射治疗膝骨关节炎的疗效。他们分别在第 1、5、9 周进行注射，并在第 13、17 周进行选择性注射。在增生治疗 30 分钟前患者可选择服用 5 mg 羟考酮片剂来减少注射时的疼痛。在疼痛的肌腱和韧带附着处进行关节外注射，共进行 15 次皮肤穿刺术，使用了总量为 22.5 mL 高渗葡萄糖。6 mL 被注射进了膝关节。WOMAC 评分达到了最小临床显著性差异，没有出现不良事件。Sit 等[127]对增生疗法治疗膝骨关节炎有效性相关的全面临床证据进行了荟萃分析和系统回顾。在 WOMAC 评分中，该治疗优于单独运动。总体而言，增生疗法对膝骨关节炎的治疗具有明显的有益效果。

增生疗法长期以来一直被用于治疗肌肉骨骼疼痛，但在治疗膝骨关节炎中的应用比较少见。在膝骨关节炎的治疗中使用增生疗法缺乏科学证据。因此，未来还需要更多关于葡萄糖浓度和剂量、注射次数和持续时间，以及关节内和关节外注射的具体效用的各种临床研究[127]。2019 年 ACR 指南中，增生疗法被推荐用于膝骨关节炎患者[2]。少数受试者参与的有限数量的试验表明，增生疗法对膝关节的效果很小。此外，不同试验中的注射时间、注射部位和对照也有很大差异。

10.4.2.3 SM04690

Wnt 是一种细胞外分泌型糖蛋白，其信号作用于 19 个 Wnt 基因和多种 Wnt 受体，调节典型的 β- 连环蛋白依赖和非典型的 β- 连环蛋白依赖的信号通路。两种通路都与骨关节炎的发生发展有关。过度激活的 β- 连环蛋白依赖的信号通路抑制软骨形成，相反的抑制通路会导致软骨的生成。SM04690 是一种新的小分子 Wnt-β- 连环蛋白信号通路抑制剂，具有成为改善骨关节炎病情药物（disease-modifying OA drug，DMOAD）的潜力[128]。Yazici 等[129]报道了一项评估 SM04690 安全性和有效性的Ⅱb 期研究。纳入标准为 KL 分级 2~3 级，NRS 评分 4~8 分。一次性注射 2 mL SM04690（分别为 0.03 mg、0.07 mg、0.15 mg、0.23 mg）、安慰剂或假针剂（仅干针）。这项研究显示，相比于对照组，0.07 mg 和 0.23 mg 剂量组在 NRS 评分、WOMAC 疼痛和身体功能评分及患者整体评估上均有统计学显著改善。

10.4.2.4 CNTX-4975

辣椒素是瞬时受体电位阳离子通道亚家族 V 成员 1（transient receptor potential cation channel subfamily V member 1，TRPV1）的激动剂。TRPV1 是一种非特异性阳离子通道，在热、酸和某些脂肪酸作用下可打开[130]。这个通道在外周神经系统的疼痛感受器末端选择性表达[131]。CNTX-4975 是一种针对辣椒素受体（TRPV1）的高纯度可注射反式辣椒素。辣椒素的止痛作用被归因于几种不同的机制（统称为疼痛神经的“去功能化”），包括神经纤维末端的回缩[131]。Stevens 等[132]报道了一项 2 期 DB RCT 的结果。年龄在 45~80 岁的中度至重度骨关节炎患者被随机分为关节内单次注射安慰剂、CNTX-4975 0.5 mg 或 CNTX-4975 1.0 mg。在第 12 周，与安慰剂组相比，注射 0.5 mg 和 1.0 mg CNTX-4975 两组的疼痛评分 AUC 下降幅度更大。在第 24 周，1.0 mg 组仍有显著改善。两组不良反应比较相似。CNTX-4975 对膝骨关节炎患者的疼痛有剂量依赖性的改善，CNTX-4975 1.0 mg 的耐受性良好，在整个研究过程中，其安全性与安慰剂相似。总而言之，CNTX-4975 1.0 mg 在 24 周内显著减轻了膝骨关节炎的疼痛；CNTX-4975 0.5 mg 在 12 周时显著减轻疼痛，但在 24 周时效果不明显。

10.4.3 生物治疗

生物制剂的定义为以生物来源制造、提取或半合成的药物产品。与完全合成的药物不同，生物制剂包括疫苗、全血及其成分、变应原、体细胞和组织、基因疗法、重组治疗蛋白以及用于细胞疗法的活体药物等。生物制剂既可以由葡萄糖、蛋白质、核酸或这些物质的复杂组合构成，也可以是活细胞或组织。在健康和医学研究的许多不同领域中，生物制剂在止痛和损伤组织的愈合方面有着广泛的应用[133]。骨关节炎是由合成和分解代谢失衡引起的，而生物制剂可广泛作用于合成代谢或以某些分解代谢促炎介质为靶点对该过程进行干预。此外，生物制剂对其他炎症性关节炎如类风湿关节炎有着显著的疗效。因此，生物制剂被认为在治疗骨关节炎方面会有类似的疗效[45]。用于治疗膝骨关节炎的生物制剂分为非细胞疗法和细胞疗法。非细胞疗法包括人血清白蛋白、生长因子、细胞因子拮抗剂。细胞疗法包括治疗剂量的自体细胞浓缩物细胞疗法、利用扩增间充质干细胞的细胞疗法、基因疗法。细胞疗法可以根据其产生方法或与来源组织的相对异质性进行分类[9]（图 10.6）。

10.4.3.1 非细胞疗法

人血清白蛋白（LMWF-5A）

LMWF-5A（Ampion®）是一种可注射的低分子量 5% 人血清白蛋白，其成分天冬氨酸－丙氨酰二酮哌嗪能通过无能 T 淋巴细胞相关的分子通路调节体外炎症免疫反应[134]。与生理盐水注射相比，LMWF-5A 注射组在 12 周时 WOMAC 疼痛评分有明显改善（与对照组的估计差异为 −0.25，P=0.004）。LMWF-5A 对重度膝骨关节炎患者疼痛的疗效更显著。溶媒对照组（47%）和 LMWF-5A 组（41%）的不良反应均较轻且相似[135]。另一项 RCT 结果显示，注射 LMWF-5A 的重度膝骨关节炎患者中有 71% 符合 OMERACT-OARSI 反应者标准（超过阈值 30%，P<0.001）。第 12 周，LMWF-5A 组有应答者比例明显高于生理盐水对照组（65% ：43%，P<0.001），没有出现与该药品相关的严重不良反应。总体而言，现有数据表明 LMWF-5A 的短期疗效可能不低于（尽管不太可能优于）目前使用的关节内治疗方法，但 LMWF-5A 的长期疗效仍尚未被证实[136]。

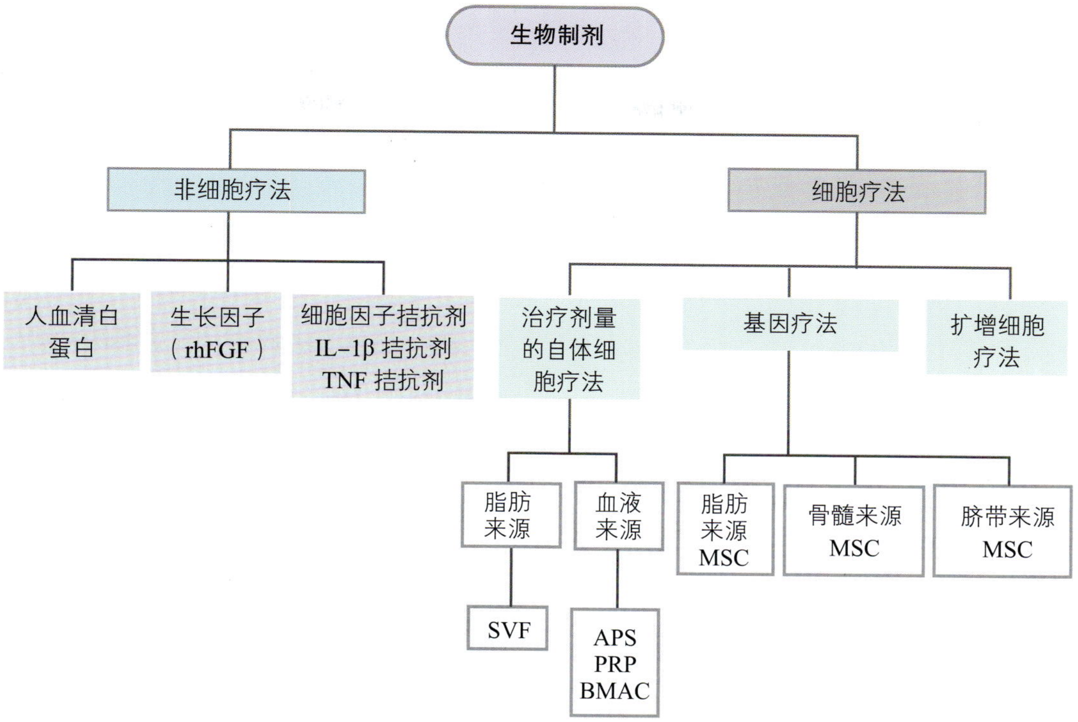

图 10.6 膝骨关节炎的生物治疗。生物制剂治疗膝骨关节炎可分为非细胞疗法和细胞疗法。非细胞疗法包括人血清白蛋白、生长因子、细胞因子拮抗剂。细胞疗法包括治疗剂量的自体细胞浓缩物细胞疗法、利用扩增间充质干细胞的细胞疗法和基因疗法。rhFGF，重组人成纤维细胞生长因子；IL，白介素；TNF，肿瘤坏死因子；APS，自体蛋白液；BMAC，骨髓抽吸浓缩液；MSC，间充质干细胞 / 基质细胞；PRP，富血小板血浆；SVF，血管基质组分

生长因子治疗

重组人成纤维细胞生长因子 18（Sprifermin）

Sprifermin［重组人成纤维细胞生长因子 18（recombinant human fibroblast growth factor 18，rhFGF18）］可以特异性结合软骨中的成纤维细胞生长因子受体 3（ibroblast growth factor receptor 3，FGFR-3）并激活促进体外软骨形成和软骨基质生成。对 I 期数据的事后分析显示，从基线到第 12 个月，髌股关节的恶化程度较轻，整个膝关节的骨髓损伤从 6 个月到 12 个月进一步改善[137]。一项为期 5 年的 FGF-18 重复剂量给药的骨关节炎随机试验研究，纳入标准为 40~85 岁、KL 分级 2 或 3 级的有症状性膝骨关节炎患者。5 组患者被随机分配以下关节内注射治疗：每 6 个月或 12 个月 Sprifermin 100 μg；每 6 个月或每 12 个月 Sprifermin 30 μg；或每 6 个月注射安慰剂。每种治疗包括每周注射 1 次，连续 3 周。2 年后，与安慰剂组相比，每 6 个月注射 100 μg Sprifermin 组和每 12 个月注射 100 μg Sprifermin 组的胫股关节软骨总厚度显著增加。而与安慰剂组相比，4 个药物注射组的总 WOMAC 评分自基线起的平均变化均无统计学上的显著差异。关节疼痛是最常见的药物不良反应。Sprifermin 是一种潜在的通过影响相关代谢产物而治疗骨关节炎的药物，但其临床重要性尚不确定，治疗效果的持久性同样未知[138]。

细胞因子拮抗剂

IL-1β 拮抗剂

IL-1β是引起软骨降解及关节组织破坏的炎症和分解代谢过程的关键介质。它可能直接介导引起骨关节炎的侵蚀过程[139]。IL-1受体拮抗剂即阿那白滞素可以减轻关节炎，减缓一些疾病中骨侵蚀的过程，如类风湿关节炎。关节内注射阿那白滞素对犬骨关节炎模型的症状和结构均有改善效果[140]。在一项随机、多中心、双盲、安慰剂对照试验中，药代动力学图谱显示阿那白滞素关节内注射后在血清中的平均半衰期为4小时。从开始到第4周，安慰剂组和注射50 mg或150 mg阿那白滞素组的平均WOMAC评分变化没有统计学差异。此外，患者对阿那白滞素具有良好的耐受性[141]。

肿瘤坏死因子（TNF）拮抗剂

TNF在骨关节炎患者软骨基质降解中起重要作用，其可以诱导IL-6、基质金属蛋白酶、前列腺素等细胞因子产生，并抑制蛋白聚糖和Ⅱ型胶原合成[142]。Lindsley等[143]报道关节内使用英夫利昔单抗治疗膝骨关节炎，8周后WOMAC评分显著改善，并且基线滑膜细胞和CRP也与改善相关。单次关节内注射依那西普与单次关节内注射HA治疗中重度膝骨关节炎的VAS和WOMAC评分无明显差异，但VAS提示注射依那西普组在1周和2周时疼痛明显缓解[144]。与单次关节内注射25 mg HA相比，单次关节内注射10 mg阿达木单抗治疗中重度膝骨关节炎时的VAS和WOMAC评分均有改善[145]。2019年美国ACR指南强烈不推荐将TNF抑制剂和IL-1受体拮抗剂用于膝骨关节炎患者[2]，因它们的疗效尚未得到证实，其风险也已非常明确。

10.4.3.2 细胞疗法

使用常规药物治疗骨关节炎等慢性疾病有许多局限性。已经有人试图用再生医学来克服这些限制，细胞疗法是再生医学的一个领域，近年来引起了人们的极大兴趣，也已经有了大量相关领域的研究。然而，细胞疗法在细胞来源、制造工艺、给药方法、生物利用度、临床效果等方面存在着许多尚未解决的问题。关节内细胞疗法包括细胞浓缩物、MSC和基因疗法。细胞疗法可以按细胞来源、组织中的特定细胞类型或细胞处理方法进行分类[9]（图10.7）。细胞可以是自体来源，能够避免免疫反应和疾病传播，也可以是同种异体，能消除供区病症并最大限度地提高可用性。细胞疗法既可以将无须或最少操作的细胞浓缩物用于即时医疗，也可以用离体操作（在培养中扩增细胞）进行治疗[146]。膝骨关节炎应用最多的关节内注射细胞疗法包括使用外周血浓缩物、骨髓抽吸浓缩液（bone marrow aspirate concentrate，BMAC）和来自脂肪组织血管基质组分（stromal vascular fraction，SVF）的干细胞、生长因子和细胞因子。在临床上，只需要简单的操作即可得到它们，不需要分离和扩增细胞，作为即时细胞疗法立即植入患者体内[146]。由于直接从组织中提取的MSC数量太少，难以区分，无法直接使用，因此将这些细胞培养后，区分出具有MSC特征的细胞用于临床。细胞浓缩物是制备最简单、异质性最强的治疗方法，而MSC是制备最复杂、异质性最弱的治疗方法。在每个治疗类别中，疗法（以及允许临床使用的规定）往往有很大的不同[9]。

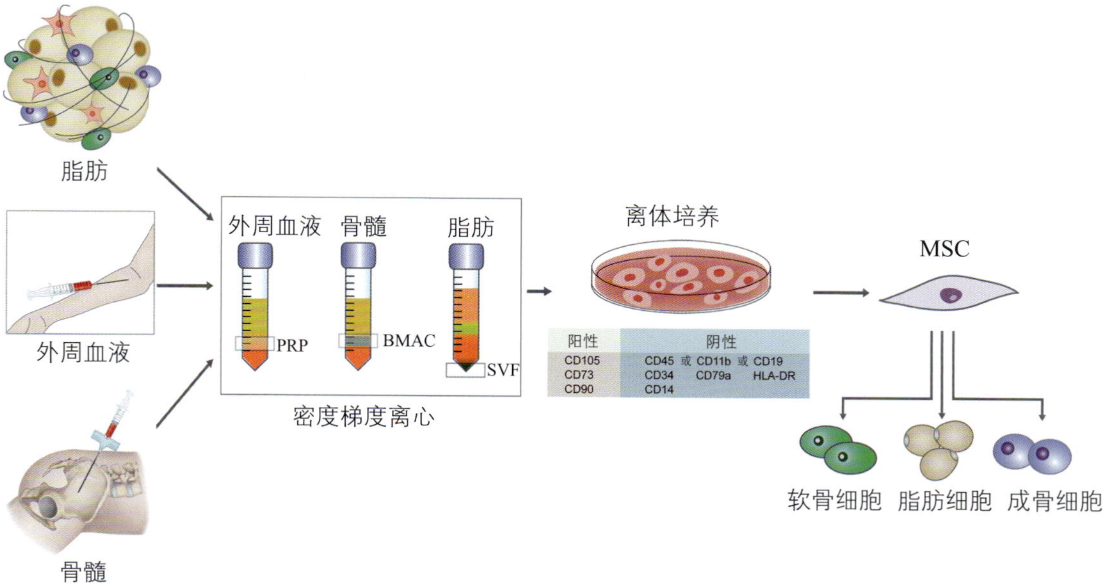

图 10.7 关节内细胞疗法。细胞疗法可以根据其制备方法或与源组织相比的相对异质性进行分类。细胞疗法包括治疗剂量的自体细胞浓缩物细胞疗法、利用扩增间充质干细胞的细胞疗法、基因疗法。自体细胞疗法是使用含有来自自体血液、骨髓或脂肪组织的细胞（或细胞产品）的异质混合物。扩增细胞疗法是在离体培养条件下培养和使用具有间充质干细胞特性的细胞。MSC 必须塑性黏附，表达或缺乏特异的细胞表面标记，并且具有在体外向成骨细胞、脂肪细胞和软骨细胞三系分化能力。BMAC，骨髓抽吸浓缩液；MSC，间充质干细胞 / 基质细胞；PRP，富血小板血浆；SVF，血管基质组分

血管基质组分

SVF 来源于脂肪抽吸物，在局部麻醉下用抽脂装置在腹部或侧腹部采集。将脂肪抽吸物洗涤，用胶原酶处理，然后放入离心机。离心法可以鉴定和收集含有包括 MSC、内皮细胞和内皮前体在内的异质性细胞群的 SVF。使用机械工艺可以替代酶促过程分解脂肪组织，也可以使用过滤代替离心来分离 SVF。理想的 SVF 不含脂肪细胞，只有低浓度的白细胞和细胞外基质[147]。但 SVF 的异质性很强，基质细胞仅占细胞含量的 15%~30%。此外，虽然脂肪来源的基质细胞可以从 SVF 中纯化，但要注意 SVF 和脂肪来源的基质细胞之间的区别[148]。

目前有一些评价 SVF 治疗膝骨关节炎疗效的临床研究。Pak 等[149]采用自体脂肪 SVF 和再生软骨样组织治疗膝骨关节炎，结果显示 VAS、功能分级指数（FRI）和 ROM 均有改善，且 3 个月后 MRI 显示已有软骨再生。Koh 等[150]的病例系列研究通过临床结局指标和关节镜检查对 SVF 对膝骨关节炎的疗效进行了评估。这项研究显示，在 2 年的随访中，接受 SVF 治疗的患者临床指标明显改善。此外，87.5% 的老年患者在术后至少 2 年内改善或维持了软骨状态。Michalek 等[151]进行了一项多中心病例对照研究，涉及来自 4 个不同国家的 1 114 名膝和髋骨关节炎患者。治疗后 12 个月，疼痛、NSAID 的使用、跛行、关节活动和僵硬等临床结局均有所改善。Garza 等[152]进行的评估关节内注射 SVF 是否改善膝骨关节炎症状的 DB RCT 结果显示，这种疗效是剂量依赖性的。他们报告称关节内注射 SVF 可以在至少 12 个月内显著缓解膝骨关节炎的症状和疼痛，其疗效呈剂量依赖性。MRI 评估显示软骨厚度无变化，也未发生严重的药物不良反

应。然而，自体脂肪 SVF 治疗膝骨关节炎的一个主要不足在于缺乏 DB RCT 的可行性检验。尽管这些研究取得了成功，但由于这些局限性，该方法还不能被接受为主流疗法[153]。

骨髓抽吸浓缩液

骨髓抽吸液（bone marrow aspirate，BMA）是含有血小板、白细胞、红细胞、脂肪细胞、造血和非造血前体等细胞成分的混合物。骨髓抽吸浓缩液（BMAC）是 BMA 的一种离心形式，含有血小板、生长因子和多能 MSC。然而，骨髓基质细胞中的 MSC 仅占骨髓抽吸物中单核细胞的 0.001%~0.01%。BMAC 中含有多种生长因子，如 TGF-β、PDGF、IL-1β、IGF-1、成纤维细胞生长因子 -18、骨形态发生蛋白 -2（bone morphogenetic protein-2，BMP-2）和 BMP-7 等。通常取自髂后上棘的 BMA 具有最高浓度的多能 MSC，将 BMA 进行离心，然后将合成的浓缩液以液体形式或将细胞通过植入的支架形式注入关节。由于 BMAC 制备方案存在很大差异且缺乏标准化方法，每种产品在患者体内实际的生物效能也未知，因此很难对不同的方案进行比较[133]。

Rodriguez-Fontan 等[154]开展了一项评估关节内注射 BMAC 治疗早期膝骨关节炎临床结局的病例系列研究，结果显示注射 BMAC 治疗早期膝骨关节炎是一种安全的疗法，63.2% 的患者获得满意的疗效。Kim 等[155]进行了一个评估关节内注射自体 BMAC 与脂肪组织临床疗效的病例系列研究，研究结果显示注射后 12 个月 VAS 疼痛评分、IKDC 评分、Lysholm 评分和 SF 36 均有改善。Ⅳ级骨关节炎患者 VAS 疼痛评分改善较少，说明 BMAC 在轻中度骨关节炎中更有效。Centeno 等[156]报道称，无论 BMAC 是否联合脂肪移植物，下肢功能量表评分和 NRS 评分均有改善，不良反应发生率也较低。Shapiro 等[157]进行了单盲、安慰剂（注射盐水）对照的随机对照试验以评估 BMAC 治疗膝骨关节炎的有效性和安全性。结果显示，从基线开始的 1 周、3 个月和 6 个月时，双膝的 VAS 疼痛和 OARSI 间歇性和持续性骨关节炎疼痛评分都有所改善。但注射 BMAC 和注射安慰剂的效果没有明显差异。BMAC 治疗组没有出现严重的不良反应。同一研究团队还设计了一项 DB RCT，对这些患者进行了 12 个月的随访并用 MRI T2 定量评估软骨形态。发现生理盐水对照组和 BMAC 组的膝关节 T2 值之间没有显著差异[158]。从这些临床研究可以看出，尽管 BMAC 在治疗出现症状的骨关节炎时显示出较好的早期临床结局，但其迄今尚未显示出促进软骨再生的作用。

富血小板血浆

血小板是外周血中无核的小细胞，主要功能是止血。血小板含有许多蛋白质、细胞因子和其他生物活性因子，血液中正常的血小板数量为 150 000~350 000/μL[159]。血浆是血液中的液体成分，包括凝血因子、其他蛋白质和离子。5 mL PRP 中的血小板浓度至少为 1 000 000/μL，其对组织的愈合和再生有积极作用。PRP 包括高浓度的血小板，其中含有 1 100 多种类似生长因子的蛋白质。PRP 使生长因子的浓度提高 3~5 倍[160]。血小板作为血凝块形成的支架，在愈合过程的启动中起着重要作用，也能诱导适当的细胞因子的趋化作用。血小板 α 颗粒包括生长因子和抗炎细胞因子，如 IGF-1、IGF-2、血管内皮生长因子、TGF-β、FGF、内皮生长因子和 PDGF。它们在愈合部位释放，有助于促进自体软骨细胞、MSC

和细胞外基质成分（如蛋白聚糖、Ⅰ型和Ⅱ型胶原）的生长[161]。

制备 PRP 需要将自体静脉血离心以浓缩血小板，使其浓度高于血清中的正常水平。由于全血成分的密度不同，通过密度梯度离心全血可以将每种成分分离成不同的层：缺血小板的血浆、血沉棕黄层和红细胞。血沉棕黄层位于缺血小板血浆和红细胞之间，其含有最高浓度的血小板。PRP 可以通过 2 种形式获得：基于血浆或血沉棕黄层的制剂。基于血浆的 PRP 方法只分离血浆和血小板，而不包括白细胞。基于血沉棕黄层的方法需要将缺血小板血浆层和含有白细胞和红细胞的血沉棕黄层分离开来。PRP 的血液成分和体液因子因所用方法的不同而异，根据白细胞含量，PRP 被分为纯 PRP、低白细胞 PRP（leukocytepoor PRP，LP-PRP）和富白细胞 PRP（leukocyte-rich PRP，LR-PRP）3 类[162]。尽管已有的几项不同研究中 PRP 注射治疗膝骨关节炎的疗效结果间存在矛盾，但关节内 PRP 注射的疗效已被广泛报道。Dai 等[163]进行了一项荟萃分析，以评估 PRP 治疗症状性膝骨关节炎的有效性和安全性。他们报告称，在缓解疼痛和改善功能方面，PRP 和 HA 具有相似的效果。但在注射后 12 个月，PRP 的疼痛和功能改善比 HA 更好，且 WOMAC 疼痛和功能评分的改善效果超过了最小临床重要差异（Minimal Clinically Important Difference，MCID）（WOMAC 疼痛评分 -0.79，WOMAC 功能评分 -2.85）。与生理盐水注射相比，PRP 在注射后 6 个月和 12 个月时对疼痛和功能的改善更有效，且 WOMAC 疼痛和功能评分的改善效果达到了 MCID。与 HA 和生理盐水相比，PRP 并不具有更高的不良事件风险。Tang 等[164]进行了一项荟萃分析研究以评估对比 PRP 注射和 HA 注射对膝骨关节炎的临床疗效，结论是关节内 PRP 注射似乎比 HA 注射能更有效地治疗膝骨关节炎。而且，在长期止痛和功能改善方面，PRP 注射优于 HA 注射。此外，注射 PRP 不会增加不良事件的风险。由于异质性和（或）研究设计的局限性，这项证据的等级仅为中到低。因此，即使得到了确切的有改善作用的结论，其实际有效程度仍需要进一步的研究证实。Filardo 等[165]进行了一项荟萃分析研究，评估了 PRP 注射与安慰剂和其他关节内治疗相比对膝骨关节炎的有效性。结果显示，与安慰剂组相比，在 12 个月随访中（P=0.02），以及与 HA 组相比，在 6 个月（P<0.001）和 12 个月（P<0.001）随访中，PRP 组的 WOMAC 评分有统计学上和临床上的显著差异。在 6 个月的随访中，PRP 组和类固醇组在 VAS 疼痛（P<0.001）、KOOS 疼痛（P<0.001），日常活动功能（P=0.001）和生活质量方面有临床上的显著差异，但 PRP 的优势没有达到 MCID，并且证据的质量较低。

不同的 PRP 制剂可能导致所含的血小板、白细胞和红细胞浓度有差异，这可能会影响临床结果。Riboh 等[166]进行了一项荟萃分析，以比较 HA、LP-PRP、LR-PRP 治疗膝骨关节炎的临床效果。作者报告 LP-PRP 组的 WOMAC 评分明显优于 HA 组或安慰剂组，但 LR-PRP 组中没有观察到这种差异。两种 PRP 制剂的不良事件发生率均高于 HA，但 LP-PRP 和 LR-PRP 不良事件发生率的差异没有统计学意义。Belk 等进行了一项荟萃分析，以比较 PRP 和 HA 注射治疗膝骨关节炎的疗效，并根据白细胞的浓度评估临床结果。他们得出结论，在注射后 11 个月，关节内 PRP 注射的临床结局指标结果更佳，如 WOMAC 评分、VAS 评分和主观 IKDC 评分。此外，LP-

PRP 的主观 IKDC 评分显著优于 LR-PRP。

荟萃分析的结果表明，与其他关节内治疗方法（如 HA 注射）相比，使用 PRP 可以改善短期和中期（6~12 个月）疼痛。然而，尽管 PRP 的使用有明显的改善效果，但研究之间的方法学质量较低，研究之间存在着相当大的异质性，并且 PRP 配方的多样性导致其临床效果难以得到证实[167]。需要大规模的随机对照试验以进一步评估 PRP 疗法对膝骨关节炎患者治疗的有效性和持续时间。目前各组研究的注射次数和频率、激活方法（用于抗凝 PRP）、储存方式、血浆分离时间和伴随治疗都有很大不同，在后续计划和分析时必须加以考虑[168]。在 2019 年 OARSI 和 ACR 指南中，强烈建议不要使用关节内注射 PRP 治疗膝骨关节炎，因为支持这些治疗的证据质量极低，且其制备方法存在很大的异质性，缺乏统一的标准[2, 75]。

自体蛋白溶液

自体蛋白溶液（autologous protein solution，APS）是一种由全血制成的细胞浓缩物。APS 由含有抗炎蛋白的白细胞、含有合成代谢生长因子的血小板和二者兼有的浓缩血浆组成。这种由白细胞、血小板和浓缩血浆组合而成的溶液的特点是具有更高浓度的抗炎细胞因子和合成代谢生长因子[169]。从概念上讲，APS 和 LR-PRP 非常相似。然而，与传统的 PRP 系统不同，商业化的 APS 试剂盒是将浓缩血浆通过干燥的聚丙烯酰胺凝胶，获得低浓度的促炎分子和高浓度的抗炎细胞因子，尤其着重于浓缩抗炎细胞因子，如 IL-1 受体拮抗剂和 TNF 受体抑制剂[9]。Kon 等[170]实施了一项多中心、生理盐水对照的 DB RCT，以探究单一关节内注射 APS 是否能够减轻膝骨关节炎患者的疼痛并改善其功能。结果显示，与安慰剂相比，APS 治疗 12 个月后 WOMAC 疼痛评分有统计学上的显著改善，但从基线到 2 周和 1、3、6 个月期间，两种处理的改善情况是相似的。此外，在这项研究中作为主要结果的 VAS 疼痛评分的改善上，两组并没有显著差异。同一组作者还进行了 3 年的跟踪研究，观察 APS 的疗效能否持续 3 年[171]，而此前在临床试验中曾报道过的 APS 的作用持续时间为 1 年。在这项 APS 的队列研究中，WOMAC 疼痛评分第 1 年从 11.5 分改善到 4.3 分，3 年时评分为 5.7 分（与基线相比 $P<0.000\ 1$）；KOOS 疼痛评分从基线的 39 分到 1 年时的 70 分再到 3 年时的 64 分（与基线相比 $P<0.000\ 1$）；VAS 疼痛评分 1 年从 5.5 改善到 2.6，在 3 年时改善到 3.4（与基线相比 $P=0.018\ 4$）。但是，12~36 个月时 VAS 疼痛评分明显恶化（$P=0.041\ 1$）。核磁共振膝骨关节炎的评分结果没有统计学差异。软骨较好的患者基线评分较差，WOMAC 疼痛改善更大，而软骨缺损患者的基线评分则相反。关节内注射 APS 治疗轻中度膝骨关节炎是安全的，并且在一次注射后 3 年内有明显的疼痛改善。

间充质基质细胞（或干细胞）

间充质干细胞（MSC）是指具有以下条件的细胞：第一，MSC 在标准培养条件下必须贴壁生长（黏附在培养介质上）；第二，MSC 必须表达特定的细胞表面标志[172]；第三，MSC 必须能够在体外分化成成骨细胞、脂肪细胞和成软骨细胞[172]。对于 MSC 在体内的作用机制一直存在许多争议，即究竟是通过植入的 MSC 分化还是通过作用于宿主细胞的内分泌和旁分泌活动，或是二者兼而有之[173]。尽管 MSC 的体内机制尚不清楚，但目前认为其中一个重要的机制是化学介质的释放[174]。外源性给药的 MSC 可诱导损伤部位产生可溶性生长因子和细胞因子，并对患者的原位干细胞产生免疫调节、抗炎和营养（再生）作用，从而形成新组织[175]。

MSC 可以从任何组织中，从自体或同种异体中获得。最常用于膝骨关节炎治疗的注射用 MSC 包括自体 BMAC 和 SVF，其成分是异质的。BMAC 和 SVF 中的 MSC 比例很低，仅占 BMAC 中单核细胞的 0.001%~0.01%，占 SVF 的 15%~30%。因此，可能需要体外分离和扩增才能够获得临床可用数量的 MSC。然而，体外扩增细胞的疗法可能会增加不良事件的风险。尽管还没有关于关节内注射 MSC 治疗膝骨关节炎的严重不良事件的报道，但体外扩增细胞疗法仍然有恶性转化的潜在风险[176]。体外扩增的 MSC 被归类为需要政府监管部门批准才能用于临床的药物。尽管 BMAC 或 SVF 等经过最低限度操作的细胞产品可能含有 MSC，但它们可以作为床旁细胞疗法不受政府监管。床旁细胞疗法不应与真正的 MSC 疗法相混淆，因为它们往往比真正的 MSC 疗法包含更多的异质细胞，还会有一些并非其药理免疫调节和（或）免疫抑制能力或分化潜力所导致的其他作用[9]。在这一部分着重回顾使用体外扩增的 MSC 进行关节内注射治疗膝骨关节炎的相关临床研究结果。近年来开展了很多相关临床研究，希望 MSC 能够修复受损组织。但尽管对 MSC 有着很多期待，实际上相关的 RCT 研究仍然很少，并且这些研究的结果也没有达到 MCID。在 2019 版 OARSI 和 ACR 指南中，均强烈不推荐关节内注射 MSC 治疗膝骨关节炎，因为支持这些治疗方式的证据质量等级都很低，研究的异质性很大，制备方法也缺少统一标准[2, 75]。

骨髓来源间充质干细胞

Soler Rich 等[177]进行了一项病例系列研究，以评估自体扩增骨髓来源的间充质基质细胞（bone marrow-derived mesenchymal stromal cell，BM-MSC）治疗 KL 分级 2~4 级膝骨关节炎的有效性和安全性。该研究表明，关节内输注悬浮在乳酸林格液和白蛋白溶液中的扩增量 40×10^6 的 BM-MSC，没有出现局部或全身性不良事件，可在短时间内明显改善关节炎症症状。此外，有报道称，通过 MRI 的 T2 序列评估的骨关节炎软骨组织情况有所改善。Soler R 等[178]报道了一项使用体外扩增的自体 MSC 治疗 KL 分级 2~3 级膝骨关节炎的 Ⅰ ~ Ⅱ 期试验。患者被注射 10 mL 悬浮有 40×10^6 扩增 BM-MSC 的含 2% 人血清白蛋白的生理盐水，注射后进行 12 个月的随访，仅有很少的不良事件（轻度关节和下腰痛）的报道。疼痛强度从注射后第 8 天开始下降，并在 12 个月后保持不变。在 12 个月时，SF-36 显示关节疼痛和身体功能等参数有所改善。此外，治疗 12 个月后，MRI 的 T2 序列显示所有患者均有软骨再生。Emadedin 等[179]进行了一项随机、三盲、安慰剂对照的 1/2 期临床试验，以评估关节内植入自体 BM-MSC 治疗膝骨关节炎的安全性和有效性。43 例患者接受 40×10^6 体外扩增的 MSC，这些 MSC 溶于添加了 2% 人血清白蛋白的 5 mL 生理盐水中，术后随访 6 个月。与接受安慰剂的患者相比，注射 MSC 的患者在总体 WOMAC 评分、WOMAC 疼痛和功能分量表及无痛步行距离方面都有显著改善，也未因 MSC 的治疗而产生严重的不良事件。

Doyle 等[180]报道了一篇叙述性综述，评价了关节内注射BM-MSC治疗膝骨关节炎的疗效。这项研究表明，关节内注射BM-MSC的临床应用正在稳步增加，综述中的大多数研究表明，较低的软骨指数有所下降，疼痛、功能和生活质量（Quality of Life，QoL）均有所改善；关于治疗用药的安全性，有中到高级的证据。中等数量的细胞（40×10^6）被确定为最有可能在KL分级≥2级的膝骨关节炎患者中产生最佳效果。然而，由于纳入研究的方法学异质性很大，总结得出的临床疗效的可信度很低，因此仍然需要比较性的RCT进一步明确。

脂肪来源间充质干细胞

Jo等[181]开展了一项病例系列临床研究评估脂肪来源间充质干细胞（adipose-derived mesenchymal stromal cell，AD-MSC）治疗膝骨关节炎的中期安全性和疗效。各组患者分别接受低剂量（1×10^7个细胞）、中等剂量（5×10^7个细胞）、高剂量（1×10^8个细胞）注射，注射后进行2年随访。在为期2年的随访中，所有细胞用量组中，关节腔内注射自体AD-MSC可以改善由WOMAC、KSS、KOOS测量的膝关节功能评分，并降低VAS疼痛评分，但仅在高剂量组中有统计学意义。低剂量组和中等剂量组的临床结局有在1年后变差的倾向，但在高剂量组的效果可以持续到2年。通过MRI评估的结构也有类似结果。2年内没有出现治疗相关的不良事件。Freitag等[182]进行了一项RCT研究评估了膝骨关节炎中自体AD-MSC对疼痛、功能、结构改善的效果。30名患者被随机分为3组，其中2组接受关节腔内注射AD-MSC，一组单次注射100×10^7个细胞，一组分2次注射，分别于基线和6个月时各注射100×10^7个细胞，第3组作为对照组，只进行保守治疗。2个治疗组在12个月时均有临床显著的疼痛和功能改善。MRI的影像学分析也显示了疾病进展上的变化。间隔6个月2次关节腔内注射AD-MSC较单次注射有更持久的骨关节炎稳定作用。Lee等[183]开展了一项Ⅱb期、盐水对照的RCT研究，评估单次关节腔内注射AD-MSC对膝骨关节炎患者的疗效和安全性。患者接受单次3 mL盐水的1×10^8个AD-MSC细胞注射，随访6个月。该研究结果显示单次注射AD-MSC后6个月时WOMAC评分显著改善。两组在随访期间均未出现严重不良事件。MRI评估时，注射AD-MSC组6个月后软骨缺损没有明显变化，而对照组软骨缺损有进展。Song等[184]报道了一项随机Ⅰ/Ⅱa期临床研究，随访96周，评估不同剂量和重复注射AD-MSC对膝骨关节炎患者的安全性和治疗潜力。18名参与者被分为3组：低剂量组、中等剂量组、高剂量组（分别为1×10^7、5×10^7、1×10^8个细胞），均注射3次，随访96周。他们得出结论，关节腔内注射AD-MSC可以减少疼痛，改善功能和软骨量，且没有治疗相关不良事件，另外，反复注射5×10^7个细胞时这种改善更为显著。

人脐带血来源间充质干细胞

MSC可通过不同技术分离从脐带华通氏胶、血管周围组织和血液中得到。这些细胞与BM-MSC有表型相似性，但它们向成骨和成软骨细胞系的分化并不像BM-MSC那样一致[185]。相比于骨髓或脂肪组织，人脐带血来源间充质干细胞（human umbilical cord bloodderived mesenchymal stem cell，hUCB-MSC）具有很多生物学优势，它们可以长时间培养，可以大规模扩增，延缓衰老，还具有更强的抗炎效果[186]。Park 等[187]报道了一项 7 年随访的病例系列研究。以干细胞为基础的药物产品［体外培养扩增同种异体 hUCB-MSC 和 HA 水凝胶（Cartistem）的复合剂］在手术中用于病变部位，但不用于关节腔内注射。7 年随访期间的临床改善效果非常稳定。1 年时的组织学结果可见透明样软骨，3 年时的 MRI 显示再生软骨维持较好。Mata 等[188]进行了一项随机对照Ⅰ/Ⅱ期试验以评估关节腔内单次或重复致敏 hUCB-MSC 注射治疗膝骨关节炎的安全性和有效性。有症状的膝骨关节炎患者随机在基线和 6 个月时注射 HA、在基线时接受单剂量（20×10^6）或在基线和 6 个月时重复注射 hUCB-MSC（$20\times10^6\times2$；MSC-2）治疗，并随访 12 个月。过程中没有出现严重的不良事件，最终只有 MSC 治疗的患者较基线有显著的疼痛缓解和功能改善（P=0.001）。12 个月时，MSC-2 治疗组相比 HA 组 WOMAC 疼痛量表评分显著降低。12 个月时 MSC-2 组 WOMAC 总分低于 HA 组，MRI 骨关节炎膝关节评分没有差异。作者得出结论，1 年随访时，重复 UC-MSC 治疗膝骨关节炎比活性药物对照组更安全，效果更佳。

基因疗法

转基因可以以 2 种形式实现，直接体内关节腔内注射或直接从患者体内提取细胞，体外加入载体，修饰后的细胞再回输到关节内。基因疗法及基因编辑的软骨生长因子和抗炎细胞因子对治疗骨关节炎有效[146]。组织基因 -C（TissueGene-C，TG-C）作为一种基于细胞的生长因子表达策略，包含人类同种异体软骨细胞及以 3 ∶ 1 比例表达 TGF-b1 的基因编辑的软骨细胞。需用低剂量伽马射线照射 TGF-b1 表达的细胞，以防止注射后膝关节内增殖。TG-C 以单次关节腔内注射的方式给药[189]（图 10.8）。Cherian 等[190]进行了一项Ⅱ期随机试验，评估基因编辑后的同种异体表达 TGF-b1 的人软骨细胞在 KL 分级 3 级的膝骨关节炎患者中的有效性和安全性。12 周、52 周和全程 3 个时间的

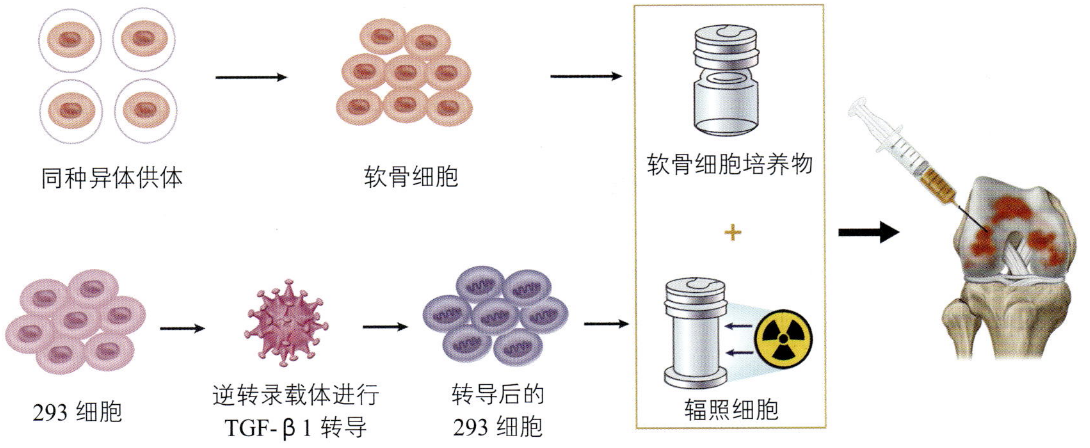

图 10.8 组织基因 -C（TG-C）基因疗法过程示意图。使用编码软骨生长因子和抗炎细胞因子的基因治疗骨关节炎很有意义。TG-C 是一种基于细胞的生长因子表达策略，人异体软骨细胞和基因修饰 293 细胞以 3 ∶ 1 的比例混合，用于表达 TGF-b1。用低剂量的伽马射线照射 TGF-b1 表达的细胞，使其注射后不能在膝关节内增殖。TG-C 治疗一般进行单次关节内注射。TGF，转化生长因子

IKDC 主观评分或 VAS 评分的改善在统计学上有显著差异。Kim 等[189]报道了一项多中心双盲Ⅲ期临床试验，对膝骨关节炎基因治疗的有效性和安全性进行了评估。在该研究中，163 名 KL 分级 3 级的骨关节炎患者被随机分配接受单次关节腔内 TG-C 或盐水注射治疗。TG-C 在 26 周、39 周和 52 周的 IKDC 评分、个体类别评分、VAS 评分与安慰剂组相比均有统计学意义上的改善。接受 TG-C 治疗的患者的改善尽管没有统计学意义，但有关节软骨更厚、软骨下骨表面区域生长更缓慢的倾向（$P>0.05$）。TG-C 组有一些较轻的不良事件，如周围水肿（9%）、关节疼痛（8%）、关节肿胀（6%）和注射部位疼痛（5%）。Lee 等[191]报道了一项Ⅱ期研究，以确定表达 TGF-β1 的转基因异体人类软骨细胞对 KL 分级 3 级膝骨关节炎患者 24 个月的有效性和安全性。102 名患者按 2 ∶ 1 随机分配到 TG-C（剂量为 3×10^7 个细胞）注射组或安慰剂注射组。12 周、52 周、72 周和 104 周时 TG-C 注射组的 IKDC 和 VAS 评分较安慰剂组明显改善（$P<0.05$）。TG-C 注射组治疗后 12 个月时的 MRI 中软骨损伤、髌下脂肪垫滑膜炎及积液滑膜炎更少，没有出现严重的不良事件。两组患者的常见的不良事件，如关节痛、炎症和关节积液的情况相似。尽管由于存在病毒转染细胞的可能，TG-C 注射可能有长期安全性问题，但目前为止，TG-C 似乎仍是治疗 KL 分级 3 级膝骨关节炎的有效方法。

10.4.4 总结

关节软骨是无血管的结构。口服或肠外给药治疗膝骨关节炎需要经过复杂的过程，如药物需要通过血管壁，扩散至滑膜间质，而后穿过滑膜进入关节腔。这个过程中，低分子量的药物可以相对容易进入关节，但高分子量的药物则因为毛细血管筛分效应难以进入关节。关节腔内注射治疗的优势在于可以绕过这一过程，还可避免口服或胃肠外给药引起的全身性不良事件。另外，低分子量的药物在关节内经静脉吸收，而高分子量的药物经淋巴管吸收。在关节炎症情况下，由于血液和淋巴液流速更快，药物的停留时间更短。因此在骨关节炎的治疗中，维持关节腔内药物浓度以加强疗效是非常重要的。

为确保关节腔内注射治疗的效果，药物必须被精准地注射到关节内，这是因为如果药物注射到了滑膜外区域，不仅药物的作用会有所降低，更会导致患者的不适感增加。超声图像引导下的注射比盲穿更有助于准确地进行关节腔内注射。在超声引导下进行关节腔内注射时，应了解关节周围解剖结构的超声图像，并区分针产生的超声伪影。

用于关节腔内注射的标准治疗药物包括 CS 和 HA。CS 由于其强效抗炎作用，可以有效改善膝骨关节炎症状，但作用最多只能持续 4 周，还需要考虑到全身性和局部的不良事件，如关节软骨破坏等。非营利组织的指南建议关节腔内注射 CS 治疗可有限度地用于有症状的但非药物治疗和药物治疗无效的膝骨关节炎患者。HA 不仅作为关节内黏液补充疗法可增加关节滑液的黏度，还具有抗炎作用。HA 在注射后 3~6 个月内可缓解症状，明显长于 CS 的作用时间。但大多的非营利机构指南并不推荐关节腔内注射 HA 或仅推荐有限度地用于治疗有症状的非药物或药物治疗无效的膝骨关节炎。尽管已知 PDRN 或高渗葡萄糖注射可以促进伤口愈合和组织再生，仍然需要大量研究证明其在治疗膝骨关节炎中的临床疗效。近年出现了小分子药物治疗膝骨关节炎的方法。SM04690是一种新型小分子Wnt-β-连环蛋白通路抑制剂，有作为DMOAD的潜力。CNTX-4975是一种可注射的高纯度的反式辣椒素，靶向TRPV1，具有强大的镇痛效果。

骨关节炎是分解代谢与合成代谢因素之间不平衡的结果，而生物制剂多靶向特定分解代谢促炎介质或者影响合成代谢。用生物制剂治疗膝骨关节炎的方式相对较新。用于治疗膝骨关节炎的生物制剂被分为非细胞疗法和细胞疗法。非细胞疗法包括人血清白蛋白、生长因子、细胞因子拮抗剂，特别是rhFGF18和Wnt受体抑制剂有促合成代谢的作用，其作为DMOAD及改善症状的作用引起了关注。但由于缺乏可靠的科学证据，各种成分的非细胞治疗药物尚未广泛应用于临床实践。细胞疗法包括细胞浓缩物、MSC及基因疗法。尽管细胞浓缩物的成分有异质性，但它最近作为一种床旁自体细胞疗法引起了广泛关注，其优点在于政府管制较少，因它可以通过极小的操作提取并立即注射到患者体内。SVF是一种从脂肪组织提取的细胞浓缩物，其优势是提取的细胞含有15%~30%的基质细胞成分。在数项研究中，SVF都对膝骨关节炎有良好的治疗效果，但均没有达到MICD。BMAC是骨髓来源的细胞提取物，但提取的细胞仅含有0.001%~0.01%的基质细胞。关于BMAC对膝骨关节炎治疗效果的研究很少。PRP是从血液中分离的细胞浓缩物。PRP是一种富含血小板的血浆。血小板α颗粒包含各种生长因子和抗炎细胞因子，可以促进伤口愈合和再生。使用PRP治疗膝骨关节炎的疗效可以持续6~12个月，但它的作用没有达到MCID。MSC具有塑料黏附性、表达或缺少特定细胞表面标志等细胞特性，并且在体外可以分化为成骨细胞、脂肪细胞或软骨细胞。MSC自体外细胞浓缩物培养所得，仅将其中有MSC特性的细胞分离出来用于膝骨关节炎。由于细胞的性质在处理过程中会发生变化并且需要进行体外操作，因此这类制剂的使用需要政府管控。用于膝骨关节炎的MSC包括骨髓来源的MSC和脂肪来源的MSC。尽管MSC有组织愈合和再生的潜能，但对膝骨关节炎治疗的临床疗效很有限。根据2019年OARSI和ACR指南，强烈不推荐膝骨关节炎患者注射PRP和MSC，因支持这些治疗的证据质量等级均很低，且PRP和MSC的制备存在很大的异质性，缺少标准规范。

参考文献

1. SILVERWOOD V, BLAGOJEVIC-BUCKNALL M, JINKS C, et al. Current evidence on risk factors for knee osteoarthritis in older adults: a systematic review and meta-analysis. Osteoarthr Cartil. 2015,23(4):507–515.
2. KOLASINSKI S L, NEOGI T, HOCHBERG M C, et al. 2019 American College of Rheumatology/Arthritis Foundation guideline for the management of osteoarthritis of the hand, hip, and knee. Arthritis Rheumatol. 2020,72(2):220–233.
3. NAHHAS C R, FULLER B C, HANNON C P, et al. Which nonsurgical treatments do patients believe are most effective for hip and knee arthritis? J Am Acad Orthop Surg. 2020,4(5):e20.
4. JACKSON D W, EVANS N A, THOMAS B M. Accuracy of needle placement into the intra-articular space of the knee. J Bone Joint Surg Am. 2002,84(9):1522–1527.
5. EVANS C H, KRAUS V B, SETTON L A. Progress in intra-articular therapy. Nat Rev Rheumatol. 2014,10(1):11.
6. NGUYEN C, RANNOU F. The safety of intra-articular injections for the treatment of knee osteoarthritis: a critical narrative review. Expert Opin Drug Saf. 2017,16(8):897–902.
7. BANNURU R R, MCALINDON T E, SULLIVAN M C, et al. Effectiveness and implications of alternative placebo

treatments: a systematic review and network meta-analysis of osteoarthritis trials. Ann Intern Med. 2015,163(5):365–372.
8. SALTZMAN B M, LEROUX T, MEYER M A, et al. The therapeutic effect of intra-articular normal saline injections for knee osteoarthritis: a meta-analysis of evidence level 1 studies. Am J Sports Med. 2017,45(11):2647–2653.
9. JONES I A, TOGASHI R, WILSON M L, et al. Intra-articular treatment options for knee osteoarthritis. Nat Rev Rheumatol. 2019,15(2):77–90.
10. PAOLONI M, BERNETTI A, BELELLI A, et al. Appropriateness of clinical and organizational criteria for intra-articular injection therapies in osteoarthritis: a Delphi method consensus initiative among experts in Italy. Ann Ist Super Sanita. 2015,51:131–138.
11. OO W M, LIU X, HUNTER D J. Pharmacodynamics, efficacy, safety and administration of intra-articular therapies for knee osteoarthritis. Expert Opin Drug Metab Toxicol. 2019,15(12):1021–1032.
12. SIMKIN P A, PIZZORNO J E. Synovial permeability in rheumatoid arthritis. Arthritis Rheum. 1979,22(7):689–696.
13. KNIGHT A, LEVICK J. Morphometry of the ultrastructure of the blood-joint barrier in the rabbit knee. Q J Exp Physiol. 1984,69(2):271–288.
14. KUSHNER I, SOMERVILLE J A. Permeability of human synovial membrane to plasma proteins. Relationship to molecular size and inflammation. Arthritis Rheum. 1971,14(5):560–570.
15. SIMKIN P A. Synovial perfusion and synovial fluid solutes. Ann Rheum Dis. 1995,54(5):424.
16. LARSEN C, ØSTERGAARD J, LARSEN SW, et al. Intra-articular depot formulation principles: role in the management of postoperative pain and arthritic disorders. J Pharm Sci. 2008,97(11):4622–4654.
17. SCANZELLO C R, GOLDRING S R. The role of synovitis in osteoarthritis pathogenesis. Bone. 2012,51(2):249–257.
18. JONES A, REGAN M, LEDINGHAM J, et al. Importance of placement of intra-articular steroid injections. BMJ. 1993,307(6915):1329–1330. https://doi.org/10.1136/bmj.307.6915.1329.
19. GLATTES R C, SPINDLER K P, BLANCHARD G M, et al. A simple, accurate method to confirm placement of intra-articular knee injection. Am J Sports Med. 2004,32(4):1029–1031.
20. QVISTGAARD E, KRISTOFFERSEN H, TERSLEV L, et al. Guidance by ultrasound of intra-articular injections in the knee and hip joints. Osteoarthr Cartil. 2001,9(6):512–517.
21. WADDELL D, ESTEY D, BRICKER D, et al. Viscosuppl-ementation under fluoroscopic control. Am J Sports Med. 2001,3(4):327–241. 9
22. TARHAN S, UNLU Z. Magnetic resonance imaging and ultrasonographic evaluation of the patients with knee osteoarthritis: a comparative study. Clin Rheumatol. 2003,22(3):181–188.
23. ESENYEL C, DEMIRHAN M, ESENYEL M, et al. Comparison of four different intra-articular injection sites in the knee: a cadaver study. Knee Surg Sports Traumatol Arthrosc. 2007,15(5):573–577.
24. LUC M, PHAM T, CHAGNAUD C, et al. Placement of intra-articular injection verified by the backflow technique. Osteoarthr Cartil. 2006,14(7):714–716.
25. MARICAR N, PARKES M J, CALLAGHAN M J, et al. Where and how to inject the knee—a systematic review. Semin Arthritis Rheum. 2013,43(2):195–203.
26. TODA Y, TSUKIMURA N. A comparison of intra-articular hyaluronan injection accuracy rates between three approaches based on radiographic severity of knee osteoarthritis. Osteoarthr Cartil. 2008,16(9):980–985.
27. IM S H, LEE S C, PARK Y B, et al. Feasibility of sonography for intra-articular injections in the knee through a medial patellar portal. J Ultrasound Med. 2009, 28(11):1465–1470.
28. PARK Y, LEE S C, NAM H-S, et al. Comparison of sonographically guided intra-articular injections at 3 different sites of the knee. J Ultrasound Med. 2011, 30(12):1669–1676.
29. MYUNG J S, LEE J W, LEE J Y, et al. Usefulness of fluoroscopy-guided intra-articular injection of the knee. J Korean Radiol Soc. 2007,56(6):563–567.
30. CHAVEZ-CHIANG C E, SIBBITT W L, BAND P A, et al. The highly accurate anteriolateral portal for injecting

the knee. Sports Med Arthros Rehabil Ther Technol. 2011;3(1):6.

31. HUSSEIN M. An accurate full-flexion anterolateral portal for needle placement in the knee joint with dry osteoarthritis. J Am Acad Orthop Surg. 2017,25(7):e131–e137. https://doi.org/10.5435/jaaos-d-16-00338.
32. LEE S Y, GN K K, CHUNG B J, et al. Anterolateral portal is less painful than superolateral portal in knee intra-articular injection. Knee Surg Relat Res. 2015,27(4):228–232. https://doi. org/10.5792/ksrr. 2015. 27.4.228.
33. SHORTT C P, MORRISON W B, ROBERTS C C, et al. Shoulder, hip, and knee arthrography needle placement using fluoroscopic guidance: practice patterns of musculoskeletal radiologists in North America. Skelet Radiol. 2009,38(4):377–385.
34. DOUGLAS R J. Aspiration and injection of the knee joint: approach portal. Knee Surg Relat Res. 2014, 26(1):1.
35. TELIKICHERLA M, KAMATH S U. Accuracy of needle placement into the intra-articular space of the knee in osteoarthritis patients for viscosupplementation. J Clin Diagn Res. 2016,10(2):RC15.
36. CHAVEZ-CHIANG N R, SIBBITT W L, BAND P A, et al. The outcomes and cost-effectiveness of intraarticular injection of the rheumatoid knee. Rheumatol Int. 2012,32(2):513–518.
37. HERMANS J, BIERMA-ZEINSTRA S M, BOS P K, et al. The most accurate approach for intra-articular needle placement in the knee joint: a systematic review. Semin Arthritis Rheum. 2011,41:106–115.
38. CURTISS H M, FINNOFF J T, PECK E, et al. Accuracy of ultrasound-guided and palpation-guided knee injections by an experienced and less-experienced injector using a superolateral approach: a cadaveric study. PM&R. 2011,3(6):507–515.
39. BUM PARK Y, AH CHOI W, KIM YK, et al. Accuracy of blind versus ultrasound-guided suprapatellar bursal injection. J Clin Ultrasound. 2012,40(1):20–25.
40. SIBBITT W JR, KETTWICH L, BAND P, et al. Does ultrasound guidance improve the outcomes of arthrocentesis and corticosteroid injection of the knee? Scand J Rheumatol. 2012,41(1):66–72.
41. CUNNINGTON J, MARSHALL N, HIDE G, et al. A randomized, doubleblind, controlled study of ultrasound-guided corticosteroid injection into the joint of patients with inflammatory arthritis. Arthritis Rheum. 2010,62(7):1862–1869.
42. IHNATSENKA B, BOEZAART A P. Ultrasound: basic understanding and learning the language. Int J Shoulder Surg. 2010,4(3):55.
43. SITES B D, BRULL R, CHAN V W, et al. Artifacts and pitfall errors associated with ultrasound-guided regional anesthesia: Part I: Understanding the basic principles of ultrasound physics and machine operations. Reg Anesth Pain Med. 2007,32(5):412–418.
44. SITES B D, BRULL R, CHAN V W, et al. Artifacts and pitfall errors associated with ultrasound-guided regional anesthesia: part II: a pictorial approach to understanding and avoidance. Reg Anesth Pain Med. 2007,32(5):419–433.
45. CHEVALIER X, EYMARD F, RICHETTE P. Biologic agents in osteoarthritis: hopes and disappointments. Nat Rev Rheumatol. 2013,9(7):400.
46. MACMAHON P J, EUSTACE S J, KAVANAGH E C. Injectable corticosteroid and local anesthetic preparations: a review for radiologists. Radiology. 2009,252(3):647–661. https://doi.org/10.1148/radiol.2523081929.
47. CREAMER P. Intra-articular corticosteroid injections in osteoarthritis: do they work and if so, how? Ann Rheum Dis. 1997,56(11):634–635.
48. PEKAREK B, OSHER L, BUCK S, et al. Intra-articular corticosteroid injections: a critical literature review with up-to-date findings. Foot. 2011,21(2):66–70.
49. SCHUMACHER H R, CHEN L X. Injectable corticosteroids in treatment of arthritis of the knee. Am J Sports Med. 2005,118(11):1208–1214.
50. ØSTERGAARD M, HALBERG P. Intra-articular corticosteroids in arthritic disease. BioDrugs. 1998,9(2):95–103.
51. DERENDORF H, MÖLLMANN H, GRÜNER A, et al. Pharmacokinetics and pharmacodynamics of glucocorticoid suspensions after intra-articular administration. Clin Pharmacol Ther. 1986,39(3):313–317.
52. KRAUS V, CONAGHAN P, AAZAMI H, et al. Synovial

and systemic pharmacokinetics (PK) of triamcinolone acetonide (TA) following intra-articular (IA) injection of an extended-release microsphere-based formulation (FX006) or standard crystalline suspension in patients with knee osteoarthritis (OA). Osteoarthr Cartil. 2018,26(1):34–42.

53. HEPPER C T, HALVORSON J J, DUNCAN S T, et al. The efficacy and duration of intra-articular corticosteroid injection for knee osteoarthritis: a systematic review of level I studies. J Am Acad Orthop Surg. 2009,17(10):638–646.

54. PYNE D, IOANNOU Y, MOOTOO R, et al. Intra-articular steroids in knee osteoarthritis: a comparative study of triamcinolone hexacetonide and methylprednisolone acetate. Clin Rheumatol. 2004,23(2):116–120.

55. YAVUZ U, SÖKÜCÜ S, ALBAYRAK A, et al. Efficacy comparisons of the intraarticular steroidal agents in the patients with knee osteoarthritis. Rheumatol Int. 2012,32(11):3391–3396.

56. LOMONTE A B V, DE MORAIS M G V, DE CARVALHO L O, et al. Efficacy of triamcinolone hexacetonide versus methylprednisolone acetate intraarticular injections in knee osteoarthritis: a randomized, double-blinded, 24-week study. J Rheumatol. 2015,42(9):1677–1684.

57. BUYUK A F, KILINC E, CAMURCU I Y, et al. Compared efficacy of intra-articular injection of methylprednisolone and triamcinolone. Acta Ortop Bras. 2017,25(5):206–208.

58. POPMA J W, SNEL F W, HAAGSMA C J, et al. Comparison of 2 dosages of intraarticular triamcinolone for the treatment of knee arthritis: results of a 12-week randomized controlled clinical trial. J Rheumatol. 2015, 42(10):1865–1868.

59. BENZON HONORIO T, CHEW T-L, MCCARTHY ROBERT J, et al. Comparison of the particle sizes of different steroids and the effect of dilution: a review of the relative neurotoxicities of the steroids. Anesthesiology. 2007,106(2):331–338. https://doi. org/10.1097/00000542-200702000-00022.

60. CHU C R, COYLE C H, CHU C T, et al. In vivo effects of single intra-articular injection of 0.5% bupivacaine on articular cartilage. J Bone Joint Surg Am. 2010, 92(3):599–608.

61. CHAKRAVARTY K, PHAROAH P, SCOTT D. A randomized controlled study of post-injection rest following intra-articular steroid therapy for knee synovitis. Rheumatology. 1994,33(5):464–468.

62. CHARALAMBOUS C, PASCHALIDES C, SADIQ S, et al. Weight bearing following intra-articular steroid injection of the knee: survey of current practice and review of the available evidence. Rheumatol Int. 2002,22(5):185–187.

63. BELLAMY N, CAMPBELL J, WELCH V, et al. Intraarticular corticosteroid for treatment of osteoarthritis of the knee. Cochrane Database Syst Rev. 2006,2.

64. BANNURU R R, NATOV N S, OBADAN I E, et al. Therapeutic trajectory of hyaluronic acid versus corticosteroids in the treatment of knee osteoarthritis: a systematic review and meta-analysis. Arthritis Care Res. 2009,61(12):1704–1711.

65. JÜNI P, HARI R, RUTJES A W, et al. Intra-articular corticosteroid for knee osteoarthritis. Cochrane Database Syst Rev. 2015,10.

66. PAIK J, DUGGAN S T, KEAM S J. Triamcinolone acetonide extended-release: a review in osteoarthritis pain of the knee. Drugs. 2019,79(4):455–462.

67. CONAGHAN P G, HUNTER D J, COHEN S B, et al. Effects of a single intra-articular injection of a microsphere formulation of triamcinolone acetonide on knee osteoarthritis pain: a double-blinded, randomized, placebo-controlled, multinational study. J Bone Joint Surg Am. 2018,100(8): 666.

68. MARICAR N, CALLAGHAN M J, FELSON D T, et al. Predictors of response to intra-articular steroid injections in knee osteoarthritis—a systematic review. Rheumatology. 2013,52(6):1022–1032.

69. MATZKIN E G, CURRY E J, KONG Q, et al. Efficacy and treatment response of intra-articular corticosteroid injections in patients with symptomatic knee osteoarthritis. J Am Acad Orthop Surg. 2017,25(10):703–714.

70. MARICAR N, PARKES M J, CALLAGHAN M J, et al. Structural predictors of response to intra-articular steroid injection in symptomatic knee osteoarthritis. Arthritis Res Ther. 2017,19(1):88.

71. JEVSEVAR D S, BROWN G A, JONES D L, et al. the American Academy of Orthopaedic Surgeons evidencebased guideline on: treatment of osteoarthritis of the knee, 2nd edition. J Bone Joint Surg Am. 2013,95(20):1885–1886.
72. MCALINDON T E, BANNURU R R, SULLIVAN M, et al. OARSI guidelines for the non-surgical management of knee osteoarthritis. Osteoarthr Cartil. 2014,22(3):363–388.
73. CARLSON V R, ONG A C, OROZCO F R, et al. Compliance with the AAOS guidelines for treatment of osteoarthritis of the knee: a survey of the American Association of Hip and Knee Surgeons. J Am Acad Orthop Surg. 2018,26(3):103–107. https://doi.org/10.5435/jaaos-d-17-00164.
74. MEIYAPPAN K P, COTE M P, BOZIC K J, et al. Adherence to the American Academy of Orthopaedic Surgeons clinical practice guidelines for nonoperative management of knee osteoarthritis. J Arthroplast. 2020,35(2):347–352.
75. BANNURU R R, OSANI M, VAYSBROT E, et al. OARSI guidelines for the non-surgical management of knee, hip, and polyarticular osteoarthritis. Osteoarthr Cartil. 2019,27(11):1578–1589.
76. BRUYÈRE O, HONVO G, VERONESE N, et al. An updated algorithm recommendation for the management of knee osteoarthritis from the European Society for Clinical and Economic Aspects of Osteoporosis, Osteoarthritis and Musculoskeletal Diseases (ESCEO). Semin Arthritis Rheum. 2019,49(3): 337–350.
77. MCALINDON T E, LAVALLEY M P, HARVEY W F, et al. Effect of intra-articular triamcinolone vs saline on knee cartilage volume and pain in patients with knee osteoarthritis: a randomized clinical trial. JAMA. 2017,317(19):1967–1975.
78. RAYNAULD J P, BUCKLAND-WRIGHT C, WARD R, et al. Safety and efficacy of long-term intraarticular steroid injections in osteoarthritis of the knee: a randomized, double-blind, placebo-controlled trial. Arthritis Rheum. 2003,48(2):370–377.
79. CANCIENNE J M, WERNER B C, LUETKEMEYER L M, et al. Does timing of previous intra-articular steroid injection affect the post-operative rate of infection in total knee arthroplasty? J Arthroplast. 2015,30(11):1879–1882.
80. RICHARDSON S S, SCHAIRER W W, SCULCO T P, et al. Comparison of infection risk with corticosteroid or hyaluronic acid injection prior to total knee arthroplasty. J Bone Joint Surg Am. 2019,101(2):112–118.
81. MCGARRY J G, DARUWALLA Z J. The efficacy, accuracy and complications of corticosteroid injections of the knee joint. Knee Surg Sports Traumatol Arthrosc. 2011,19(10): 1649–1654.
82. BIRD H A, RING E F, BACON P A. A thermographic and clinical comparison of three intra-articular steroid preparations in rheumatoid arthritis. Ann Rheum Dis. 1979,38(1):36–39.
83. BALAZS E A, WATSON D, DUFF I F, et al. Hyaluronic acid in synovial fluid. I. Molecular parameters of hyaluronic acid in normal and arthritic human fluids. Arthritis Rheum. 1967,10(4):357–376.
84. STRAUSS E J, HART J A, MILLER M D, et al. Hyaluronic acid viscosupplementation and osteoarthritis: current uses and future directions. Am J Sports Med. 2009,37(8):1636–1644.
85. BALAZS E A, DENLINGER J L. Viscosupplementation: a new concept in the treatment of osteoarthritis. J Rheumatol Suppl. 1993,39:3–9.
86. RYDELL N, BALAZS E A. Effect of intra-articular injection of hyaluronic acid on the clinical symptoms of osteoarthritis and on granulation tissue formation. Clin Orthop Relat Res. 1971,80:25–32.
87. SCALE D, WOBIG M, WOLPERT W. Viscosupplementation of osteoarthritic knees with hylan: a treatment schedule study. Curr Ther Res. 1994,55(3):220–232.
88. ALTMAN R, BEDI A, MANJOO A, et al. Anti-inflammatory effects of intra-articular hyaluronic acid: a systematic review. Cartilage. 2019,10(1):43–52.
89. MORELAND L W. Intra-articular hyaluronan (hyaluronic acid) and hylans for the treatment of osteoarthritis: mechanisms of action. Arthritis Res Ther. 2003,5(2):54.
90. SMITH M M, GHOSH P. The synthesis of hyaluronic acid by human synovial fibroblasts is influenced by the nature of the hyaluronate in the extracellular environ-

ment. Rheumatol Int. 1987,7(3):113–122.

91. BOWMAN S, AWAD M E, HAMRICK M W, et al. Recent advances in hyaluronic acid based therapy for osteoarthritis. Clin Transl Med. 2018,7(1):6.
92. ALTMAN R, HACKEL J, NIAZI F, et al. Efficacy and safety of repeated courses of hyaluronic acid injections for knee osteoarthritis: a systematic review. Semin Arthritis Rheum. 2018,48(2):186–175.
93. BROCKMEIER S F, SHAFFER B S. Viscosupplementation therapy for osteoarthritis. Sports Med Arthrosc Rev. 2006,14(3):155–162.
94. REICHENBACH S, BLANK S, RUTJES A W, et al. Hylan versus hyaluronic acid for osteoarthritis of the knee: a systematic review and meta-analysis. Arthritis Care Res. 2007,57(8):1410–1418.
95. RUTJES A W, JÜNI P, DA COSTA B R, et al. Viscosupplementation for osteoarthritis of the knee: a systematic review and meta-analysis. Ann Intern Med. 2012,157(3):180–191.
96. JEVSEVAR D, DONNELLY P, BROWN GA, et al. Viscosupplementation for osteoarthritis of the knee: a systematic review of the evidence. J Bone Joint Surg Am. 2015,97(24):2047–2060.
97. BOWMAN E N, HALLOCK J D, THROCKMORTON T W, et al. Hyaluronic acid injections for osteoarthritis of the knee: predictors of successful treatment. Int Orthop. 2018,42(4):733–740.
98. WANG C-T, LIN J, CHANG C-J, et al. Therapeutic effects of hyaluronic acid on osteoarthritis of the knee: a meta-analysis of randomized controlled trials. J Bone Joint Surg Am. 2004,86(3):538–545.
99. LEVY D M, PETERSEN K A, VAUGHT M S, et al. Injections for knee osteoarthritis: corticosteroids, viscosupplementation, platelet-rich plasma, and autologous stem cells. Arthroscopy. 2018,34(5):1730–1743.
100. HUNTER D J. Viscosupplementation for osteoarthritis of the knee. N Engl J Med. 2015,372(11):1040–1047.
101. ALTMAN R. Intra-articular sodium hyaluronate (Hyalgan®) in the treatment of patients with osteoarthritis of the knee: a randomized clinical trial. J Rheumatol. 1998,25: 2203–2212.
102. ADAMS M E, ATKINSON M H, LUSSIER A J, et al. The role of viscosupplementation with hylan GF 20 (Synvisc®) in the treatment of osteoarthritis of the knee: a Canadian multicenter trial comparing hylan GF 20 alone, hylan GF 20 with non-steroidal anti-inflammatory drugs (NSAIDs) and NSAIDs alone. Osteoarthr Cartil. 1995,3(4):213–225.
103. CABORN D, RUSH J, LANZER W, et al. A randomized, single-blind comparison of the efficacy and tolerability of hylan GF 20 and triamcinolone hexacetonide in patients with osteoarthritis of the knee. J Rheumatol. 2004,31(2):333–343.
104. ONG K L, ANDERSON A F, NIAZI F, et al. Hyaluronic acid injections in medicare knee osteoarthritis patients are associated with longer time to knee arthroplasty. J Arthroplast. 2016,31(8):1667–1673.
105. ALTMAN R, LIM S, STEEN R G, et al. Hyaluronic acid injections are associated with delay of total knee replacement surgery in patients with knee osteoarthritis: evidence from a large US health claims database. PLoS One. 2015,10(12):e0145776.
106. JUBB R, PIVA S, BEINAT L, et al. A one-year, randomised, placebo (saline) controlled clinical trial of 500-730 kDa sodium hyaluronate (Hyalgan) on the radiological change in osteoarthritis of the knee. Int J Clin Pract. 2003,57(6):467.
107. WANG Y, HALL S, HANNA F, et al. Effects of Hylan GF 20 supplementation on cartilage preservation detected by magnetic resonance imaging in osteoarthritis of the knee: a two-year single-blind clinical trial. BMC Musculoskelet Disord. 2011,12(1):195.
108. DIVINE J G, ZAZULAK B T, HEWETT T E. Viscosupplementation for knee osteoarthritis: a systematic review. Clin Orthop Relat Res. 2007,455:113–122.
109. BANNURU R, NATOV N, DASI U, et al. Therapeutic trajectory following intra-articular hyaluronic acid injection in knee osteoarthritis–meta-analysis. Osteoarthr Cartil. 2011,19(6):611–619.
110. SMITH C, PATEL R, VANNABOUATHONG C, et al. Combined intra-articular injection of corticosteroid and hyaluronic acid reduces pain compared to hyaluronic acid alone in the treatment of knee osteoarthritis. Knee Surg Sports Traumatol Arthrosc. 2019,27(6):1974–

1983.

111. COLANGELO M T, GALLI C, GUIZZARDI S. The effects of polydeoxyribonucleotide on wound healing and tissue regeneration: a systematic review of the literature. Regen Med. 2020. https://doi.org/10.2217/rme-2019-0118.

112. SQUADRITO F, BITTO A, IRRERA N, et al. Pharmacological activity and clinical use of PDRN. Front Pharmacol. 2017,8:224.

113. VANELLI R, COSTA P, ROSSI S M, et al. Efficacy of intra-articular polynucleotides in the treatment of knee osteoarthritis: a randomized, double-blind clinical trial. Knee Surg Sports Traumatol Arthrosc. 2010,18(7):901–907. https://doi.org/10.1007/s00167-009-1039-y.

114. BITTO A, POLITO F, IRRERA N, et al. Polydeoxyribonucleotide reduces cytokine production and the severity of collagen-induced arthritis by stimulation of adenosine A((2) A) receptor. Arthritis Rheum. 2011,63(11):3364–3371. https://doi.org/10.1002/art.30538.

115. GENNERO L, DENYSENKO T, CALISTI G F, et al. Protective effects of polydeoxyribonucleotides on cartilage degradation in experimental cultures. Cell Biochem Funct. 2013,31(3):214–227. https://doi.org/10.1002/cbf.2875.

116. KIM M S, CHO R K, IN Y. The efficacy and safety of polydeoxyribonucleotide for the treatment of knee osteoarthritis: Systematic review and meta-analysis of randomized controlled trials. Medicine. 2019, 98(39):e17386.

117. ZAZGYVA A, GERGELY I, RUSSU O M, et al. Polynucleotides versus sodium hyaluronate in the local treatment of knee osteoarthritis. Acta Medica Transilvanica. 2013,2(2):260–263.

118. GIARRATANA L S, MARELLI B M, CRAPANZANO C, et al. A randomized double-blind clinical trial on the treatment of knee osteoarthritis: the efficacy of polynucleotides compared to standard hyaluronian viscosupplementation. Knee. 2014,21(3):661–668.

119. YOON S, KANG J J, KIM J, et al. Efficacy and safety of intra-articular injections of hyaluronic acid combined with polydeoxyribonucleotide in the treatment of knee osteoarthritis. Ann Rehabil Med. 2019,43(2):204.

120. DALLARI D, SABBIONI G, DEL PICCOLO N, et al. Efficacy of intra-articular polynucleotides associated with hyaluronic acid versus hyaluronic acid alone in the treatment of knee osteoarthritis: a randomized, double-blind, controlled clinical trial. Clin J Sport Med. 2018,30(1):1–7.

121. HAUSER R A, LACKNER J B, STEILEN-MATIAS D, et al. A systematic review of dextrose prolotherapy for chronic musculoskeletal pain. Clin Med Insights Arthritis Musculoskelet Disord. 2016,9:139–159. https://doi.org/10.4137/CMAMD.S39160.

122. PARK Y-S, LIM S-W, LEE I-H, et al. Intra-articular injection of a nutritive mixture solution protects articular cartilage from osteoarthritic progression induced by anterior cruciate ligament transection in mature rabbits: a randomized controlled trial. Arthritis Res Ther. 2007,9(1):R8.

123. TOPOL G A, PODESTA L A, REEVES K D, et al. Chondrogenic effect of intra-articular hypertonic-dextrose (prolotherapy) in severe knee osteoarthritis. PM&R. 2016,8(11):1072–1082.

124. REEVES K D, HASSANEIN K. Randomized prospective double-blind placebo-controlled study of dextrose prolotherapy for knee osteoarthritis with or without ACL laxity. Altern Ther Health Med. 2000,6(2):68–80.

125. DUMAIS R, BENOIT C, DUMAIS A, et al. Effect of regenerative injection therapy on function and pain in patients with knee osteoarthritis: a randomized crossover study. Pain Med. 2012,13(8):990–999.

126. RABAGO D, ZGIERSKA A, FORTNEY L, et al. Hypertonic dextrose injections (prolotherapy) for knee osteoarthritis: results of a single-arm uncontrolled study with 1-year follow-up. J Altern Complement Med. 2012,18(4):408–414.

127. SIT R W, CHUNG V C, REEVES K D, et al. Hypertonic dextrose injections (prolotherapy) in the treatment of symptomatic knee osteoarthritis: a systematic review and meta-analysis. Sci Rep. 2016,6:25247.

128. WANG Y, FAN X, XING L, et al. Wnt signaling: a promising target for osteoarthritis therapy. Cell Commun Signal. 2019,17(1):1–14.

129. YAZICI Y, MCALINDON T, GIBOFSKY A, et al. THU0458 Efficacy and safety from a phase 2B trial of SM04690, a novel intra-articular wnt pathway inhibitor for the treatment of osteoarthritis of the knee. BMJ. 2019:591–619.

130. TOMINAGA M, CATERINA M J, MALMBERG A B, et al. The cloned capsaicin receptor integrates multiple pain-producing stimuli. Neuron. 1998,21(3):531–543.

131. SIMONE D A, NOLANO M, JOHNSON T, et al. Intradermal injection of capsaicin in humans produces degeneration and subsequent reinnervation of epidermal nerve fibers: correlation with sensory function. J Neurosci. 1998,18(21):8947–8959.

132. STEVENS R M, ERVIN J, NEZZER J, et al. Randomized, double-blind, placebo-controlled trial of intraarticular trans-capsaicin for pain associated with osteoarthritis of the knee. Arthr Rheumatol. 2019,71(9):1524–1533.

133. COTTER E J, FRANK R M, MANDELBAUM B. Management of osteoarthritis-biological approaches: current concepts. J ISAKOS. 2020,5(1):27–31.

134. SHIMONKEVITZ R, THOMAS G, SLONE DS, et al. A diketopiperazine fragment of human serum albumin modulates T-lymphocyte cytokine production through rap1. J Trauma Acute Care Surg. 2008,64(1):35–41.

135. BAR-OR D, SALOTTOLO K M, LOOSE H, et al. A randomized clinical trial to evaluate two doses of an intra-articular injection of LMWF-5A in adults with pain due to osteoarthritis of the knee. PLoS One. 2014,9(2):e87910.

136. SALOTTOLO K, COLE B, BAR-OR D. Intra-articular injection of the anti-inflammatory compound LMWF-5A in adults with severe osteoarthritis: a double-blind prospective randomized controlled multi-center safety and efficacy trial. Patient Saf Surg. 2018, 12(1):11.

137. ROEMER F W, AYDEMIR A, LOHMANDER S, et al. Structural effects of sprifermin in knee osteoarthritis: a post-hoc analysis on cartilage and non-cartilaginous tissue alterations in a randomized controlled trial. BMC Musculoskelet Disord. 2016,17(1):267.

138. HOCHBERG M C, GUERMAZI A, GUEHRING H, et al. Effect of intra-articular Sprifermin vs placebo on femorotibial joint cartilage thickness in patients with osteoarthritis: the FORWARD randomized clinical trial. JAMA. 2019,322(14):1360–1370.

139. JACQUES C, GOSSET M, BERENBAUM F, et al. The role of IL-1 and IL-1Ra in joint inflammation and cartilage degradation. Vitam Horm. 2006,74:371–403.

140. CARON J P, FERNANDES J C, MARTEL-PELLETIER J, et al. Chondroprotective effect of intraarticular injections of interleukin-1 receptor antagonist in experimental osteoarthritis. Suppression of collagenase-1 expression. Arthritis Rheum. 1996,39(9): 1535–1544.

141. CHEVALIER X, GOUPILLE P, BEAULIEU A, et al. Intraarticular injection of anakinra in osteoarthritis of the knee: a multicenter, randomized, double-blind, placebo-controlled study. Arthritis Care Res. 2009,61(3):344–352.

142. STANNUS O, JONES G, CICUTTINI F, et al. Circulating levels of IL-6 and TNF-α are associated with knee radiographic osteoarthritis and knee cartilage loss in older adults. Osteoarthr Cartil. 2010,18(11):1441–1447.

143. LINDSLEY H, SCHUE J, TAWFIK O, et al. FRI0304 treatment of knee osteoarthritis with intra-articular infliximab improves total womac score. High baseline levels of synovial cellularity predict improvement. Ann Rheum Dis. 2013,71(Suppl 3):417.

144. OHTORI S, ORITA S, YAMAUCHI K, et al. Efficacy of direct injection of etanercept into knee joints for pain in moderate and severe knee osteoarthritis. Yonsei Med J. 2015,56(5): 1379–1383.

145. WANG J. Efficacy and safety of adalimumab by intra-articular injection for moderate to severe knee osteoarthritis: an open-label randomized controlled trial. J Int Med Res. 2018,46(1):326–334.

146. ROSETI L, DESANDO G, CAVALLO C, et al. Articular cartilage regeneration in osteoarthritis. Cell. 2019,8(11):1305.

147. ARONOWITZ J A, ELLENHORN J D I. Adipose stromal vascular fraction isolation: a head-to-head comparison of four commercial cell separation systems. Plast Reconstr Surg. 2013,132(6):932e–939e. https://

doi. org/10.1097/PRS.0b013e3182a80652.
148. BOURIN P, BUNNELL BA, CASTEILLA L, et al. Stromal cells from the adipose tissue-derived stromal vascular fraction and culture expanded adipose tissue-derived stromal/stem cells: a joint statement of the International Federation for Adipose Therapeutics and Science (IFATS) and the International Society for Cellular Therapy (ISCT). Cytotherapy. 2013,15(6):641–648.
149. PAK J. Regeneration of human bones in hip osteonecrosis and human cartilage in knee osteoarthritis with autologous adipose-tissue-derived stem cells: a case series. J Med Case Rep. 2011,5(1):1–8.
150. KOH Y-G, CHOI Y-J, KWON S-K, et al. Clinical results and second-look arthroscopic findings after treatment with adipose-derived stem cells for knee osteoarthritis. Knee Surg Sports Traumatol Arthrosc. 2015,23(5):1308–1316.
151. MICHALEK J, MOSTER R, LUKAC L, et al. Autologous adipose tissue-derived stromal vascular fraction cells application in patients with osteoarthritis. Cell Transplant. 2015,20:1–36.
152. GARZA J R, CAMPBELL R E, TJOUMAKARIS F P, et al. Clinical efficacy of intra-articular mesenchymal stromal cells for the treatment of knee osteoarthritis: a double-blinded prospective randomized controlled clinical trial. Am J Sports Med. 2020,48(3):588–598.
153. PAK J, LEE J H, PARK K S, et al. Current use of autologous adipose tissue-derived stromal vascular fraction cells for orthopedic applications. J Biomed Sci. 2017,24(1):9.
154. RODRIGUEZ-FONTAN F, PIUZZI N S, KRAEUTLER M J, et al. Early clinical outcomes of intra-articular injections of bone marrow aspirate concentrate for the treatment of early osteoarthritis of the hip and knee: a cohort study. PM&R. 2018,10(12):1353–1359.
155. KIM J-D, LEE G W, JUNG G H, et al. Clinical outcome of autologous bone marrow aspirates concentrate (BMAC) injection in degenerative arthritis of the knee. Eur J Orthop Surg Traumatol. 2014,24(8):1505–1511.
156. CENTENO C, PITTS J, AL-SAYEGH H, et al. Efficacy of autologous bone marrow concentrate for knee osteoarthritis with and without adipose graft. Biomed Res Int. 2014.
157. SHAPIRO S A, KAZMERCHAK S E, HECKMAN M G, et al. A prospective, single-blind, placebo-controlled trial of bone marrow aspirate concentrate for knee osteoarthritis. Am J Sports Med. 2017,45(1):82–90.
158. SHAPIRO S A, ARTHURS J R, HECKMAN M G, et al. Quantitative T2 MRI mapping and 12-month follow-up in a randomized, blinded, placebo controlled trial of bone marrow aspiration and concentration for osteoarthritis of the knees. Cartilage. 2019,10(4):432–443.
159. SENZEL L, GNATENKO D V, BAHOU W F. The platelet proteome. Curr Opin Hematol. 2009,16(5):329.
160. FOSTER T E, PUSKAS B L, MANDELBAUM B R, et al. Platelet-rich plasma: from basic science to clinical applications. Am J Sports Med. 2009,37(11):2259–2272.
161. SOUTHWORTH T M, NAVEEN N B, TAURO T M, et al. The use of platelet-rich plasma in symptomatic knee osteoarthritis. J Knee Surg. 2019,32(1):37–45.
162. DELONG J M, BEITZEL K, MAZZOCCA A D, et al. Update on platelet-rich plasma. Curr Orthop Pract. 2011,22(6):514–523.
163. DAI W-L, ZHOU A-G, ZHANG H, et al. Efficacy of platelet-rich plasma in the treatment of knee osteoarthritis: a meta-analysis of randomized controlled trials. Arthroscopy. 2017,33(3):659–670.e1.
164. TANG J Z, NIE M J, ZHAO J Z, et al. Platelet-rich plasma versus hyaluronic acid in the treatment of knee osteoarthritis: a meta-analysis. J Orthop Surg Res. 2020,15(1):403. https://doi.org/10.1186/s13018-020-01919-9.
165. FILARDO G, PREVITALI D, NAPOLI F, et al. PRP injections for the treatment of knee osteoarthritis: a meta-analysis of randomized controlled trials. Cartilage. 2020,1947603520931170
166. BELK J W, KRAEUTLER M J, HOUCK D A, et al. Platelet-rich plasma versus hyaluronic acid for knee osteoarthritis: a systematic review and meta-analysis of randomized controlled trials. Am J Sports Med.

2021,49(1):249–260.

167. DELANOIS R E, ETCHESON J I, SODHI N, et al. Biologic therapies for the treatment of knee osteoarthritis. J Arthroplast. 2019,34(4):801–813.

168. KON E, DI MATTEO B, DELGADO D, et al. Platelet-rich plasma for the treatment of knee osteoarthritis: an expert opinion and proposal for a novel classification and coding system. Expert Opin Biol Ther. 2020,1–14.

169. O'SHAUGHNESSEY K, MATUSKA A, HOEPPNER J, et al. Autologous protein solution prepared from the blood of osteoarthritic patients contains an enhanced profile of anti-inflammatory cytokines and anabolic growth factors. J Orthop Res. 2014,32(10):1349–1355.

170. KON E, ENGEBRETSEN L, VERDONK P, et al. Clinical outcomes of knee osteoarthritis treated with an autologous protein solution injection: a 1-year pilot double-blinded randomized controlled trial. Am J Sports Med. 2018,46(1):171–180.

171. KON E, ENGEBRETSEN L, VERDONK P, et al. Autologous protein solution injections for the treatment of knee osteoarthritis: 3-year results. Am J Sports Med. 2020,48(11):2703–2710.

172. DOMINICI M, LE BLANC K, MUELLER I, et al. Minimal criteria for defining multipotent mesenchymal stromal cells. The International Society for Cellular Therapy position statement. Cytotherapy. 2006,8(4):315–317.

173. GALIPEAU J, KRAMPERA M. The challenge of defining mesenchymal stromal cell potency assays and their potential use as release criteria. Cytotherapy. 2015,17(2):125–127.

174. STAPPENBECK T S, MIYOSHI H. The role of stromal stem cells in tissue regeneration and wound repair. Science. 2009,324(5935):1666–1669.

175. CAPLAN A I. Mesenchymal stem cells: time to change the name! Stem Cells Transl Med. 2017,6(6):1445–1451.

176. PAS H I, WINTERS M, HAISMA H J, et al. Stem cell injections in knee osteoarthritis: a systematic review of the literature. Br J Sports Med. 2017,51(15):1125–1133.

177. SOLER RICH R, MUNAR A, SOLER ROMAGOSA F, et al. Treatment of knee osteoarthritis with autologous expanded bone marrow mesenchymal stem cells: 50 cases clinical and MRI results at one year follow-up. J Stem Cell Res Ther. 2015,5(285):2.

178. SOLER R, OROZCO L, MUNAR A, et al. Final results of a phase I–II trial using ex vivo expanded autologous mesenchymal stromal cells for the treatment of osteoarthritis of the knee confirming safety and suggesting cartilage regeneration. Knee. 2016,23(4):647–654.

179. EMADEDIN M, LABIBZADEH N, LIASTANI M G, et al. Intra-articular implantation of autologous bone marrow–derived mesenchymal stromal cells to treat knee osteoarthritis: a randomized, triple-blind, placebo-controlled phase 1/2 clinical trial. Cytotherapy. 2018,20(10):1238–1246.

180. DOYLE E C, WRAGG N M, WILSON S L. Intraarticular injection of bone marrow-derived mesenchymal stem cells enhances regeneration in knee osteoarthritis. Knee Surg Sports Traumatol Arthrosc. 2020:1–16.

181. JO C H, CHAI J W, JEONG E C, et al. Intra-articular injection of mesenchymal stem cells for the treatment of osteoarthritis of the knee: a 2-year follow-up study. Am J Sports Med. 2017,45(12):2774–2783.

182. FREITAG J, BATES D, WICKHAM J, et al. Adipose-derived mesenchymal stem cell therapy in the treatment of knee osteoarthritis: a randomized controlled trial. Regen Med. 2019,14(3): 213–230.

183. LEE W S, KIM H J, KIM K I, et al. Intra-articular injection of autologous adipose tissue-derived mesenchymal stem cells for the treatment of knee osteoarthritis: a phase IIb, randomized, placebo-controlled clinical trial. Stem Cells Transl Med. 2019,8(6):504–511.

184. SONG Y, DU H, DAI C, et al. Human adipose-derived mesenchymal stem cells for osteoarthritis: a pilot study with longterm follow-up and repeated injections. Regenerative medicine. 2018,13(3):295–307.

185. KLONTZAS M E, KENANIDIS E I, HELIOTIS M, et al. Bone and cartilage regeneration with the use of umbilical cord mesenchymal stem cells. Expert Opin Biol Ther. 2015,15(11):1541–1552.

186. JIN H J, BAE Y K, KIM M, et al. Comparative analysis of human mesenchymal stem cells from bone marrow, adipose tissue, and umbilical cord blood as sources

of cell therapy. Int J Mol Sci. 2013,14(9):17986–18001.

187. PARK Y B, HA C W, LEE C H, et al. Cartilage regeneration in osteoarthritic patients by a composite of allogeneic umbilical cord blood-derived mesenchymal stem cells and hyaluronate hydrogel: results from a clinical trial for safety and proof-of-concept with 7 years of extended follow-up. Stem Cells Transl Med. 2017,6(2):613–621.

188. MATAS J, ORREGO M, AMENABAR D, et al. Umbilical cord-derived mesenchymal stromal cells (MSCs) for knee osteoarthritis: repeated MSC dosing is superior to a single MSC dose and to hyaluronic acid in a controlled randomized phase I/II trial. Stem Cells Transl Med. 2019,8(3):215–224.

189. KIM M-K, HA C-W, IN Y, et al. A multicenter, double-blind, phase III clinical trial to evaluate the efficacy and safety of a cell and gene therapy in knee osteoarthritis patients. Hum Gene Ther Clin Dev. 2018,29(1):48–59.

190. CHERIAN J, PARVIZI J, BRAMLET D, et al. Preliminary results of a phase II randomized study to determine the efficacy and safety of genetically engineered allogeneic human chondrocytes expressing TGF-β1 in patients with grade 3 chronic degenerative joint disease of the knee. Osteoarthr Cartil. 2015,23(12):2109–2118.

191. LEE B, PARVIZI J, BRAMLET D, et al. Results of a phase ii study to determine the efficacy and safety of genetically engineered allogeneic human chondrocytes expressing TGF-β1. J Knee Surg. 2020,33(2):167–172.

11 关节镜治疗

作者：Lih Wang, HyunHo Kim
译者：王朗然　　审校：张　辛，崔国庆

摘　要

自 20 世纪 80 年代中期以来，关节镜已成为关节病变首选的手术治疗方式，有证据表明，与开放手术相比，符合手术指征的关节镜手术有多种优势。在膝关节退行性关节炎的治疗中，对于保守治疗无效的患者可以进行手术干预。通常所说的手术治疗主要包括截骨术和膝关节置换术，但关节镜下灌洗和清理术是最广泛使用的手术方法。直到 20 世纪末，大量的研究表明，关节镜手术通常比开放手术产生更少的疼痛和术后肿胀，同时可以有效降低感染和关节僵硬等并发症的风险，使患者更快地恢复正常活动。膝骨关节炎的关节镜治疗包括关节镜下灌洗和清理术、半月板部分切除术、游离体或骨赘切除、软骨成形术和微骨折技术。然而，一项前瞻性随机对照研究报道，关节镜手术组与非关节镜手术组的疗效没有差异，因此关节镜手术治疗膝骨关节炎的疗效存在争议。对于膝关节退行性关节炎的患者，不推荐单独进行关节镜治疗，除了那些有手术指征的患者，包括半月板撕裂、新鲜创伤、交锁症状等。为了成功治疗，需要基于详细的问诊、根据症状和体征及 X 线片进行准确的临床诊断。外科医生需要了解各种手术方式的优缺点以及手术对疾病进展的影响。

关键词

膝关节；骨关节炎；关节镜；清理术；半月板切除术；软骨成形术

11.1 介绍

膝骨关节炎可导致关节疼痛、积液、骨赘形成、肌肉萎缩和半月板退行性撕裂[1]。骨关节炎的治疗方法通常有保守治疗、关节镜下清理术、截骨术和关节置换术。如果保守治疗失败，在进行关节置换术前可考虑关节镜下治疗。自 20 世纪 80 年代中期以来，关节镜治疗膝骨关节炎已被广泛应用[2]。关节镜手术有几个明显的优点：手术创伤小，感染风险小，关节纤维化等并发症发生率低。因此，患者往往愈合得更快，恢复正常活动和工作的时间更早[3]。

L. Wang (✉) · H. Kim
Department of Orthopedics, College of Medicine,
Dong–A University, Busan, South Korea
e–mail: libi33@dau.ac.kr

S.–S. Seo (ed.), *A Strategic Approach to Knee Arthritis Treatment*,
https://doi.org/10.1007/978–981–16–4217–3_11

1990 年，Burks 报告说，膝关节炎的关节镜检查是为了在保留关节功能的同时识别和治疗局部病变，这个观点也被大多数学者接受[4]。膝骨关节炎的关节镜治疗包括灌洗、清理术、半月板部分切除术、软骨成形术、滑膜切除术、游离体或骨赘摘除和粘连松解术。然而，在过去的 20 年里，许多文章对关节镜治疗在膝骨关节炎治疗中的作用提出了质疑。但是，关节镜治疗对于早期骨关节炎患者来说是一个有吸引力的选择，因为它减少了手术创伤、促进了术后康复，在一定程度上推后了关节置换的时间。

11.2 手术方法

关节镜下治疗膝骨关节炎主要包括关节镜下清理术、半月板切除术和关节镜下软骨缺损处理。

11.2.1 膝关节退行性病变的关节镜治疗

11.2.1.1 关节镜下灌洗和清理术

关节镜下灌洗和清理术是骨关节炎的手术治疗方法之一。灌洗是一个抽出关节内液体并冲洗关节的过程，可从骨关节炎的膝关节中清除炎症介质、碎片或小的游离体。清理术包括去除软骨或半月板碎片，但也可包括软骨磨损、骨赘切除和滑膜切除。清理术的目的是改善患者的机械症状和关节功能，如膝关节交锁等（表 11.1）。由于灌洗和清理术经常同时进行，很难将关节镜检查的成功归因于特定的程序。

表 11.1 关节镜下清理术的理想患者

关节镜下清理术的理想患者
· 膝关节对位正常
· 轻度骨关节炎
· 半月板撕裂伴有移位
· 有机械症状如交锁
· 疼痛加重
· 无骨髓损伤

Magnuson 于 1974 年首次描述了膝关节清理术治疗骨关节炎[5]。这一过程被称为“间室清理”。他描述说，去除所有骨关节炎产生的刺激因子可以缓解患者的症状。手术是通过广泛的关节清理术进行的，包括半月板切除、滑膜切除、骨赘切除和皮质骨钻孔减压[6]。Jackson 提出在膝骨关节炎的治疗中进行关节灌洗[7]。1981 年，关节镜下清理术首次应用于治疗膝骨关节炎[8]。关节镜下灌洗和清理术可去除软骨碎片等微粒（图 11.1）、半月板和严重的骨赘，减轻滑膜炎。关节镜下冲洗关节被认为是有帮助的，因为它洗掉了关节中引起症状的蛋白水解酶和游离体。目前，这种治疗方法用于短期缓解症状，但其长期疗效并不令人满意[9, 10]。这些技术可以暂时改善疼痛或其他症状，但不能阻止疾病的进展。此外，一些学者指出，过度的清理术可能会加重患者的病情[11]。

11.2.1.2 半月板切除术

半月板部分切除术可以清除不稳定的退行性撕裂部分，将剩余半月板修剪出光滑边缘，保留半月板稳定的部分。外科医生的任务是切除撕裂的半月板，同时尽可能多地保留健康的半月板。当发现半月板退行性病变时，外科医生必须决定是否手术切除病变，并确定切除的范围。如果怀疑退行性损伤是外侧半月板游离缘的磨损，则不需要治疗，因为外侧半月板的退行性撕裂可能是

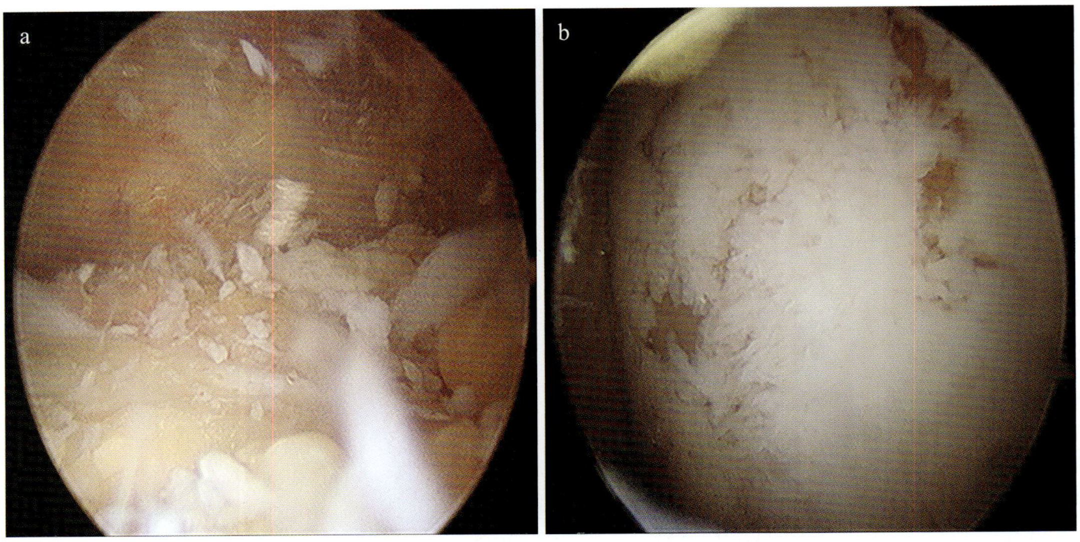

图 11.1 膝关节炎的关节镜下所见。髌上囊内有小颗粒软骨碎片（a），股骨内侧髁有软骨侵蚀和局灶性骨破坏（b）

无症状的。医生要注意评估退行性病变的关节镜检查结果与患者临床症状之间的关系。内侧半月板的退行性病变比外侧半月板切除的范围更广。这是因为与外侧半月板相比，内侧半月板游离缘磨损的严重程度往往更严重、更广泛，因此损伤的内侧半月板更容易让膝关节胫股关节之间发生交锁。当内侧半月板撕裂的游离缘到滑膜边缘的距离增加时，撕裂的半月板会刺激关节疼痛和产生压痛。这些病例通常需要半月板部分或次全切除（图 11.2）。

确定半月板退行性病变的原因也很重要。如果患者有下肢力线畸形，如膝内翻，单靠半月板部分切除术不能解决问题。由前交叉韧带功能障碍和不稳定造成的软骨损伤，可能需要重建前交叉韧带。外科医生应该很好地意识到，是否合并其他病变是决定半月板切除术结果的关键因素，尤其是在治疗退行性半月板撕裂时。

退行性半月板撕裂可继发于关节炎，确定症状是由骨关节炎本身还是半月板撕裂引起的至关重要。对于有半月板撕裂和机械症状的骨关节炎患者，半月板部分切除术在短期随访中似乎是一种有效的缓解疼痛的方法。然而，随着骨关节炎严重程度的增加，该手术的效果则越来越差。半月板部分切除后，膝关节的负荷可增加 45%，加速了骨关节炎的进展，使关节置换术难以避免。

Pearse 和 Craig[12] 报告说，部分切除半月板并不会加速骨关节炎病情的进展。但与之相反，Rangger 等[13] 在关节镜下半月板部分切除术后的 284 例患者随访中发现，38% 的内侧半月板撕裂和 24% 的外侧半月板撕裂患者平均随访 53.5 个月后出现骨关节炎进展。多项研究表明，半月板部分切除术对早期骨关节炎比晚期骨关节炎更有效。Lotke 等[14] 回顾了 101 名接受内侧半月板切除术的患者，在正常情况下，90% 的患者获得了良好的术后结果，而在中重度膝骨关节炎患者中，只有 21% 的患者获得了良好的术后结果。他们的结论是，术前骨关节炎的严重程度是半月板切除术中一个重要的预后因素，并且鉴别症状的来源对老年患者尤其重要。McBride 等[15] 的结论认为，术前退行性病变的存在会影响术后结果，同时 Crevoisier 等[16] 报道，术前软骨退变对治疗结果的影响比年龄更大。Bonamo 等[17]

针对118例未对关节软骨进行任何治疗而行半月板部分切除术的患者进行了研究，结果显示，女性、≥ 60岁和既往关节软骨退行性病变是不良预后的相关因素。Bin等[18]对68例接受了关节镜下内侧半月板切除术的Outerbridge Ⅳ级骨关节炎患者进行了随访调查。他们报告称，患者膝关节VAS疼痛评分由术前7.1分降至术后2.9分，Lysholm评分由65.7分升至82分（$P<0.05$）。其中，4例（5.9%）行TKA，平均时间为49.8个月，半月板部分切除术可改善半月板撕裂症状，延迟TKA。半月板部分切除不能阻止退变的进一步发展，特别是当半月板不稳定引起疼痛或机械症状时。然而，关节镜手术对于短期缓解症状以及为未来进一步的手术做准备是有益的。

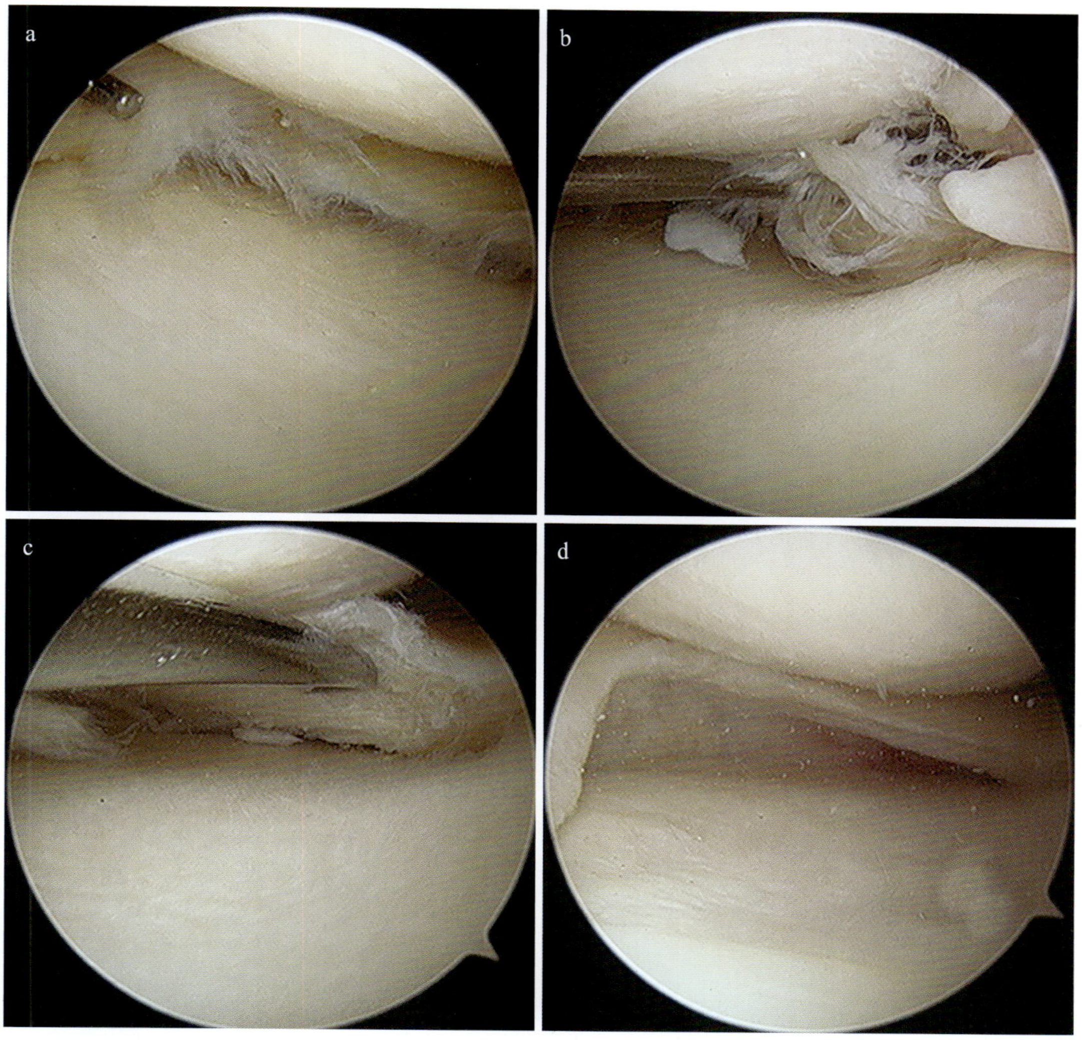

图11.2　内侧半月板退行性撕裂的关节镜下表现。膝关节运动时，体部（a）和后角（b）的磨损碎片夹在股骨和胫骨之间。半月板撕裂从游离缘延伸至关节囊缘，造成关节间隙疼痛和压痛（c），这些情况需要半月板部分或次全切除术（d）

11.2.1.3 骨赘切除

骨赘的临床症状因其位于膝关节部位的不同而异。骨赘最先由髁间窝前方长出，此时最先表现出的症状通常是伸膝受限，在膝关节屈伸时，股骨髁和胫骨平台滑膜被拉伸，出现滑膜炎和类似半月板撕裂的症状。髌尖上的骨赘主要表现为髌股关节疼痛，常伴有骨擦音。骨赘有时是没有症状的。症状的出现是手术切除骨赘的明确指征。由于骨赘易于复发，手术切除只是对症治疗。只有当骨赘的存在严重损害股骨滑车表面的关节软骨或者干扰关节镜检查时，才应该切除髌尖上的骨赘（图 11.3）。对于髌股关节的骨赘，早期症状较轻时应首先进行股四头肌伸展运动等保守治疗来缓解症状。

骨赘是骨关节炎最常见的影像表现。由于软骨没有引起疼痛反应的神经纤维，目前尚不清楚关节炎局部疼痛是否是由骨赘引起。Cicuttini 等[19]研究了关节间隙变窄和骨赘对膝关节的影响，并报道了骨赘的存在更能预测膝关节疼痛的发生率，但没有明确骨赘本身是否是引起疼痛的原因。Sengupta 等[20]报道称，MRI 检测到的高信号骨赘与是否存在疼痛、疼痛的严重程度或自我感觉的疼痛位置无关。但是，Ozdemir 等[21]发现，对于长期膝关节疼痛且有影像学膝骨关节炎的患者，骨赘的大小、位置、方向和关节间隙变窄与膝关节活动范围相关。Fond 等[22]和 Steadman 等[23]报告称，切除导致屈曲挛缩的骨赘可获得令人满意的结果。当骨赘是导致膝关节疼痛或活动范围受限的主要原因时，可以考虑骨赘切除术。

11.2.2 关节镜下治疗关节软骨缺损

磨损关节成形术、微骨折技术和软骨成形术可用于骨软骨病变的治疗。这些手术技术暴露了软骨下骨髓，促进了纤维软骨的愈合。尽管一些研究者报道了患者短期症状缓解，但缺乏长期的更加确凿的证据。以往的文献表明，患者一般情况对于手术的选择很重要，疗效随着年龄的增长而显著下降。自体软骨细胞移植、自体骨软骨移

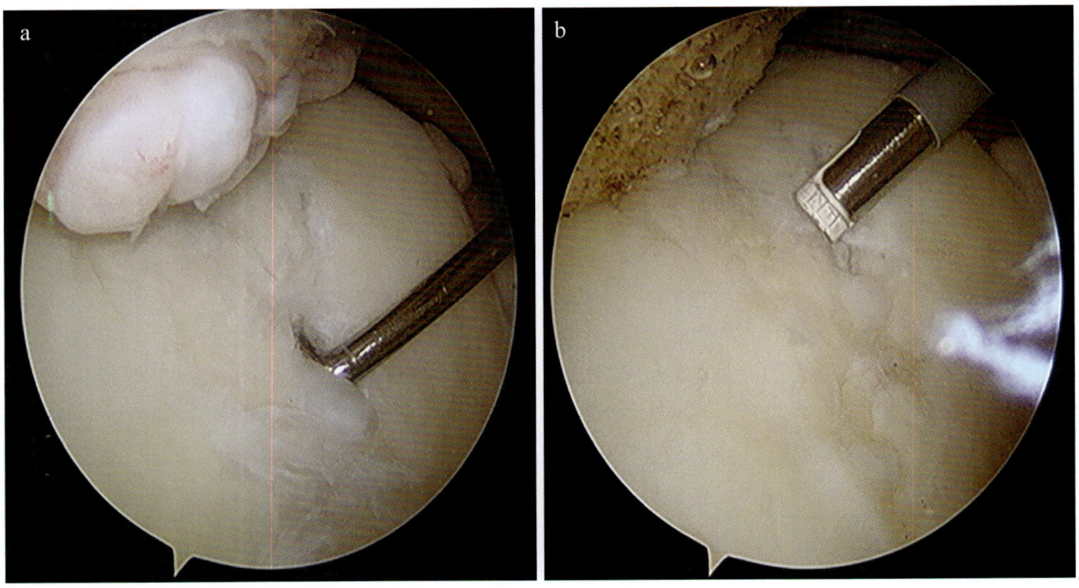

图 11.3 髌股关节的关节镜下所见。当髌尖出现较大骨赘和股骨滑车软骨损伤时（a），可行骨赘切除和软骨成形术（b）

植、骨膜或软骨膜移植是应用最广泛的手术方法，但是不适用于晚期骨关节炎患者。

11.2.2.1 磨损关节成形术和钻孔术

1986 年，Johnson 描述了关节镜下磨损关节成形术的病理表现，观察到只是在骨质硬化层造成了骨皮质缺损而并没有穿透到软骨下骨的小血管[24]。由于关节软骨完全丧失和软骨下骨暴露，软骨下骨硬化面发生坏死，导致局部新生血管形成。磨损关节成形术和关节镜下打孔是通过在软骨下骨中钻出 1~2 mm 深的骨道来刺激出血和纤维软骨反应，其中形成的血块将转变为纤维修复组织，用于重建关节软骨缺损。这种关节镜辅助下的软骨修复操作很简单，但再生的纤维软骨功能有限，不如透明软骨，因为纤维软骨含有较少的蛋白聚糖，很容易被分解，而且容易随着时间的推移而磨损。这种纤维软骨组织表面脆弱且凹凸不平，机械性能低于所承受的负荷，因此可能导致患者中长期随访结果不佳[25]。这项技术成功的潜在前提是，在退变的膝关节中暴露的硬化骨在其表面下不到 1 mm 处有大量的血液供应，表面磨损导致纤维软骨愈合，而不会对骨的完整性造成广泛破坏。然而，过度侵入性的磨损会破坏软骨下骨板，破坏关节的稳定，导致下肢力线异常。对于已经出现力线异常的膝关节，因生物力学因素导致软骨受力异常，不建议将关节内清理术或磨损关节成形术作为主要的手术治疗方法[26]。

11.2.2.2 微骨折技术

微骨折技术是在关节镜下进行的，外科医生用肉眼评估软骨损伤，并使用通过膝关节上的 3 个小口插入的特殊器械进行手术。在评估软骨损伤后，任何不稳定的软骨都将被从暴露的骨面上清理移除，同时也要检查剩余关节软骨的周围边缘是否有松动，这种松动的软骨也要被移除，从而使缺损处周围有稳定的软骨边缘。彻底清理和暴露是微骨折技术获得最佳效果的关键。在清除损伤的软骨组织后，在暴露的软骨下骨中使用微骨折锥制造每平方厘米 3~4 个 4 mm 深的孔（图 11.4）。骨髓细胞和孔洞中的血液结合在一起，形成了一个完全覆盖受损区域的“超级血凝块”。这种富含骨髓细胞的血凝块是新生组织形成的基础。微骨折技术人工制造了粗糙的骨表面，让血凝块更容易附着在上面。

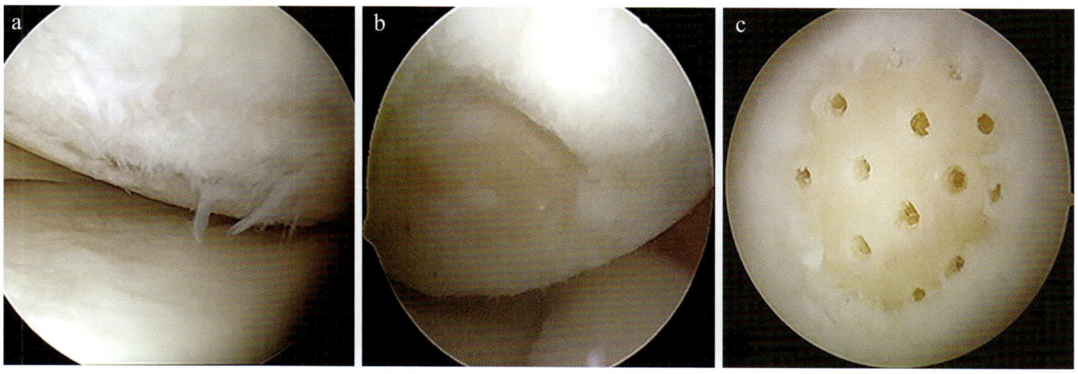

图 11.4 股骨内侧髁关节软骨病变（a）。移除所有不稳定的软骨，暴露软骨下骨（b）。清除病变处的受损软骨组织后，使用微骨折锥在暴露的软骨下骨上钻出多个孔（c）

微骨折技术由 Steadman 首先提出，是基于上述类似的磨削和钻孔方法而建立的。Steadman 等[27]认为骨锥的优点在于它最大限度地减少了造成软骨下骨因高温而坏死的风险，很好地保持了软骨下骨的形状，并通过在软骨下骨上形成粗糙的表面而促进血凝块的形成。他们的实验结果显示，75% 的患者在 3~5 年的随访中症状得到了改善。1994 年，Rodrigo 提出，微骨折技术配合微骨折后的持续关节被动活动和 6~8 周的膝关节非负重，从而促进了软骨缺损的修复[28]。然而，微骨折治疗组没有与单纯清理组进行比较。在有症状的膝骨关节炎或骨软骨广泛损伤的老年人中，临床结果不太令人满意。微骨折的禁忌证包括微骨折术后由严重的退行性病变和缺损处周围软骨变薄而导致的纤维软骨血凝块不能维持，以及年龄为 60~65 岁。

随着生物材料的发展，人们将自体基质诱导软骨生成（autologous matrix-induced chondrogenesis，AMIC）技术与微骨折技术相结合。AMIC 的目的是通过将生物材料附着到微骨折部位来获得机械稳定性，以便尽可能多地保留最初在病变区域形成的纤维蛋白凝块中的骨髓间充质干细胞的多能性。生物材料能保持到新形成的软骨组织稳定之后，在体内自然降解。近年来各种生物材料相继问世，然而，对这些生物材料的功效还有待进一步评估。

11.2.2.3 激光热凝软骨成形术

关节镜下软骨成形术的目的是通过去除损伤的软骨，防止剩余软骨层进一步受到机械损伤，而不是促进关节软骨的再生。使用刨刀或刮勺等器械进行机械性清理会增加关节表面不平整或过度去除软骨的风险[29]，所以才有了激光软骨成形术。然而，由于成本相对较高以及有可能引起软骨下骨坏死，该技术的应用也受到限制[30, 31]。近年来，射频（radio frequency，RF）被用于修整和稳定损伤的关节软骨，RF 相对比较经济，安全性也很高[31, 32]。目前已开发出 2 种类型的 RF 探头：单极和双极。单极 RF 从探头的尖端穿过组织，到达远处的皮肤电极。由于遇到组织的阻力，这种能量会迅速消散。双极 RF 在两个电极间产生能源弧，只对电极尖端的组织释放高频电能。

Kaplan 和 Uribe[32]报道，在体外使用双极 RF 进行软骨成形术后，处理后的软骨中仍有存活的软骨细胞，胶原蛋白或微结构没有任何变化。Turner 等[33]证明，在绵羊动物模型中，与传统的机械刨刀相比，使用双极探头可以获得更光滑的表面和更有活力的软骨细胞。Kaab 等[34]在他们的动物模型中应用 RF 治疗 24 周后，结果显示，使用 RF 会导致正常软骨损伤。Hogan 和 Diduch[35]报道了 1 例 RF 治疗局部增厚病变后发生进行性关节软骨丢失的病例。同样，RF 治疗的效果可能会因能量水平、电凝时间、病变的临床状态和电极类型而有所不同，对于治疗效果和并发症尚未达成共识。当应用热凝软骨成形术时要谨慎，特别是在正常关节周围软骨热损伤和关节内温度升高的情况下。现在随着对最佳术式有了更好的了解，探头设计的改进也有利于获得更好的疗效。研究表明，使用这种技术产生的直接不良反应较少，但关于有效性和安全性的证据质量仍然很低。

11.3 膝骨关节炎关节镜治疗的临床疗效

在病理生理学方面，骨关节炎引起的膝关节

疼痛的原因尚不完全清楚。目前，疼痛的主要机制被认为是因磨损造成的软骨和半月板碎片被释放并嵌入滑膜且被滑膜细胞吞噬时产生的滑膜炎症。此外，由于透明软骨的磨损和半月板撕裂导致的软骨表面不规则，也可能会导致关节不适，甚至活动受限。关节镜治疗骨关节炎的理论基础是消除引起症状的因素，包括清除游离体或漂浮的碎片、清除多余的炎性关节液、半月板切除、损伤软骨的处理等。但是对该方法治疗骨关节炎的效果仍然存在争议，主要因为透明软骨组织没有再生的能力。即使通过不同的方法促进软骨再生，效果也不明确，通过再生的纤维软骨恢复正常的膝关节功能几乎是不可能的[36]。

直到 2002 年，还没有一项关于关节镜手术和非手术治疗膝骨关节炎疗效的高等级随机对照研究。Chang 等[37]进行了一项关于 32 例接受关节镜手术和经皮穿刺灌洗的骨关节炎患者的随机对照研究。现在已经有许多评估关节镜下灌洗和清理术及关节镜下半月板部分切除术对有症状的半月板撕裂患者疗效的队列研究，但这些研究的统计学意义不足，结果难以推广[38, 39]。

2002 年，Moseley 等[40]进行了一项随机对照双盲试验，以验证膝骨关节炎关节镜手术的效果。在 2 年多的时间里，研究人员观察和比较了 1995—1998 年间 180 例膝骨关节炎患者关节镜下灌洗、关节镜下清理术和单纯关节镜检查的疗效。这三组患者都表现出了早期疼痛缓解，疼痛症状减轻持续 2 年，差异无统计学意义。因此，他们得出结论，在治疗骨关节炎方面，关节镜下清理术和灌洗并不比单纯关节镜检查更好。Kirkley 等[41]进行了一项随机对照研究，比较了单纯康复治疗和关节镜下清理术联合康复治疗两组患者的临床结果。研究显示，早期关节镜治疗组的症状改善更好，但在开始治疗 3 个月后没有显示出差异。此外，两组在疼痛和功能评估方面也没有差异。这些发现表明，关节镜下清理术在治疗骨关节炎方面并不比非手术治疗更好。然而，Moseley 和 Kirkley 的研究是有局限性的，因为他们没有评估晚期骨关节炎患者的临床结果。

Herrlin 等[42]对 96 例年龄在 45~64 岁、MRI 诊断为半月板撕裂并有膝关节疼痛主诉的患者进行了随机对照研究，比较了单纯运动训练和半月板部分切除联合运动训练两组的治疗效果。两组患者在疼痛和功能方面无显著性差异。30% 的患者尽管进行了非手术干预，但是由于持续性疼痛，治疗计划改为手术治疗，他们的临床结果与开始便接受手术治疗的患者相似。因此，这项研究建议对初次保守治疗无效且伴有半月板撕裂症状的膝骨关节炎患者进行手术治疗。在 MeTeOR 试验[43]和 Yim 等[44]的研究中，对有症状的半月板撕裂患者随机进行关节镜和非手术治疗，试验的结果与 Herrlin 等[42]的发现类似，两组患者随访期间的疼痛和功能评分没有差异。特别是在前两项研究中，由于保守治疗后持续疼痛而转为手术治疗的比例低于 Herrlin 等[42]之前的研究。根据 Potts 等[45]和 Kim 等[46]的报道，尽管在美国和其他国家进行膝关节镜手术越来越普遍，但自 2002 年 Moseley 等报道了他们的手术结果之后，膝骨关节炎的关节镜手术一直在减少。

2007 年，英国国立临床规范研究所（National Institute for Clinical Excellence，NICE）发布了膝骨关节炎的关节镜治疗指南。强调选择有合适适应证的患者，因为关节镜的疗效是有争议的；并推荐该手术治疗的适应证为膝关节交锁合并关节内游离体或半月板撕裂[47]。AAOS 发布了膝骨关节炎的治疗指南，对于初步诊断为有症状的膝骨关节炎患者，不推荐关节镜下灌洗和（或）清理术（推荐强度：高）。对于半月板撕裂的骨关节炎患者，不推荐也不反对关节镜下半月板部分切除术（推荐的强度：不确定）[48]。几项研究讨论了关节镜下清理术的适应证，包括关节积液、局限性关节间隙压痛、机械症状（如卡压或交锁）、急性创伤相关症状加重、关节内游离体、无力线异常的早期退行性关节炎及多发性或巨大骨赘[49~54]。影响预后因素包括受累关节的临床症状、机械症状、发病时间、半月板撕裂情况、关节活动度、下肢力线、关节间隙变窄情况、年龄、体重和吸烟。有利和不利的预后因素见表 11.2。

患者应该充分意识到，关节镜治疗的目标不是治愈疾病，而是减轻疼痛。关节镜下治疗有助于改善晚期骨关节炎患者的症状，如与关节交锁和卡压相关的严重急性疼痛，与半月板撕裂、游离体或关节软骨瓣相关的症状，或者存在由巨大骨赘引起的髌股关节撞击、伸直受限、滑囊炎、滑膜炎、关节内韧带损伤。

11.4 总结

膝骨关节炎的病情会随着时间推移而进展，关节镜治疗膝骨关节炎的疗效是有限的。进行关节镜下清理术前应慎重考虑，要在充分使用非手术干预后症状仍无法缓解的情况下进行，而不是将其作为无症状膝骨关节炎患者的主要治疗方法。患者对治疗方案的选择对于成功治疗膝骨关节炎至关重要。关节镜治疗的适应证包括急性创伤、积液、游离体、机械症状和早期退行性病变。然而，在晚期骨关节炎、力线不良、韧带不稳定和肌萎缩的患者中，临床结果并不乐观。为了取得成功的治疗结果，首先要通过症状、体征和辅助检查进行准确诊断。关节镜手术可以获得短期的症状改善，并对希望推迟 TKA 的患者有帮助。外科医生和患者都应该理解手术的意义，即它没有长期疗效，也不能改变骨关节炎的进展。

表 11.2　膝骨关节炎关节镜下清理术的预后影响因素

因素	正向因素	负向因素
年龄	<40 岁	>75 岁
受累间室	内侧，单间室	三间室，外侧，胫骨
关节间隙保留	>5 mm	<5 mm
对位	正常	外翻
症状持续时间	<6 个月	>1 年
损伤部位	局限性	弥漫性
积液	有	无

参考文献

1. FELSON D T. Osteoarthritis of the knee. N Engl J Med. 2006,354(8):841–848.
2. BIGONY L. Arthroscopic surgery: a historical perspective. Orthop Nurs. 2008,27(6):349–354.
3. TREUTING R. Minimally invasive orthopedic surgery: arthroscopy. Ochsner J. 2000,2(3):158–163.
4. BURKS R T. Arthroscopy and degenerative arthritis of the knee: a review of the literature. Arthroscopy. 1990,6(1): 43–47.
5. MAGNUSON P B. The classic: joint debridement: surgical treatment of degenerative arthritis. Clin Orthop Relat Res. 1974,101:4–12.
6. SCHONHOLTZ G. Arthroscopic debridement of the knee joint. Orthop Clin North Am. 1989,20(2):257–263.
7. JACKSON R W. The role of arthroscopy in the management of the arthritic knee. Clin Orthop Relat Res. 1974, 101:28–35.
8. SPRAGUE N F. Arthroscopic debridement for degenerative knee joint disease. Clin Orthop Relat Res. 1981,160: 118–123.
9. LIVESLEY P, DOHERTY M, NEEDOFF M, et al. Arthroscopic lavage of osteoarthritic knees. J Bone Joint Surg Br. 1991,73(6):922–926.
10. EDELSON R, BURKS R T, BLOEBAUM R D. Short-term effects of knee washout for osteoarthritis. Am J Sports Med. 1995,23(3):345–349.
11. GOLDMAN R T, SCUDERI G R, KELLY M A. Arthroscopic treatment of the degenerative knee in older athletes. Clin Sports Med. 1997,16(1):51–68.
12. PEARSE E O, CRAIG D M. Partial meniscectomy in the presence of severe osteoarthritis does not hasten the symptomatic progression of osteoarthritis. Arthroscopy. 2003,19(9):963–968.
13. RANGGER C, KLESTIL T, GLOETZER W, et al Osteoarthritis after arthroscopic partial meniscectomy. Am J Sports Med. 1995,23(2):240–244.
14. LOTKE P A, LEFKOE R, ECKER M. Late results following medial meniscectomy in an older population. J Bone Joint Surg Am. 1981,63(1):115–119.
15. MCBRIDE G G, CONSTINE R M, HOFMANN A, et al. Arthroscopic partial medial meniscectomy in the older patient. J Bone Joint Surg Am. 1984,66(4):547–551.
16. CREVOISIER X, MUNZINGER U, DROBNY T. Arthroscopic partial meniscectomy in patients over 70 years of age. Arthroscopy. 2001,17(7):732–736.
17. BONAMO J J, KESSLER K J, NOAH J. Arthroscopic meniscectomy in patients over the age of 40. Am J Sports Med. 1992,20(4):422–429.
18. BIN S-I, LEE S-H, KIM C-W,et al. Results of arthroscopic medial meniscectomy in patients with grade IV osteoarthritis of the medial compartment. Arthroscopy. 2008,24(3):264–268.
19. CICUTTINI F M, BAKER J, HART D J, et al. Association of pain with radiological changes in different compartments and views of the knee joint. Osteoarthr Cartil. 1996,4(2):143–147.
20. SENGUPTA M, ZHANG Y, NIU J, et al. High signal in knee osteophytes is not associated with knee pain. Osteoarthr Cartil. 2006,14(5): 413–417.
21. OZDEMIR F, TUKENMEZ O, KOKINO S, et al. How do marginal osteophytes, joint space narrowing and range of motion affect each other in patients with knee osteoarthritis. Rheumatol Int. 2006,26(6):516.
22. FOND J, RODIN D, AHMAD S, et al. Arthroscopic debridement for the treatment of osteoarthritis of the knee: 2-and 5-year results. Arthroscopy. 2002,18(8):829–834.
23. STEADMAN J R, RAMAPPA A J, MAXWELL R B, et al. An arthroscopic treatment regimen for osteoarthritis of the knee. Arthroscopy. 2007,23(9):948–955.
24. JOHNSON L L. Arthroscopic abrasion arthroplasty historical and pathologic perspective: present status. Arthroscopy. 1986,2(1):54–69.
25. BERT J. Role of abrasion arthroplasty and debridement in the management of osteoarthritis of the knee. Rheum Dis Clin N Am. 1993,19(3):725–739.
26. RAND J. Arthroscopy and articular cartilage defects. Contemp Orthop. 1985,11:13–30.
27. STEADMAN J R, RODKEY W G, SINGLETON S B,

et al. Microfracture technique forfull-thickness chondral defects: technique and clinical results. Oper Tech Orthop. 1997,7(4):300–304.

28. RODRIGO J. Improvement of full-thickness chondral defect healing in the human knee after debridement and microfracture using continuous passive motion. Am J Knee Surg. 1994,7:109–116.
29. JACKSON R W. Arthroscopic surgery and a new classification system. Am J Knee Surg. 1998,11(1):51–54.
30. GRIFKA J, BOENKE S, SCHREINER C, et al. Significance of laser treatment in arthroscopic therapy of degenerative gonarthritis. Knee Surg Sports Traumatol Arthrosc. 1994,2(2):88–93.
31. GARINO J P, LOTKE P A, SAPEGA A A, et al. Osteonecrosis of the knee following laser-assisted arthroscopic surgery: a report of six cases. Arthroscopy. 1995,11(4):467–474.
32. KAPLAN L, URIBE J W, SASKEN H, et al. The acute effects of radiofrequency energy in articular cartilage: an in vitro study. Arthroscopy. 2000,16(1):2–5.
33. TURNER A S, TIPPETT J W, POWERS B E, et al. Radiofrequency (electrosurgical) ablation of articular cartilage: a study in sheep. Arthroscopy. 1998,14(6):585–591.
34. KÄÄB M J, BAIL H J, ROTTER A, et al. Monopolar radiofrequency treatment of partial-thickness cartilage defects in the sheep knee joint leads to extended cartilage injury. Am J Sports Med. 2005,33(10):1472–1478.
35. HOGAN C J, DIDUCH D R. Progressive articular cartilage loss following radiofrequency treatment of a partial-thickness lesion. Arthroscopy. 2001,17(6):1–4.
36. SIPARSKY P, RYZEWICZ M, PETERSON B, et al. Arthroscopic treatment of osteoarthritis of the knee: are there any evidence-based indications? Clin Orthop Relat Res. 2007,455:107–112.
37. CHANG R W, FALCONER J, DAVID STULBERG S, et al. A randomized, controlled trial of arthroscopic surgery versus closed-needle joint lavage for patients with osteoarthritis of the knee. Arthritis Rheum. 1993,36(3):289–296.
38. GROSS D E, BRENNER S L, ESFORMES I, et al. Arthroscopic treatment of degenerative joint disease of the knee. Orthopedics. 1991,14(12):1317–1321.
39. BAUMGAERTNER M R, CANNON W JR, VITTORI J M, et al. Arthroscopic debridement of the arthritic knee. Clin Orthop Relat Res. 1990,253:197–202.
40. MOSELEY J B, O'MALLEY K, PETERSEN N J, et al. A controlled trial of arthroscopic surgery for osteoarthritis of the knee. N Engl J Med. 2002,347(2):81–88.
41. KIRKLEY A, BIRMINGHAM T B, LITCHFIELD R B, et al. A randomized trial of arthroscopic surgery for osteoarthritis of the knee. N Engl J Med. 2008,359(11):1097–1107.
42. HERRLIN S, HÅLLANDER M, WANGE P, et al. Arthroscopic or conservative treatment of degenerative medial meniscal tears: a prospective randomised trial. Knee Surg Sports Traumatol Arthrosc. 2007,15(4):393–401.
43. KATZ J N, BROPHY R H, CHAISSON C E, et al. Surgery versus physical therapy for a meniscal tear and osteoarthritis. N Engl J Med. 2013,368(18):1675–1684.
44. YIM J-H, SEON J-K, SONG E-K, et al. A comparative study of meniscectomy and nonoperative treatment for degenerative horizontal tears of the medial meniscus. Am J Sports Med. 2013,41(7): 1565–1570.
45. POTTS A, HARRAST J J, HARNER C D, et al. Practice patterns for arthroscopy of osteoarthritis of the knee in the United States. Am J Sports Med. 2012,40(6): 1247–1251.
46. KIM S, BOSQUE J, MEEHAN J P, et al. Increase in outpatient knee arthroscopy in the United States: a comparison of National Surveys of Ambulatory Surgery, 1996 and 2006. J Bone Joint Surg Am. 2011,93(11):994–1000.
47. NICE Guidance. Arthroscopic knee washout, with or without debridement, for the treatment of osteoarthritis (Interventional procedures guidance), 2007. www. nice. org.uk/guidance/ipg230
48. JEVSEVAR D S. Treatment of osteoarthritis of the knee: evidence-based guideline. J Am Acad Orthop Surg. 2013, 21(9):571–576.
49. AARON R K, SKOLNICK A H, REINERT S E, et al. Arthroscopic debridement for osteoarthritis of the knee. J Bone Joint Surg Am. 2006,88(5):936–943.
50. STUART M J, LUBOWITZ J H. What, if any, are the indications for arthroscopic debridement of the osteoarthritic knee? Arthroscopy. 2006,22(3):238–239.

51. SPAHN G, MÜCKLEY T, KAHL E, et al. Factors affecting the outcome of arthroscopy in medial-compartment osteoarthritis of the knee. Arthroscopy. 2006, 22(11):1233–1240.

52. DEARING J, NUTTON RW. Evidence based factors influencing outcome of arthroscopy in osteoarthritis of the knee. Knee. 2008,15(3):159–163.

53. HOWELL S M. The role of arthroscopy in treating osteoarthritis of the knee in the older patient. Orthopedics. 2010,33(9):652.

54. SGAGLIONE N A, CHEN E, BERT J M, et al. Current strategies for nonsurgical, arthroscopic, and minimally invasive surgical treatment of knee cartilage pathology. Instr Course Lect. 2010,59:157–180.

12 膝关节周围截骨术

作者：Sang Won Moon, Young-Kyoung Min
译者：贺子熠　　审校：代岭辉

摘　要

膝关节周围截骨术最初主要用于矫正儿童膝关节的骨骼畸形，此后逐渐用于治疗骨关节炎。在内翻型或外翻型骨关节炎患者中应用膝关节周围截骨术，通过截骨恢复下肢力线可延缓关节的退行性病变。最初治疗骨关节炎主要采用胫骨近端的闭合楔形截骨术，包括腓骨截骨术，后来逐步发展为开放楔形截骨术，并从单面截骨术发展为双面截骨术。随着胫骨高位截骨术（high tibial osteotomy，HTO）被用于治疗骨关节炎引起的骨骼畸形，截骨手术率明显增加。然而，一些研究发现在某些病例中仅使用HTO很难进行治疗，而股骨远端截骨术（distal femoral osteotomy，DFO）可以解决这个问题。和HTO一样，DFO也已经从单平面截骨发展为双平面截骨。人工关节置换术取得了良好的手术疗效，导致一段时期里人们对截骨术的关注减少。然而，在年轻、运动量大的骨关节炎患者中，人工关节置换术疗效并不佳，因此需要采用其他的处理方式。在这种背景下，截骨术被广泛用于治疗此类骨关节炎患者。随着截骨术中使用的固定装置的发展，手术技术也逐步建立。截骨术是按照术前制订的手术方案严格进行的，被认为是一种有效的治疗方法，特别是对于年轻和运动量大的骨关节炎患者。

关键词

胫骨；股骨；截骨术；胫骨高位截骨术；股骨远端截骨术；单平面；双平面；闭合楔形截骨术；开放楔形截骨术；内翻畸形；外翻畸形

12.1 截骨术的历史

骨骼畸形矫正的概念最早始于希波克拉底时代（公元前460—前370年），当时使用的是希波克拉底发明的一种用于固定骨骼的牵引装置，称作希波克拉底综合装置（Hippocratic Scamnum）[1]。通过截骨术来矫正膝关节周围的骨骼畸形则始于17世纪，并在19世纪伴随着

S. W. Moon (✉)
Department of Orthopedics, Inje University
Haeundae Paik Hospital, Busan, South Korea
e-mail: moonsw@inje.ac.kr

Y.-K. Min
Department of Orthopedics, Busan Medical Center,
Busan, South Korea

S.-S. Seo (ed.), *A Strategic Approach to Knee Arthritis Treatment*,
https://doi.org/10.1007/978-981-16-4217-3_12

麻醉技术、输血、无菌和成像设备的进步逐渐发展起来[1, 2]。而在此之前，它主要用于治疗严重的膝关节外翻、创伤后畸形、佝偻病或其他结构性骨骼畸形[3]。内侧开放楔形胫骨高位截骨术（HTO）的概念由 Lexer[4] 和 Brett[5] 分别于 1931 年和 1935 年首次提出。1961 年，Jackson 和 Waugh 发表了关于使用 HTO 治疗外翻或内翻型膝骨关节炎的报道[6]。他们首次公布了力线矫正和截骨愈合的影像学证据，并在平均 31 个月的随访中量化了膝关节周围截骨术后患者获得的矫正。同年，法国的 Debeyre 和 Patte 首次描述了一种开放性内侧 HTO[7]。1964 年，加拿大的 Gariepy 在胫骨结节近端引入了外侧闭合楔形 HTO，并提出了截骨术可以延缓关节退行性改变的概念[8]。Coventry 使用 Gariepy 提出的截骨方法进行了闭合楔形外翻截骨术，包括胫骨近端的腓骨截骨术，并在术后早期负重和运动区域使用 1~2 枚缝合钉进行固定，这也是目前最广为人知的技术[9]。Coventry 提出应在发生畸形的区域附近进行截骨，由于松质骨愈合速度更快，因此截骨主要针对松质骨，他还认为股四头肌牵拉截骨可以促进其愈合。得益于锁定钢板技术的发展，截骨后固定失败的术后并发症明显减少[10]。然而，伴随着 TKA 的进步与改善，截骨术的疗效逐渐逊色于 TKA，因此人们对截骨术的兴趣也逐渐降低[11~14]。随着接受 TKA 治疗患者的年龄越来越低，TKA 也开始用于年轻和运动量大的骨关节炎患者。然而，在此类患者中，TKA 的临床结果和长期预后均较差。因此，对于年轻和运动量大的膝骨关节炎患者需要其他方法进行治疗，在这种背景下截骨术作为一种替代方式，开始用于年轻和运动量大的膝骨关节炎患者[15, 16]。通过选择适当的患者，制订准确的术前方案，建立成熟的手术技术和可靠的固定装置，截骨术已被确定为年轻患者的有效治疗方法[17]。

12.2 下肢力线

下肢的力线（Mikulicz 线）是一条直线，也称作下肢机械轴。正常情况下，在站立位下肢前后位全长 X 线片上，力线连接髋关节中心（股骨头中心点）与踝关节中心（距骨圆顶的中心点）并穿过膝关节中心[18]。关于膝关节中心点的确定仍有争议，但通常认为下肢力线会穿过胫骨内侧髁间棘。此外，由于冠状面上的膝关节线具有一个倾角，外侧高而内侧低，使得膝关节的内侧间室承担了 65% 的负荷，而外侧间室只承担 35% 的负荷[19]。因此，骨关节炎在内侧间室的进展往往比外侧间室快[20]。由于两个髋关节之间的距离比两个膝关节之间的距离宽，因此下肢力线并非完全垂直于地面，而是相对于地面的垂线有一个 3° 的夹角[21~23]。当下肢力线穿过膝关节内侧而不穿过膝关节中心点，则被称为机械性内翻力线不齐；反之，当力线穿过膝关节外侧而不穿过膝关节中心点时被称为机械性外翻力线不齐。内翻畸形进一步增大了内侧间室的负荷，而外翻畸形则增加了外侧间室的负荷[18, 24]（图 12.1）。股骨的机械轴是股骨头中心和髁间窝中心的连线，而胫骨的机械轴是胫骨平台中心和踝关节中心的连线[25]。股骨和胫骨的解剖轴分别为股骨和胫骨干的轴线，股骨的机械轴与解剖轴有一个平均 6° 的偏差，而胫骨的机械轴与解剖轴则几乎重合[26]。股骨远端机械轴外侧角（mechanical lateral distal femoral angle, mLDFA）是指股骨的机械轴与股骨远端内外侧髁连线之间形成的夹角，平均约 88°（正常范

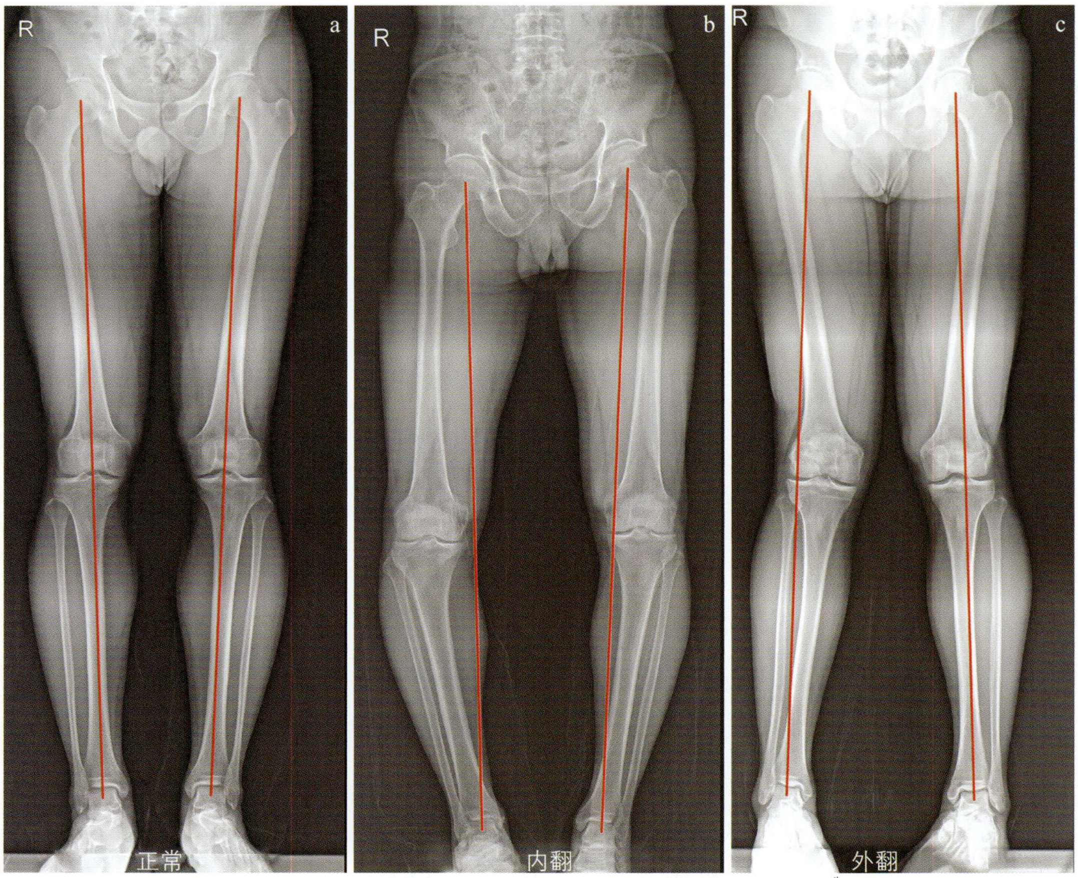

图 12.1　下肢力线。（a）正常。（b）内翻。（c）外翻

围在 85° ~90° 之间）[27]。胫骨近端机械轴内侧角（mechanical medial proximal tibial angle，mMPTA）是指胫骨内外侧平台切线与胫骨机械轴之间形成的夹角，平均约 87°（正常范围在 85° ~90° 之间）[13，28]（图 12.2）。

将 Dror Paley 定义的成角旋转中心（center of rotation of angulation，CORA）概念应用于机械轴在确定畸形位置、畸形程度和需要矫正的方向等方面发挥了决定性作用[29]。如果 mLDFA<85° ，则表示存在股骨远端外翻畸形；如果 mLDFA>90° ，则意味着存在股骨远端内翻畸形。MPTA 则恰好与 mLDFA 相反，如果 MPTA<85° ，则表示存在胫骨近端内翻畸形，如果 MPTA>90° ，则意味着胫骨近端外翻畸形（图 12.3）。当使用 CORA 概念时，需要注意的一点是，有时畸形来源是相反的。如果在不检查畸形来源的情况下进行截骨术，可能会造成另一种错位并出现一种新的畸形，即关节线倾斜，从而导致术后早期失败[30]。内翻畸形进一步增加内侧间室的负荷，外翻畸形进一步增加外侧间室的负荷。除了膝关节在冠状面出现的病理性畸形外，非病理性的生理性内翻也很常见[31]。根据在欧洲进行的一项研究，32% 的男性和 17% 的女性有 3° 或以上的膝内翻，这也是需要注意的[32，33]。

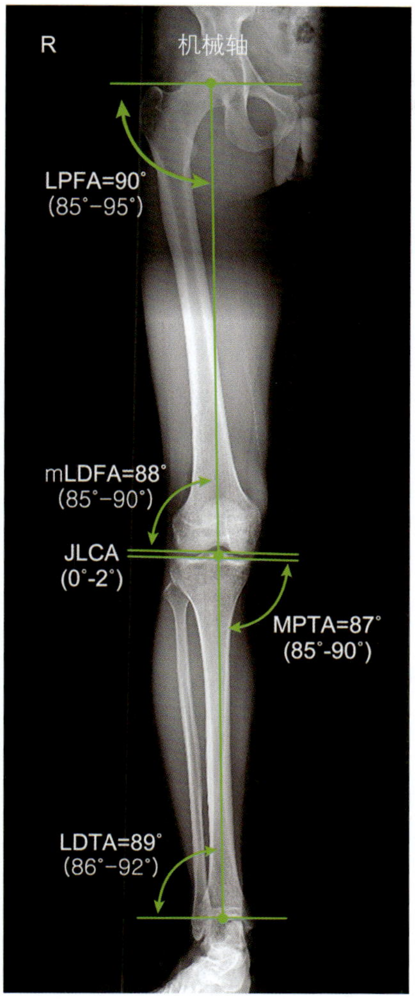

图 12.2 下肢正常生理轴线和角度：下肢对位不良时生理轴线和角度会出现异常。LPFA，股骨近端外侧角；mLDFA，股骨远端机械轴外侧角；JLCA，关节线相交角；MPTA，胫骨近端内侧角；LDTA，胫骨远端外侧角

12.3 内翻或外翻对膝关节负荷的影响

膝关节位于髋关节和踝关节之间，力线通常会穿过膝关节中心。如果下肢力线异常，则会在膝关节的特定部位产生过度负荷，导致膝关节疼痛和功能退化，以及退行性改变[34]。生物力学研究和一些临床研究均表明，作用于膝关节内侧或外侧间室的慢性超负荷会导致关节软骨损伤[2, 35~37]。膝关节周围截骨术的目的是纠正股骨和胫骨之间的异常下肢力线，以减少慢性超负荷，

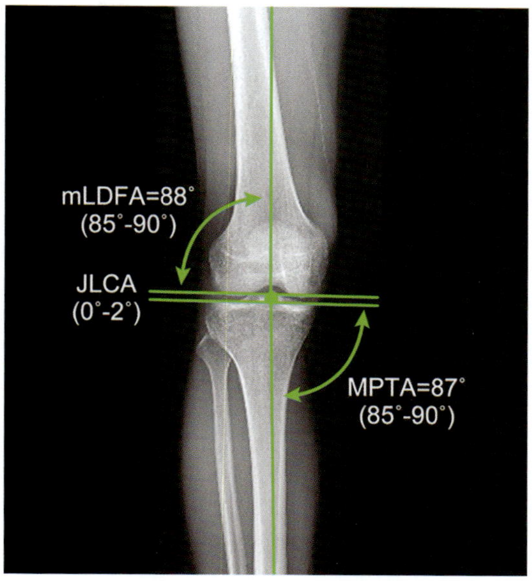

图 12.3 膝关节的正常生理轴线和角度。mLDFA，股骨远端机械轴外侧角；JLCA，关节线相交角；MPTA，胫骨近端内侧角

并将出现炎症的关节间室的负荷转移到正常关节面。膝关节周围截骨术还可以通过减缓膝关节炎的进展来推迟向 TKA 的转变[38]。

12.4 术前计划

为了保证手术成功进而获得良好的效果，全面的病史采集、完善的术前检查和准确的手术计划是不可或缺的。术前应测量患者的关节活动范围，检查疼痛的位置，并通过膝内外翻应力测试和前后应力测试评估膝关节的不稳定性。术前还应该评估患者步态，检查患者是否存在站立期内翻推力步态、股四头肌逃避步态和膝关节反屈。作为基本检查，在膝关节完全伸直的情况下应进行远距 X 线检查或进行双下肢扫描以评估患者的下肢力线情况。检查时下肢的对位非常重要，一般来说足部的位置应稍内旋，髌骨应位于股骨中心，双腿承重[39, 40]。此外，为评估患者关节炎的情况，应拍摄负重前后位（anterior–posterior，

AP）X 线片、侧位片，以及膝关节 Rosenberg 位片和髌骨轴位片[41]。髌骨的高度可以通过侧位 X 线片上的 Insall–Salvati 指数、Blackburne–Peel 指数和 Carton–Deschamps 指数进行测量，高位髌骨的患者可以进行胫骨结节截骨术[42]。内侧副韧带和外侧副韧带的松弛程度及软骨的厚度可以通过膝关节内翻或外翻应力位 X 线检查进行评估[43，44]。通过 MRI，可以评估软骨的厚度、半月板的损伤、前交叉韧带和后交叉韧带的状况、软骨下骨损伤状况、骨坏死及髌股关节炎的程度。此外，在制订手术策略时，不仅要考虑整个下肢的正位力线情况，还要考虑患者扭转力线情况和行走时的动力来源。

一般情况下，内翻畸形（占膝关节畸形的绝大部分）通常选择 HTO，较少见的外翻畸形则选择 DFO[28，45]。然而，如果矫正角度过大或胫骨和股骨均有畸形，HTO 或 DFO 均不能获得足够的矫正时，也可以考虑股骨远端胫骨近端双平面截骨术（double level osteotomy，DLO）[18，46]。

12.5 胫骨高位截骨术

胫骨高位截骨术（HTO）是早期或中期膝骨关节炎合并内翻畸形的手术治疗方法之一，它通过矫正下肢力线不齐的膝关节退变患者的机械轴来减少损伤部位的过度负荷。

HTO 的目的是：首先，纠正股骨和胫骨由于关节软骨退行性改变而造成的下肢力线异常，将内侧间室的重量负荷转移到外侧正常间室；其次，通过减缓膝关节内侧间室关节炎的进展来延迟患者转行 TKA 的时间[21]。随着 TKA 手术技术的发展，HTO 的手术量正在下降。但在准确手术策略和成熟手术技术的前提下，综合考虑患者的年龄和关节软骨损伤程度后，HTO 仍可以为具有相关适应证的患者提供良好的治疗效果[19]。因此，根据关节软骨的损伤程度和患者的年龄来选择患者，正确的术前计划和准确的手术技术是取得成功的关键因素。

HTO 可分为外侧闭合楔形截骨术和内侧开放楔形截骨术。外侧闭合楔形截骨术和内侧开放楔形截骨术具有几乎完全相反的优点和缺点。外侧闭合楔形截骨术的优点有：骨愈合相对较快，患者可以术后早期下地行走；因为股四头肌的收缩起到了压力的作用，术后初始稳定性极佳；术后低位髌骨相对罕见；不需要骨移植或骨替代物；矫正角丢失的频率较低。外侧闭合楔形截骨术的缺点有：矫正侧的下肢会短缩；矫正不够准确；还需要腓骨截骨或胫腓分离；手术技术相对复杂，难度较大；有可能造成神经损伤；当患者转行 TKA 时，骨缺损较大[47]。如前所述，外侧闭合楔形截骨术的优点几乎就是内侧开放楔形截骨术的缺点，外侧闭合楔骨截骨术的缺点几乎就是内侧开放楔形截骨术的优点。内侧开放楔形截骨术的优点包括：矫正侧的下肢长度增加；可以更加精确地矫正下肢力线；无须进行腓骨截骨或腓骨分离；由于操作相对简便，缩短了手术时间；无须分离腓神经，因此神经损伤的可能性较小。内侧开放楔形截骨术的缺点包括：需要骨移植或骨替代物；骨愈合比闭合截骨术慢；低位髌骨相对较常见[48~51]。

术者有必要了解外侧闭合楔形截骨术和内侧开放楔形截骨术的优缺点，并根据医生的技能水平和患者的特点选择合适的手术方法。最近，内侧开放楔形截骨术比外侧闭合楔形截骨术应用更多，因此本章将重点介绍内侧开放楔形截骨术。

12.5.1　适应证和禁忌证

选择合适的患者是截骨术成功的一个非常重要的因素。开放楔形 HTO 的适应证是患者年龄在 65 岁以下，内侧间室骨关节炎，内翻畸形 3° 及以上。患者关节活动度应基本正常。然而，轻度的活动受限，如伸直受限 <15° 或屈曲挛缩 >90° ，也可接受开放楔形 HTO 手术[2]。对于内侧骨坏死、剥脱性骨软骨炎和内侧半月板后角撕裂的病例，也显示了良好的治疗效果[51]。手术禁忌证包括严重的内侧骨关节炎（KL 分级为 4 级）、矫正角度超过 20° 、膝关节挛缩 >15° 、外侧间室骨关节炎、胫骨外侧半脱位及炎症性关节炎（如类风湿关节炎），这些情况术后预后不佳[52, 53]。

12.5.2　HTO 与单髁膝关节置换术适应证的比较

内翻畸形 ≥ 3° 且有内侧间室骨关节炎症状的患者可进一步被分为 2 种骨关节炎表型。第 1 种，当 LDFA 或 MPTA 中至少有 1 个超出正常范围时，早期关节炎的膝关节线会聚角（joint line convergence angle，JLCA）正常，或在晚期关节炎中 JLCA 异常。第 2 种，内侧间室有内翻畸形及相关症状，但 LDFA 和 MPTA 正常，JLCA 异常，原因是关节软骨完全丧失或伴有关节内病变，如半月板切除术后。HTO 适用于治疗第 1 种情况，即因骨骼畸形而引起的内翻畸形及由此产生的内侧间室相关症状。单髁膝关节置换术（unicondylar knee arthroplasty，UKA）则更适合于第 2 种情况，即没有骨骼畸形的关节内病变。

据报道，患者的胫骨内翻角（tibia bone varus angle，TBVA）≥ 5° ，是 HTO 的适应证[54~56]，该角度是在膝关节 AP X 线片上胫骨棘的中点和胫骨近端骨骺中点的连线与胫骨机械轴所成的夹角[55]。然而，由于很难准确区分陈旧的骨骺生长板，不同测量者之间报告的胫骨内翻角的一致性较差[57, 58]。因此，TBVA 并不适合评估胫骨畸形[57]。

12.5.3　患者选择

12.5.3.1　年龄

患者年龄对 HTO 手术结果的影响仍没有一致的结论。有报道称，当患者年龄超过 65 岁时，10 年生存率会下降[16, 59~61]，但也有报道称年龄不会影响生存率[62, 63]。一般来说，外科医生倾向于相信老年患者的手术失败率会更高，因此似乎缩小了手术的适应证。因此，由于不同作者的研究结果各异，在确定手术的年龄指征时，比起实际年龄，更重要的是考虑生理年龄。

12.5.3.2　活动量

HTO 矫正后保证了单间室骨关节炎患者能获得更高的活动量[64, 65]。Fu 等[66]报告说，HTO 组患者术后行走速度可能比 UKA 组要快。当然，HTO 手术的缺点是患者必须经历更长的康复期[67]。相反，在关节置换术后，适度活动是允许的。然而在活动量较大的患者中，假体的使用寿命可能会缩短，从而导致再次手术的风险增加[2]。

12.5.3.3　骨关节炎分级

在 HTO 中，内侧骨关节炎的程度是影响术后疗效的重要因素之一。当软骨损伤局限于内侧间室时，术后可以获得良好的效果。但在严重的骨关节炎中，术后患者的内侧疼痛仍可持续[16, 68]。值得注意的是，髌股关节炎或进展为三间室骨关节炎是HTO的手术禁忌证[53, 69, 70]。根据Ahlbäck[71]提出的骨关节炎分类方法，3级及以上患者HTO术后通常效果不佳[72, 73]，而0级患者术后效果较好[74]。MRI结果可用于评估内侧间室关节炎患者，以识别软骨损伤和其他伴随疾病，或评估是否有外侧间室软骨损伤[75, 76]。

12.5.3.4 关节活动度

在进行HTO手术之前，应检查患者的关节活动度。Berman等[77]报告说，当术前膝关节活动度小于90° 时，术后效果较差。Akizuki等[78]报道称，根据术前的关节活动度是否超过100° ，可预测术后疗效。当骨关节炎患者伴有关节挛缩时，HTO可以纠正15° 以内的关节挛缩。然而当关节挛缩超过15° 时，术后很难获得满意的疗效，因为HTO术后胫骨后倾的改变会对前后交叉韧带产生不利影响[79, 80]。

12.5.3.5 膝关节不稳定性

由于下肢力线异常可能会伴有膝关节不稳定，因此在进行HTO之前必须检查韧带状况。胫骨平台后倾角的变化会影响术前策略和术后结果，这取决于患者的关节活动度和交叉韧带的状况[81, 82]。也就是说，内侧开放楔形HTO引起的胫骨平台后倾角的增加可能会降低膝关节过伸和后向不稳定性（而屈曲挛缩增加，前向不稳定性增加）[83, 84]。相反，闭合楔形HTO引起的胫骨平台后倾角的降低可增加膝关节过伸及后向不稳定性（屈曲挛缩及前向不稳定性降低）[85]。当患者合并有慢性前交叉韧带损伤和内翻畸形的情况时，只能进行HTO或联合前交叉韧带重建，这取决于患者的年龄和运动情况[17, 86, 87]。如果只有后交叉韧带损伤或慢性后外侧不稳定并伴有后外侧结构损伤，则应首先进行HTO。如果术后不稳定性持续，则应考虑进行后交叉韧带和后外侧结构重建[17, 88]。

12.5.3.6 体重指数

Flecher等[15]报告称，当体重指数（BMI）小于30 kg/m^2 时，HTO的术后效果较好。Giagounidis和Sell等[89]报告称，如果BMI比正常值高10%，术后无痛期为5年，如果体重指数低于正常值10%，则术后无痛期为7.8年。相反，Naudie等[90]报告称，体重指数小于25 kg/m^2 的患者在HTO术后的结果较差，他们认为体重越轻的人运动越多，截骨术部位的负荷越大。类似这样的关于体重和骨关节炎发病率的争论仍在持续中，但一般来说，大家公认肥胖患者的膝关节负荷更大。

12.5.4 理想的矫正角度

内翻畸形的矫正目标和术前计划因人而异，Coventry等[45]建议将股胫解剖角过度矫正至8° 外翻，Hernigou等[91]则建议将力线矫正至3° ~6° 外翻。Fujisawa等[23]报道称术后机械轴应从胫骨平台内侧60%~70%穿过。与Fujisawa等[23]的观点一致，Miniaci等[92]也报道机械轴应穿过胫骨平台的60%~70%，Dugdale等[43]报道应该从胫骨平台的62%穿过。这项研究的结果后来成为矫正角度的金标准，被称为Fujisawa点，即力线穿过距离胫骨平台从内向外62%的位置[23]。之后，研究人员认识到Fujisawa点有其局限性，从而着手更为仔细地观察矫正角度的结果。Prodromos等[93]报道称，即使术后获得相同的矫正角度，每个患者的膝关节内收肌力矩也不同，当力矩较大时，矫正损失也增加。HTO 术后具有较高内收肌力矩的患者相较于术前甚至会出现更严重的内翻畸形。因此，在 HTO 手术中应充分考虑患者的动态负荷，如步态分析和静态力线。

对于能够减少膝关节疼痛、恢复膝关节功能和术后延长膝关节使用时间的理想矫正目标仍存在争议。Hernigou 等[91]在对 93 个膝关节的回顾性分析中发现，术后 7 年结果明显恶化。然而，髋－膝－踝（HKA）角为 183°~186° 的患者（机械轴外翻 3°~6°）在长期随访中报告了更好的结果。Jakob 和 Jacobi[94]报告说，矫正程度应根据患者内侧间室的软骨厚度进行调整。如果 1/3 的内侧软骨受损，机械轴应从胫骨平台中心向外移动 10%~15%，如果 2/3 的内侧软骨受损，则应移动 20%~25%，如果内侧软骨全部受损，则应移动 30%~35%。总体而言，目前许多研究都建议矫正 5°~16° 的外翻[95~98]。然而，有研究表明外翻程度与术后症状改善之间没有相关性[99，100]。一些研究则报道即使轻微地进行过度矫正也会发生外侧间室退变[91，101]。然而，大多数作者普遍认为理想的矫正目标是 3°~8° 的外翻[45，96，98，101]。总之，如果术后患者的机械轴外翻 3°~5°，或者术后下肢正位片中患者的负重线位于胫骨平台内侧 62%~65%，则认为术后临床结果良好。

12.5.5 冠状面术前矫正计划

1. Miniaci 法：画一条线，即术后矫正线，从股骨头中心到踝关节，同时在经过胫骨平台时穿过术者想要的负重位置（A 线）。从 HTO 的铰链点到踝关节的中心画第 2 条线（B 线）。在 A 线与铰链点相交的地方画一条线（C 线），长度与 B 线必须保持一致。如果它们长度不相同，则可能会出现角度上的微小差异。B 线和 C 线之间的角度 θ 即 Miniaci 法计划得到的矫正角度[92]（图 12.4）。

2. Dugdale 法：从股骨头中心经过胫骨平台内侧 62.5% 的区域画一条线（A 线）。接下来，从踝关节中心到胫骨平台内侧 62.5% 的区域再画一条线（B 线）。A 线和 B 线之间的角度 θ 即 Dugdale 法计划的矫正角度[43]（图 12.5）。

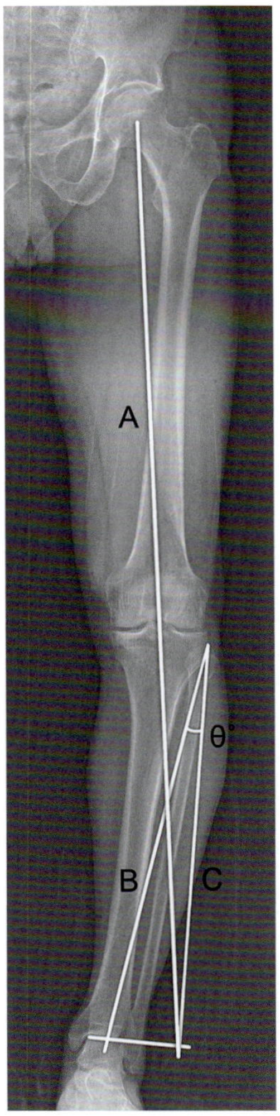

图 12.4　Miniaci 法：A 线为术后矫正的计划负重线，从髋关节中心至胫骨平台宽度的约 62% 处。B 线连接截骨铰链点与踝关节中心。C 线是与 B 线等长的线段，以截骨铰链点为圆心与 A 线相交时，B 线与 C 线形成的 θ 角为计划矫正角度

3. 负重扫描图法：取一张负重扫描图，按实际尺寸打印。在确定要截骨的部分后，自股骨头中心画一条线，在胫骨平台内侧 62% 和 65% 之间旋转调整，直到通过负重目标点。可以通过使用直尺直接测量截骨部分的尺寸来计划矫正程度[102]（图 12.6）。

4. 术中检查下肢力线的方法：手术期间，有必要检查下肢力线是否按照术前计划进行了矫正。为了在手术过程中检查下肢力线的情况，通常使用电缆或金属标尺辅助测量，但这些方法在准确性和可重复性方面存在问题[103]。计算机辅助骨科手术（computer-assisted orthopedic surgery，CAOS）或导航系统最近被用于提高手术的准确性、精度和可重复性，在术中能实时提供解剖学位置信息，以确定所需的矫正角度。其优点是能够更准确地获得参数，减少误差范围和异常值，从而提高矫正精度[102, 104]。然而，导航系统对患者肢体力线情况的评估是在仰卧位麻醉情况下进行的，仰卧位和站立位之间的肢体力线情况存在角度差异，因此需要进一步研究和长期随访以明确其临床效果。

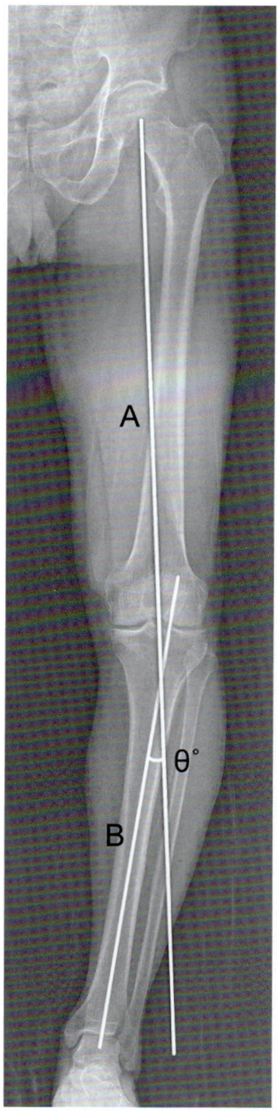

图 12.5 Dugdale 法：A 线自股骨头中心至胫骨平台宽度的 62.5% 处。B 线从距骨的中心至胫骨平台宽度的 62.5% 处。这两条直线形成的 θ 角就是矫正角度

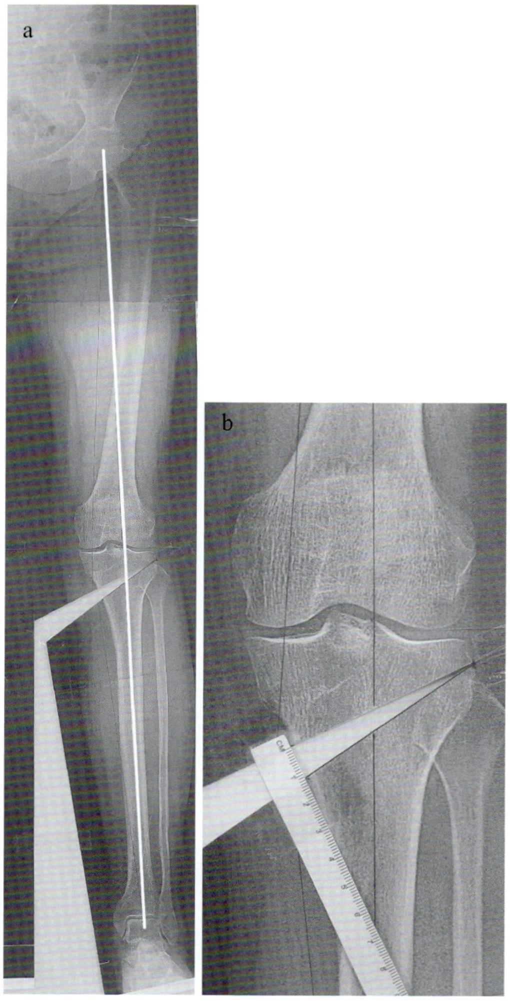

图 12.6 负重扫描图法：将扫描图片在截骨部位剪开，将小腿部分外旋，直至力线穿过胫骨平台宽度的 62% 处

5. 三角函数方法：Hernigou 等[105]使用三角函数将矫正角度转换为截骨间隙的高度或距离，即毫米。

12.5.6 矢状面术前矫正计划

当胫骨平台后倾角增加时，会发生屈曲挛缩、胫骨前半脱位和前交叉韧带张力增加，从而减少当后交叉韧带缺陷时发生的胫骨后半脱位[81]。反之，当胫骨后倾角减小时，发生过度伸展，后交叉韧带的后半脱位和张力增加，从而减少前交叉韧带缺陷时发生的胫骨前半脱位[82]。也就是说，应该考虑通过调整胫骨平台后倾角来矫正膝关节畸形，如关节挛缩和过度伸展。然而，如果胫骨平台后倾角增加超过 10°，则施加在前交叉韧带上的力增加超过 3 倍，因此需格外注意[106]。在开放性 HTO 的情况下，胫骨平台后倾角倾向于增加 3°。在慢性后交叉韧带损伤的患者中，增加胫骨平台后倾角可能有所帮助。相反，在闭合性 HTO 中，胫骨平台后倾角倾向于减小约 3°。胫骨平台后倾角的减小可能有助于治疗慢性前交叉韧带损伤[52]。

之前已经进行了几项研究以找出内侧开放楔形 HTO 术后胫骨矢状面后倾角意外变化的原因[44, 107, 108]。已知的原因包括后路切口不完整[44]、间隙比不当[108]和铰链位置不当[107]。因此，为防止内侧开放楔形 HTO 术后胫骨矢状面斜率的意外变化，术者需要进行完整的后路切口、控制适当的间隙比（将截骨部位的前部和后部开放至约 2 ∶ 3）并选择合适的铰链位置[83, 84]。此外，保持矢状截骨的倾斜度与胫骨矢状面的自然后倾角平行也很重要[109]。在使用扩张器扩开截骨部位的过程中，扩张器的位置也可能导致胫骨矢状面后倾角的变化。通常情况下，扩张器应放置在截骨位置的后部。此时，扩张器位于后内侧角，则钢板位置可位于前部。反之，如果将扩张器放置在截骨部位的前部而将钢板放置在后部，此时胫骨矢状面后倾角可能会增加。

12.5.7 手术技术

12.5.7.1 方法

患者于透视手术台上取仰卧位。矫正手术前在股骨头上放置不透射线的标记物，有助于评估术中下肢力线。膝关节屈曲 30°~45° 时，将膝关节内侧关节线、鹅足近端、内侧副韧带走行方向和胫骨结节等解剖标志标记于患者皮肤上。在髌腱内侧表面和胫骨后边界中部纵向切开 5~6 cm，保留隐神经髌下支。暴露鹅足后，切开附着处并向后内侧牵开。鹅足可以保留而不影响手术，但最好将其切除，因为在固定钢板后缝合的鹅足可能会与钢板摩擦，从而导致肌腱炎和屈曲挛缩。有 2 种方法可以部分切除浅表内侧副韧带，第 1 种方法是探查内侧副韧带并在截骨位置平行于关节表面横切，第 2 种方法是从远端附着部位剥离内侧副韧带来减少关节表面的压力。其中，横断韧带的方法在术中可保证较好的手术视野[50]。

12.5.7.2 胫骨单平面截骨术

在开始截骨术之前，应使用 Hohmann 拉钩来保护后部的血管神经束。而后置入 2 枚导针，导针的置入位置非常重要。在置入导针前，使膝关节稍弯曲，与 X 线摄片方向平行以便后续观察膝关节情况。导针应从距关节表面下 3 cm 左右的干骺端开始置入。干骺端与髌腱附着点重合，并与关节线平行，因此可通过触诊确定位置。首先，将克氏针插入“安全区”，所谓的“安全区”是指腓骨尖端和腓骨头圆周线之间的空间，其外侧有关节囊，可防止外侧皮质骨折引起的脱位[110]。第2枚克氏针与第1枚克氏针平行插入，与胫骨平台后倾角平行，两枚克氏针相连的平面即截骨的切割面。在两枚克氏针的下方插入截骨摆锯，其中50%~60%的截骨面由摆锯锯开，然后小心地使用3个或4个截骨凿施行截骨术扩展切割区域来完成截骨。需要注意的是，施行截骨术的过程中需要保留5~10 mm的外侧皮质。即将第1个截骨凿插入距离外侧皮质边缘5~10 mm处。第2个截骨凿沿着第1个截骨凿插入，第3个截骨凿插入第1个截骨凿和第2个截骨凿之间。术者小心施加外翻力，打开截骨面后将骨撑开器插入截骨面，继而将螺丝刀插入撑开器，顺时针缓慢转动，并使用荧光镜透视检查下肢的力线和矫正情况。有几种方法来维持截骨面，第1种是用金属块，第2种是用牵引器，第3种是用三皮质髂骨移植物，第4种是用合成骨块，以上方法均可用于在插入钢板之前保持截骨间距。牵引器打开间隙应比计划宽1~2 mm，但如果其打开超过10 mm则需小心防止外侧皮质骨折，并使用金属块或骨块进行固定。

12.5.7.3 胫骨双平面截骨术

在暴露髌腱止点后，使患者膝关节屈曲90°。用电刀标记从前面到顶部的截骨方向，并将止于髌腱附着处后方的锯切处抬高至与水平线成110°角，为双平面截骨做准备。暴露胫骨内侧皮质后，在关节面以下约4 cm处沿截骨线方向置入2枚导针，导针需置入外侧皮质。第1枚后方克氏针应插入胫骨后棘前缘、鹅足上缘，第2枚克氏针应位于第1枚克氏针前方2 cm并与之平行。切除深度应距外侧皮质5~10 mm，以保留外侧皮质铰链点，胫骨结节处保留的骨皮质应在15~20 mm及以上。使用摆锯在2枚克氏针下方进行水平截骨，注意应充分完成对坚硬的胫骨后内侧皮质的截骨。术者应施加很小的力向前缓慢推进摆锯，锯切过程中需进行冲洗以持续冷却锯片。此时，应使用Hohmann拉钩对胫骨后侧的解剖结构进行保护。当胫骨后部的2/3被充分锯开时更换窄锯片，上升锯切胫骨前部及外侧皮质，以进行完整截骨。在进行内侧皮质截骨术后，锯片应面向冠状面，当切割双平面时，骨组织在前部截骨术的两个表面之间相交，以增加术后矢状面的稳定性。

12.5.7.4 钢板的置入和固定

在单平面截骨术中，可将3枚锁定螺钉固定在截骨的近端。因此，可以使用金属块或骨块辅助较弱的固定力来承受轴向压缩。首先，用透视法检查钢板的位置，必要时对其位置进行调整。当钢板固定到骨组织上时，先将锁定螺钉插入截骨近端部分以固定，同时使膝关节轻度过伸，以防止膝关节后倾角增加。然后，使患者踝关节内旋，将金属螺钉固定在截骨远端，以防止下肢外旋。最后，如果使用金属块，则固定与金属块连接的螺钉。为了单平面截骨牢固固定，可先用金属螺钉将近端固定，远端在钢板底孔用钻头或克氏针临时固定相近的皮质，然后在截骨部位下方插入加压螺钉，即可缩小钢板与骨组织之间的间隙。在这一步使用加压螺钉时，需注意不要过度加压。最后，在剩余锁定螺钉孔内置入锁定螺钉固定远端皮质骨，并将之前插入的加压螺钉也用锁定螺钉再次固定。双平面截骨术时，可在近端插入4枚锁定螺钉以获得足够的固定力，这是此种截骨方法的优点。锁定加压钢板是刚性的，它被设计为加压固定。当出现 Takeuchi Ⅰ型外侧皮质骨折时，加压固定被证明是有效的，当骨折线位于“安全区”时，则不需要使用加压螺钉[111]。术者需要注意，当钢板与骨组织之间的间隙大于 4 mm 而进行加压固定时，即使没有观察到骨折线也可能发生 Takeuchi Ⅱ型外侧皮质骨折。双平面截骨固定时，先用近端锁定螺钉进行刚性固定，而后在远端最下面的孔用钻头暂时固定邻近的皮质，接着在截骨的正下方固定加压螺钉。之后，用锁定螺钉将远端皮质骨固定在剩余锁定螺钉孔内，将之前插入的加压螺钉也用锁定螺钉再次固定。最近开发的符合解剖学特点的钢板具有一定的后倾性，侧面观察可发现其能轻度弯曲，因此可以贴近骨质使用。如果钢板固定牢固，即使截骨间隙在 12~14 mm，也不需要进行植骨，而如果截骨间隙更大，可在截骨间隙处进行自体骨移植或使用异体松质骨和人工骨，以增加机械支持并促进骨愈合[15]。

12.5.7.5 康复

建议术后立即使用冰袋，术后早期使用间歇式下肢静脉泵预防下肢静脉血栓。术后第 1 天伤口换药，注意观察软组织恢复状态。如果开放 HTO 术后固定合适，则患者从第 1 天开始佩戴 HTO 支具并使用拐杖，可以负重 15~20 kg 下地行走。需要注意的是，患者何时可以负重下地行走取决于手术中是否存在骨折或钢板的固定程度，必要时可推迟下地行走。术后 1 周，患者可以使用 HTO 支具开始 0°~90° 的关节运动，在接下来的 4~6 周内逐渐增加到完全负重。术后 12 周，患者可以在没有支具的情况下增加负重。由于手术疗效可能因人而异，因此术后 6 个月有必要通过 X 线检查获得下肢全长 X 线片，以评估手术矫正是否良好[112]。

12.5.7.6 并发症

术后最重要的是防止畸形复发，而复发最常见的原因是起铰链作用的外侧皮质骨骨折。Takeuchi 分型可预测预后，截骨线方向指向“安全区”是预防外侧铰链骨折的重要手术方法[110, 111]。此外，开放 HTO 最危险的并发症是腘动脉和神经损伤[113]。如前文所述，为防止这种情况，应使用摆锯锯开截骨面的 50%~60%，而后使用骨刀截骨。在进行后外侧皮质截骨时，应使用 Hohmann 拉钩等手术器械保护动脉和神经。术后患者可能出现软组织肿胀和淋巴水肿症状，可采用抗炎药物、人工淋巴管引流和间歇式下肢静脉泵等方法进行处理。若出现深静脉血栓或肺栓塞等情况，应紧急就医处置。术后患者下肢骨筋膜室压力升高可能会发生骨筋膜室综合征，如果出现下肢肿胀、感觉异常、剧烈疼痛等前驱症状，则应及早评估临床症状并减轻间室压力。当患者舒张压与骨筋膜室压力测定差小于 30 mmHg 时，可高度怀疑骨筋膜室综合征，应进行紧急筋膜切开。如果高度怀疑术后感染，应及早进行清创并给予抗生素治疗。此外，如果术后 6~9 周患者步行时仍伴有持续疼痛，则可怀疑截骨断端出现延迟愈合，X 线片可观察到截骨外侧皮层的细微活动。文献报道开放 HTO 术后有 0.7%~4.4% 的患者会出现延迟愈合和骨不愈合等并发症[114]。在这种情况下，应考虑植骨或重新固定钢板。由于自体骨移植可降低骨不愈合的可能性，因此对于较大的矫正角度（14 mm 或更大）应考虑采用自体骨移植。

12.5.7.7 结果

Darees 等[115]使用 Tomofx ™锁定钢板对 51 例患者进行内侧开放 HTO 手术，且未进行截骨间隙填充。其中 48 例患者进行了 10 年随访评估，平均术前 HKA 角为 172° ± 3.18° （165° ~178° ），术后为 181° ± 1.18° （176° ~185° ），术后 2 年为 181° ± 1.60° （176° ~185° ），术后 10 年为 180.8° ± 2.4° （175° ~184° ）。患者的 10 年生存率为 88%（95% CI 81%~98%）。共 4 例（8%）患者术后出现并发症。其中，术后 2 年内出现的有 3 例，包括 2 例骨不愈合和 1 例术后感染；另外 1 例患者术后大约 10 年出现感染。Jin 等[116]分析了 339 例内侧开放楔形 HTO 术后的结果，随访至少 5 年，平均随访时间 9.6 年。术前平均 HKA 角为内翻 7.2° ，术后 1 年平均为内翻 3.4° 并维持至术后 10 年。患者的 5 年生存率为 96.8%，10 年生存率为 87.1%，13 年生存率为 85.3%。作者报告说，内侧开放楔形 HTO 是一种有效的治疗方法，可为相对年轻和运动量大的骨关节炎和内翻畸形患者提供可接受的保膝生存率和满意的术后结果。Hantes 等[117]对 20 例 45 岁以下的患者进行了内侧开放楔形 HTO 术。术前平均胫骨机械角（mechanical tibiofemoral angle，mTFA）为 5.8° ± 2.4° ，术后平均为 2.5° ± 1.9° ，末次随访时平均为 2.2° ± 1.7° ，随访 12.3 年，平均生存率为 95%。

12.6 股骨远端截骨术

膝关节外翻畸形比内翻畸形的发生率低，其生物力学特征也不同于膝关节内翻畸形。通常，膝关节外翻是一种先天性的胫骨向上外侧倾斜。而后天性的膝关节外翻，常由外侧半月板切除或外伤引起。内翻畸形多发生在胫骨近端，外翻畸形多发生在股骨远端。类似内翻畸形可以用 HTO 治疗一样，外翻畸形可以用股骨远端截骨术（DFO）治疗。然而，即使患者有外翻畸形，但如果畸形发生在胫骨近端，也必须使用 HTO 进行矫正。因此，使用何种手术方式（如 HTO 或 DFO）不应根据膝关节的畸形类型是外翻畸形还是内翻畸形来确定，而应根据畸形发生的部位来确定[18, 118]。DFO 是一种通过将下肢的重量负荷从外侧转移到内侧来减轻疼痛的手术方法。DFO 的优点是最大限度地减少内侧副韧带的松弛，通过减少术后关节向上外侧倾斜，使经髁线和下肢力线垂直[119, 120]。

12.6.1 适应证和禁忌证

DFO 的适应证包括局限于膝关节外侧间室的退行性改变，外翻畸形 12° 及以上，矫正后关节表面的倾斜角度大于 10° ，患者年龄 60 岁以下，由于佝偻病、肾性营养不良、脊髓灰质炎、年轻患者的外侧骨软骨炎、先天性膝外翻、复发性髌骨脱位伴外翻，以及其他创伤或肌肉神经疾病引起的外翻畸形[70, 120, 121]。此外，如果膝关节不存在不稳定，患者术前关节活动度大于 90° ，屈曲挛缩小于 15° ，则可以进行手术[122]。DFO 的主要适应证是退行性关节炎和外翻畸形，其主要症状是剧烈疼痛，但目前认为术中可以同时进行韧带重建、软骨移植或半月板移植，以获得术后最佳效果。在患者有复发性髌骨脱位的情况下，应用 DFO 向内矫正膝关节可纠正过度的 Q 角，防止脱位复发[123]。手术的绝对禁忌证是广泛的和不明确的膝关节疼痛，疼痛可来自髌股关节，内侧间室半月板切除术后或累及双侧间室的退行性关节炎。其他的手术禁忌证包括膝关节感染性或炎症性疾病，手术切口处软组织不良，患者无法配合手术和康复等[70, 122, 124]。手术的相对禁忌证包括患者年龄在 60 岁以上，膝关节活动度小于 90°，肥胖，膝关节半脱位和中度韧带不稳定[70, 122]。如果患者的主要症状是胫股关节疼痛，即使患者伴有不太严重的髌骨关节炎，也可行手术治疗[122]。

12.6.2 术前计划

术前应进行全面的病史采集和体格检查，应充分地考虑患者的年龄、职业、术前活动情况及术后预期活动情况。在术前谈话中应告知患者即使手术成功，也不可能获得完全正常的关节，且该手术相比于 TKA 疼痛改善程度较小而康复所需的时间更长。通过体格检查，评估患者的肥胖程度、膝关节周围的软组织状况、膝关节活动度、膝关节不稳定性和韧带情况，并制订适当的手术计划。如果怀疑患者膝关节韧带不稳定，可进行应力测试，在确定矫正角度时应考虑患者有韧带松弛的情况。影像学检查是为了准确评估患者膝关节退行性改变的范围和程度，通常应该对膝关节拍摄前后位和侧位 X 线片，并进行髌骨轴位片检查。此外，有必要通过站立屈膝 45° 的 Rosenberg 位片和双下肢正位扫描确定患者膝关节两侧的退行性改变和关节间距变化，以评估下肢的生理轴，并确定矫正角度。

如何确定矫正角度一直存在争议，目前尚无共识。作者建议术后下肢力线穿过膝关节中心或穿过膝关节内侧，胫股机械角为 1°~3° 或股胫解剖角 6°~10° [70, 124~126]。目前，通常将矫正角度确定为使得力线恰好穿过膝关节中心或胫骨内侧棘的内侧[70, 124]。矫正角度可通过双下肢正位扫描图确定：从距骨中心点 A 到股骨头中心点 D 绘制力线 AD。起自股骨中心点 D 通过矫正目标点（胫骨内侧棘的内侧）绘制新的力线 C。从距骨的中心点 A 到端点 E 画一条线 AE，其中 E 与股骨的中心点 D 在同一水平。从点 H 到股骨中心点 D 画一条线 HD（主要是髁上区域的外侧皮层），再从铰链点 H 到 E 也画一条直线 HE。此时线 HE 和线 HD 之间的角度 α 即为要矫正的角度。当 β 角与 α 角大小相同时，也可通过 β 角以确定截骨的矫正角度[70, 124]（图 12.7）。

12.6.3 内侧闭合楔形截骨术

内侧闭合楔形截骨术是最常用的 DFO 方法之一。术者在膝关节内侧建立手术入路，然后进行楔形截骨，取出截骨后闭合截骨部位。内侧闭合楔形截骨术的特点是不需要骨移植，患者骨愈合也相对较快，但术后下肢可能会短缩。在进行内侧闭合楔形截骨术之前，应先进行关节镜检查以评估膝关节的状况。手术过程中需建立膝关节内侧切口，从关节线到股骨远端近侧 10~15 cm。而后切开股骨远端内侧的筋膜，暴露股骨内侧和内收肌腱，从内侧肌间隔分离内收肌腱并向前牵拉。如有必要，可部分切开髌股内侧韧带，暴露手术部位。随后游离肌肉和骨组织，将 Hohmann 拉钩插入股骨后侧，暴露股骨内侧髁。术者在插入导针时，应面对钢板用电刀标记截骨部位。然后从截骨部位开始向外侧髁方向斜插入第 1 枚前方克氏针，第 2 枚后方克氏针应与第 1 枚前方克氏针平行插入。之后，用标尺测量截骨的程度，再插入 1 枚克氏针，使克氏针在外侧皮质相碰触。

单平面截骨时，用摆锯在克氏针之间进行

截骨，距外侧皮质 5 mm 时应转而使用骨刀小心地进行截骨。为了按照术前计划截骨，防止股骨外侧骨折，术者应进行多次钻孔然后逐渐施加内翻力以完成闭合楔形 DFO。导针必须以相同的深度置入股骨前部和底部，使得闭合楔形截骨术后的空间与两枚导针建立的空间相吻合。如果用力过度，就会造成手术性骨折，所以术者应注意缓慢反复用力置入。闭合楔形截骨术完成后，术者应用腹部顶患者足底（模仿负重），检查截骨术是否达到了所需的矫正效果。固定钢板时，术者应检查金属针是否插入了关节区域。双平面截骨术的原理是通过扩大截骨面来增加骨折愈合能力，但其缺点是手术难度大，特别是亚洲人的股骨前部相对较小，很难进行截骨术，进一步增加了操作难度。然而，由于双平面截骨的截骨面积较大，它更有利于患者的骨愈合。首先，在要进行截骨术的地方插入克氏针，插入位置与单平面截骨术相同。由于股骨前 1/3 应该保留，所以应该在股骨后 2/3 的区域插入克氏针，然后再进行截骨术。术者应使用最小和最薄的摆锯小心地进行截骨，注意不应破坏到股骨前 1/3，在股骨下段截骨术完成后，用薄锯沿 110° 方向切割股骨上段。闭合楔形截骨术完成后，术者应用腹部顶患者足底（模仿负重），检查截骨术是否达到了所需的矫正效果。

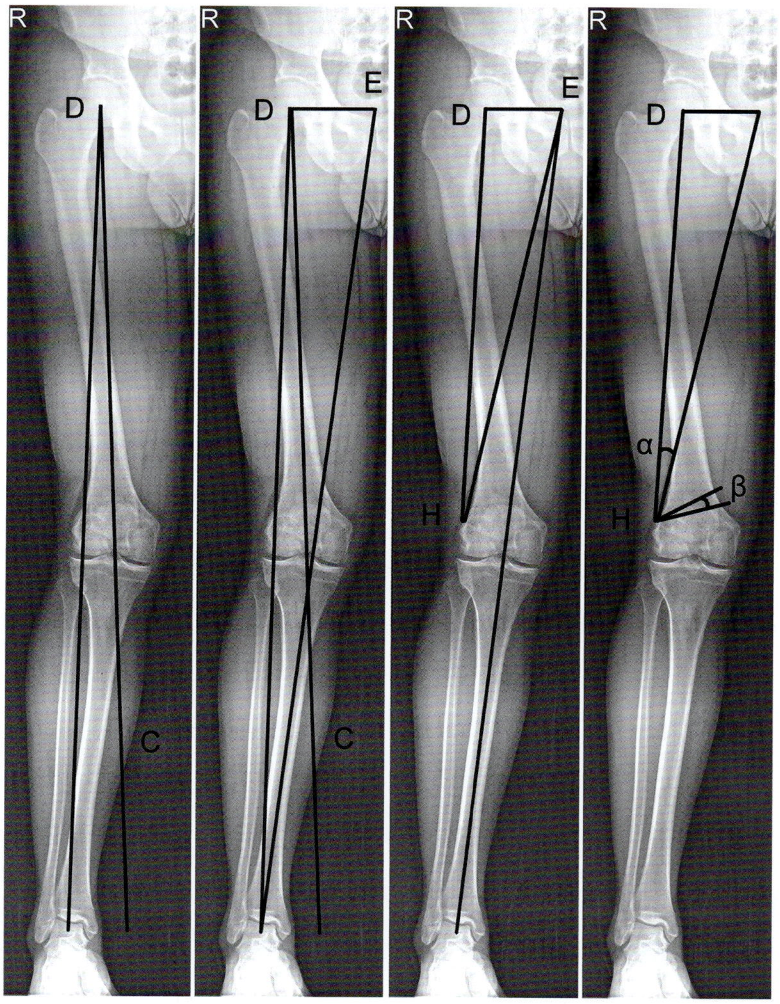

图 12.7　Miniaci 法：线段 AD 为力线。C 线为计划的矫正后力线。AE 线与 C 线在胫骨平台相交。H 是铰链点。α 角为矫正角。若 β 与 α 相等，则可行截骨术

12.6.4 康复

根据术者的不同，术后康复的时间和方法有所不同，但从术后 1 天开始，允许患者膝关节在容许范围内活动，术后 2 周患者可以使用拐杖部分负重（足趾区域负重）[125, 127]。术后 2 周开始，视患者疼痛情况，尽可能多地让患者负重行走。确认截骨部位的骨愈合后，允许患者完全负重行走。在骨愈合前，由于截骨部位易受扭转力的影响，因此患者在康复期间必须注意不要对股骨施加扭转力。

12.6.5 并发症

手术并发症可由多种原因引起，如患者选择不当、术前策略不正确、手术技术问题或术后康复问题。如果术前计划的矫正角度不正确，或者由于术中矫正不当造成矫正过度，内侧间室承受了过大的负荷，内侧间室也可能发生退行性关节炎。反之，如果矫正不充分，术前计划的力线矫正未得到充分实施，患者的症状可能没有改善，最终也导致手术失败。术者在术前准确地制订矫正计划，并在术中通过透视确保矫正准确，对于手术成功是非常重要的。当剥离部分髌股内侧韧带止点及股内侧肌以暴露股骨远端时，止点重建可防止髌骨不稳定或髌骨脱位。在进行截骨术时，切割到对面的骨皮质时术者应提防骨折。若发生骨折，应在股骨两侧使用钢板进行内固定。股神经、坐骨神经或股血管损伤可由术中过度牵拉或剥离造成，也可由截骨术中的直接损伤造成[70, 121]。因此，为了防止神经和血管损伤，术中必须仔细地进行游离和牵开，截骨过程也需注意避免额外的损伤。术后应在膝关节后侧放置一个软垫或将膝关节固定在轻微屈曲的状态，以减少腓神经麻痹的风险。DFO 术后发生骨筋膜室综合征并不常见，但如果被忽视可能会造成严重后果，因此医护人员需要在术后仔细观察患者下肢情况。由于血肿的形成大多是由出血过多造成的，因此在手术部位放置引流管以防止血液积聚也很重要[70, 128]。如果患者出现骨筋膜室综合征，应立即进行手术清除血肿并切开筋膜。手术部位深部感染并不常见，但在使用外固定架时其发生率较高[128]。如果给予抗生素治疗没有改善，应进行边缘清创以清除坏死和感染组织，并应考虑移除外固定架。此外，术后可能会发生深静脉血栓或肺栓塞，也可能由康复不当而出现膝关节僵硬[125]。此外，需要注意的是患者截骨部位可能出现延迟愈合或不愈合，并可能发生内固定装置的断裂等情况，因此需要谨慎处理[122, 129]。

12.6.6 结果

几位作者报道了不同的 DFO 手术结果，事实上目标患者的选择、手术技术和术后下肢力线都会影响手术的结果。Backstein 等[126]对 40 例闭合截骨术患者进行了 123 个月的随访，观察到 59% 的患者功能改善，10 年生存率为 82%，15 年生存率为 45%。Wang 和 Hsu 等[122]的报道则表明 30 例 12° 及以上外翻和外侧间室关节炎患者行闭合截骨术后，在 99 个月的随访中，92% 的患者功能改善，生存率为 87%。Kosashvili 等[130]对 33 例患者实施了闭合截骨术，术后 1 年 AKSS 评分从 36.8 分提高到了 77.5 分，但报道同样表明 15.6 年后手术失败率为 48.5%，约有一半的患者需要行 TKA 治疗。Aglietti 和 Menchetti 等[131]报道了 18 例膝关节外翻患者采用 DFO 治疗的结果，术后随访 9 年的手术成功率为 77%。Edgerton 等[129]报道了

24名患者DFO术后8.3年随访观察的结果，手术成功率为71%，在伴有外侧间室退行性改变患者中手术成功率高达86%。Thein等[124]对6例外侧间室退行性关节炎患者进行了外侧开放楔形截骨术并随访了6.5年。研究结果表明，所有患者的症状都有所改善，无须额外进行手术。另一方面，Nelson等[132]对9名患者进行了DFO手术，经过14年的随访观察到，AKSS评分从35分提高到84分，膝关节活动度从81.8° 提高到105.9° 。然而，有5名患者由于持续的退行性改变而接受了TKA手术。在这部分患者中，因之前的截骨术导致股骨关节外翻畸形，造成行TKA治疗更为困难，术后效果较差[132]。尽管不同作者报道的手术成功率各不相同，但大多数作者强调选择符合适应证的患者组对于手术的成功非常重要[28, 125, 131]。术后下肢力线情况也是影响手术结果的重要因素。根据Edgerton等[129]的研究，当术后膝关节外翻未得到矫正时，只有60%的患者症状有所改善，而在膝关节内翻未得到矫正组中，有77%的患者症状得到了改善。

12.7 双平面截骨术

在大多数严重膝关节内翻畸形的病例中，不仅是单纯的胫骨近侧内翻，胫骨近端和股骨远端的内翻畸形同时存在[133]。如果内翻畸形伴股骨和胫骨变形，仅使用HTO矫正，则胫骨近端会出现过度倾斜的关节线。这增加了施加在关节软骨上的剪切力，并可能导致股骨远端半脱位和患者负重期间关节囊超负荷[134, 135]。此外，仅使用HTO矫正后患者会出现新的畸形，这可能使其后续难以通过TKA治疗[136~138]。众所周知，股骨远端内翻畸形是导致HTO术后内翻畸形复发的原因之一[139]，Benjamin等[140]最早提出在这种情况下可以考虑双平面截骨术（DLO），即同时进行HTO和DFO。DLO可以同时矫正胫骨近端和股骨远端的内翻畸形，以恢复正常的膝关节力线和定向，并矫正下肢机械轴[135]。

12.7.1 适应证

严重内翻畸形伴内侧膝关节炎的患者可进行手术。当计划单独进行内侧开放楔形截骨术时，如果患者术后出现MPTA>94° ，或术前发现患者mLDFA>90° 和MPTA<87° ，则应考虑DLO。如果行HTO后MPTA>94° ，这意味着关节倾角过大。此外，术前mLDFA>90° 和MPTA<87° 则表明股骨远端和胫骨近端都有内翻畸形[141]。

12.7.2 术前计划

术前矫正计划需要负重正位扫描图。术者应综合考虑股骨和胫骨的变形情况，以决定是否在股骨和胫骨中分别采用开放式或闭合式截骨术[141]。应使用双下肢扫描图进行畸形分析，评估患者下肢力线参数，如FTA、JLCA等角度，并且术者需明确每个参数的正常范围。Miculicz线可用于模拟膝关节的负荷分布。在术前计划截骨术时，必须考虑膝关节线的方向及Miculicz线。应按实际尺寸打印负重正位扫描图，对截骨部位切割并旋转，以纠正股骨和胫骨的变形，恢复下肢力线，从而确定矫正程度。最近，利用数字X线成像系统可以通过计算机软件轻松地进行数字化规划。尽管DLO的矫正目标尚未明确，但考虑到DLO是一种恢复正常膝关节力线和定向情况的手术，术者的目标应该是轻微的外翻对位（外翻0.5° ~1° 或0° ~2° ）而不是过度矫正[133, 135]。

12.7.3 结果

Babis 等[142]应用 CORA 概念，通过对复杂畸形患者进行双平面截骨术（其中胫骨和股骨都进行了截骨）获得了良好的结果，他们对 24 名患者进行了 29 次 DLO 手术。他们将 DLO 后出现严重疼痛或患者进展需行 TKA 手术定义为手术失败，在平均 100 个月的随访期内，患者累积存活率为 95%。Saragaglia 等[141]也报道了对患有严重内翻的骨关节炎患者进行双平面截骨术的良好结果。Nakayama 等[135]研究了 20 例患者，DLO 术后最短随访期为 1 年，Schroter 等[133]对 24 例患者进行了 DLO 术后平均 18 个月的随访，他们均报告了良好的临床结果，DLO 手术避免了患者出现过度倾斜的关节线，患者的关节力线和定向情况也得到恢复。

12.8 总结

最近的研究表明，当外科医生熟练地使用现代固定技术并能进行合理的角度矫正时，开放和闭合楔形 HTO 均获得了类似的良好结果。截骨术后恢复膝关节功能的关键是正确选择截骨部位、位置和尺寸，并通过预防关节线倾斜或产生新的畸形来正确对位。对于最佳的矫正角度仍然缺乏共识，必须根据患者个人情况和特定的疾病来调整矫正目标。对于不稳定的膝关节，正常矫正可能比过度矫正更合适。截骨术作为一种理想的治疗方法，可以防止年轻和运动量大的早期骨关节炎患者出现畸形和病理进展，但即使在骨关节炎已经有些进展时，截骨术也能提供良好的治疗效果。因此，截骨术可以避免患者在年轻时行 TKA，并将 TKA 推迟到老年时进行。

参考文献

1. GRIFFITHS D L, BROCKBANK W. Orthopaedic surgery in the 16. and 17. centuries; traction apparatus; the vidian pictures. J Bone Joint Surg Br. 1949,31B(2):313–317.
2. LOBENHOFFER P, VAN HEERWAARDEN R J, STAUBLI A E. Osteotomies around the knee: indications-planning-surgical techniques using plate fixators. Thieme. 2011.
3. PENNINGTON T. Osteotomy as an indicator of antiseptic surgical practice. Med Hist. 1994,38(2):178–188.
4. LEXER E. Die gesamte wiederherstellungs-chirurgie. Ja Barth; 1931.
5. BRETT A. Operative correction of genu recurvatum. JBJS. 1935,17(4):984–989.
6. JACKSON J, WAUGH W. Tibial osteotomy for osteoarthritis of the knee. J Bone Joint Surg. 1961,43(4):746–751.
7. DEBEYRE J, PATTE D. The place of corrective osteotomies in the treatment of gonarthrosis. Acta Orthop Belg. 1961,27:374.
8. GARIEPY R. Genu varum treated by high tibial osteotomy. J Bone Joint Surg Br. 1964,46:783–784.
9. COVENTRY M B. Osteotomy of the upper portion of the tibia for degenerative arthritis of the knee. A preliminary report. J Bone Joint Surg Am. 1965,47:984–990.
10. MULLER W, JANI L. Experiences with 75 high tibial osteotomies. Reconstr Surg Traumatol. 1971,12:53–63.
11. AMENDOLA A, PANARELLA L. High tibial osteotomy for the treatment of unicompartmental arthritis of the knee. Orthop Clin North Am. 2005,36(4):497–504. https://doi.org/10.1016/j.ocl.2005.05.009.
12. NAGEL A, INSALL J N, SCUDERI G R. Proximal tibial osteotomy. A subjective outcome study. J Bone Joint Surg Am. 1996,78(9):1353–1358. https://doi. org/10.2106/00004623-199609000-00009.
13. BRINKMAN J M, LOBENHOFFER P, AGNESKIRCHNER J D, et al. Osteotomies around the knee: patient selection, stability of fixation and bone healing in high tibial osteotomies. J Bone Joint Surg Br. 2008, 90(12):1548–1557. https://doi.org/10.1302/0301-620X.

90B12.21198.

14. RONN K, REISCHL N, GAUTIER E, et al. Current surgical treatment of knee osteoarthritis. Arthritis. 2011,2011:454873. https://doi. org/10.1155/2011/454873.
15. FLECHER X, PARRATTE S, AUBANIAC J M, et al. A 12-28-year followup study of closing wedge high tibial osteotomy. Clin Orthop Relat Res. 2006,452:91–96. https://doi.org/10.1097/01. blo.0000229362.12244.f6.
16. HUI C, SALMON L J, KOK A, et al. Long-term survival of high tibial osteotomy for medial compartment osteoarthritis of the knee. Am J Sports Med. 2011,39(1):64–70. https://doi.org/10.1177/0363546510377445.
17. BADHE N P, FORSTER I W. High tibial osteotomy in knee instability: the rationale of treatment and early results. Knee Surg Sports Traumatol Arthrosc. 2002,10(1):38–43. https://doi.org/10.1007/s001670100244.
18. YOO J D, KIM N K. Distal femoral varization osteotomy. J Korean Orthop Assoc. 2014,49(2):118–125.
19. AGNESKIRCHNER J D, HURSCHLER C, WRANN C D, et al. The effects of valgus medial opening wedge high tibial osteotomy on articular cartilage pressure of the knee: a biomechanical study. Arthroscopy. 2007,23(8):852–861. https://doi. org/10.1016/j.arthro.2007.05.018.
20. HSU R W, HIMENO S, COVENTRY M B, et al. Normal axial alignment of the lower extremity and load-bearing distribution at the knee. Clin Orthop Relat Res. 1990,255:215–227.
21. MORELAND J R, BASSETT L W, HANKER G J. Radiographic analysis of the axial alignment of the lower extremity. J Bone Joint Surg Am. 1987,69(5):745–749.
22. TETSWORTH K, PALEY D. Malalignment and degenerative arthropathy. Orthop Clin North Am. 1994,25(3):367–377.
23. FUJISAWA Y, MASUHARA K, SHIOMI S. The effect of high tibial osteotomy on osteoarthritis of the knee. An arthroscopic study of 54 knee joints. Orthop Clin North Am. 1979,10(3):585.
24. KETTELKAMP D B, WENGER D R, CHAO E Y, et al. Results of proximal tibial osteotomy. The effects of tibiofemoral angle, stance-phase flexion-extension, and medial-plateau force. J Bone Joint Surg Am. 1976,58(7):952–960.
25. MOORE J, MYCHALTCHOUK L, LAVOIE F. Applicability of a modified angular correction measurement method for open-wedge high tibial osteotomy. Knee Surg Sports Traumatol Arthrosc. 2017,25(3):846–852. https://doi.org/ 10.1007/s00167-015-3954-4.
26. PAPE D, RUPP S. Preoperative planning for high tibial osteotomies. Oper Tech Orthop. 2007,17(1):2–11.
27. BROWN G A, AMENDOLA A. Radiographic evaluation and preoperative planning for high tibial osteotomies. Oper Tech Sports Med. 2012,20(1):93–102.
28. HUNTER D J, SHARMA L, SKAIFE T. Alignment and osteoarthritis of the knee. JBJS. 2009,91(Suppl_1):85–89.
29. PALEY D, HERZENBERG J E, TETSWORTH K, et al. Deformity planning for frontal and sagittal plane corrective osteotomies. Orthop Clin N Am. 1994,25(3):425–466.
30. SMITH J, WILSON A, THOMAS N. Osteotomy around the knee: evolution, principles and results. Knee Surg Sports Traumatol Arthrosc. 2013,21(1):3–22.
31. VANLOMMEL L, VANLOMMEL J, CLAES S, et al. Slight undercorrection following total knee arthroplasty results in superior clinical outcomes in varus knees. Knee Surg Sports Traumatol Arthrosc. 2013,21(10):2325–2330.
32. BELLEMANS J, COLYN W, VANDENNEUCKER H, et al. The Chitranjan Ranawat Award: is neutral mechanical alignment normal for all patients?: The concept of constitutional varus. Clin Orthop Relat Res. 2012,470(1):45–53.
33. VICTOR J M, BASSENS D, BELLEMANS J, et al. Constitutional varus does not affect joint line orientation in the coronal plane. Clin Orthop Relat Res. 2014, 472(1):98–104.
34. NAKAGAWA Y, MUKAI S, YABUMOTO H, et al. Cartilage degeneration and alignment in severe varus knee osteoarthritis. Cartilage. 2015,6(4):208–215.
35. HEIJINK A, GOMOLL A H, MADRY H, et al. Biomechanical considerations in the pathogenesis of osteoarthritis of the knee. Knee Surg Sports Traumatol Arthrosc. 2012,20(3): 423–435.
36. HIRSCHMANN M T, SCHÖN S, AFIFI F K, et al. Assessment of loading history of compartments in the knee using bone SPECT/CT: a study combining alignment and 99mTc-HDP tracer uptake/distribution patterns. J Orthop

Res. 2013,31(2):268–274.

37. HORISBERGER M, FORTUNA R, VALDERRABANO V, et al. Long-term repetitive mechanical loading of the knee joint by in vivo muscle stimulation accelerates cartilage degeneration and increases chondrocyte death in a rabbit model. Clin Biomech. 2013,28(5):536–543.
38. MINA C, GARRETT W E JR, PIETROBON R, et al. High tibial osteotomy for unloading osteochondral defects in the medial compartment of the knee. Am J Sports Med. 2008,36(5):949–555.
39. LEE Y S, LEE B K, LEE S H, et al. Effect of foot rotation on the mechanical axis and correlation between knee and whole leg radiographs. Knee Surg Sports Traumatol Arthrosc. 2013,21(11):2542–2547.
40. LEE Y S, LEE B K, KWON J H, et al. Serial assessment of weight-bearing lower extremity alignment radiographs after open-wedge high tibial osteotomy. Arthroscopy. 2014,30(3):319–325.
41. SANCHETI P, PATIL K, GUGALE S, et al. 6 How can preoperative planning prevent occurrence of a painful total knee replacement? The unhappy total knee replacement. Springer; 2015, p. 59–68.
42. PHILLIPS C, SILVER D, SCHRANZ P, et al. The measurement of patellar height: a review of the methods of imaging. J Bone Joint Surg. 2010,92(8):1045–1053.
43. DUGDALE T W, NOYES F R, STYER D. Preoperative planning for high tibial osteotomy. The effect of lateral tibiofemoral separation and tibiofemoral length. Clin Orthop Relat Res. 1992,274:248–264.
44. MARTI C B, GAUTIER E, WACHTL S W, et al. Accuracy of frontal and sagittal plane correction in open-wedge high tibial osteotomy. Arthroscopy. 2004,20(4):366–372.
45. COVENTRY M B, ILSTRUP D M, WALLRICHS S L. Proximal tibial osteotomy. A critical long-term study of eighty-seven cases. J Bone Joint Surg Am. 1993,75(2):196–201.
46. LEONARDI F, RIVERA F, ZORZAN A, et al. Bilateral double osteotomy in severe torsional malalignment syndrome: 16 years follow-up. J Orthop Traumatol. 2014,15(2):131–136.
47. WINDSOR R, INSALL J, VINCE K. Technical considerations of total knee arthroplasty after proximal tibial osteotomy. J Bone Joint Surg Am. 1988,70(4):547–555.
48. GAASBEEK R D, WELSING R T, VERDONSCHOT N, et al. Accuracy and initial stability of open-and closed-wedge high tibial osteotomy: a cadaveric RSA study. Knee Surg Sports Traumatol Arthrosc. 2005,13(8):689–694.
49. MILLER B S, DOWNIE B, MCDONOUGH E B, et al. Complications after medial opening wedge high tibial osteotomy. Arthroscopy. 2009,25(6):639–646.
50. STAUBLI A E, DE SIMONI C, BABST R, et al. TomoFix: a new LCP-concept for open wedge osteotomy of the medial proximal tibia–early results in 92 cases. Injury. 2003,34:55–62.
51. GOMOLL A H. High tibial osteotomy for the treatment of unicompartmental knee osteoarthritis: a review of the literature, indications, and technique. Phys Sportsmed. 2011,39(3):45–54.
52. OH S M, NHA K W, HAN J H. Opening Wedge High Tibia Osteotomy. J Korean Orthop Assoc. 2018,53(4):293–300.
53. WRIGHT J M, CROCKETT H C, SLAWSKI D P, et al. High tibial osteotomy. JAAOS-J Am Acad Orthop Surg. 2005,13(4):279–289.
54. NIEMEYER P, SCHMAL H, HAUSCHILD O, et al. Open-wedge osteotomy using an internal plate fixator in patients with medial-compartment gonarthritis and varus malalignment: 3-year results with regard to preoperative arthroscopic and radiographic findings. Arthroscopy. 2010,26(12):1607–1616.
55. BONNIN M, CHAMBAT P. Current status of valgus angle, tibial head closing wedge osteotomy in media gonarthrosis. Der Orthopade. 2004,33(2):135–142.
56. JENNY J, TAVAN A, JENNY G, et al. Long-term survival rate of tibial osteotomies for valgus gonarthrosis. Revue de chirurgie orthopedique et reparatrice de l'appareil moteur. 1998,84(4):350–357.
57. VAN RAAIJ T M, TAKACS I, REIJMAN M, et al. Varus inclination of the proximal tibia or the distal femur does not influence high tibial osteotomy outcome. Knee Surg Sports Traumatol Arthrosc. 2009,17(4):390–395.
58. JENNY J, BOÉRI C, BALLONZOLI L, et al. Difficul-

ties and reproducibility of radiological measurement of the proximal tibial axis according to Lévigne. Revue de chirurgie orthopedique et reparatrice de l'appareil moteur. 2005,91(7):658.
59. SMITH W B, STEINBERG J, SCHOLTES S, et al. Medial compartment knee osteoarthritis: age-stratified cost-effectiveness of total knee arthroplasty, unicompartmental knee arthroplasty, and high tibial osteotomy. Knee Surg Sports Traumatol Arthrosc. 2017,25(3):924–933.
60. KUWASHIMA U, OKAZAKI K, IWASAKI K, et al. Patient reported outcomes after high tibial osteotomy show comparable results at different ages in the mid-term to long-term follow-up. J Orthop Sci. 2019,24(5):855–860.
61. KEENAN O, CLEMENT N, NUTTON R, et al. Older age and female gender are independent predictors of early conversion to total knee arthroplasty after high tibial osteotomy. Knee. 2019,26(1):207–212.
62. GOSHIMA K, SAWAGUCHI T, SAKAGOSHI D, et al. Age does not affect the clinical and radiological outcomes after open-wedge high tibial osteotomy. Knee Surg Sports Traumatol Arthrosc. 2017,25(3):918–923.
63. KOHN L, SAUERSCHNIG M, ISKANSAR S, et al. Age does not influence the clinical outcome after high tibial osteotomy. Knee Surg Sports Traumatol Arthrosc. 2013,21(1):146–151.
64. BROSSET T, PASQUIER G, MIGAUD H, et al. Opening wedge high tibial osteotomy performed without filling the defect but with locking plate fixation (TomoFix™) and early weight-bearing: prospective evaluation of bone union, precision and maintenance of correction in 51 cases. Orthop Traumatol Surg Res. 2011,97(7):705–711.
65. BELSEY J, YASEN S K, JOBSON S, et al. Return to physical activity after high tibial osteotomy or unicompartmental knee arthroplasty: a systematic review and pooling data analysis. Am J Sports Med. 2021,49(5):1372–1380.
66. FU D, LI G, CHEN K, et al. Comparison of high tibial osteotomy and unicompartmental knee arthroplasty in the treatment of unicompartmental osteoarthritis: a meta-analysis. J Arthroplast. 2013,28(5): 759–765.
67. NWACHUKWU B U, MCCORMICK F M, SCHAIRER W W, et al. Unicompartmental knee arthroplasty versus high tibial osteotomy: United States practice patterns for the surgical treatment of unicompartmental arthritis. J Arthroplast. 2014,29(8): 1586–1589.
68. DOWD G, SOMAYAJI H, UTHUKURI M. High tibial osteotomy for medial compartment osteoarthritis. Knee. 2006,13(2):87–92.
69. KFURI M, LOBENHOFFER P. High tibial osteotomy for the correction of varus knee deformity. J Knee Surg. 2017,30(5):409–420.
70. LOBENHOFFER P. The rationale of osteotomy around the knee. J Knee Surg. 2017,30(5):386–392.
71. AHLBACK S. Osteoarthrosis of the knee. A radiographic investigation. Acta Radiol. 1968,227:7–72.
72. BENZAKOUR T, HEFTI A, LEMSEFFER M, et al. High tibial osteotomy for medial osteoarthritis of the knee: 15 years follow-up. Int Orthop. 2010,34(2):209–215.
73. STUKENBORG-COLSMAN C, WIRTH C, LAZOVIC D, et al. High tibial osteotomy versus unicompartmental joint replacement in unicompartmental knee joint osteoarthritis:: 7–10-year follow-up prospective randomised study. Knee. 2001,8(3):187–194.
74. FLOERKEMEIER S, STAUBLI A E, SCHROETER S, et al. Outcome after high tibial open-wedge osteotomy: a retrospective evaluation of 533 patients. Knee Surg Sports Traumatol Arthrosc. 2013,21(1):170–180.
75. PARKER D A, BEATTY K T, GIUFFRE B, et al. Articular cartilage changes in patients with osteoarthritis after osteotomy. Am J Sports Med. 2011,39(5):1039–1045.
76. ZAMPOGNA B, VASTA S, PAPALIA R. Patient evaluation and indications for osteotomy around the knee. Clin Sports Med. 2019,38(3):305–315.
77. BERMAN A T, BOSACCO S J, KIRSHNER S, et al. Factors influencing long-term results in high tibial osteotomy. Clin Orthop Relat Res. 1991,272:192–198.
78. AKIZUKI S, SHIBAKAWA A, TAKIZAWA T, et al. The long-term outcome of high tibial osteotomy: a ten-to 20-year follow-up. J Bone Joint Surg. 2008,90(5):592–596.
79. JACOBI M, VILLA V, REISCHL N, et al. Factors influencing posterior tibial slope and tibial rotation in opening wedge high tibial osteotomy. Knee Surg Sports Traumatol Arthrosc. 2015,23(9):2762–2768.
80. OZALAY M, OZKOC G, CIRCI E, et al. The correlation of correction magnitude and tibial slope changes

following open wedge high tibial osteotomy. Knee Surg Sports Traumatol Arthrosc. 2008,16(10):948–951.
81. GIFFIN J R, VOGRIN T M, ZANTOP T, et al. Effects of increasing tibial slope on the biomechanics of the knee. Am J Sports Med. 2004,32(2):376–382.
82. DEAN C S, LIECHTI D J, CHAHLA J, et al. Clinical outcomes of high tibial osteotomy for knee instability: a systematic review. Orthop J Sports Med. 2016,4(3): 2325967116633419.
83. CHAE D J, SHETTY G M, LEE D B, et al. Tibial slope and patellar height after opening wedge high tibia osteotomy using autologous tricortical iliac bone graft. Knee. 2008,15(2):128–133.
84. OGAWA H, MATSUMOTO K, OGAWA T, et al. Effect of wedge insertion angle on posterior tibial slope in medial opening wedge high tibial osteotomy. Orthop J Sports Med. 2016,4(2):2325967116630748.
85. BAE D K, KO Y W, KIM S J, et al. Computer-assisted navigation decreases the change in the tibial posterior slope angle after closed-wedge high tibial osteotomy. Knee Surg Sports Traumatol Arthrosc. 2016,24(11):3433–3440.
86. HERMAN B V, GIFFIN J R. High tibial osteotomy in the ACL-deficient knee with medial compartment osteoarthritis. J Orthop Traumatol. 2016,17(3):277–285.
87. LATTERMANN C, JAKOB R. High tibial osteotomy alone or combined with ligament reconstruction in anterior cruciate ligament-deficient knees. Knee Surg Sports Traumatol Arthrosc. 1996,4(1):32–38.
88. PETRIGLIANO F A, SUERO E M, VOOS J E, et al. The effect of proximal tibial slope on dynamic stability testing of the posterior cruciate ligament–and posterolateral corner–deficient knee. Am J Sports Med. 2012,40(6): 1322–1328.
89. GIAGOUNIDIS E, SELL S. High tibial osteotomy: factors influencing the duration of satisfactory function. Arch Orthop Trauma Surg. 1999,119(7–8):445–449.
90. NAUDIE D, BOURNE R B, RORABECK C H, et al. The Install Award. Survivorship of the high tibial valgus osteotomy. A 10- to -22-year followup study. Clin Orthop Relat Res. 1999,367:18–27.
91. HERNIGOU P, MEDEVIELLE D, DEBEYRE J, et al. Proximal tibial osteotomy for osteoarthritis with varus deformity. A ten to thirteen-year follow-up study. The J Bone Joint Surg. 1987,69(3):332.
92. MINIACI A, BALLMER F, BALLMER P, et al. Proximal tibial osteotomy. A new fixation device. Clin Orthop Relat Res. 1989,246:250–259.
93. PRODROMOS C C, ANDRIACCHI T, GALANTE J. A relationship between gait and clinical changes following high tibial osteotomy. J Bone Joint Surg Am. 1985, 67(8):1188–1194.
94. JAKOB R, JACOBI M. Closing wedge osteotomy of the tibial head in treatment of single compartment arthrosis. Der Orthopade. 2004,33(2):143.
95. KEENE J S, MONSON D K, ROBERTS J M, et al. Evaluation of patients for high tibial osteotomy. Clin Orthop Relat Res. 1989,243:157–165.
96. RINONAPOLI E, MANCINI G B, CORVAGLIA A, et al. Tibial osteotomy for varus gonarthrosis: a 10-to 21-year followup study. Clin Orthop Relat Res. 1998,353: 185–193.
97. VALENTI J R, CALVO R, LOPEZ R, et al. Long term evaluation of high tibial valgus osteotomy. Int Orthop. 1990,14(4):347–349. https://doi.org/10.1007/BF00182642.
98. YASUDA K, MAJIMA T, TSUCHIDA T, et al. A ten-to 15-year follow-up observation of high tibial osteotomy in medial compartment osteoarthrosis. Clin Orthop Relat Res. 1992,282:186–195.
99. BHAN S, DAVE P. High valgus tibial osteotomy for osteoarthritis of the knee. Int Orthop. 1992,16(1):13–17.
100. SUNDARAM N, HALLETT J, SULLIVAN M. Dome osteotomy of the tibia for osteoarthritis of the knee. J Bone Joint Surg. 1986,68(5):782–786.
101. INSALL J N, JOSEPH D, MSIKA C. High tibial osteotomy for varus gonarthrosis. A long-term follow-up study. J Bone Joint Surg Am. 1984,66(7):1040–1048.
102. LEE D-H, HAN S-B, OH K-J, et al. The weight-bearing scanogram technique provides better coronal limb alignment than the navigation technique in open high tibial osteotomy. Knee. 2014,21(2):451–455.
103. KRETTEK C, MICLAU T, GRU O, et al. Intraoperative control of axes, rotation and length in femoral and tibial fractures technical note. Injury. 1998,29:29–39.
104. REISING K, STROHM PC, HAUSCHILD O, et al.

Computer-assisted navigation for the intraoperative assessment of lower limb alignment in high tibial osteotomy can avoid outliers compared with the conventional technique. Knee Surg Sports Traumatol Arthrosc. 2013,21(1):181–188.

105. HERNIGOU P, OVADIA H, GOUTALLIER D. Mathematical modelling of open-wedge tibial osteotomy and correction tables. Revue de Chirurgie Orthopedique et Reparatrice de L'appareil moteur. 1992,78(4):258–263.

106. DEJOUR H, BONNIN M. Tibial translation after anterior cruciate ligament rupture. Two radiological tests compared. J Bone Joint Surg. 1994,76(5):745–749.

107. MOON S W, PARK S H, LEE B H, et al. The effect of hinge position on posterior tibial slope in medial openwedge high tibial osteotomy. Arthroscopy. 2015,31(6): 1128–1133.

108. NOYES F R, GOEBEL S X, WEST J. Opening wedge tibial osteotomy: the 3-triangle method to correct axial alignment and tibial slope. Am J Sports Med. 2005, 33(3):378–387.

109. MOON S W, RYU J Y, LEE S-J, et al. The effect of the sagittal plane osteotomy inclination on the posterior tibial slope in medial open wedge HTO: experimental study with a square column model. BMC Musculoskelet Disord. 2021,22(1):89. https://doi.org/10.1186/s12891-021-03951-0.

110. HAN S B, LEE D H, SHETTY G M, et al. A "safe zone" in medial open-wedge high tibia osteotomy to prevent lateral cortex fracture. Knee Surg Sports Traumatol Arthrosc. 2013,21(1):90–95.

111. TAKEUCHI R, ISHIKAWA H, KUMAGAI K, et al. Fractures around the lateral cortical hinge after a medial opening-wedge high tibial osteotomy: a new classification of lateral hinge fracture. Arthroscopy. 2012,28(1): 85–94.

112. ROSSI R, BONASIA D E, AMENDOLA A. The role of high tibial osteotomy in the varus knee. J Am Acad Orthop Surg. 2011,19(10):590–599.

113. SHENOY P M, OH H K, CHOI J Y, et al. Pseudoaneurysm of the popliteal artery complicating medial opening wedge high tibial osteotomy. Orthopedics. 2009, 32(6):442.

114. SPAHN G. Complications in high tibial (medial opening wedge) osteotomy. Arch Orthop Trauma Surg. 2004,124(10):649–653.

115. DAREES M, PUTMAN S, BROSSET T, et al. Opening-wedge high tibial osteotomy performed with locking plate fixation (TomoFix) and early weight-bearing but without filling the defect. A concise follow-up note of 48 cases at 10 years' follow-up. Orthop Traumatol Surg Res. 2018,104(4):477–480.

116. JIN C, SONG E-K, SANTOSO A, et al. Survival and risk factor analysis of medial open wedge high tibial osteotomy for unicompartment knee osteoarthritis. Arthroscopy. 2020,36(2):535–543.

117. HANTES M E, NATSARIDIS P, KOUTALOS A A, et al. Satisfactory functional and radiological outcomes can be expected in young patients under 45 years old after open wedge high tibial osteotomy in a longterm follow-up. Knee Surg Sports Traumatol Arthrosc. 2018,26(11):3199–3205.

118. SEO Y R, NHA K W, HA S S. Surgical technique for distal femur varization osteotomy. J Korean Orthop Assoc. 2018,53(4):301–306.

119. LEARMONTH I. A simple technique for varus supracondylar osteotomy in genu valgum. J Bone Joint Surg. 1990,72(2):235–237.

120. MCDERMOTT A, FINKLESTEIN J, FARINE I, et al. Distal femoral varus osteotomy for valgus deformity of the knee. JBJS. 1988,70(1): 110–116.

121. GROSS A E, HUTCHISON C R. Realignment osteotomy of the knee—Part 1: distal femoral varus osteotomy for osteoarthritis of the Valgus knee. Oper Tech Sports Med. 2000,8(2):122–126.

122. WANG J-W, HSU C-C. Distal femoral varus osteotomy for osteoarthritis of the knee. JBJS. 2005,87(1):127–133.

123. SHEN H C, CHAO K H, HUANG G S, et al. Combined proximal and distal realignment procedures to treat the habitual dislocation of the patella in adults. Am J Sports Med. 2007,35(12):2101–2108. https://doi.org/10.1177/0363546507305014.

124. THEIN R, BRONAK S, THEIN R, et al. Distal femoral osteotomy for valgus arthritic knees. J Orthop Sci. 2012,17(6):745–749. https://doi.org/10.1007/s00776-

012-0273-1.
125. FINKELSTEIN J A, GROSS A E, DAVIS A. Varus osteotomy of the distal part of the femur. A survivorship analysis. J Bone Joint Surg Am. 1996,78(9):1348–1352. https://doi.org/10.2106/00004623-199609000-00008.
126. BACKSTEIN D, MORAG G, HANNA S, et al. Long-term follow-up of distal femoral varus osteotomy of the knee. J Arthroplast. 2007,22(4 Suppl 1):2–6. https://doi.org/10.1016/j.arth.2007.01.026.
127. PUDDU G, CIPOLLA M, CERULLO G, et al. Which osteotomy for a valgus knee? Int Orthop. 2010,34(2): 239–247.
128. SCOTT W N. Insall & Scott surgery of the knee E-book. Elsevier Health Sciences. 2011.
129. EDGERTON B C, MARIANI E M, MORREY B F. Distal femoral varus osteotomy for painful genu valgum. A five-to-11-year follow-up study. Clin Orthop Relat Res. 1993,288:263–269.
130. KOSASHVILI Y, SAFIR O, GROSS A, et al. Distal femoral varus osteotomy for lateral osteoarthritis of the knee: a minimum ten-year follow-up. Int Orthop. 2010,34(2):249–254.
131. AGLIETTI P, MENCHETTI P. Distal femoral varus osteotomy in the valgus osteoarthritic knee. Am J Knee Surg. 2000,13(2):89–95.
132. NELSON C L, SALEH K J, KASSIM R A, et al. Total knee arthroplasty after varus osteotomy of the distal part of the femur. JBJS. 2003,85(6):1062–1065.
133. SCHRÖTER S, NAKAYAMA H, YOSHIYA S, et al. Development of the double level osteotomy in severe varus osteoarthritis showed good outcome by preventing oblique joint line. Arch Orthop Trauma Surg. 2019, 139(4):519–527.
134. NAKAYAMA H, SCHRÖTER S, YAMAMOTO C, et al. Large correction in opening wedge high tibial osteotomy with resultant joint-line obliquity induces excessive shear stress on the articular cartilage. Knee Surg Sports Traumatol Arthrosc. 2018,26(6):1873–1878.
135. NAKAYAMA H, ISEKI T, KANTO R, et al. Physiologic knee joint alignment and orientation can be restored by the minimally invasive double level osteotomy for osteoarthritic knees with severe varus deformity. Knee Surg Sports Traumatol Arthrosc. 2020,28(3):742–750.
136. HERNIGOU P, DUFFIET P, JULIAN D, et al. Outcome of total knee arthroplasty after high tibial osteotomy: does malalignment jeopardize the results when using a posterior-stabilized arthroplasty? HSS J. 2013,9(2):134–137. https://doi.org/10.1007/s11420-013-9344-x.
137. PRESTON S, HOWARD J, NAUDIE D, et al. Total knee arthroplasty after high tibial osteotomy: no differences between medial and lateral osteotomy approaches. Clin Orthop Relat Res. 2014,472(1):105–110.
138. RAMAPPA M, ANAND S, JENNINGS A. Total knee replacement following high tibial osteotomy versus total knee replacement without high tibial osteotomy: a systematic review and meta analysis. Arch Orthop Trauma Surg. 2013,133(11):1587–1593. https://doi.org/10.1007/s00402-013-1838-y.
139. TERAUCHI M, SHIRAKURA K, KATAYAMA M, et al. Varus inclination of the distal femur and high tibial osteotomy. J Bone Joint Surg. 2002,84(2):223–226.
140. BENJAMIN A. Double osteotomy for the painful knee in rheumatoid arthritis and osteoarthritis. J Bone Joint Surg. 1969,51(4):694–699.
141. SARAGAGLIA D, SIGWALT L, RUBENS-DUVAL B, et al. Concept of combined femoral and tibial osteotomies. J Knee Surg. 2017,30(8):756–763.
142. BABIS G C, AN K-N, CHAO E Y, et al. Double level osteotomy of the knee: a method to retain joint-line obliquity: clinical results. JBJS. 2002,84(8): 1380–1388.

13 膝关节单髁置换术

作者：SeungJoon Rhee
译者：陈思行　　审校：代岭辉

摘　要

单间室骨关节炎的手术治疗方法包括软骨移植、自体或同种异体骨软骨移植、胫骨高位截骨术（HTO）和膝关节置换术。膝关节单髁置换术（UKA）选择性地置换膝关节3个关节间室中的1个。UKA的优势在于：与全膝关节置换术（TKA）相比，手术切口小，骨切除少，能保留更多的组织和功能；术中出血少，输血量少；术后患者膝关节活动度好，恢复快，临床效果好；UKA失败后患者转行TKA比HTO失败后转行TKA或TKA失败后再行TKA更容易。UKA手术的缺点是手术适应证少，手术难度大，手术效果因植入物设计和术者经验而异。另一个值得关注的问题是，UKA相比于TKA的术后早期失败率更高。内侧UKA占全部UKA手术的90%以上，外侧UKA只占10%。本章将详细讨论UKA的适应证和禁忌证、植入物的设计、手术技术及临床结果与并发症。本章内容将重点关注内侧UKA，并简要介绍外侧UKA和髌股关节置换术。

S. Rhee (✉)
Department of Orthopedics, Biomedical Research Institute, Pusan National University Hospital, Busan, South Korea
e-mail: pnuhosknee@pusan.ac.kr

S.-S. Seo (ed.), *A Strategic Approach to Knee Arthritis Treatment*,
https://doi.org/10.1007/978-981-16-4217-3_13

关键词

骨关节炎；单髁；关节置换术；适应证；禁忌证；植入物设计；手术技术；临床结果；并发症

13.1 内侧膝关节单髁置换术

UKA作为半关节置换术的一种形式，由McKeever和MacIntosh[1]于20世纪50年代首次实施，用以替代胫骨平台。20世纪70年代初，在Marmor[2]开发了股骨假体和骨水泥固定技术后，固定平台UKA被逐渐引入。1978年，Goodfellow和O'Connor[3]开发了活动平台UKA植入物，即Oxford膝关节，它采用了与运动相协调的聚乙烯设计方案，模仿了正常半月板形状以减少磨损和松动。在UKA早期，由于植入物的设计缺陷、缺乏合适的手术器械、患者的选择不符合手术适应证，文献中报道的失败率较高。然而，通过制订严格的手术指征并不断改进植入物和手术器械，目前手术效果得到了较大改善。特别是Repicci在20世纪90年代末提出的微创手术技术，引起了人们对UKA前所未有的兴趣，期望通过使用微创手术技术行 UKA 以获得更好的手术效果，UKA 的使用率也随之增加[4]。21 世纪初，UKA 与 TKA 的比例在全球范围内呈年均增长趋势，美国为 8.1%（2005 年），澳大利亚为 9.7%（2007 年），瑞典为 7.0%（2007 年），尽管在韩国这一比例低于 5%[5, 6]。最近的调查报告显示，美国、芬兰、新西兰、挪威和韩国的 UKA 使用率持续上升，而澳大利亚和加拿大 UKA 的使用率则在下降[7]。

13.1.1 适应证和禁忌证

13.1.1.1 适应证

局限在膝关节一侧的退行性关节炎是 UKA 的主要适应证，其他适应证包括创伤性关节炎、剥脱性骨软骨炎和局限在骨骺至软骨下深度的特发性骨坏死[8]。

UKA 的传统适应证是指年龄在 60 岁以上、体重在 180 磅（约 81.65 kg）以下、膝关节活动度在 90° 以上、屈曲挛缩在 5° 以下、成角畸形在 15° 以下，非炎症性关节炎的相对不活动患者[9]。然而，由于手术技术和器械的发展，许多学者正在扩大其适应证。尽管固定（15°）和活动（10°）平台植入物之间允许的内翻畸形和屈曲挛缩程度存在差异，但 UKA 的手术适应证已得到极大扩展，包括对患者的年龄、活动范围和体重的限制[10, 11]。最近按照 2 个年龄组的划分，有 2 种主要的适应证。一种是在相对年轻、体重较轻的患者中进行的初次手术，预计这些患者在他们的一生中会进行 1 次以上的关节置换术；另一种是对那些预计生存时间少于 10 年的老年人进行的省时、低发病率的补救性手术。Laskin 等[12]报告说，用 TKA 治疗的膝关节中有 15% 可以用 UKA 治疗。自发性膝关节骨坏死（spontaneous osteonecrosis of knee，SPONK）病变在 MRI 中位于比软骨下骨更浅的位置，是一个合适的适应证。膝关节活动度的最低要求是 90°，站立位全身 X 线片中患者机械轴的内翻偏移不应超过 5° 或外翻不应超过 10°。对于胫股关节半脱位超过 3 mm 或髁间窝与胫骨髁间隆起撞击即“对吻伤”的情况，尽管经验丰富的术者行 UKA 治疗此类情况取得了一定的效果，但此类情况并不是 UKA 的适应证。髌骨病变是否为 UKA 的适应证存在争议，但一般来说，髌骨软骨损伤暴露到软骨下骨，则内外侧 UKA 都不能使用，而软骨软化的病变是允许进行 UKA 手术的。

13.1.1.2 禁忌证

炎症性关节炎（包括类风湿关节炎）、多间室进展性疾病、韧带不稳定（包括交叉韧带或副韧带损伤、过度成角畸形或严重屈曲挛缩），以及膝关节活动度小于 90°，都是 UKA 的禁忌证[10, 11]。Dennis 在他们的研究中强调了前交叉韧带（ACL）在 UKA 中的重要性，他们报道了在 ACL 损伤失去功能的情况下，因负重不平衡导致患者膝关节植入物前部磨损加快[13]。Argenson 利用荧光透视检查结果发现内侧 UKA 后膝关节屈曲后滚达到 –0.8 mm，外侧 UKA 后达到 –2.5 mm，他们认为从力学角度看，行 UKA 手术的患者 ACL 应该是完整的，以维持膝关节的正常功能[14]。Goodfellow 报道，在 ACL 功能不全或损伤的情况下，UKA 的失败率要高 10 倍[15]。因此，在 AP X 线检查或膝关节内外翻应力位 X 线检查中发现患者 ACL 不稳定是 UKA 手术的禁忌证。类风湿关节炎的渐进性疾病特征可能表现为韧带结构的松弛，使外科医生将该疾病和其他关节间室骨关节炎归类为 UKA 的相对禁忌证（图 13.1）。

13.1.1.3 UKA 与 HTO 的适应证比较

HTO 具有保膝手术的优势，从而成为年轻和运动量大的骨关节炎患者的首选治疗方法，但它也有一些并发症，包括浅表伤口感染、延迟愈合或不愈合、固定物断裂及 HTO 术后的医源性骨折。此外，患者术后 5 年的中长期关节存活率迅速下降，且 HTO 失败后的翻修手术较为困难，使得近年来倾向于将 UKA 作为相对年轻患者的替代性手术治疗方案[16~20]。在传统意义上，UKA 适用于 60~80 岁、相对瘦弱和运动量较少的患者。据报道，UKA 的早期成功率较高，并发症发生率较低。尽管 UKA 和 HTO 的适应证有很大的重叠，但对于 3 级或 4 级的严重骨关节炎患者建议行 UKA，而 ACL 断裂或存在明显胫骨内翻等关节不稳定的患者建议行 HTO。

13.1.1.4 UKA 与 TKA 的适应证比较

一方面，与 TKA 相比，UKA 的最大优势是保留了完整的组织。在保留完整的关节间室和韧带结构的情况下，从患侧关节间室切除较少的骨，可以保留患者正常的膝关节运动学和本体感觉。此外，较短的手术时间和较低的发病率也有助于减少患者住院时间。McAuley 等[21]提到，UKA 比 TKA 术后行翻修手术更容易。另一方面，由于假体对位的可接受范围较窄，如果对位不当，可能会引起其他关节腔疾病，因此 UKA 的手术技术要求比 TKA 更高。患者年龄是选择合适手术方案的一个重要因素[9]。对于 60 岁以下的年轻患者来说，可考虑行 UKA，因为 UKA 的翻修相对 TKA 的翻修更容易。而对于 75 岁以上的老年患者，其围手术期风险预期更高，因此 UKA 可以被视为 TKA 的替代方案。如果患者的年龄在 60~75 岁且预计不会再进行第 2 次手术，

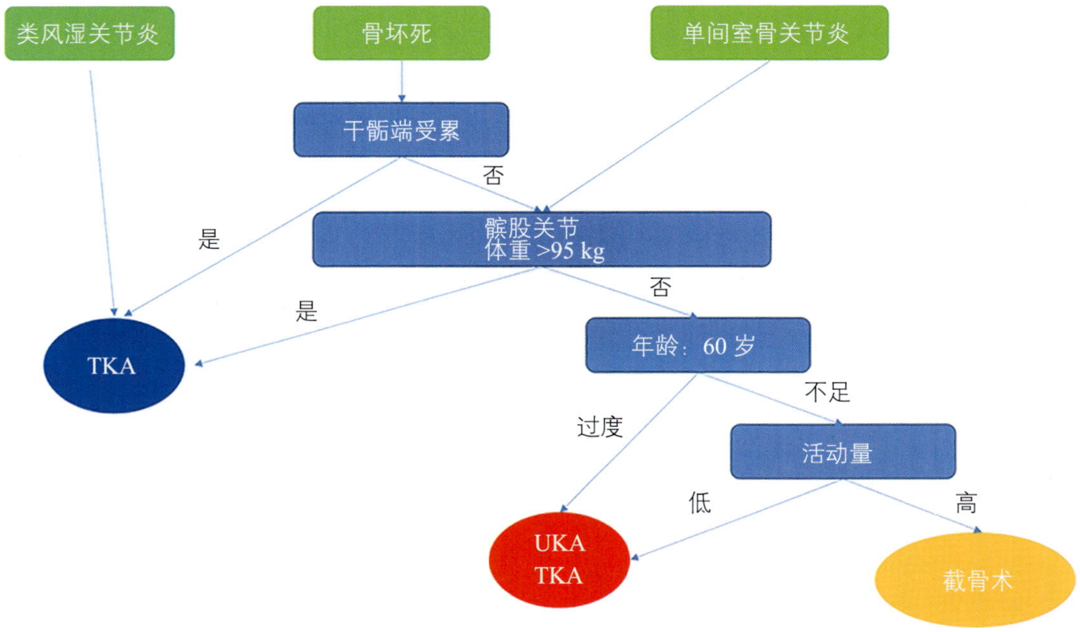

图 13.1 膝关节单髁置换术的适应证策略。TKA，全膝关节置换术；UKA，膝关节单髁置换术

应主要考虑行TKA以获得更好的假体长期存活率。然而，大多数研究报告称，这两种手术治疗方法的临床结果相似。尽管如此，人们普遍认为UKA在功能上优于TKA，而TKA在假体存活率上占优势。Newman[22]报道，在术后至少5年内，UKA比TKA功能效果更好。

13.1.2 植入物类型

用于UKA的植入物可大致分为活动平台型和固定平台型；活动平台型植入物又可分为半月板轴承型和跟踪轴承型，前者允许聚乙烯衬垫在股骨和胫骨金属假体之间无限制地移动，后者允许聚乙烯衬垫的前后移动。固定平台型植入物又分为全聚乙烯胫骨假体的全聚合物型以及含有金属胫骨假体和聚乙烯衬垫的金属轴承型[23~25]。

与TKA类似，在UKA中增加适形性会导致更多的松动，降低适形性会导致更多的磨损。股骨和胫骨假体的平对平构形将减少应力，但会导致边缘接触，而圆对圆构形由于运动受限，会引发对松动的担忧。文献报道，在平面胫骨假体上安装有圆面股骨假体的植入物由于应力增加会有较高的磨损率，导致ACL的损伤进而引起磨损。股骨后髁已特地改造至相对较大的后髁半径，聚乙烯衬垫已改造成符合要求的形状，以克服小半径后髁和扁平聚乙烯衬垫所导致的磨损率增加。已经增加了股骨假体的宽度以覆盖被切除的股骨髁面，而不会出现早期设计中股骨假体宽度过窄的情况。活动平台型植入物则是为了减少适形性设计中聚乙烯的磨损率。活动平台型聚乙烯轴承因为在适形性设计中增加了接触面，减少了单位尺寸的接触应力，降低了植入物的磨损率，同时减少了植入物松动造成的手术失败。活动平台型植入物设计的另一个优点是，它作为一种重铺概念所需切除的骨量较少。然而，它对手术技术的要求更高，并可能出现轴承脱位[25]。另一方面，在全胫骨假体出现之前，固定平台型轴承设计一直被认为很容易出现胫骨假体的磨损和松动。金属支撑的胫骨假体具有模块性、承重规律性、更容易黏合、更容易更换聚乙烯的特点，这些都是固定平台型轴承设计的优点[23]（图13.2）。

13.1.2.1 股骨假体

股骨假体的设计因宽度、髁部弧度及植入物增强固定方法的不同而存在差异。固定装置包括鳍状物、荚状物或耳状物，以增加固定强度。设计中还采用2个耳状物、金属杆或十字形凹槽以防止旋转（图13.3）。

13.1.2.2 胫骨假体

早期开发了全聚乙烯胫骨假体，随后又开发了金属托胫骨假体和聚乙烯衬垫的组合结构。胫骨金属托的优点在于承重均匀、可更换磨损的聚乙烯衬垫，缺点是聚乙烯衬垫较薄。尽管对聚乙烯衬垫的优点和缺点存在争议，但聚乙烯的最薄部分应超过6 mm以尽量降低磨损率。文献报道薄于6 mm的聚乙烯容易磨损，而磨损颗粒周围的炎症引发其他间室关节炎。最近，假体设计转向了最小量骨切除的表面置换，这也正面临着金属托不可避免地会减少聚乙烯厚度的问题（图13.4）。

13.1.3 手术原则与技术

以前进行UKA是采用传统的膝关节切开术，最近的主流技术是微创手术。微创手术的优点包括不适感更少、致残率更低、疼痛更轻、关节活

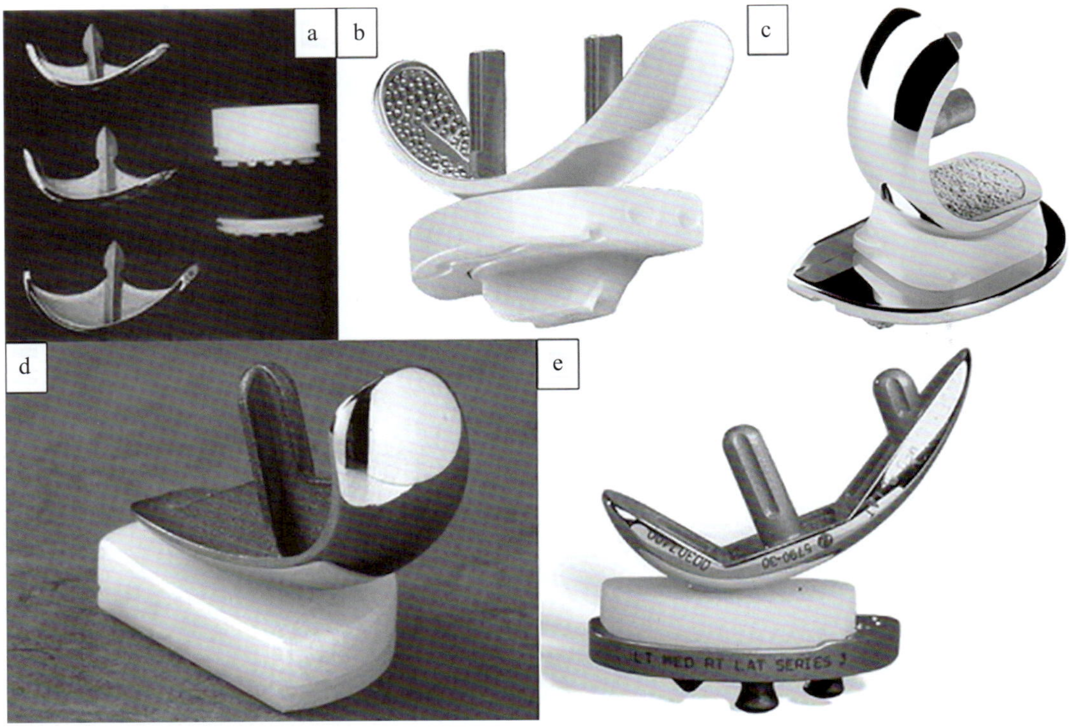

图 13.2 各种膝关节单髁置换术植入物。（a）Marmor。（b）George sledge。（c）Oxford。（d）Repicci Ⅱ（Biomet，Warsaw，Indiana，USA），经许可转载。（e）Miller–Galante（Zimmer，Warsaw，Indiana，USA），经许可转载

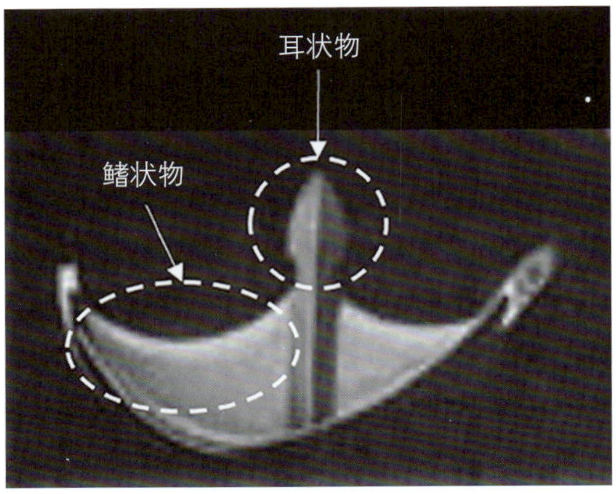

图 13.3 加强股骨假体固定的设计要素

动度及功能恢复更早、住院时间更短；缺点在于视野受限导致的假体错位风险[26]。最近有许多研究报道在精确实施的微创 UKA 中，假体对位和临床效果令人满意。

成功的 UKA 最重要的技术因素是轴向对位、韧带平衡和假体固定。UKA 中的股骨胫骨对位是由股骨内侧髁和胫骨假体之间的接触点水平决定的。已知影响对位的因素包括：假体的设计、胫骨近端切除水平、韧带的稳定性、术前畸形程度、聚乙烯衬垫的厚度和术者的手术技术。因此，应尽一切努力根据患者情况准备适当的假体，并在术前进行细致的规划和术中验证，从而尽可能实现术后股骨胫骨对位。UKA 的韧带平衡主要是通过改变假体的大小和位置，以及切除骨赘来实现的。韧带平衡的主要目的是在不过度松解内侧软组织结构的情况下，通过置入大小匹配的假体来恢复正常的软组织张力。关于假体的位置，应监测股骨假体在冠状面、矢状面和轴面上与股骨髁中外侧的对位情况，而对胫骨假体，应监测胫骨平台的中外侧位置、胫骨后倾角和轴面的旋转。

13.1.3.1 手术入路

尽管目前传统的 TKA 手术方法仍在使用，

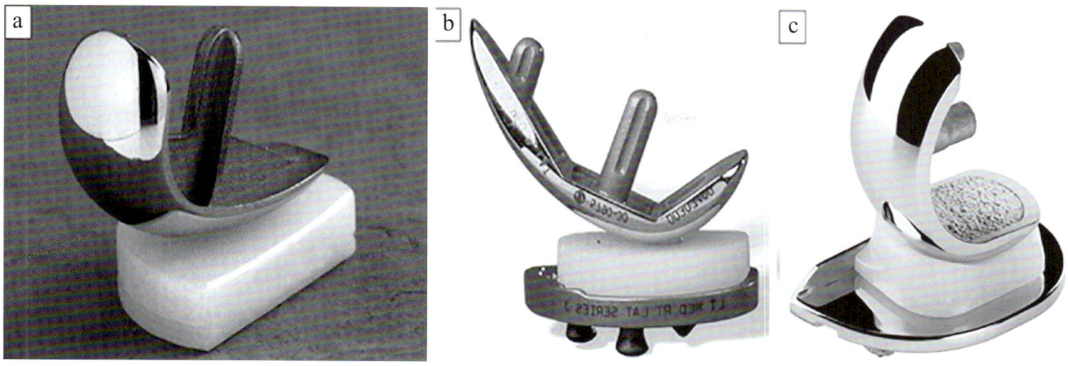

图 13.4　各种类型的胫骨假体。（a）固定平台型全聚乙烯胫骨假体。（b）固定平台型模块化金属托胫骨假体。（c）活动平台型半月板胫骨假体

但微创手术更值得推荐。Repicci 等坚持采用微创手术，通过减少皮肤切口和软组织切除来促进患者伤口早期恢复和功能康复。随着手术器械的改进、经验的积累和计算机辅助手术的开展，早期经常出现的内翻置入错误已经得到改善。

对于内侧 UKA，术者从髌骨上端到胫骨结节水平或关节线下方 2 cm，距髌腱内侧约 1 cm 处进行长 7~8 cm 的纵向皮肤切口。关节切开术可以沿皮肤切口线进行（图 13.5）。外侧 UKA 可使用外侧切口，考虑到患者未来可能行 TKA 也可采用中线皮肤切口。在沿皮肤切口线切开关节时，应注意不要损伤 ACL、内侧副韧带或外侧半月板前角。传统的方法是将髌骨外翻，但在微创手术中，必须将髌骨向内侧或外侧拉开并保留股四头肌腱。如果在进行 UKA 时观察到交叉韧带损伤、侧向不稳定、其他关节间室或髌股关节间室的严重关节炎，应考虑转为 TKA。胫股关节其他间室的关节炎病变程度不应超过Ⅱ级，髌股关节不应超过Ⅳ级。

13.1.3.2　软组织准备

切除内侧半月板并切除髁间窝及胫骨、股骨周围的骨赘。内侧 UKA 时去除内侧胫骨平台边

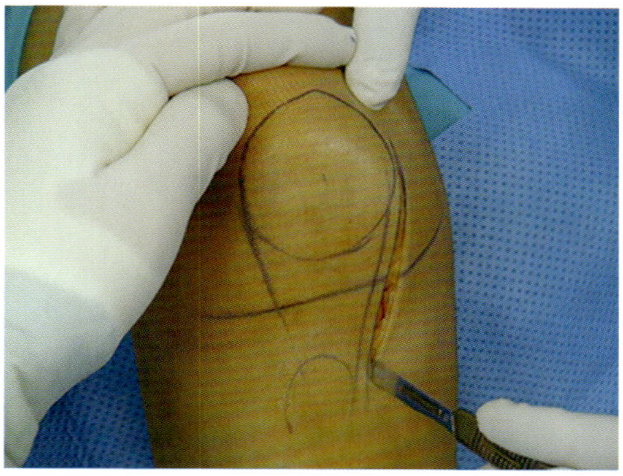

图 13.5　单髁置换术中的微创手术入路（由 MH，Song 免费提供）

缘骨赘可以被动地纠正内翻畸形（图 13.6）。内侧副韧带松解程度应尽可能小，松解到拉钩刚好能插入即可。若需要进一步松解内侧副韧带的患者，则应考虑行 TKA。过度松解内侧副韧带会引起关节不稳定，从而促进对侧关节的关节炎。

13.1.3.3　骨切除术

有 2 种骨切除方法，分别是先切股骨和先切胫骨。先切股骨的方法在髓内导向下进行切割。而在先切胫骨的方法中，由于股骨切除受胫骨切除水平的影响，所以采用髓外引导切割器。术者应行保守性骨切除，避免过度矫正。按照患者下肢伸直时的机械轴和屈曲时股骨和胫骨之间

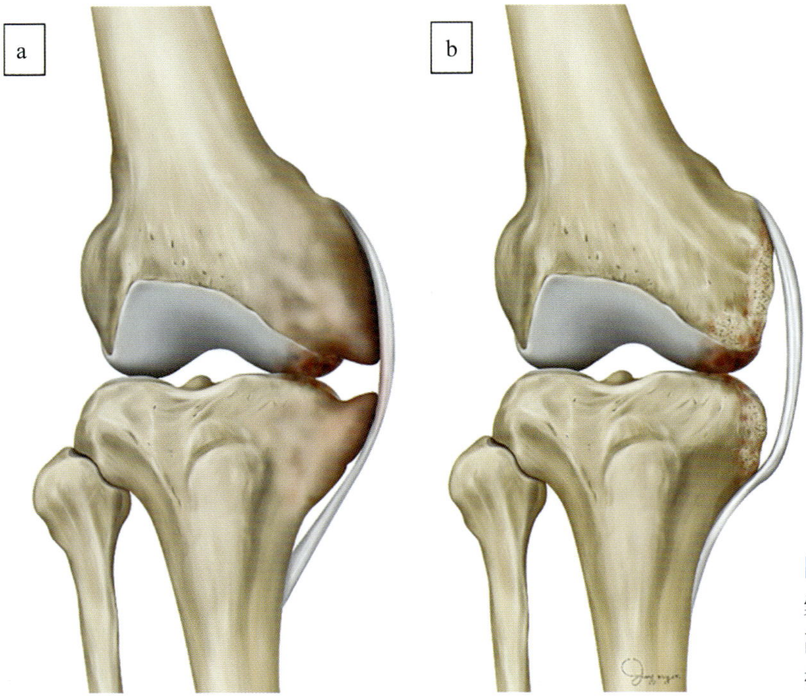

图 13.6 内侧骨赘对韧带和内侧关节囊的影响。（a）内侧骨赘支撑内侧副韧带。（b）骨赘切除后内侧副韧带松弛

的垂直角度调整下肢力线。一些研究者报告轻微的矫正不足对减轻外侧间室压力是有利的，但在 4°~7° 的股骨胫骨解剖对位时负重过高。

在先切股骨的技术中，髓内引导器置于股骨髁间窝后交叉韧带止点的正前方。在膝关节 90° 屈曲时，将股骨远端切割引导器组装到髓内引导器上，并与胫骨关节面平行、与胫骨机械轴垂直地固定在股骨上。结合术前方案，骨切除增加到 6 mm，当外翻角超过 6° 时，允许额外切除 2 mm。该步骤可以无须额外切除胫骨骨质来扩大伸直间隙、减少外翻畸形。

应充分切除股骨后髁，以确保有一个可承重的后间室。截骨后的股骨远端前后尺寸是决定股骨假体大小的一个指标。选择股骨假体尺寸时，建议距离股骨远端截骨面至少留出 1 mm 厚度，居中尺寸时首选更大号的假体。因此，当尺寸不确定时，应尝试用大尺寸的切除引导器提前进行切割更安全。股骨远端切除的倾斜度应与生理状态下的胫骨后倾角一致。股骨假体的尺寸应大到足以覆盖切除骨表面的前部，以防止股骨关节软骨和胫骨假体之间的撞击。同时，应注意从股骨假体前缘到周围关节面的平滑过渡，以允许不间断的髌骨轨迹。术中反复伸膝测试股骨与胫骨的接触点或软骨下骨与关节软骨边界形成的“潮标”，以确保股骨假体大小合适（图 13.7）。反之，在外侧 UKA 中建议缩小股骨假体的尺寸，以避免髌股关节相关问题。

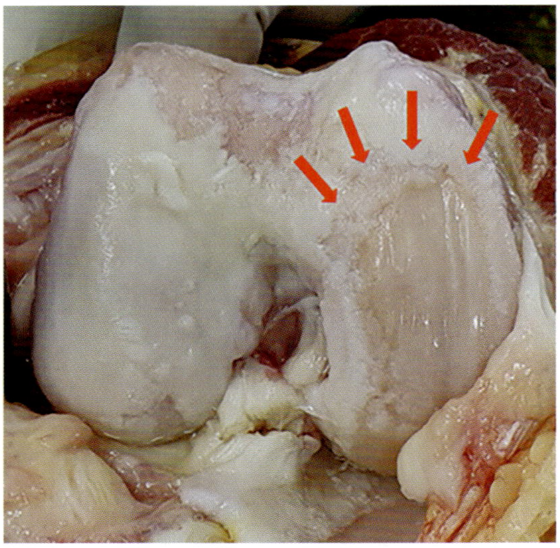

图 13.7 潮标

在这一阶段，骨切除应充分且位置良好，以防止股骨假体悬垂而导致髌骨轨迹中断。斜面切除和后髁切除可以在确定尺寸后进行，而斜面切除也可以在胫骨近端切除和软组织平衡后进行。股骨假体在冠状面应位于髁突内外径的中间，在矢状面应位于胫骨前后径的中点。定位错误会导致胫骨棘的撞击或聚乙烯的边缘负荷。在逐渐将膝关节从 90° 伸展到 60° 、30° 、0° 时，标记股骨运动的中心，有助于确定股骨假体的最佳位置。旋转对位与假体磨损密切相关，尤其是 UKA。建议股骨假体的轻微外旋不超过 5° 。在确定旋转对位后需钻出耳状孔。一些术者喜欢多次微钻孔以加强对硬化骨的固定。

接下来，为胫骨切除术设置髓外引导器。与 TKA 类似，引导器近端位于胫骨结节内侧，远端位于胫距关节中心。术中应避免过度切除胫骨，因为过度切除不仅会造成关节下移，而且会导致胫骨平台骨折。尽管不同术者的切除水平不同，但仍推荐 2° ~3° 的矫正不足，即机械轴位于胫骨内侧棘和胫骨假体中部之间的点（图 13.8）。术后内翻畸形残留超过 5° 可能造成患者出现关节间室旋转畸形和磨损的风险较高。即使根据术前测量允许 0° ~10° 的后倾角，胫骨后倾角最好为 3° ~5° 。切除深度在最内侧达软骨下骨的最深处，最外侧达距关节面 8~10 mm 处。垂直切除应尽可能靠近胫骨内侧棘，同时避免损伤 ACL。

胫骨假体的尺寸可以独立于股骨假体进行选择，建议选择更大尺寸的胫骨假体，以确保假体不会出现内侧和后侧悬垂。在整个运动轨迹中，胫骨假体的冠状面对位被验证为胫骨假体与股骨假体平行。在进行试验时，髌骨应充分复位，以避免胫骨无意中发生外旋。Pennington 等[27]建议，考虑到外侧 UKA 中螺钉的移动，胫骨假体应在 10° ~15° 的内旋角度下固定。旋转对位不良可能会导致股四头肌活动性胫骨外旋或胫骨半

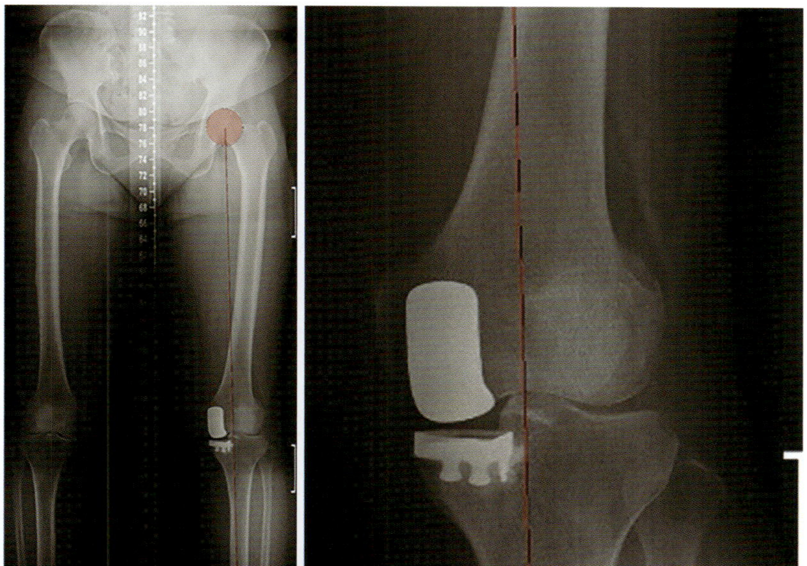

图 13.8 理想的机械轴通过位置

脱位。在活动平台型轴承的设计中，需要平衡屈伸间隙。假体固定是在确定旋转对位之后进行的。

在 UKA 中，在所有试验状态下都应检查股胫对位和膝关节活动度以考虑聚乙烯衬垫的厚度，这一点非常关键。胫骨假体的厚度（包括衬垫的厚度）应达到原生胫骨平台的水平。在完全伸直、屈曲 45° 和屈曲 90° 时通过外翻应力试验检查韧带平衡，内侧间室不能过紧，也不能太松（牵引时超过 2 mm）。过紧的间隙容易使胫骨向后移位，并可能增加假体磨损。如果膝关节可耐受的屈曲度小于 120° ，应考虑进行额外的胫骨切除。若患者出现任何韧带松弛或外翻（内翻）畸形都需要术者对胫骨假体厚度进行额外校准或进行胫骨切除。

在先切胫骨的技术中，首先使用髓外切割引导器切除胫骨近端，然后根据间隙块测量的伸展间隙来切除股骨。在这种技术中，股骨切除的平面比先切股骨技术浅约 2 mm，关节在屈曲时会感到紧绷。Fitz 等[28]建议在这种情况下应额外切除股骨后髁，而不是额外切除胫骨。

活动平台设计中的外科技术

Oxford 单髁膝关节微创置换术（Zimmer-Biomet，Warsaw，IN，USA）是一种活动平台型轴承式单髁膝关节设计，微创置换术开始于膝关节囊上斜向至纵向的短切口，从髌骨上极内侧 1 cm 向远端延伸。操作者检查关节内结构的状态，包括关节软骨损伤程度、交叉韧带和半月板，而不致有髌骨脱位。关节切开后，选择适当大小的匙形器械，用于测量股骨假体的大小和间隙。在使用“G”形钳将选定的匙形器械与胫骨切割引导器连接后，切除胫骨内侧近端。然后插入股骨髓内切割引导器，并将髓内切割引导器与股骨钻引导器连接后钻出股骨钉孔。使用后髁切割引导器切除股骨后髁，并使用测量仪测量屈伸间隙。通过铣削股骨髁远端部分，将屈伸间隙近似为两个间隙之间的差值。用试验性植入物验证稳定性、对位和植入物厚度。用骨水泥将胫骨和股骨假体固定在骨上，然后插入活动平台，在关闭术区前确认膝关节在屈伸中的平滑滑动（图 13.9）。

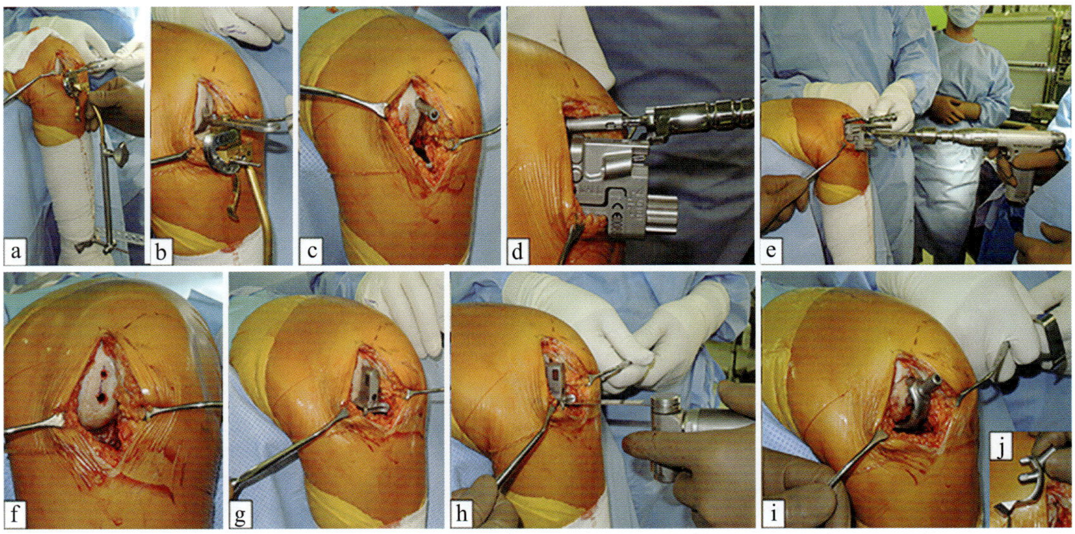

图 13.9 活动平台单髁置换术的手术技术（由 KM，Jang 提供）

固定平台设计中的外科技术

采用固定平台的 Zimmer 单髁高屈曲膝关节系统（Zimmer–Biomet，Warsaw，IN，USA）微创入路。从髌骨内侧近端至关节线远端 1 cm 进行皮肤切口，沿皮肤切口切开关节囊。首先使用髓外切割引导器进行胫骨内侧平台切除，根据胫骨内侧平台切除后形成的间隙进行股骨远端切除。使用间隙块测量屈伸间隙。在韧带平衡后，使用股骨尺寸（修正引导器）切除股骨后髁和斜面。使用试验性植入物确认假体之间的滑动和韧带平衡，然后使用骨水泥固定假体，并使用仪器插入聚乙烯衬垫。在膝关节屈曲位缝合关节囊和皮肤（图 13.10）。

13.1.3.4 固定

冲洗关节间隙以清除血肿和骨碎片，确认后髁清除完毕。在胫骨近端切面后缘后方及后方关节囊前方之间密集包裹干纱布，并用拉钩清楚地暴露间隙，以防止骨水泥溢出到后间隙内。通常建议依次对胫骨和股骨进行骨水泥固定。由于骨水泥置入后不能直接观察到后间隙，应通过取出填充的纱布清除后间隙溢出的骨水泥。在胫骨假体的后侧铺上较少的骨水泥，并先挤压后侧，然后保持膝关节伸展，直到骨水泥凝固，以减少骨水泥在后间隙溢出。胫骨棘区域的骨水泥也应仔细观察清楚。在完成股骨假体后插入聚乙烯衬垫，并再次检查对位、稳定性、运动范围。如果确认

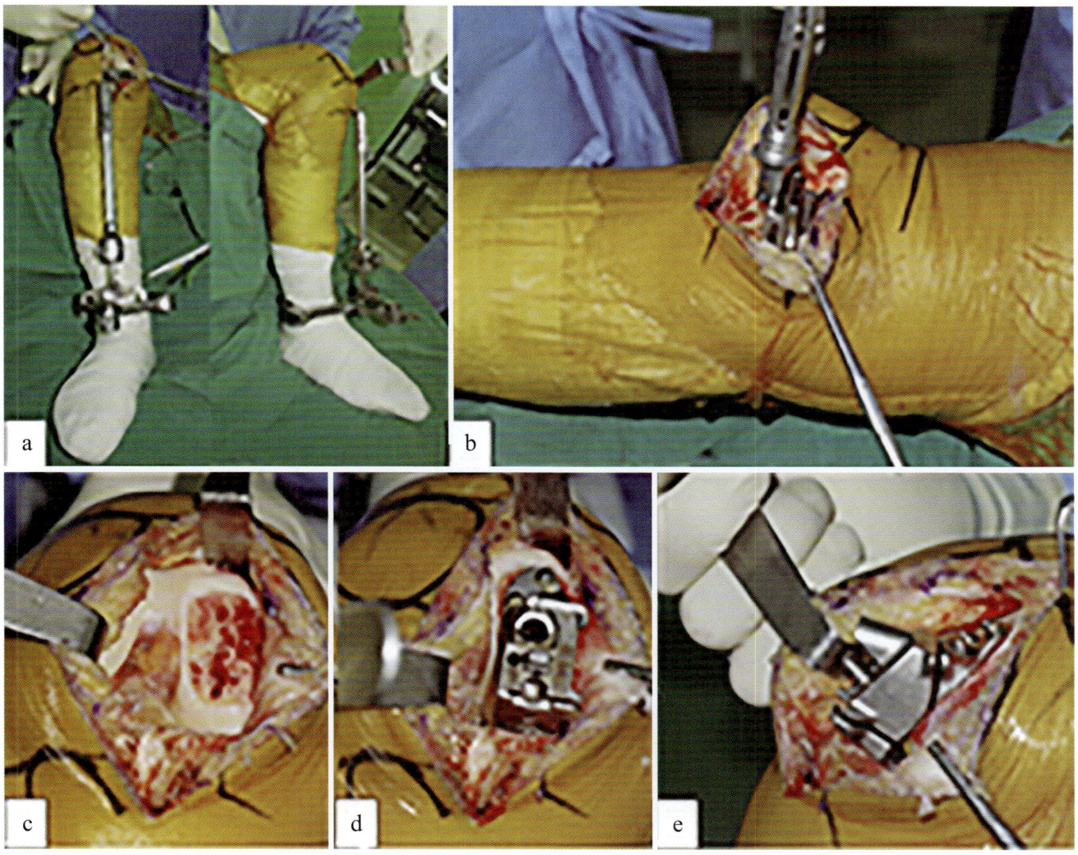

图 13.10 固定平台单髁置换术的手术技术。（a）髓外切割引导器的应用。胫骨截骨引导器在冠状面与胫骨机械轴成直角，在矢状面与胫骨关节面平行。（b）应用股骨远端截骨引导器作为间隙块技术。（c）股骨远端切割面轴向视图。股骨远端截骨面对位取决于胫骨近端截骨面。应用股骨尺寸（修正引导器）后的轴位（d）和侧位（e）视图

一切正常，缝合关节囊和皮肤，必要时进行引流（图 13.11）。

13.1.4 术后评估与康复

植入物的位置是通过 X 线片来确定的。需要评估胫骨假体的内外侧位置、胫骨平台后倾角、轴向旋转。股骨假体也要评估内外侧位置、冠状面和矢状面对位及旋转对位。由于胫骨假体中心的位置影响到其他假体的位置，胫骨托盘边缘应与胫骨近端后内侧皮质相吻合。胫骨假体在冠状面的位置应与胫骨的机械轴垂直，因为与机械轴的偏差超过 3°~5° 会产生不良后果。在 UKA 中，胫骨假体的后倾角公认与植入物的存活率密切相关，因此在恢复患者的生理性胫骨后倾角时，后倾角应小于 5°~7° 。另一方面，研究已经证实胫骨假体的轴向旋转与患者满意度和植入物的存活率有关。在伸展状态下，股骨假体相对于胫骨假体有大约 15° 的内旋趋势。股骨假体的中心应与胫骨假体的中心相吻合，如果植入准确则还会与股骨髁的中心相吻合。股骨假体的冠状面倾斜度应与股骨机械轴垂直，矢状面位置应与股骨纵轴一致。

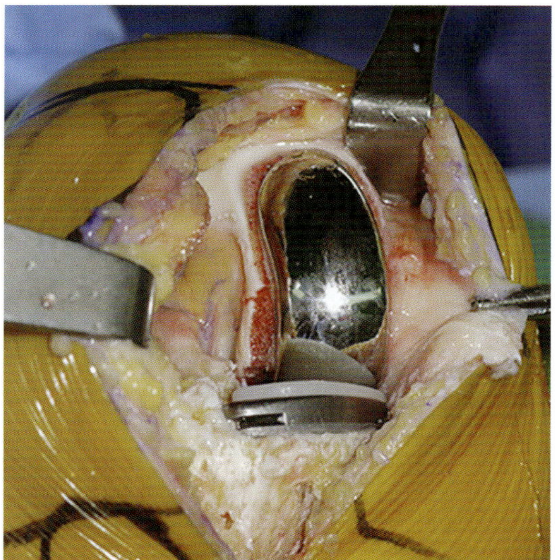

图 13.11 植入物完全固定

术后护理 UKA 的术后恢复速度几乎与 TKA 相同或稍快。可在恢复室或引流管拔除后 2~3 天开始持续的被动运动。持续的被动运动从 30°~40° 开始，每天递增 10°~20° ，直到达到并保持 90° 屈曲水平。早期主动活动范围也鼓励在 1 周内达到超过 90° 的屈曲水平。术后第 3 天患者可以开始练习行走，在术后第 2 周开始可以独立全负重行走，预计在术后第 6 周可以恢复日常活动。

13.1.5 临床结果

13.1.5.1 功能结果

一系列研究均报告了 UKA 在减轻疼痛、恢复患者膝关节运动范围、矫正角度畸形和患者主观报告结果等方面取得的良好效果。Kozinn 和 Scott 报道，UKA 在严格满足手术适应证的 60 岁以上患者中有出色的预期结果，大多数研究者同意他们的观点[10, 29, 30]。尽管不同研究报道的 UKA 手术结果和植入物设计仍存在争议，但近年来许多的研究报道了 UKA 在年轻患者中可取得与 TKA 相当的疗效[6]。Fischer 等[31]报道在 UKA 术后 18 个月的随访中，UCLA 活动评分明显增加，93% 的患者恢复了体育活动和日常生活活动。

13.1.5.2 植入物存活率

在 UKA 早期，由于植入物设计的缺陷、手术器械的缺乏和手术患者选择上的错误，植入物的存活率并不令人满意，Laskin 等[12]在 20 世纪 70 年代只报告了 65% 的满意率，Insall 等[32]报告了 42% 的不良结果。然而，此后得益于对患者的仔细观察以及手术器械和植入物设计的发展，出现了良好效果的报道。1998 年，Murray 等[15]和 Berger 等[33]分别报告了使用 Oxford 活动平台和 Miller-Ganante 固定平台行 UKA 手术患者 10 年存活率为 98%。Marmor 等[2]报告了 70% 的满意率，Scott 等[23]报告了 85% 的植入物存活率。Egidy 等[34]报道了一例 Marmor 单髁膝关节置换术后存活 31 年的病例。Argenson 等[35]报告了 92% 的优良结果，10 年存活率为 94%。

据报道，UKA 的长期存活率在 10 年内为 98%，15 年内为 93%，20 年内为 84%，25 年内为 72%[11, 36-38]。然而，仍有报道称，根据植入物的设计和术者的不同，10 年的存活率从 84% 到 100% 不等，因此，UKA 的存活率比 TKA 低[16, 39]。

13.1.6　并发症、失败原因和治疗

UKA 的术后并发症包括活动轴承的脱位、假体无菌性松动、聚乙烯衬垫磨损、假体周围骨折、其他关节间室疾病的发展、感染、植入物与骨的撞击、关节内残留的水泥碎片、关节僵硬、复发性血肿和持续性膝关节疼痛[40]。术后早期并发症包括深静脉血栓和感染，发生率为 0.1%~0.7%，比 TKA 略低。术中或术后胫骨髁骨折也有报道。无菌性松动、聚乙烯磨损、其他关节间室疾病是重要的后期并发症。通过分区评估的影像学分析可用于诊断松动[41]（图 13.12）。如果有每个区域的放射线透明层超过 2 mm、骨水泥断裂或植入物严重下沉等证据，可怀疑假体松动。在活动轴承的脱位问题上，Gunther 等[42, 43]报告说，外侧 UKA 的轴承脱位发生率高于内侧，可能是由于屈膝时外侧副韧带过度松弛。他们建议外侧 UKA 时采用外侧髌旁入路，松解腘肌腱，清除多余的后外侧软组织，仔细平衡屈伸间隙，以防止轴承脱位。术后过度活动会导致疼痛缓解效果不理想，而鹅足滑囊炎约占持续疼痛的 10%，局部注射氢化可的松混合局部麻醉剂有助于改善此类患者的症状。

大量的并发症发生在 UKA 术后的第 1、2 个时期，早期的失败与手术技术密切相关。为防止此类并发症，需要术者在患者选择和手术技术方面积累经验[44]。

可通过翻修手术和非翻修手术治疗 UKA 术后并发症[40, 45]。根据并发症的不同，翻修以外的手术方案包括开放或关节镜下清理、闭合操作、韧带修复、开放复位内固定。翻修手术方案包括单纯的聚乙烯衬垫置换、翻修 UKA 和转行 TKA。

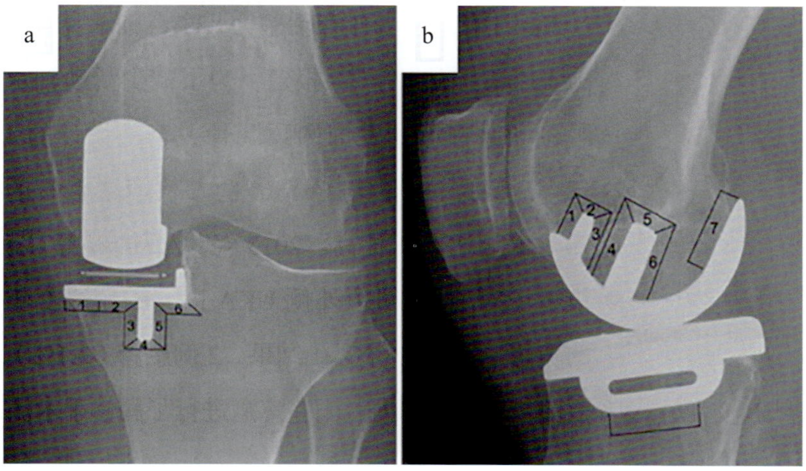

图 13.12　膝关节单髁置换术的 X 线分区。（a）前后位 X 线片。（b）侧位 X 线片（Mohammad KSSTA，2019）

13.2 外侧膝关节单髁置换术

膝关节外侧间室关节炎相比内侧间室关节炎少见，其治疗也难度也较大。外侧间室关节炎的手术治疗方案包括关节镜下清理术、复位截骨术、外侧 UKA 和 TKA。在这些方案中，外侧 UKA 的优点是术后恢复较早、在保留膝关节正常解剖结构的同时恢复正常的膝关节运动功能，以及翻修手术简便[46]。膝关节屈曲时外侧韧带结构松弛，且膝关节屈曲时股骨外侧髁比股骨内侧髁的后移更大，上述一系列膝关节的解剖和功能特点使得外侧 UKA 的手术技术更为复杂[47]。在外侧 UKA 中，一般首选固定平台型，临床结果显示固定平台型相比活动平台型有更高的存活率，这是因为外侧间室的生物力学行为使得活动平台型有轴承脱位的早期失败风险[48]（图 13.13）。

13.2.1 适应证和禁忌证

外侧 UKA 的适应证包括局限于膝关节外侧间室的骨关节炎、骨坏死与创伤后关节炎伴有可控制的疼痛，影像学上表现为外侧关节间隙严重

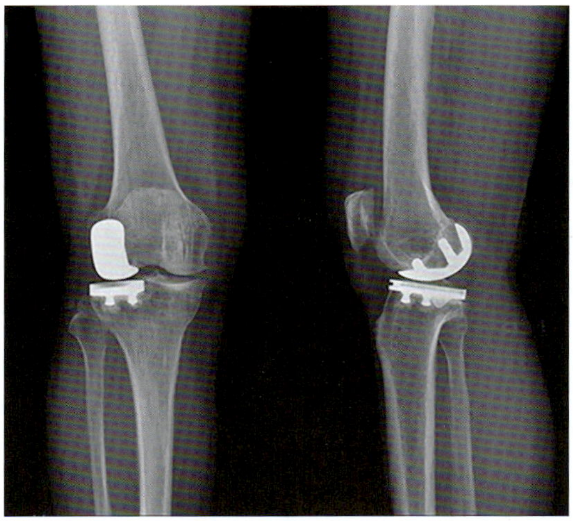

图 13.13 外侧单髁置换术后的 X 线片

丧失[48, 49]。ACL 完整且外翻畸形小于 15°、可进行 100° 活动、无固定屈曲挛缩是良好的适应证。尽管年龄、体重指数和活动量在过去被认为是外侧 UKA 的适应证，然而现在这些因素已不再是重要的考虑因素。炎症性关节炎、共存的内侧间室关节炎和有症状的髌股关节炎是外侧 UKA 的禁忌证。交叉韧带或侧副韧带功能不全、外翻畸形超过 15° 、运动范围小于 100° 或存在固定屈曲挛缩也是其禁忌证。尤其对于有固定屈曲挛缩的膝关节应避免进行外侧 UKA，因为患者松解的软组织可能导致胫股关节在冠状面的半脱位[49]。

13.2.2 临床结果

外侧 UKA 占 UKA 的 5%~10%，因此有关临床结果的报告比内侧 UKA 要少得多[12, 46]。在韩国人群中，关于外侧 UKA 的报道比白种人更为罕见，因为韩国人群的外侧间室关节炎的比例比白种人低得多，因而很少进行外侧 UKA[50]。尽管病例很罕见，但大多数研究报告，无论采用何种植入物都可以取得良好的功能结果[46, 50~53]。

关于外侧 UKA 的长期存活率与植入物设计的关系存在争议。在活动平台型中，Gunther 等[43]报道了并不令人满意的结果：外侧 UKA 中使用 Oxford 1 代假体 5 年存活率为 82%，轴承脱位率为 10%。Pandit 等[54]报道，为了减少活动轴承脱位和磨损而开发的圆顶胫骨关节面设计的 4 年存活率为 98%，与 Oxford 1、2 代假体 82% 的存活率相比有所提高。2013 年，Altuntas 等[53]报道了对 64 例圆顶外侧 UKA 进行的至少 2 年的随访（平均 38 个月）结果，2 例患者（3.1%）因关节不稳定和内侧间室疼痛进行了翻修手术。

自 1981 年 Scott 等[51]报道了术后 3.5 年存活率为 83.3% 以来，不同的研究关于固定平台型外侧 UKA 的手术存活率报告了相对较好的结果。Argenson 等[46]报道了 10 年存活率为 92% 和 16 年存活率为 84%。Servien 等[55]报道了 98% 的 10 年存活率，Lustiget 等[52]在 2014 年报道了全聚乙烯固定型外侧 UKA 的 10 年存活率为 94%，15 年存活率为 91%。

13.2.3 并发症

向其他关节间室发展的关节炎、股骨或胫骨假体无菌性松动、植入物断裂、假体周围骨折、膝关节外翻、聚乙烯衬垫脱位或磨损、深度感染、持续疼痛、膝关节僵硬，都可以被认为是外侧 UKA 的并发症[48, 56]。Citak 等[56]报告称，其他关节间室疾病的进展，包括内侧关节间室或髌股关节间室（43%）和无菌性松动（18.8%）是手术失败的主要原因。

13.3 髌股关节置换术

髌股关节的疾病是由异常的负荷传递到髌股关节引起的，错位、发育不良、关节不稳定、外伤、炎症性关节炎、特发性骨关节炎是髌股关节炎的已知原因[57]。局限在髌股关节的关节炎最初可以采用保守治疗。对于难治性病例，可尝试进行手术治疗。对于无严重关节炎改变的髌股关节错位，可以考虑进行关节复位手术；对于晚期髌股关节炎，可以考虑切除骨赘、软骨成形术（包括关节钻孔和磨损关节成形术）、胫骨结节移位以降低髌股压力及关节切除术。然而，大多数的手术方案都是暂时的改善，效果不明显。此外，一些手术方案有明显的局限性，如软骨移植术中软骨不能再生、关节切除术中滑车失去肌力和营养。骨软骨移植或软骨细胞植入只能用于局灶性软骨缺损。因此，髌股关节置换术作为终末期髌股关节炎的治疗方案被提出。髌股关节置换术的概念是因在局限性髌股关节炎患者中不用切除完整的胫股关节而提出的，曾经有报道称，3%~5% 的发病人群接受了 TKA 手术。髌股关节置换术的优点是骨切除少，术后恢复快、康复早，由于保留了胫股关节和软骨，生物力学上与正常膝关节相似，可作为保守治疗无效的髌股关节炎的挽救性手术[58]。

13.3.1 适应证和禁忌证

髌股关节炎适用于膝关节髌股区的骨关节炎、创伤后关节炎、晚期髌股软化症和髌股发育不良。此外，它还适用于影响患者日常活动的顽固性膝关节前部疼痛或髌骨后部疼痛。包括爬楼梯时、久坐时、从坐位转为站立位和下蹲时的功能障碍，以及有髌骨脱位、骨折、手术治疗失败的既往史，也被认为是良好的手术指征。行髌股关节置换术的前提条件是患者有完整的交叉韧带、侧副韧带和半月板。关于手术的最佳年龄尚存争议，一些人坚持认为没有年龄限制，而另一些研究者则坚持认为髌股关节置换术应在中年以上的老年患者中进行。Lubinus 等[59]、Arciero 和 Toomey[60]认为髌股关节置换术适用于 60 岁以上的老年人，而 Lonner[61]和 Blazina 等[62]建议 60 岁以下的患者行髌股关节置换术，TKA 则适用于胫股关节炎进展风险较高的老年患者。髌股关节置换术的禁忌证包括炎症性关节炎、轻度骨关节炎、晚期软骨软化症和重度软骨钙质沉着症。髌骨屈曲挛缩、活动受限、对位不良或轨迹不良、复杂性区域疼痛综合征、感染、Q 角超过 20°（女性）或 15°（男性）者不适合进行髌股关节置换术。不愿限制活动水平的劳动者或运动员被认为是相对禁忌证。肥胖患者或交叉韧带功能不全的患者，即使不被认为是髌股关节置换术的禁忌证，也有较高的失败风险。

13.3.2 设计

20 世纪 50 年代，Mckeever 发了 Vitallium 髌骨置换假体，然而，由于髌股关节疼痛常起源于滑车侧，Bechtol、Aglietty、Lubinus、Richards 等从 20 世纪 70 年代开始开发了同时替代髌骨和滑车侧的现代植入物。早期具有解剖形状的滑车和髌骨的植入物属于第 1 代设计。第 1 代设计的滑车假体在矢状面上曲率钝，前凸缘短，在轴面上滑车槽窄。短的前凸缘和钝的曲率往往会将前凸缘从股骨前皮质中抬起，并导致膝关节在运动时的断裂和卡压，因此这种设计因造成手术失败率较高而最终被放弃。此外，轴面较窄的滑车槽使正常的髌骨轨迹范围狭窄，因此该设计很容易出现轨迹不良。另一个造成轨迹不良的原因是解剖学上的髌骨形状，因为髌骨假体无法匹配髌骨形状的个体变化，这在有退行性改变的膝关节中更加困难。

因此，最近的第 2 代植入物设计延长了滑车假体的前凸缘和直角曲率，拓宽了滑车槽，从而更好地跟踪髌骨，同时避免切口对 ACL 或胫骨近端造成的影响。髌骨假体不能普遍适用于所有患者，在生物力学的基础上创新为圆顶型或可活动型。随着设计的革新，髌骨假体的不稳定性下降，Lonner[63] 报道第 2 代设计的失败率为 4%，而第 1 代植入物设计的失败率为 17%。

另一方面，根据股骨滑车假体的类型，髌股关节置换术的假体可分为表面置换（嵌体）型和前切（高嵌体）型。表面置换型假体股骨滑车软骨和髁突关节软骨均与股骨滑车倾斜角平行。Lubinus、Blazina、Autocentric 和 LCS 是表面置换型植入物（图 13.14）。在前切型假体中，滑车假体比表面置换植入物更长、更宽，并延伸到股骨上。股骨截骨垂直于股骨前后轴，植入物处于外旋位置。Avon、Vanguard、Gender Solution 是前切型植入物（图 13.15）。

从产品的角度来看，Autocentric Patellofemoral Prosthesis（Medinov，Roanne，France）、Lubinus（Link，Hamburg，Germany）、Richards Ⅰ（Smith&Nephew，Richards，Memphis TN）被归类为第 1 代设计，相关研究报道了许多因前凸缘短、滑车槽窄和曲率钝而造成的并发症。之后开发的产品，包括 Richards Ⅱ（Smith&Nephew，Richards，Memphis TN）、Low Contact Stress Patellofemoral Joint（DePuy Orthopedics，Warsaw，IN）、Natural-Knee Ⅱ Patellofemoral Joint（Zimmer，Warsaw，IN）和 Avon（Stryker/Howmedica，Mahwah，NJ）被认为是第 2 代设计。股骨滑车假体的植入材料为钴铬合金，髌骨假体的植入材料为聚乙烯[64]。

13.3.3 手术技术

手术入路采用正中皮肤切口、关节旁切开或类似于 TKA 的股肌下入路。切口可以向远端缩短，以允许髌骨外翻检查关节内结构，但并非所有病例都需要髌骨。在进行关节切开术时，应注意避免伤害半月板。如果关节内检查结果提示炎症性关节炎、软骨钙质沉着症或晚期胫股关节退变，建议行 TKA。在去除骨赘的过程中，切迹成形术去除骨赘并使滑车切迹光滑是非常重要的。

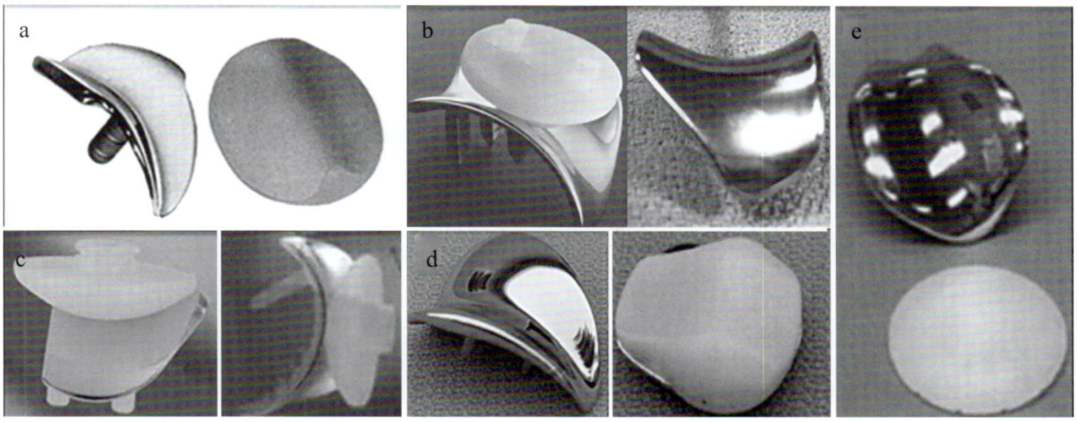

图 13.14 髌股关节表面置换型植入物（嵌体型植入物）。（a）Richards Ⅲ™。（b）Spherocentric ™。（c）Autocentric ™。（d）LCS ™。（e）Lubinus ™（Lustig OTSR，2014）

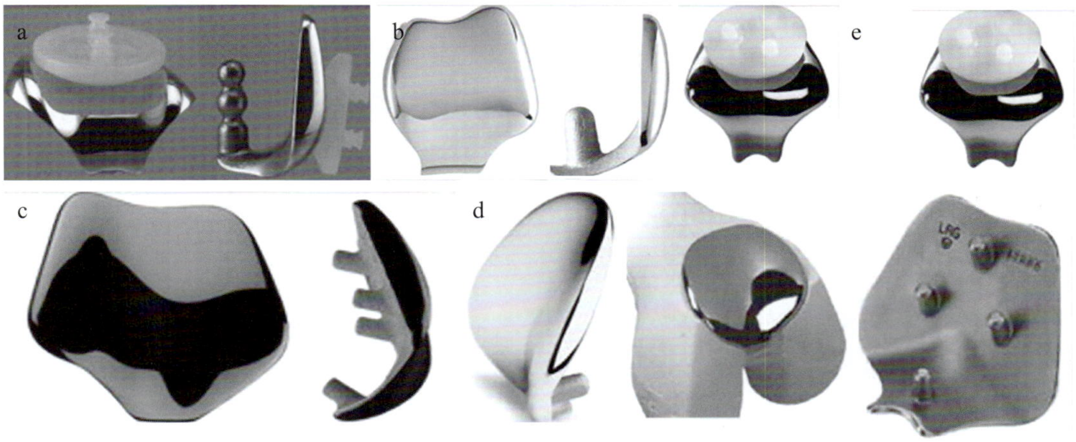

图 13.15 髌股关节前切型植入物（高嵌体型植入物）。（a）Hermes ™。（b）Vanguard ™。（c）Journey Competitor ™。（d）Gender ™。（e）Avon ™（Lustig OTSR，2014）

对于滑车骨切除，尽管存在产品特异性的手术方式，但仍有一些常见的手术技术。一，参照经髁轴、Whiteside 线或经上髁轴向外旋转滑车假体 3°~6°。滑车假体可位于外侧 11~12 mm，但应与股骨解剖轴一致。二，最大限度地覆盖滑车直到它不悬垂。滑车假体的边缘应位于股骨髁间切迹近端 3~5 mm，以避免滑车假体悬空切迹或越过负重面撞击胫骨近端。三，坚持表面置换的理念，避免过度软骨下骨切除。沿前皮质水平进行 3~4 mm 的股骨前侧切除，并将滑车假体嵌平至邻近的软骨表面，凹凸适中。

髌骨置换术与 TKA 相同。建议将髌骨厚度调整到与术前原生髌骨厚度基本一致，并将髌骨假体内侧化，同时使髌骨未覆盖区域倾斜。具体来说，应该避免低位髌骨。

骨切除后，在试验性植入物置入状态下，髌骨轨迹应检查髌骨倾斜、半脱位、交锁情况。如有必要，可以考虑进行复位手术，如外侧支持带松解术。一般来说，不使用拇指维系前提下，在整个活动范围内观察髌骨内侧面与滑车内侧和股骨内侧髁的接触，可以被认为是一种良好的髌股轨迹。固定时使用或不使用骨水泥均可，但骨水泥固定效果理想，因为非骨水泥固定容易出现松动。但也有少数术者倾向于采用非骨水泥固定的髌骨假体（图 13.16）。

患者的术后康复速度较 TKA 稍快或几乎一致。术后允许患者立即进行包括 CPM 在内的膝关节活动，也允许患者进行可承受的负重。

13.3.4 临床结果

自 20 世纪 70 年代末以来，随着第 1 代髌股关节植入物（Lubinus、Autocentric、Richards Ⅰ）的临床结果报告后，单纯髌股关节置换术引起了人们的关注。然而，由于植入物设计和手术技术的问题，早期手术失败率很高。使用第 2 代植入物（Avon、LCS、Richards Ⅱ）的髌股置换术虽然病例数不足，但取得了良好的效果，与植入物因素有关的手术失败率有所下降。最近，第 3 代植入物（Vanguard、Journey、Sigma）作为“桥接手术”被引入，以推迟中年患者行 TKA 手术的必要，预期会取得良好的效果。

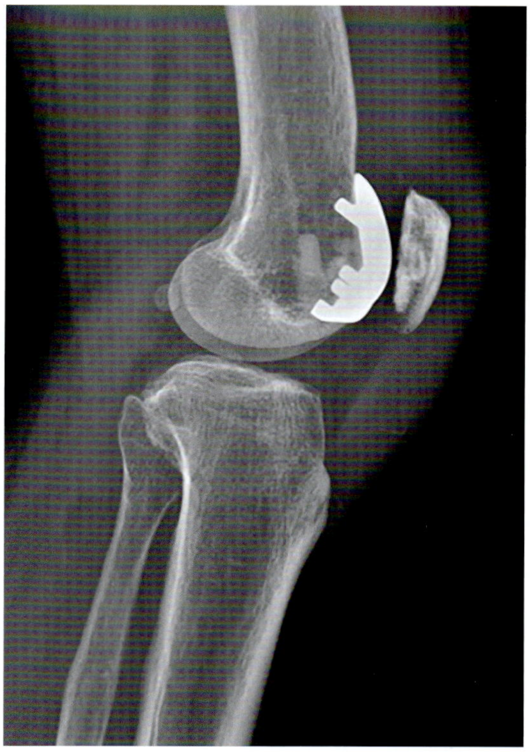

图 13.16 髌股关节置换术后 X 线片（由 MH，Song 提供）

关于髌股关节置换术，不同研究报告了截然不同的结果。许多研究报告称，在 3~17 年的随访研究中，66%~100% 的病例取得了良好的效果。髌股关节置换术的结果与植入物设计、患者因素、并发症、手术技术和固定方法密切相关，其中植入物设计的影响最大。澳大利亚国家关节置换登记处报道，在髌股关节置换术后 5 年累计翻修率中，嵌体型植入物为 21.8%，高嵌体型植入物为 9.9%[65]。Argenson 等[66]报告了中期随访结果的满意度为 84%，16 年存活率为 58%。然而，Tauro 等[67]报道，使用 Lubinus 植入物，仅有 45% 的成功率和 65% 的 8 年存活率，这使他们放弃了这种手术方式。

13.3.5 并发症

髌股关节置换术的早期并发症包括假体运动轨迹不良、卡压或断裂、不稳定、伸膝受限、运动受限、持续疼痛或积液、松动、胫股关节炎。晚期并发症包括股骨或髌骨假体的无菌性松动、其他关节间室疾病进展、假体断裂、髌骨不稳定。其中，胫股关节炎被认为是高嵌体型植入物失败的主要原因，而不稳定被认为是嵌体型植入物失败的主要原因。髌骨不稳定与植入物的位置不当和伸膝装置的对位不良有关。

13.4 总结

UKA 是一种非常有效的手术治疗选择，适用于涉及膝关节单间室的退行性关节炎。尽管早期因手术适应证选择错误、植入物设计缺陷、缺乏精细的手术器械和成熟的手术技术而导致效果不满意，促使选择 UKA 的患者减少，但随着严格手术指征的确定、植入物设计的创新、手术器械和技术的发展，全世界范围内行 UKA 治疗的患者不断增加，研究表明术后患者膝关节功能效果和植入物存活率良好。对 UKA 的全面了解、选择适当的患者、使用经过验证的植入物设计和成熟准确的手术技术是 UKA 成功的必要条件。

参考文献

1. MACINTOSH D L, HUNTER G A. The use of the hemiarthroplasty prosthesis for advanced osteoarthritis and rheumatoid arthritis of the knee. J Bone Joint Surg. 1972, 54(2):244–255.
2. MARMOR L. Marmor modular knee in unicompartmental disease. Minimum four-year follow-up. J Bone Joint Surg Am. 1979,61(3):347–353.
3. GOODFELLOW J W, O'CONNOR J. Clinical results of the Oxford knee. Surface arthroplasty of the tibiofemoral joint with a meniscal bearing prosthesis. Clin Orthop Relat Res. 1986,205:21–42.
4. REPICCI J A, HARTMAN J F. Minimally invasive unicondylar knee arthroplasty for the treatment of unicompartmental osteoarthritis an outpatient arthritic bypass procedure. Orthop Clin North Am. 2004,35(2):201–216.
5. RIDDLE D L, JIRANEK W A, MCGLYNN F J. Yearly incidence of unicompartmental knee arthroplasty in the United States. J Arthroplast. 2008,23(3):408–412. https://doi.org/10.1016/j.arth.2007.04.012.
6. DAHL A W, ROBERTSSON O, LIDGREN L, et al. Unicompartmental knee arthroplasty in patients aged less than 65. Acta Orthop. 2010,81(1):90–94. https://doi.org/10.3109/17453671003587150.
7. KO Y B, GUJARATHI M R, OH K J. Outcome of unicompartmental knee arthroplasty: a systematic review of comparative studies between fixed and mobile bearings focusing on complications. Knee Surg Relat Res. 2015,27(3):141–148. https://doi.org/10.5792/ksrr.2015.27.3.141.
8. JAMALI A A, SCOTT R D, RUBASH H E, et al. Unicompartmental knee arthroplasty: past, present, and future. Am J Orthop (Belle Mead NJ). 2009,38(1):17–23.
9. BERGER R A, DELLA VALLE C J. Unicompartmental knee arthroplasty: indications, techniques, and results. Instr Course Lect. 2010,59:47–56.
10. PANNI A S, VASSO M, CERCIELLO S, et al. Unicompartmental knee replacement provides early clinical and functional improvement stabilizing over time. Knee Surg Sports Traumatol Arthrosc. 2012,20(3):579–585. https://doi.org/10.1007/s00167-011-1613-y.
11. PANDIT H, HAMILTON T W, JENKINS C, et al. The clinical outcome of minimally invasive Phase 3 Oxford unicompartmental knee arthroplasty: a 15-year follow-up of 1000 UKAs. Bone Joint J. 2015,97-b(11):1493–1500. https://doi. org/10.1302/0301-620x. 97b11.35634.
12. LASKIN R S. Unicompartmental knee replacement: some unanswered questions. Clin Orthop Relat Res. 2001,392: 267–271.
13. DENNIS D, KOMISTEK R, SCUDERI G, et al. In vivo three-dimensional determination of kinematics for subjects with a normal knee or a unicompartmental or total knee replacement. J Bone Joint Surg Am. 2001,83-A(Suppl 2 Pt 2):104–115. https://doi. org/10.2106/00004623-200100022-00008.
14. ARGENSON J N, KOMISTEK R D, AUBANIAC J M, et al. In vivo determination of knee kinematics for subjects implanted with a unicompartmental arthroplasty. J Arthroplast. 2002,17(8):1049–1054. https://doi. org/10.1054/arth.2002. 34527.
15. MURRAY D W, GOODFELLOW J W, O'CONNOR J J. The Oxford medial unicompartmental arthroplasty: a ten-year survival study. J Bone Joint Surg. 1998,80(6):983–989. https://doi.org/10.1302/0301-620x. 80b6.8177.
16. DAHL A W, ROBERTSSON O, LIDGREN L. Surgery for knee osteoarthritis in younger patients. Acta Orthop. 2010,81(2):161–164. https://doi. org/10.3109/17453670903413186.
17. FAOUR MARTÍN O, VALVERDE GARCÍA J A, MARTÍN FERRERO M, et al. The young patient and the medial unicompartmental knee replacement. Acta Orthop Belg. 2015,81(2):283–288.

18. Kim K T, LEE S, LEE J S, et al. Long-term clinical results of unicompartmental knee arthroplasty in patients younger than 60 years of age: minimum 10-year follow-up. Knee Surg Relat Res. 2018,30(1):28–33. https://doi.org/10.5792/ksrr.17.025.

19. KIM Y J, KIM B H, YOO S H, et al. Mid-term results of oxford medial unicompartmental knee arthroplasty in young asian patients less than 60 years of age: a minimum 5-year follow-up. Knee Surg Relat Res. 2017,29(2): 122–128. https://doi.org/10.5792/ksrr.16.045.

20. TAKEUCHI R, UMEMOTO Y, ARATAKE M, et al. A mid term comparison of open wedge high tibial osteotomy vs unicompartmental knee arthroplasty for medial compartment osteoarthritis of the knee. J Orthop Surg Res. 2010,5(1):65. https://doi.org/10.1186/1749-799x-5-65.

21. MCAULEY J P, ENGH G A, AMMEEN D J. Revision of failed unicompartmental knee arthroplasty. Clin Orthop Relat Res. 2001,392:279–282. https://doi.org/10.1097/ 00003086-200111000-00036.

22. NEWMAN J, PYDISETTY R V, ACKROYD C. Unicompartmental or total knee replacement: the 15-year results of a prospective randomised controlled trial. J Bone Joint Surg. 2009,91(1):52–57. https://doi.org/10.1302/0301-620X. 91B1.20899.

23. SCOTT R D. Mobile-versus fixed-bearing unicompartmental knee arthroplasty. Instr Course Lect. 2010,59:57–60.

24. PEERSMAN G, STUYTS B, VANDENLANGENBERGH T, et al. Fixed-versus mobile-bearing UKA: a systematic review and meta-analysis. Knee Surg Sports Traumatol Arthrosc. 2015,23(11):3296–3305. https://doi.org/10.1007/s00167-014-3131-1.

25. EMERSON R H JR. Unicompartmental mobile-bearing knee arthroplasty. Instr Course Lect. 2005,54:221–224.

26. PRICE A J, WEBB J, TOPF H, et al. Rapid recovery after oxford unicompartmental arthroplasty through a short incision. J Arthroplast. 2001,16(8):970–976. https://doi.org/10.1054/arth.2001.25552.

27. PENNINGTON D W, SWIENCKOWSKI J J, LUTES W B, et al. Unicompartmental knee arthroplasty in patients sixty years of age or younger. J Bone Joint Surg Am. 2003,85(10) :1968–1973. https://doi. org/10.2106/ 00004623-200310000-00016.

28. FITZ W, BLISS R, LOSINA E. Current fit of medial and lateral unicompartmental knee arthroplasty. Acta Orthop Belg. 2013,79(2):191–196.

29. SACCOMANNI B. Unicompartmental knee arthroplasty: a review of literature. Clin Rheumatol. 2010,29(4):339–346. https://doi.org/10.1007/s10067-009-1354-1.

30. KOZINN S C, SCOTT R. Unicondylar knee arthroplasty. J Bone Joint Surg Am. 1989,71(1):145–150.

31. FISHER N, AGARWAL M, REUBEN S F, et al. Sporting and physical activity following Oxford medial unicompartmental knee arthroplasty. Knee. 2006,13(4):296–300. https://doi.org/10.1016/j. knee.2006.03.004.

32. PADGETT D E, STERN S H, INSALL J N. Revision total knee arthroplasty for failed unicompartmental replacement. J Bone Joint Surg Am. 1991,73(2):186–190.

33. BERGER R A, NEDEFF D D, BARDEN R M, et al. Unicompartmental knee arthroplasty. Clinical experience at 6- to 10-year followup. Clin Orthop Relat Res. 1999, 367:50–60.

34. EGIDY C C, SHERMAN S L, MACDESSI S J, et al. Long-term survivorship of a unicondylar knee replacement – a case report. Knee. 2012,19(6):944–947. https://doi.org/10.1016/j. knee.2012.03.015.

35. ARGENSON J N, BLANC G, AUBANIAC J M, et al. Modern unicompartmental knee arthroplasty with cement: a concise follow-up, at a mean of twenty years, of a previous report. J Bone Joint Surg Am. 2013,95(10):905–909. https://doi.org/10.2106/JBJS.L.00963.

36. EMERSON R H, ALNACHOUKATI O, BARRINGTON J, et al. The results of Oxford unicompartmental knee arthroplasty in the United States: a mean ten-year survival analysis. Bone Joint J. 2016,98-b(10 Supple B):34–40. https://doi.org/10.1302/0301-620x. 98b10. bjj-2016-0480. r1.

37. KIM K T, LEE S, KIM J H, et al. The survivorship and clinical results of minimally invasive unicompartmental knee arthroplasty at 10-year follow-up. Clin Orthop Surg. 2015,7(2):199–206. https://doi.org/10.4055/cios.2015.7.2.199.

38. LIM H C, BAE J H, SONG S H, et al. Oxford phase 3 unicompartmental knee replacement in Korean patients. J Bone Joint Surg. 2012,94(8):1071–1076. https://doi.org/10.1302/0301-620X. 94B8.29372.
39. LYONS M C, MACDONALD S J, SOMERVILLE L E, et al. Unicompartmental versus total knee arthroplasty database analysis: is there a winner? Clin Orthop Relat Res. 2012,470(1):84–90. https://doi.org/10.1007/s11999-011-2144-z.
40. KIM K T, LEE S, LEE J I, et al. Analysis and treatment of complications after unicompartmental knee arthroplasty. Knee Surg Relat Res. 2016,28(1):46–54. https://doi.org/10.5792/ksrr.2016.28.1.46.
41. MOHAMMAD H R, KENNEDY J A, MELLON S J, et al. Ten-year clinical and radiographic results of 1000 cementless Oxford unicompartmental knee replacements. Knee Surg Sports Traumatol Arthrosc. 2020,28(5):1479–1487. https://doi. org/10.1007/s00167-019-05544-w.
42. KIRSCHNER S, LUTZNER J, FICKERT S, et al. Revision of unicompartmental knee arthroplasty. Der Orthopade. 2006,35(2):184–191. https://doi. org/10.1007/s00132-005-0910-x.
43. GUNTHER T V, MURRAY D W, MILLER R, et al. Lateral unicompartmental arthroplasty with the Oxford meniscal knee. Knee. 1996,3(1):33–39. https://doi.org/10.1016/0968-0160(96)00208-6.
44. WHITESIDE L A. Making your next unicompartmental knee arthroplasty last: three keys to success. J Arthroplast. 2005,20(4 Suppl 2):2–3. https://doi. org/10.1016/j.arth. 2005.03.029.
45. CLARK M, CAMPBELL D G, KISS G, et al. Reintervention after mobile-bearing Oxford unicompartmental knee arthroplasty. Clin Orthop Relat Res. 2010,468(2):576–580. https://doi.org/10.1007/s11999-009-1089-y.
46. ARGENSON J N, PARRATTE S, BERTANI A, et al. Long-term results with a lateral unicondylar replacement. Clin Orthop Relat Res. 2008,466(11):2686–2693. https://doi.org/10.1007/s11999-008-0351-z.
47. OLLIVIER M, ABDEL M P, PARRATTE S, et al. Lateral unicondylar knee arthroplasty (UKA): contemporary indications, surgical technique, and results. Int Orthop. 2014,38(2):449–455. https://doi. org/10.1007/s00264-013-2222-9.
48. LOMBARDI A V JR, BEREND K R, BEREND M E, et al. Current controversies in partial knee arthroplasty. Instr Course Lect. 2012,61:347–381.
49. HEYSE T J, TIBESKU C O. Lateral unicompartmental knee arthroplasty: a review. Arch Orthop Trauma Surg. 2010,130(12):1539–1548. https://doi.org/10.1007/s00402-010-1137-9.
50. KIM K T, LEE S, KIM J, et al. Clinical results of lateral unicompartmental knee arthroplasty: minimum 2-year follow-up. Clin Orthop Surg. 2016,8(4):386–392. https://doi.org/10.4055/cios.2016.8.4.386.
51. SCOTT R D, SANTORE R F. Unicondylar unicompartmental replacement for osteoarthritis of the knee. J Bone Joint Surg Am. 1981,63(4):536–544.
52. LUSTIG S, LORDING T, FRANK F, et al. Progression of medial osteoarthritis and long term results of lateral unicompartmental arthroplasty: 10 to 18 year follow-up of 54 consecutive implants. Knee. 2014,21(Suppl 1):S26–S32. https://doi.org/10.1016/s0968-0160(14)50006-3.
53. ALTUNTAS A O, ALSOP H, COBB J P. Early results of a domed tibia, mobile bearing lateral unicompartmental knee arthroplasty from an independent centre. Knee. 2013,20(6):466–470. https://doi.org/10.1016/j. knee. 2012.11.008.
54. PANDIT H, JENKINS C, BEARD D J, et al. Mobile bearing dislocation in lateral unicompartmental knee replacement. Knee. 2010,17(6):392–397. https://doi.org/10.1016/j. knee.2009. 10.007.
55. SERVIEN E, MERINI A, LUSTIG S, et al. Lateral uni-compartmental knee replacement: current concepts and future directions. Knee Surg Sports Traumatol Arthrosc. 2013,21(11):2501–2508. https://doi. org/10.1007/s00167-013-2585-x.
56. CITAK M, CROSS M B, GEHRKE T, et al. Modes of failure and revision of failed lateral unicom-partmental knee arthroplasties. Knee. 2015,22(4):338–340. https://doi.org/10.1016/j.knee.2015.03.008.
57. STARKS I, ROBERTS S, WHITE S H. The Avon patellofemoral joint replacement: independent assessment of early functional outcomes. J Bone Joint Surg.

2009,91(12):1579–1582. https://doi. org/10.1302/0301-620X. 91B12.23018.

58. WALKER T, PERKINSON B, MIHALKO W M. Patellofemoral arthroplasty: the other unicompartmental knee replacement. Instr Course Lect. 2013,62:363–371.

59. LUBINUS H H. Patella glide bearing total replacement. Orthopedics. 1979,2(2):119–127. https://doi.org/10.3928/0147-7447-19790301-03.

60. ARCIERO R A, TOOMEY H E. Patellofemoral arthroplasty. A three- to nine-year follow-up study. Clin Orthop Relat Res. 1988,236:60–71.

61. LONNER J H. Patellofemoral arthroplasty: pros, cons, and design considerations. Clin Orthop Relat Res. 2004, 428:158–165.

62. BLAZINA M E, FOX J M, DEL PIZZO W, et al. Patellofemoral replacement. 1979. Clin Orthop Relat Res. 2005,436:3–6.

63. LONNER J H. Patellofemoral arthroplasty: an evolving science. Instr Course Lect. 2017,66:211–221.

64. LUSTIG S. Patellofemoral arthroplasty. Orthop Raumatol Surg Res. 2014,100(1 Suppl):S35–S43. https://doi.org/10.1016/j.otsr.2013.06.013.

65. SCHOLES C, EBRAHIMI M, FIELD C, et al. Minimally invasive inlay prosthesis unicompartmental knee arthroplasty for the treatment of unicompartmental osteoarthritis: a prospective observational cohort study with minimum 2-year outcomes and up to 14-year survival. J Knee Surg. 2019. https://doi.org/10.1055/s-0039-3400536.

66. ARGENSON J N, FLECHER X, PARRATTE S, et al. Patellofemoral arthroplasty: an update. Clin Orthop Relat Res. 2005,440:50–53. https://doi. org/10.1097/01.blo.0000187061.27573.70.

67. TAURO B, ACKROYD C E, NEWMAN J H, et al. The Lubinus patellofemoral arthroplasty. A five- to ten-year prospective study. J Bone Joint Surg. 2001,83(5):696–701. https://doi.org/10.1302/0301-620x. 83b5.11577.

14 全膝关节置换术

作者：Chang-Wan Kim, Chang-Rack Lee, Young-Chae Seo, Seung-Suk Seo
译者：孟令宇　　审校：代岭辉

摘　要

正确的患者选择对于全膝关节置换术（TKA）的成功至关重要。TKA 的适应证是任何其他治疗无效的终末期关节炎。然而，感染性关节炎是 TKA 的绝对禁忌证。为了提高术后患者满意度并预防并发症，术前应评估患者的身体、心理健康状况和膝关节状况。用于假体的材料应具有生物惰性。假体类型根据后交叉韧带（PCL）保留情况分为 CR 型或 PS 型，根据聚乙烯衬垫固定方法分为固定型或活动型。不同假体类型的临床结果或长期生存率没有显著差异。施行 TKA 的基本原则是获得合适的软组织平衡和下肢力线恢复。在实际应用中，机械力线是修复肢体力线最常用的方法。合适的软组织平衡也是 TKA 成功的重要因素。因此，有必要了解膝关节周围各种软组织的解剖和功能。此外，软组织松解必须谨慎、逐步进行，以避免过度松解。假体固定最常用的方法是骨水泥固定。术后管理对患者满意度和临床结果也很重要。术后疼痛控制失败对患者满意度下降和功能丧失有很大影响，需要尽力降低术后疼痛。假体周围关节感染（periprosthetic joint infection，PJI）仍然是 TKA 失败的最常见原因。预防 PJI 很重要，一旦发生，就需要准确诊断和及时治疗。TKA 是治疗膝骨关节炎的一种成功的手术方法。TKA 取得成功需要正确的患者选择、术前计划、精细的手术技术和术后计划管理。外科医生应该尽最大努力给患者最好的结果。

关键词

膝关节；骨关节炎；全膝关节置换术；适应证；禁忌证；软组织平衡；下肢力线；术后管理；假体类型；假体周围关节感染；结果

C.-W. Kim (✉) · C.-R. Lee · Y.-C. Seo
Department of Orthopedics, Inje University Busan Paik Hospital, Busan, South Korea
e-mail: kcw8737@paik.ac.kr; leechangrack@inje.ac.kr; 085241@paik.ac.kr

S.-S. Seo
Department of Orthopedics, Haeundae Bumin Hospital, Busan, South Korea
e-mail: seoss@bumin.co.kr

S.-S. Seo (ed.), *A Strategic Approach to Knee Arthritis Treatment*,
https://doi.org/10.1007/978-981-16-4217-3_14

14.1 患者选择

为了在手术前为患者制订合适的手术计划，不仅要详细了解患者的整体身体健康状况，还要了解患者的心理状态，并在此基础上做好术后治疗的准备。由于患者的病理状况可能会使患者在术中和术后面临风险，因此还应考虑患者全身状况导致的手术风险，以及疼痛缓解和功能改善等益处。虽然膝关节影像学上的严重退行性改变为手术适应证的选择提供了重要指征，但影像学改变并不一定与临床症状和功能损害相关。因此，需要一种能够系统评估功能损伤和疼痛的方法来选择需要 TKA 的目标人群。

14.1.1 社会和经济状况

患者的社会和经济状况对决定是否进行 TKA 也很重要。社会条件包括患者的家庭、周围环境、患者日常活动的程度和范围等各个因素；在其他因素中，最需要考虑的是环境和照顾患者的人员是否做好了充分的准备。如果教育水平相对较低，没有监护人照顾患者，或者患者需要继续从事经济活动谋生，术后效果可能不好。

14.1.2 心理状态

在决定是否进行 TKA 时，患者的心理状态是一个常被忽视的重要因素。寻求经济或情感收获的患者需要进行彻底的术前检查，并仔细考虑是否进行手术。如果患者患有痴呆或抑郁症、躁狂症或精神分裂症等精神疾病，则必须咨询精神科医生是否进行手术。Ellis 等[1]发现手术本身有助于改善抑郁、恐慌和焦虑患者的膝关节功能；然而，患者大多对手术结果不太满意。因此，他们建议所有患者在术前进行心理状态检查。意志薄弱、依赖性强、痛阈低、敏感、性格封闭、反社会性格的患者可能会出现不良的临床结果，这是由于他们在术后无法与医生建立良好的关系，这使得康复治疗更加困难。

14.1.3 身体状况

14.1.3.1 年龄

一般来说，年轻人倾向于积极的生活方式，膝关节常承受更大的压力，因此假体寿命缩短，最终导致翻修手术。然而，如果患者年龄过大，麻醉风险和术后并发症的概率增加，并且由于肌无力和整体健康状况恶化，临床结果可能不好。因此，该手术适合 60~70 岁的患者，他们的总体状况相对较好，也不太可能因假体磨损或松动而进行翻修手术。然而，对于 80 岁以上没有严重疾病的患者，TKA 并非绝对禁忌。而对于青少年患者，由于他们处在生长发育阶段，并不考虑 TKA。对于 20~40 岁的青年人，只有当患有非常严重的继发性骨关节炎或类风湿关节炎时，才会考虑 TKA。

14.1.3.2 合并疾病

合并疾病对围手术期并发症和临床结果有很大影响。高血压和糖尿病等疾病并不是禁忌证，因为术前可以被控制在一定范围。在合并心血管疾病或肾脏疾病的情况下，应确保患者能够耐受手术，同时即使在术后，也应注意药物的选择。尤其是服用抗凝药物的心血管疾病患者可能导致围手术期大量出血，因此有必要在术前咨询心脏病专家，制订合适的术前和术后计划。对于肾脏疾病，由于术后可能发生急性肾损伤，在使用非甾体抗炎药（NSAID）时应小心。有几种对患者状态进行分类的方法，这有助于预测手术风险。美国麻醉医师协会（American Society of Anesthesiologist，ASA）提供了一个五类的分类方法，从正常健康患者到不考虑手术情况预计无法存活超过 24 小时的患者。Charlson 合并疾病指数适用于预测术后发病率和主要并发症，根据 Voskuijl 等[2]的报道，Charlson 合并疾病指数可用于评估术后再入院的风险。

14.1.3.3　肥胖

肥胖与退行性关节炎的发展密切相关。接受手术的肥胖患者由于软组织血流量减少，手术部位感染和伤口愈合速度减慢的风险提高。此外，许多肥胖患者伴有糖尿病，这进一步增加了手术部位感染的风险。尽管肥胖患者并非关节置换的禁忌证，但应予以高度重视，因为肥胖患者的 TKA 与围手术期并发症、术中对外科医生的技术要求及长期预后有关。Foran 等[3]报告称，对进行 TKA 的肥胖患者长期随访的临床结果较差，而且因磨损和松动而进行翻修的概率较高。Dewan 等[4]报告称，BMI 为 40 及以上的病态肥胖患者可能会出现肌无力和髌骨 – 股骨机制异常。

14.1.3.4　肌肉、神经和血管状况

术前有必要评估损伤部位的肌力或瘫痪情况。一般来说，对于人工关节置换术，建议手术膝关节的肌力等级为 4 级或更高。帕金森病常伴有运动协调障碍、精神疾病和肌肉震颤。尽管帕金森病的 TKA 能很好地缓解疼痛和恢复功能，但最好不要在疾病晚期进行手术。血管状况同样重要，血管疾病患者极有可能发生术后伤口并发症，但这通常被忽视。此外，在严重情况下，下肢缺血性改变可能导致截肢甚至死亡，因此检查患者是否患有周围血管疾病至关重要。此外，如果患者患有静脉曲张或下肢频繁水肿，则需要进行准确的术前检查，因为术后血栓形成的发生率很高。

14.1.4　膝关节疾病

14.1.4.1　症状

TKA 的第 1 个适应证是无法控制的疼痛，即使经过保守治疗也无法缓解[5]。由于疼痛是主观的，疼痛程度因人而异，X 线片显示的关节炎程度可能与每个人感知的疼痛程度不一致。如果 X 线片显示的骨关节炎与疼痛症状相对应，则为 TKA 的指征；然而，如果实际疼痛不比 X 线片上的骨关节炎严重，则应首先尝试保守治疗。相反，如果关节炎伴随着比 X 线片显示的更严重的疼痛，则应尝试寻找其他引起疼痛的原因。

14.1.4.2　膝关节功能障碍

第 2 个适应证是膝关节功能障碍。评估膝关节功能时，有必要检查关节活动度，如果难以实现，也可以通过询问日常生活所需的运动来评估。例如，患者在日常生活中可以做哪些事情，包括他们是否可以走路、下蹲或上下楼梯，以及他们在哪些情况下感到疼痛或不适。如果由于严重的肌无力很难在平地上行走，那么接受 TKA 是没有意义的。然而，如果因膝关节不稳定而上下楼梯很困难，或者需要拐杖，或走路时摇晃很大，TKA 是一个可以考虑的选择。

14.1.4.3　疾病类型

最常见的需要 TKA 的疾病类型是骨关节炎（原发性或继发性）。此外，还包括类风湿关节炎、其他炎症性关节炎、骨坏死、强直性脊柱炎

和神经病性关节炎。影像学检查结果对决定是否行 TKA 非常重要。KL 分级有助于评估膝骨关节炎的严重程度。根据 KL 分级，3 级为中度，4 级为重度。TKA 通常用于 KL 4 级的膝骨关节炎。对于一些虽然根据影像学检查结果无法诊断骨关节炎，但有持续疼痛的患者，则可能是其他原因导致了此类疼痛。这种情况很可能是由软骨的早期退行性病变导致的，也可能是因韧带和软组织异常（图 14.1）。

膝关节类风湿关节炎也是 TKA 的良好指征。类风湿关节炎曾被认为是TKA的一个危险因素，因为它伴有合并疾病。Stundner 等[5]比较了骨关节炎患者和类风湿关节炎患者的术后问题，发现类风湿关节炎患者除了感染风险增加和输血增加外，与骨关节炎没有其他差异。类风湿关节炎患者在 TKA 之前检查其他关节是否受到影响是很重要的。如果其他关节也需要手术，有必要考虑手术的优先顺序。此外，如果炎症反应严重，建议在急性期消退后进行手术。

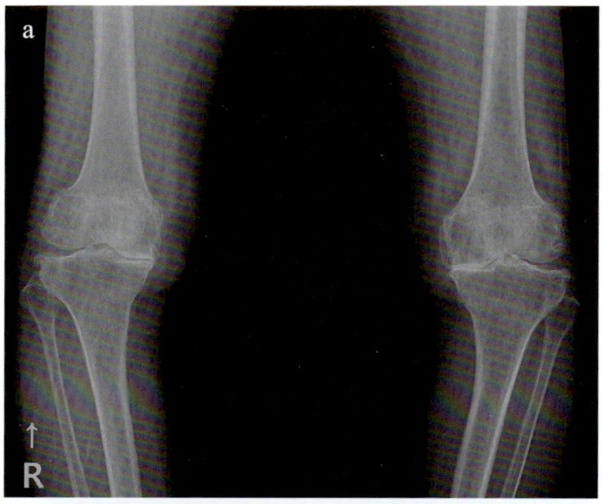

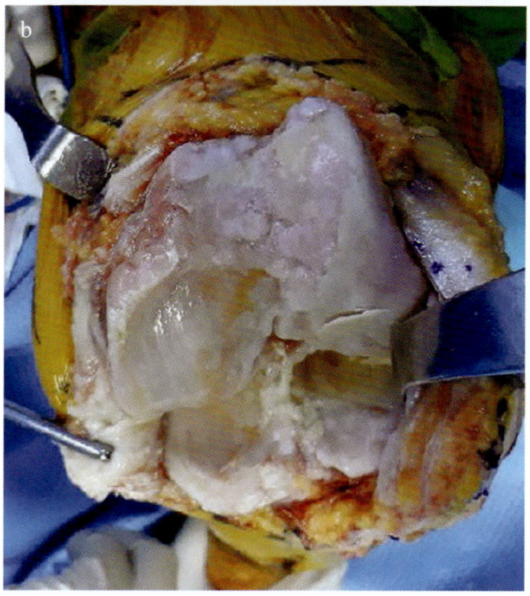

图 14.1　严重骨关节炎的 X 线片和术中照片。（a）站立位正位 X 线片显示 KL 4 级骨关节炎改变。（b）术中照片显示严重软骨磨损和骨赘

骨坏死的手术适应证包括疼痛剧烈、关节面受侵面积超过一半、病变较深、观察到关节面破裂和塌陷等。当坏死面积不超过关节面的 1/2 且病变不深时，建议考虑保守治疗。继发性骨坏死由于骨质差，TKA 的失败率很高。继发性骨坏死可能会出现术后感染和无菌性松动等并发症。根据 Mont 等[6]的一项研究，对 31 例激素性骨坏死患者进行了 TKA，约一半患者以失败告终，这其中有 11 例膝关节松动、3 例膝关节感染。

14.1.5　禁忌证

14.1.5.1　相关禁忌证

如果膝关节严重僵硬，关节活动度小于 50°，由于股四头肌缩短、关节囊纤维化和挛缩，TKA 不容易成功。此外，由于严重的韧带不平衡和神经拉伸损伤，可能会导致 TKA 术后关节不稳定和神经问题。神经病性关节炎是一种破坏性关节病，由于疼痛感降低，关节因反复创伤而受损。对于神经病性关节炎，TKA 本身是困难的，并且即使进行 TKA，由于没有疼痛来保护关节，感染和假体周围骨折等并发症的发生率也很高。当因下肢瘫痪导致肌无力而行走困难时，TKA 是相对禁忌证。特别是在脊髓灰质炎病例中，由于膝关节严重畸形，如胫骨外旋、外翻畸形和屈

曲挛缩，TKA 在技术上很困难，并且据报道，术后不稳定复发或功能减退等并发症的发生率很高。

14.1.5.2 绝对禁忌证

TKA 的绝对禁忌证包括感染、膝关节周围严重软组织缺损和严重的周围血管疾病。如果存在急性关节感染的可能性，这是 TKA 的绝对禁忌证。如果之前有感染，则必须在确保感染完全治愈后进行手术。此外，如果最近有针灸或艾灸史，或者曾进行关节内注射类固醇，建议在完全消除感染可能性后再进行手术。

14.2 全膝关节置换术中的植入物选择

关节炎、关节畸形和松弛以及骨缺损的程度因患者而异。选择正确的植入物以及在术前仔细评估患者的状态对于 TKA 的结果很重要[7~9]。随着生物材料、假体类型和固定方法的发展，外科医生的选择越来越多。外科医生有必要仔细决定植入物的选择，以使患者获得更好的结果[10]。

14.2.1 植入物固定

对于 TKA，植入物固定方法主要分为骨水泥固定和非骨水泥固定。骨水泥固定可进一步分为全骨水泥固定或混合固定。全骨水泥固定是一种股骨和胫骨植入物都用骨水泥固定的方法。混合固定方法是胫骨植入物用骨水泥固定，而股骨植入物不用骨水泥固定[8]。最近，大多数髌骨植入物是由聚乙烯制成的，采用骨水泥固定。

骨水泥［聚甲基丙烯酸甲酯（polymethyl-methacrylate，PMMA）］有 2 种主要成分：聚合物粉末和单体液体[11]。单体是一种无色液体，具有特殊气味，包装在安瓿瓶中。甲基丙烯酸甲酯占液体的 97%~99%。N– 二甲基对甲苯胺作为催化剂，占 0.4%~2.8%（质量分数）。微量对苯二酚（15~75 ppm）可稳定单体，防止过早聚合。粉末会导致性能差异。研磨的 PMMA 或共聚物微球占粉末的 83%~99%。其余成分包括阻射剂。粉末的其他添加剂可能包括抗生素或染料。PMMA 粉末具有重复的碳单元和不同长度的链，链越长，分子量越高，黏度越高。尽管黏度与强度没有显著相关性，但如果黏度太低，水泥就很难处理，这就是目前首选较高黏度水泥的原因。制作水泥时，粉末和液体通过 4 个步骤混合：搅拌、等待、工作时间和硬化[10]。为了获得初始的稳定性，水泥浆的黏度和时间非常重要；理想的时间是水泥不粘手指的时间[12]。低黏度水泥具有较长的黏性阶段和较短的工作阶段。高黏度水泥具有较长的处理时间和较短的黏性阶段。水泥固定的优点是可以减少出血，这在器械与骨骼接触不一致时很有用，并且由于初始固定牢固，可以早期负重。虽然水泥固定广泛用于患有严重骨质疏松症的老年人或类风湿关节炎患者，但因使用了水泥，导致可能会出现三体磨损、脂肪栓塞、热坏死等并发症；并且在进行翻修手术时，手术过程可能会变得更加复杂[13]。

无骨水泥固定方法于 20 世纪 80 年代引入，以减少与骨水泥相关的并发症。这种方法最初采用多孔涂层型和压配型。目前，大多数采用多孔涂层型，有助于骨长入多孔表面，然后最终固定[14]。无骨水泥固定的优点是，当发生骨内增生时固定牢固且永久；并且在翻修 TKA 时骨丢失少，骨水泥导致的并发症也减少。这种方法主要推荐给年轻和活跃的患者，但需要复杂的程序来确保骨切除表面和植入物之间的良好接触[15]。

14.2.2 生物材料

14.2.2.1 金属

目前，TKA 中使用的金属是钴铬合金和钛或锆。金属替代品必须具有生物相容性，不能有任何可引起骨吸收的炎症或过敏反应，也不能因吸收的金属离子引起全身反应。此外，应具有良好的耐久性，这取决于疲劳强度和耐腐蚀性[9, 16]。

钴基合金

钴铬合金是制造人工关节最常用的材料。它具有出色的耐磨性和耐腐蚀性，生物相容性佳，并且通常表现出令人满意的疲劳强度。钴铬合金广泛用于股骨植入物，因为它可以被抛光成镜面状，以便与聚乙烯接合，从而减少关节运动引起的磨损。当钴铬合金表面有划痕时，聚乙烯的磨损增加[17~19]。与钛合金相比，使用钴铬胫骨托对胫骨近端产生应力屏蔽效应。

钛基合金

目前，骨科手术领域最常用的钛基合金是一种称为 Ti-6Al-4V 的铝钒钛合金。它具有良好的延展性和铸造性，其弹性模量约为钴铬合金的 1/2，因此植入物对骨的作用力分布均匀，从而减少骨吸收。在某些负荷条件下，Ti-6Al-4V 的剪切强度和表面磨损性能较差。因此，由于较差的抗磨损性能，钛合金不用于股骨假体。此外，磨损产生的铝和钒细颗粒可能在体内引起毒性[17, 20, 21]。一般来说，钛合金不是很好的负荷材料。由于钛 - 钛接合面具有低耐磨性和高摩擦系数，因此通常不使用，并且其作为超高分子量聚乙烯接合面的使用也很少。钴合金和陶瓷比钛合金更适合用作接合面。

14.2.2.2 陶瓷

由氧化铝和氧化锆制成的陶瓷材料主要用于股骨假体。陶瓷材料通过热驱动氧化过程形成，在金属植入物上产生具有陶瓷特性的关节面。由于其表面光滑，摩擦系数低于金属 - 聚乙烯界面的摩擦系数，因此磨损发生率降低了 3~16 倍。陶瓷对压缩的抵抗力要比对拉伸的抵抗力大得多。然而，陶瓷质地脆，无法承受不规则的冲击或负荷[22]。

14.2.2.3 聚乙烯

聚乙烯由乙烯聚合而成，现已被用作骨科植入物的轴承面。最初使用的是高分子量聚乙烯，包括化学成分相同但分子和微观结构不同的物质。目前，超高分子量聚乙烯用途广泛，其分子量为 200 万 ~600 万，具有较好的冲击强度、韧性和耐磨性[23]。由于膝关节的生物力学和运动学特性，TKA 的聚乙烯衬垫更容易发生机械故障。最近，含维生素 E 的聚乙烯被开发用于减少聚乙烯的氧化和机械性能退化。

14.2.3 轴承面

TKA 有许多轴承面选择。其中，常用的有交叉韧带保留（cruciate retaining，CR）型、交叉韧带不保留（cruciate sacrificing，CS）型和后稳定（posterior stabilized，PS）型置换术。TKA 中使用的轴承面是根据包括 PCL 在内结构的运动学设计的。因此，了解膝关节的基本运动学和 TKA 的运动学非常重要。

14.2.3.1 运动学

从骨骼形状来看，膝关节本质上是一种不稳定的关节结构。外侧胫骨平台在矢状面和冠状面上凸起，而内侧胫骨平台比外侧更宽、更凹。正常膝关节会发生复杂的滚动、滑动和旋转运动。在膝关节屈曲 30° 以内时，胫骨和股骨之间主要发生滚动，之后 PCL 变得紧张，开始出现滑动现象，以上过程即为股骨在两个关节面之间的后向滚动。股骨后滚机制可防止胫骨后部和股骨在最大弯曲时发生碰撞，从而使膝关节在正常状态下可以弯曲至 140° 。外侧胫骨平台有一个内侧没有的凸面，在该平台上会发生滑动运动，导致膝关节弯曲时胫骨向股骨内部旋转。股骨后滚机制还通过延长力臂来增加股四头肌在屈膝时的肌力，从而推进股四头肌的拉伸方向。CR 型和 PS 型 TKA 都不能恢复正常的膝关节运动，这是因为天然膝关节的接触面在生物力学特性上与金属和聚乙烯的接触面有显著差异。一些作者认为，不可能保留 TKA 中 PCL 的长度和张力等固有特征[24]。Dennis 等[25]报告称，CR 型 TKA 在膝关节屈曲期间显示出股骨的持续前移。股骨的运动方向与预期的股骨后滚相反，称为矛盾前滚。

14.2.3.2 韧带保留（CR 或 PCL 保留）型

传统的 CR 型使用平直的胫骨聚乙烯衬垫，理论上允许完整的 PCL 在膝关节屈曲期间发生自然的股骨回滚。理论上，CR 型股骨后滚发生率高于 PS 型或 CS 型。因此，CR 型的支持者坚持认为 CR 型提高了关节功能、关节活动度、强度和稳定性，减少了接触面应力，并显示出更正常和更高效的步态模式，尤其是在爬楼梯时[26]。CR 型的其他优点包括前后稳定性、改善本体感觉、良好的股骨后滚、增加外展内收稳定性及增强股四头肌力，从而增加了上下楼梯时的稳定性[27]。此外，与 PS 型相比，一般认为 CR 型膝关节屈曲角度更大，股骨可以得到更好的保护。多个 CR 型的临床试验报告了成功的临床结果，生存率超过 10~15 年的患者可达 95% 以上[28~31]。然而，CR 型仍有一些缺点。CR 型早期模型中的聚乙烯植入物薄且扁平，因此负荷过度集中在一个位置，容易产生聚乙烯过度磨损。如果 PCL 太紧，股骨会过度后滚，如果太松，可能会出现反向的股骨前滚[32, 33]。当屈曲或伸展不稳定时，如果 PCL 没有达到平衡，韧带可能会发生断裂。此外，炎症性关节炎在 CR TKA 术后 PCL 断裂可能导致后路不稳定。

14.2.3.3 后稳定（PS 或 PCL 替代）型

关节炎患者的PCL在组织学上发生了改变，术中采集的 PCL 中有 63% 出现显著的退行性改变[34]。Montgomery 等[27]报告称，CR 型 TKA 术后 PCL 延迟断裂的发生率为 2%，这可能导致慢性不稳定、致残性疼痛和 TKA 翻修。为了克服 CR 型的缺点，引入了可以替代 PCL 的替代轴承面。典型的 PS 型 TKA 由聚乙烯胫骨柱组成，该柱与股骨假体上的凸轮接合，这称为凸轮柱设计。PS 型 TKA 易于矫正畸形并获得关节相容性，从而减少聚乙烯的磨损。这种方法还可以控制股骨后滚，而不考虑术者之间的技术差异。即使有严重的矢状面或冠状面畸形，PS 型也可以很容易地矫正。除此之外，PS 型 TKA 还有几个优点，如手术技术简单、可重复的股骨翻转机制、较少的聚乙烯磨损及容易矫正严重畸形。PS 型的缺点是因屈曲间隙不平衡导致胫骨柱脱位、股骨远端髁间骨折、髌骨骨折、髌骨撞击综合征、胫骨柱磨损或骨折等（图 14.2）。

14.2.3.4 交叉韧带不保留（CS）型

CS 型没有结构补充去除 PCL 后的股骨后滚。CS 型的形状是超形合度、深碟状的前积聚状外观，强化了聚乙烯的前部并加深了聚乙烯的关节面。前侧加固约 12.5 mm，而聚乙烯的最低点（零点）位于后部 4~6 mm 处，以形成球窝结构。通过这种方式，可以提高一致性并获得后稳定性。这种设计的优点是，无论 PCL 是否保留都可以使用，胫骨和股骨的前后移动保持恒定，骨损失小于 PS 型，并且柱没有磨损或损坏。Parsley 等[35]将 CS 型与 PS 型进行了比较，结果显示 PS 型组关节活动度较大，但功能结果无差异（图 14.3）。

14.2.3.5 内翻－外翻限制性假体

限制性髁状膝（constrained condylar knee，CCK）或内翻－外翻限制性（varusvalgus constrained，VVC）植入物具有更大、更宽的胫骨聚乙烯中心柱和更深的股骨容受腔，这比 PS 型假体更具有冠状面稳定性。通过这种设计特征，可以获得内翻外翻的稳定性，但由于不能控制过度伸展，因此不能用于复发畸形[36]。CCK 设计可用于不稳定膝关节或严重外翻畸形伴内侧功能不全患者的翻修手术或初次手术[37]。

14.2.3.6 旋转铰链假体

旋转铰链假体是一种完全受限的假体。旋转铰链假体的胫骨和股骨部件与限制内翻和平移应力的轴连接。右侧假体允许胫骨轴承围绕胫骨平

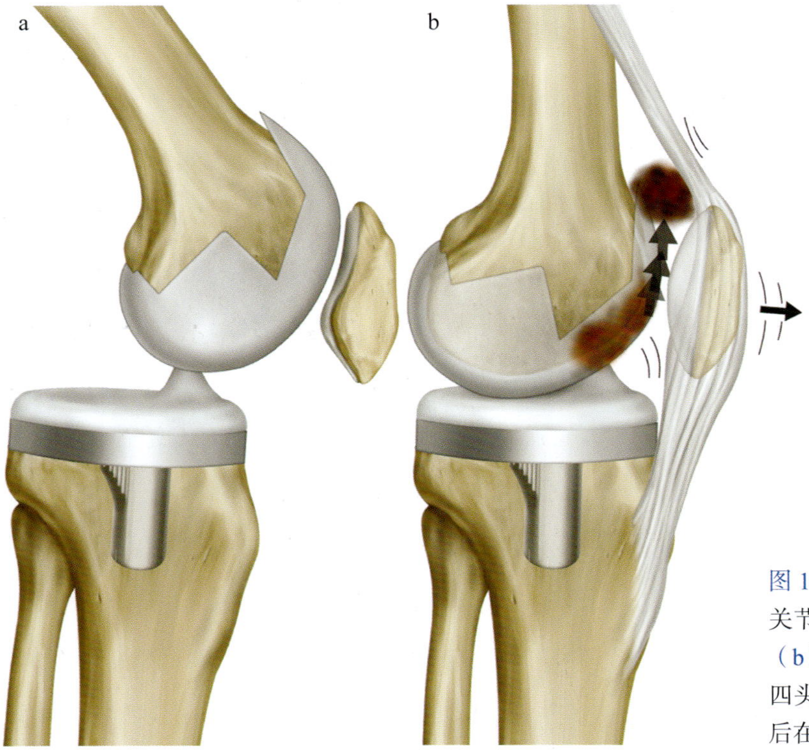

图 14.2 PS 型 TKA 的缺点。（a）后稳定膝关节屈曲不稳定时，可能出现胫骨后脱位。（b）髌骨撞击综合征。当膝关节屈曲时，股四头肌腱远端的瘢痕组织会进入髁间窝，然后在伸展时脱出，导致疼痛和弹响

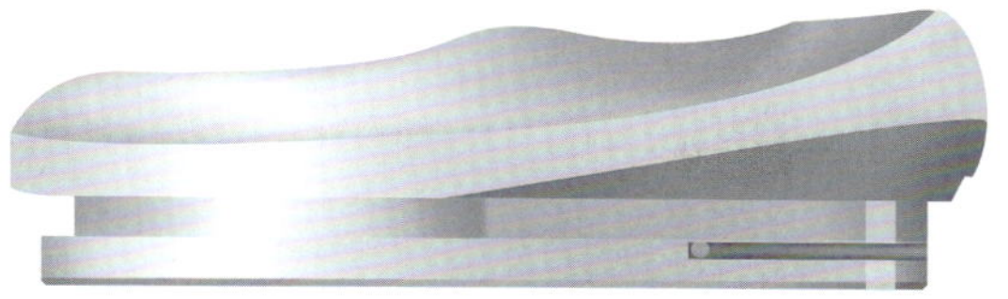

图 14.3　超形合度、深碟形前积层聚乙烯假体示意图

台上的槽旋转，以减少总体约束量[37, 38]。这种假体适用于严重的骨缺损、高度韧带功能不全、严重的屈伸间隙不平衡以及严重复发畸形的初次或翻修手术。它还可用于股骨远端或胫骨近端肿瘤根治性切除后的保肢手术[38]。

14.2.4　植入物设计

14.2.4.1　活动轴承设计

活动轴承的含义是允许股骨和胫骨之间的聚乙烯无限制运动，同时提供关节面的一致性。主要优点是减少了假体之间的接触应力，这种类型的关节面最大限度地减少了磨损，并允许聚乙烯衬垫移动，以保持关节运动和韧带功能。其他优点包括，它减少了关节面上的接触应力，使胫骨聚乙烯能够在行走时进行旋转运动，并补偿了由聚乙烯自动对准引起的胫骨底板少量旋转失调[39]。尽管处理聚乙烯磨损问题的概念很有吸引力，但在长期的随访研究中，没有证据表明活动轴承设计中的磨损率会降低。此外，在临床预后和关节活动度方面，没有显示出比固定型设计更好的结果[40, 41]。

14.2.4.2　高屈曲设计

膝关节活动度，尤其是膝关节屈曲，是决定 TKA 术后成功的最重要因素之一。然而，使用传统的 TKA 设计，膝关节屈曲很少超过 110°~115°[42]。目前研究已经尝试修改股骨假体设计，以增强 TKA 术后的膝关节屈曲。通常不使用高屈曲设计的 CR 型植入物，因为 CR 型 PCL 张力可能不合适。PS 型设计主要用于高屈曲设计，因为 PS 型聚乙烯衬垫更为一致，并且后凸轮可以轻松再现股骨后滚。高屈曲设计的缺点是髌股并发症发生率高，高屈曲导致股骨假体的剪切力增加，这可能导致股骨假体早期松动。尽管有报道称，高屈曲设计在术后早期关节活动度中显示出更好的效果[43]，但其他报道称，与传统设计相比，患者满意度和功能评估没有显著差异[44, 45]。

14.2.5　髌骨假体的选择

髌骨假体可以根据其组成、固定方法及假体的位置和形状进行分类。在成分方面，它分为早期的金属支撑髌骨，以及近期的全聚乙烯型。金属支撑由于聚乙烯厚度较薄，目前已很少使用，这使得聚乙烯更容易磨损。全聚乙烯髌骨植入物通常用水泥固定，底部有钉子，便于固定。如果只有 1 枚钉子，固定力较弱，容易导致髌骨骨折，所以 3 枚钉子型被广泛使用。但即使是 3 枚钉子型，钉子也可能损坏，因此将连接部分改进得更厚，以承受反复的剪切力。根据位置可以分为起始型和植入型，前者放置在扁平切除的髌骨上，后者置入切除的骨中。植入型是一种带有 1 枚钉子的圆顶形植入物，开发出来是为了增厚聚乙烯或在出现骨缺损时使用，但由于其复杂的手术技术和髌骨骨折风险，目前很少使用。起始型是常用的固定类型，但它有一些缺点，如易受剪切力影响、可能发生髌骨倾斜、固定的钉子损坏等[46, 47]。根据圆顶的形状，其形状可分为圆形、椭圆形和解剖形。圆形本身没有轨迹轴，因此操作方便。椭圆形或卵形比圆形具有更好的滑动性能，然而，如果轴没有正确对位，就会发生髌骨轨迹不良。解剖形在形态上与天然髌骨十分相似，理论上应该是最好的轨迹。然而，这种方法对技术要求很高，因为恢复髌骨的解剖形状是困难的。除此之外，还有一种宽边帽类型，这是一种圆形的变形，通过加厚边缘来抵抗磨损[46，47]。

14.3 术前准备与患者优化

14.3.1 医疗评估

术前医疗评估的主要目的是预先了解手术相关风险，减少患者围手术期的发病率。接受TKA的患者大多为老年人，更容易出现心血管和呼吸功能恶化。这些患者组通常伴有高血压、糖尿病和骨质疏松症，这些都会增加术后并发症。因此，必须通过对既往疾病的评估和治疗、术后处理的补充检查以及与其他医疗部门合作来确保患者的安全。

14.3.1.1 心血管疾病

高血压

在术前问诊和体格检查时必须检查高血压。一般来说，在计划进行TKA等手术时，血压低于180/110 mmHg不会增加心血管并发症的风险，可以在术前维持适当血压的情况下进行TKA。然而，高血压超过180/110 mmHg的患者必须推迟手术，直到血压被控制。如果术前确诊高血压，必须评估其他心血管危险因素和高血压药物处方，并进行适当的医疗咨询。在所有抗高血压药物中，β受体阻滞剂是治疗高血压的首选药物，它可以降低心血管并发症的风险和死亡率，但也增加了术后心房颤动的风险。利尿剂、血管紧张素转化酶抑制剂（angiotensin converter enzyme inhibitor，ACEI）和血管紧张素受体阻滞剂（angiotensin receptor blocker，ARB）在术中会导致电解质失衡和低血压，这些药物必须在手术当天停止使用，并在患者完全恢复后恢复使用[48]。

心律失常

心律失常是增加手术前后冠状动脉疾病风险的独立危险因素。最近，由于许多心律失常患者倾向于安装起搏器或服用抗凝药物，术前必须检查起搏器的类型和程序，并在咨询心脏病专家后改变起搏器模式。一般来说，当患者依赖起搏器时，必须将其改为非同步模式，对于安装了植入式除颤器的患者，建议停止该程序。此外，如果患者正在服用抗凝药物，则必须保持适当的停药期，因为这可能会在围手术期中断止血[48]。

心力衰竭

如果有充血性心力衰竭病史，围手术期应避免积极的容量负荷，因为可能会出现肺水肿和外周水肿。

14.3.1.2 内分泌疾病

糖尿病

糖尿病通常伴有其他疾病，如肾功能衰竭、慢性心脏缺血和外周循环疾病。此外，糖尿病给术后创面的恢复带来了困难。如果术前血糖控制在空腹状态下低于200 mg/dL，糖化血红蛋白水平低于7.0，则不需要其他特殊治疗，否则必须在术前应用胰岛素控制血糖。此外，糖尿病患者通常也有肾脏疾病，因此在术后疼痛控制中必须谨慎使用NSAID[49]。

长期使用皮质类固醇

大多数骨关节炎患者长期服用各种止痛药。尤其是长期服用类固醇时，肾上腺功能极有可能受到抑制，导致术中血压不稳定。因此，肾上腺功能不全需要进行评估，围手术期应考虑使用皮质类固醇。在 TKA 中，应在手术当天注射 50~75 mg 氢化可的松，或在注射 10~15 mg 甲泼尼龙后 1~2 天内逐渐减量后每天注射[50]。

14.3.1.3 慢性肾脏疾病

慢性肾脏疾病患者可能表现为贫血、血小板功能障碍、慢性代谢性酸中毒及电解质和钙的失衡。评估因慢性肾脏疾病而接受透析的患者必须谨慎，因为这可能会增加心肌酶。由于 NSAID 对肾脏血流灌注的影响很大，肾功能不全的患者必须避免服用。透析患者必须注意容量负荷、高钙血症和酸中毒[51]。

14.3.1.4 精神合并疾病

TKA 患者精神障碍患病率超过 20%，高于一般人群。精神合并疾病与 TKA 术后的短期和长期负面结果相关，特别是在身体功能、生活质量、患者满意度以及疼痛和止痛药的使用方面。应在 TKA 前评估如焦虑、抑郁或躯体化障碍等精神合并疾病[52]。

14.3.2 服药患者的术前准备

14.3.2.1 非甾体抗炎药

NSAID 通过抑制环氧合酶（COX）-1 抑制血小板衍生的血栓素 A2 的形成，并阻止血栓素依赖的血小板聚集，增加出血时间。由于这种相互作用是可逆的，在停药 5 倍半衰期后，NSAID 不会产生抗血栓作用（表 14.1）。

表 14.1 常用 NSAID 的半衰期和术前治疗

NSAID	半衰期（小时）	术前治疗
萘普生	12~15	术前 4 天停药
布洛芬	1.8~2	术前 1 天停药
双氯芬酸	2	术前 1 天停药
萘丁美酮	23~24	术前 5 天停药
吡罗昔康	50	术前 10 天停药

NSAID，非甾体抗炎药。

14.3.2.2 抗血栓药物

有老年疾病或病史的人会服用如阿司匹林等抗血栓药物。最近，抗血栓药物被越来越多地用于预防目的，即使是对于没有症状的人[53]。由于血红蛋白的寿命，建议在术前 7~10 天停止使用阿司匹林[54]。但是，最近的一项研究表明，低剂量阿司匹林（100 mg）并不会导致更多的失血[55]。一般情况下，阿司匹林和氯吡格雷需要停药 7~10 天才能恢复抗凝作用。建议同时服用阿司匹林和氯吡格雷的患者在术前 7~10 天停止服用硫酸氢氯吡格雷，术前 5 天停止服用阿司匹林（表 14.2）。

14.3.2.3 抗风湿药物

抗风湿药物通过多种途径代谢，具有不同的半衰期。甲氨蝶呤的代谢产物通过肾脏排泄，肾功能恶化的患者可能表现为骨髓抑制。因此，建议健康患者在手术前后停药 1 周，一般情况差的患者停药 2 周[56]。来氟米特的半衰期较长，一般建议术前 2 周停药，术后 3 天恢复使用。柳氮磺吡啶和硫唑嘌呤的半衰期相对较短，通过肾脏

表 14.2 典型抗血栓药物及建议停药天数

成分名称	产品名称	停止天数
阿哌沙班	Eliquis	5
阿司匹林	阿司匹林 Astrix	7
阿司匹林 + 氯吡格雷	Clopirin	7
西洛他唑	Cilo V Plataal SR	3
氯吡格雷	Plateless Plavix	5
银杏叶提取物	Ginexin F	1
利马前列素	Opalmon	1
利伐沙班	Xarelto	5
华法林钠	华法林	5

排泄。因此，应从术前 1 天至术后 3 天停药。临床资料不足，必须在术前 1 周停用 TNF-α 药物，术后 10~14 天恢复使用；IL-1 抑制剂建议在术前 1~2 天停用，术后 10 天恢复使用[56]。

14.3.3 膝关节特异性评估

14.3.3.1 术前检查

术前应询问患者患侧膝关节的疼痛程度、功能、既往病史及其他合并疾病情况，尤其需要鉴别诊断是否为下肢血管病变或髋关节及脊柱病变。体格检查时，必须检查膝关节周围软组织状况、关节畸形及不稳定情况。关节活动度通常以被动关节活动度方式测量。伸展不足的患者可能需要根据其病因（屈曲痉挛还是伸展滞后）采用不同的手术方法。此外，由于股四头肌肌力对预后影响很大，因此必须测量股四头肌和腘绳肌的肌力。在进行 TKA 之前，必须评估感染风险。如果手术时不仅有膝关节感染，而且有远端感染，则假体周围深部感染的风险增加。术前需检查是否有肺部或尿路感染、近期拔牙、关节内注射，术前禁止任何关节内注射或针灸。

14.3.3.2 术前影像学及其他检查

影像学检查是 TKA 术前计划的关键。TKA 的 X 线片应包括膝关节站立位、侧位、轴位和下肢全长站立位视图。术前应评估关节炎的程度、韧带不稳定、关节内游离体及骨缺损的大小和位置。韧带不稳定时应拍摄内翻 - 外翻应力 X 线片，可能需要更具约束性的内固定物。如果观察到明显的骨缺损，则应计划骨缺损的管理。还需要通过 X 线片预测术中骨切除的范围、植入物的大小和位置。下肢全长站立位 AP 视图对于评估 TKA 术后双腿的对位情况和预测术后骨切除量至关重要，以获得满意的下肢对位。下肢全长站立位 AP 视图上测量小腿的机械轴和解剖轴。TKA 患者不一定需要 CT 和 MRI 检查。CT 扫描对评估膝关节的旋转对位和骨缺损有帮助，而 MRI 有助于评估伴随的软组织问题或炎症性疾病。如果怀疑有炎症性关节炎，应在术前进行血清学检查和关节液分析。

14.4 手术技术

14.4.1 神经支配和血液供应

14.4.1.1 血液供应

膝关节前部皮肤较薄，不正确的切口可能会导致愈合问题，从而导致并发症。膝关节前侧的血管主要由外血管和内血管组成。外血管由发自股浅动脉的膝降动脉的分支组成，该动脉在股浅动脉穿过内收肌裂孔之前发出，隐支和关节支为主要分支。这些结构最终供应皮下组织和皮肤层，对伤口愈合有重要影响。膝内血管由外侧膝上动脉、内侧膝上动脉、外侧膝上动脉和外侧膝下动脉组成，位于深筋膜下，环绕髌骨一周。内外血管通过穿透深筋膜的穿通动脉相互连接（图 14.4）。膝降动脉由内侧发出，向外侧延伸。如果从内侧切开皮肤，很可能会损伤外侧血管；因此，如果允许，建议从外侧切开皮肤（图 14.5）。

14.4.1.2 神经支配

TKA 术后，有相当数量的患者抱怨切口线外侧区域感觉减弱。支配膝关节前部的神经主要由 4 条组成。在股骨，股内侧皮神经和股中间皮神经从内侧向外侧交叉。在胫骨，隐神经髌下支从内侧横跨到外侧。小腿外侧皮神经是腓总神经的一个分支，支配膝关节外侧。切口线越长，股骨侧皮神经分支受损的可能性越大，从而导致术后感觉减退。对于隐神经髌下支，在切开胫骨结节时，其神经损伤是不可避免的。有时，一些患者不会出现术后皮肤感觉减弱，可能是因为神经支配的变化，也可能是因为小腿外侧皮神经与控制区域重叠（图 14.6）。

14.4.2 包扎和止血带的使用

包扎在预防术后感染中的重要性怎么强调都不为过。包括手术部位在内的整个下肢都应使用非接触式消毒方法，用碘伏和乙醇彻底消毒。手术台必须用防水布包裹，以防止液体渗透可能造成的污染。皮肤应完全用手术单覆盖，使手术暴露区域不暴露在空气中，不妨碍屈膝和伸膝。止血带最大限度地缠绕到大腿近端。在止血带下缠上棉球等辅助工具，有助于最大限度地减少摩擦。包扎止血带可最大限度地减少出血，这有助于确保手术视野，以便准确进行手术。然而，使用止血带可能会导致心血管问题。心血管血流量的相对增加会导致血压暂时升高，进而可能导致肺水

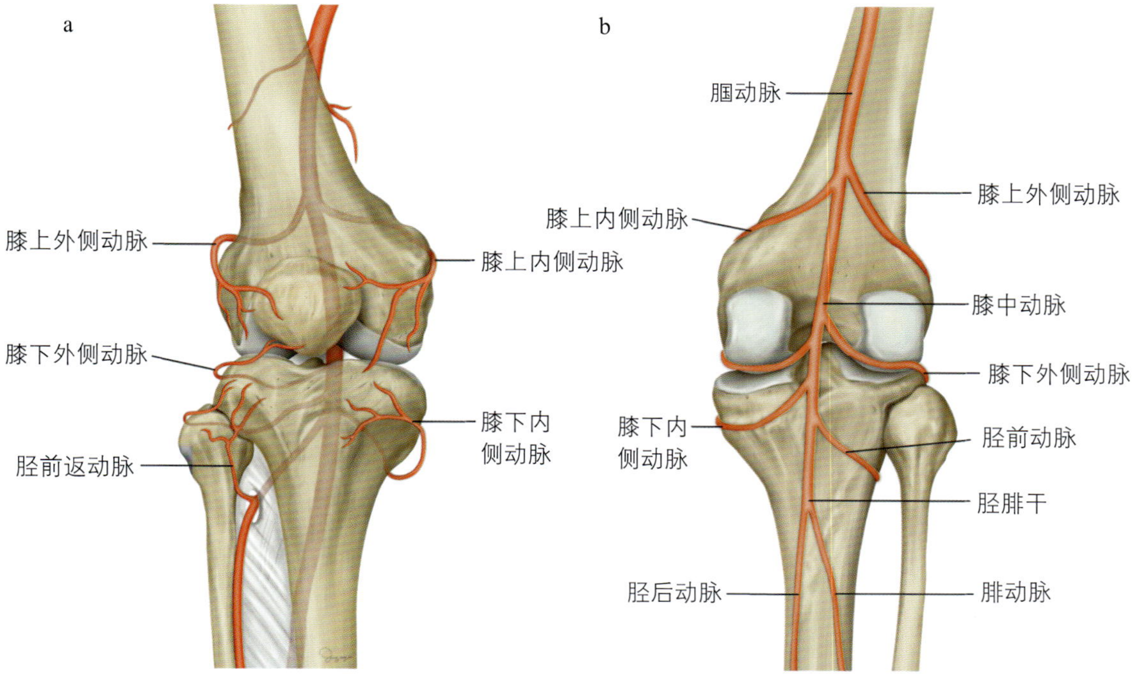

图 14.4 膝关节周围血供。（a）前面观。（b）后面观

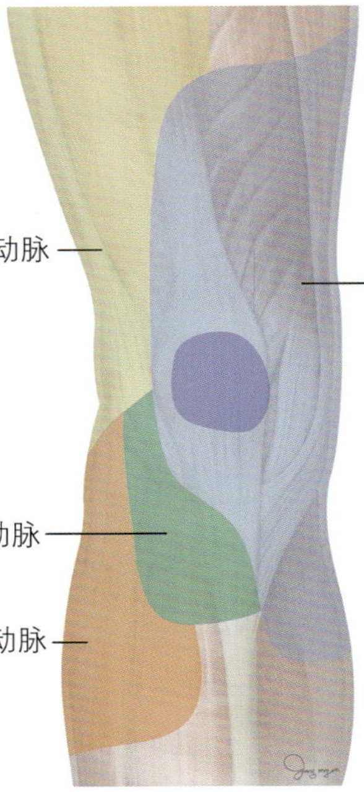

图 14.5　右膝关节表皮的主要血管供应区

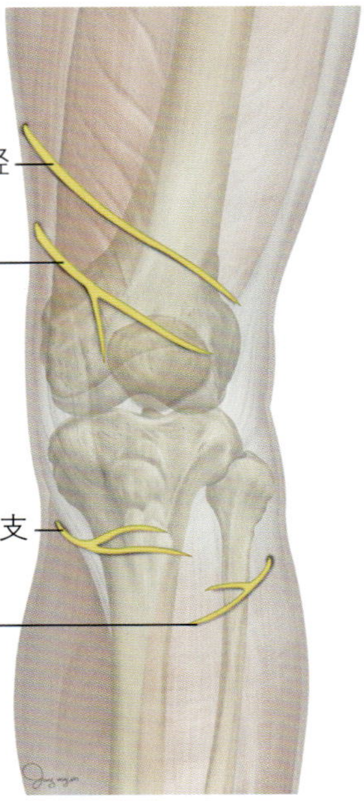

图 14.6　左膝关节周围皮神经分布

肿和心脏病发作。因此，对于患有心肺疾病或血管疾病的患者，应谨慎选择是否使用止血带。一般来说，止血带压力约为术中患者收缩压的 2 倍，通常可提高到 300~350 mmHg。然而，对于体形较大的患者，300 mmHg 的压力是不够的，这可能会导致松质骨和骨髓腔出血。然而，即使止血带压力低于 225 mmHg，手术也能有效完成，没有术后并发症[57]。这一压力最长可维持 2 个小时，如果手术时间延长，止血带会短暂松开并再次加压。最近有几项研究声称，使用止血带对 TKA 手术并无益处[58~60]。

14.4.3　手术入路

手术入路会影响手术从开始到结束的全过程。在手术过程中，应获得足够的可视性。此外，手术入路应确保手术过程中不损伤重要的解剖结构。由于重要的神经和血管位于膝关节后方，因此，前入路是 TKA 的首选。

14.4.3.1　皮肤切口

皮肤切口应以不影响手术操作的方式进行，同时不会引起美观和伤口愈合问题。由于膝关节的皮肤比较薄，关节与皮肤的距离较近。需要注意的是，这增加了深部感染的风险。对于皮肤较薄和脆弱的患者，切口应尽可能长，以避免对皮肤施加过大的压力。在之前做过膝关节手术的患者中会发现手术留下的瘢痕。关节镜手术留下的瘢痕不大，但如果有横向切口瘢痕，则应切开新的切口。如果有纵向切口瘢痕，建议尽可能使用现有的切口线。然而，如果需要一个全新的切口线，原则上需要与旧切口处有至少 6 cm 的距离。考虑到来自内侧的血流量较多，而来自外侧的血流量相对较少，因此切开时应尽可能在外侧进行切口（图 14.7）。

原则上，TKA 的皮肤切口线是垂直的。前部皮肤切开可根据部位分为正中、旁正中或前外侧 3 种方式。首选的切口是直立的正中切口。

中线切口法是一种直切入法，从距髌骨上极 6~8 cm 处到髌腱附着处下方 1~3 cm 处，经髌骨中心切开。正中切口的优点是，如果需要，可以很容易地向上和向下延伸。重要的是，切口端在内侧，而不是在远端的胫骨结节，这有利于伤口愈合，并最大限度地减少功能障碍，如瘢痕造成的刺激。旁正中切口的起点和终点与正中切口处相似，但切口处的中心在髌骨的内侧。由于解剖问题，可能会造成伤口愈合问题，再次手术困难，因此这种方法如今并不常用。外侧髌骨旁（前外侧）切口术是一种切口的起点和终点与正中切口处相似的方法，但切口中心在髌骨的外侧。虽然这种方法的优点是能够保留向邻近皮肤供应血液的血管，但缺点是在手术过程中很难获得手术可视化，因为关节切开术是在外侧进行的。总而言之，这种方法对于严重外翻畸形患者的 TKA 是有用的。

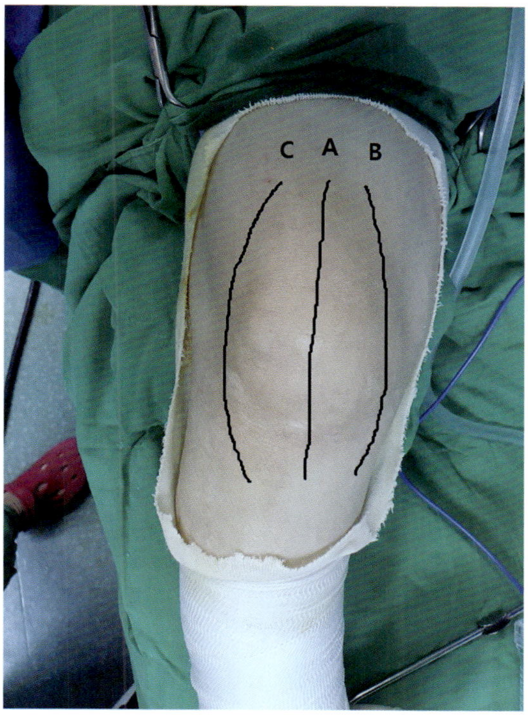

图 14.7 皮肤切口。（A）正中。（B）旁正中。（C）前外侧

14.4.3.2 手术入路

标准入路包括内侧髌旁入路、股下入路、股中入路和前外侧入路（图 14.8）。

内侧髌旁入路

内侧髌旁入路是目前应用最广泛的入路方式。这种方法的优点是更容易获得手术视野，手术不太困难，并且能够向上和向下延伸切口。股四头肌腱区域的切口位于该肌腱的中心或内侧，或在股内侧肌上。当切开股内侧肌时，可能会出现出血、疼痛和肌肉纤维化等问题，因此通常在股四头肌腱的内侧 1/3 处切开。缺点是来自内侧的血管可能受损，并可能导致术后伸展无力。

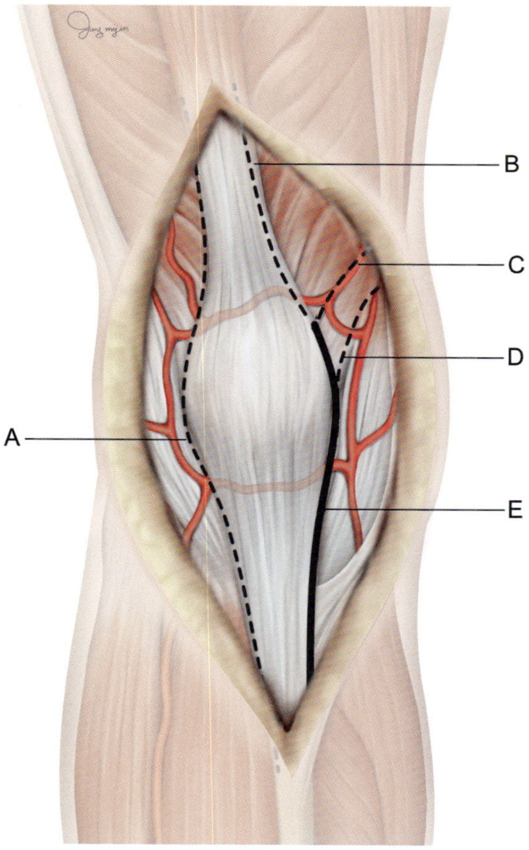

图 14.8 髌骨周围血管分布与关节切开方法的关系。（A）前外侧入路。（B）内侧髌旁切开术。（C）股中肌关节切开术。（D）股下肌关节切开术。（E）保留股四头肌入路

股下肌入路

股下肌入路不是在股四头肌腱上切开，而是沿股内侧肌斜头内侧入路，然后将整个伸膝装置向外移位。皮肤切口与前正中切口相同，切开覆盖股内侧肌的浅筋膜，切口达股内侧肌内侧。股内侧肌可从距内收肌结节上方约 10 cm 处的肌间隔钝性剥离，从而提高股内侧肌。应注意避免损伤内收肌管的神经血管内容物。这种方法有几个优点。膝上动脉没有损伤到髌骨的内侧。此外，由于没有损伤伸膝装置，这可能有助于术后的髌骨追踪。Curtin 等[61]报告说，在这种方法中，伸膝装置没有受到损害，从而减少了术后 6 周的疼痛。Tomek 等[62]比较股下入路与内侧髌旁入路，发现采用股下入路的患者术后第 1 天休息时疼痛较少，术后第 3 天活动时疼痛较少，但其他因素仍无显著差异。

股中肌入路

股中肌关节切开术是股内侧肌中部在髌骨上内侧部分 4~5 cm 处沿肌纤维方向劈开，关节切口处延伸至髌腱内侧。股中肌入路比股下肌入路更容易固定髌骨。该入路具有维持伸膝装置的优点，因为它保留了通向膝上股四头肌腱和股内侧肌的神经，并保留了流向髌骨的血流量。White 等[63]报道称，该入路可应用于肥胖患者或严重畸形患者。Dalury 等[64]报告称，与内侧髌旁入路相比，股中肌入路的优点在于需要较少的外侧支持带松解，并且在术后疼痛和前 6 个月更早恢复功能方面具有优势。然而，在前 6 个月之后，没有观察到这些差异。

前外侧入路

该入路从髌骨外侧切开关节，仅限于有外翻畸形的患者。通过皮肤前外侧切口，从股四头肌腱外侧缘、沿髌骨和髌腱外侧部分切开至胫骨结节外侧部分。这一入路可以保留内侧部分的血液循环，并通过直接到达畸形区域进行矫正。此外，它还可以减少皮肤剥离，并逐渐释放侧边的软组织。但其内侧外翻困难，不易获得良好的手术视野，并有可能造成外侧软组织缺损。如有必要，外侧关节切开术可用作侧向松解，使其保持打开状态。

内侧三向量保留法

这种方法的目的是通过保留股四头肌的解剖三向量对位来维持正常的髌骨轨迹。该入路的设计是通过在股四头肌腱内侧部分垂直切断股内侧肌，并在髌腱内侧部分和胫骨结节远端切开来保留股四头肌。该入路是在膝关节屈曲 90°~110°的情况下进行的，以便股四头肌处于最大的张力下，并在切开过程中尽可能变薄。然而，事实上，这种方法并不经常推荐使用，因为它通过切断股内侧肌而削弱肌力，从而导致更频繁的髌骨半脱位，并阻止从内部的血液流动（图 14.9）。

14.4.3.3 延长入路

在膝关节强直的情况下，在进行 TKA 时，伸膝装置总是有断裂的风险。如果在僵硬的膝关节上过度用力来外翻髌骨或屈膝以暴露关节，则可能导致髌腱和（或）股四头肌腱断裂，或导致髌骨骨折。这种倾向在风湿病患者中尤其常见。由于伸膝装置的损伤会严重恶化膝关节的功能，因此必须避免。当在手术入路过程中存在伸膝装置受损的风险时，应采用延长入路。延长入路包括直肌剪断术、V–Y 或 Z 股四头肌成形术、胫骨结节截骨术。

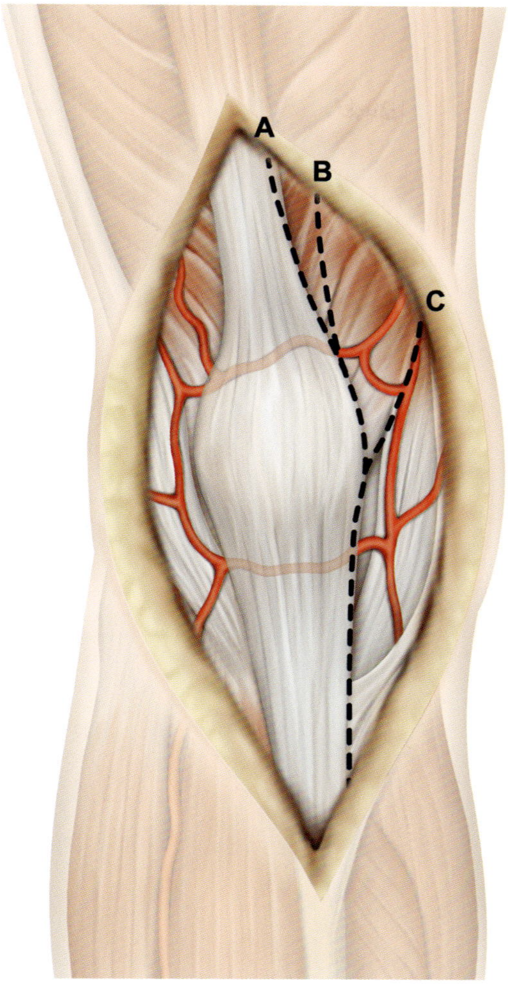

图 14.9 内侧三向量保留关节切开术与其他入路方法的位置关系。（A）关节旁切开术。（B）保留三向量关节切开术。（C）股下肌关节切开术

直肌剪断术

这项技术将内侧髌旁入路的近端切口延伸到近端，然后在股四头肌腱外侧形成一个 45° 的斜形切口，直到股外侧肌。当胫骨向外旋转，髌骨向外侧半脱位时，关节暴露在伸膝装置上而无张力。这项技术的优点在于它简单，防止伸肌滞后，并保留股内侧肌和膝上外侧动脉（图 14.10a）。

V–Y 股四头肌成形术、股四头肌内翻术和 Z 股四头肌成形术

V–Y 股四头肌成形术是 Coonse 和 Adams 开发的一种技术，它涉及创建一个倒 "V" 形切口，以股四头肌腱近端为尖端，远端为底端。这可使股四头肌腱移位至远端，对长期屈曲受限导致股四头肌腱收缩时恢复膝关节屈曲运动有一定作用。虽然它的优点是确保了足够的视野，因为髌骨可以向下转动，但缺点包括髌骨的血液供应受阻，这增加了髌骨缺血性坏死的概率，而且股四头肌肌力的减弱或伸展滞后是不可避免的。改良股四头肌内翻入路以保留膝下外侧动脉。手术切开后，自股四头肌腱尖端倾斜 45° ，通过股外侧肌和髂胫束上部向远端和外侧延伸做第 2 个切口。该外侧切口必须停在膝下外侧动脉的下方（图 14.10b）。

胫骨结节截骨术

这项技术适用于严重的肌挛缩或纤维性强直的患者。Whiteside 等[65]建议抬高 8~10 cm 长的骨块，包括胫骨结节和胫骨前嵴带前外侧软组织附着物。骨块的长度为 8~10 cm，内侧宽度为 2 cm，厚度从前到后约为 1 cm，远端逐渐倾斜。在截骨术中，软组织应保持附着于外侧骨块，以尽可能地保持血供。如果存在低位髌骨，在固定胫骨结节时将胫骨结节移位到近端，有望得到改善。其优点包括手术视野开阔，胫骨结节位置可调节，在翻修手术中可用于取出胫骨假体。然而，其缺点是术后存在膝前疼痛，并伴有截骨处不愈合、骨块断裂、髌腱断裂或感染等并发症。建议使用钢丝进行 TKA 翻修，其并发症比使用螺钉少（图 14.10c，d）。

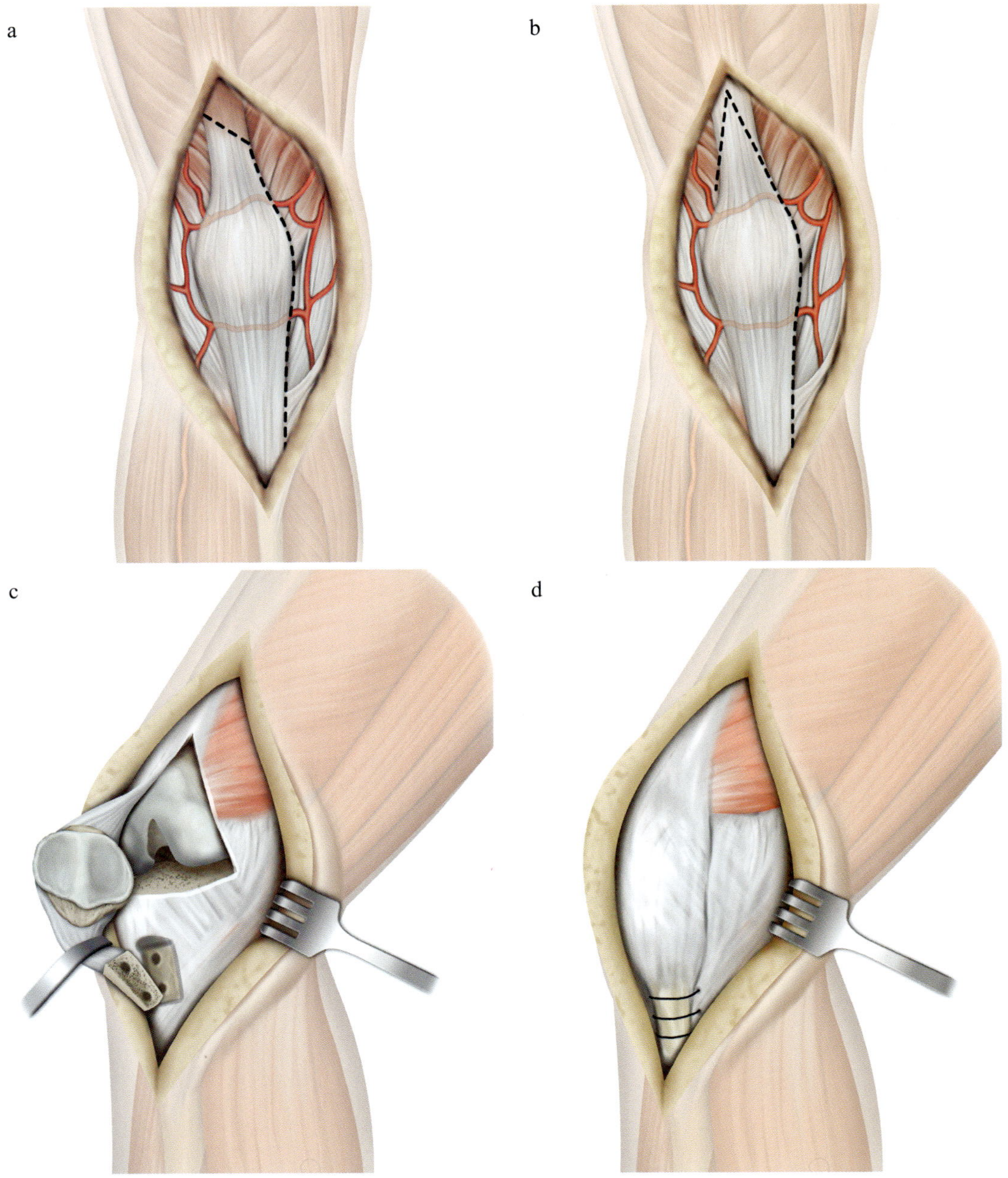

图 14.10　延长入路。（a）直肌剪断术。（b）V–Y 股四头肌成形术。（c，d）胫骨结节截骨术

14.4.4　骨切除前的软组织管理

关节暴露后，必须妥善处理膝关节内的软组织，以确保 TKA 的正确实施，如骨切除和韧带平衡。骨切除前的软组织处理包括去除髌下脂肪垫，切除双侧半月板，切除前交叉韧带（ACL），以及初步的内侧或外侧软组织松解。关节暴露后遇到的第 1 个软组织是髌下脂肪垫。如果在保留髌下脂肪垫的情况下进行 TKA，具有保留膝关节前关节血供的优点。另一方面，离开脂肪垫会阻塞手术区域，干扰手术过程。因此，为了获得适当的手术视野和防止脂肪垫受压，在一定程度上移除它是不可避免的，特别是前内侧脂肪垫（图 14.11）。然而，去除太多脂肪垫会导致髌腱缩短，从而导致低位髌骨，这可能会导致膝前疼痛。初步的内侧或外侧软组织松解应仅用于手

术暴露，而不能用于完全矫正畸形。如果手术暴露时接触到的内侧或外侧软组织完全松动，可能会导致截骨后韧带失衡。因此，初步的软组织松解只需达到一定程度，置入后应进行微调，最终使韧带保持平衡。韧带组织不应横向切断，而是以袖状形式在骨膜下释放。在现代设计的 TKA 中，首先切除 ACL。如果要使用 CR 型假体，应仔细保存 PCL。如果 PCL 出现严重退行性改变或变薄变弱，应考虑使用 PS 型假体。如果 PCL 太紧，仍有可能发生后退，但最好在置入临时假体后决定是使用 CR 型还是 PS 型。在切除韧带的过程中，难免会切断膝中动脉，因此最好找出出血部位，并立即电灼。由于内侧半月板牢固地附着在深部内侧副韧带（MCL）上，所以用肉眼很难分辨出周围的边缘。因此，如果切得太多，MCL 可能会变弱，而如果切得太少，剩下的半月板组织会撞击假体。对于外侧半月板，如果切除太少，剩余的组织会撞击假体，而如果切除太多，可能会损伤膝下外侧动脉，导致严重失血（图 14.12）。重要的是要注意，所有出血部分都应该电灼。

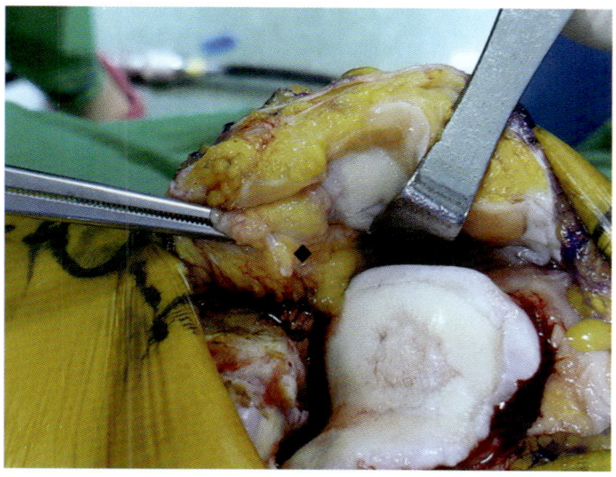

图 14.11　髌下脂肪垫的去除方法。用 Kocher 钳夹（◆）夹住并适量切除以便观察

14.4.5　骨切除和假体对位的原则

在 TKA 中，影响假体寿命的最重要因素之一是下肢力线。为了准确地恢复下肢力线，应使用专门的手术器械，努力提高准确性和重复性。此外，了解正常下肢的正常解剖学和生物力学，以加强对下肢力线的准确恢复是必要的。

14.4.5.1　下肢力线的理论基础

下肢力线

应在冠状面、矢状面和轴面上考虑下肢力线情况。冠状对位的重要概念包括机械轴和解剖轴。机械轴是指患者在完全负重、直立状态下，从股骨头中心到距骨中心的连线。正常情况下，这条线穿过膝关节的中心。解剖轴为穿过股骨干和胫骨干中心的线。已知股骨的机械轴和解剖轴之间的夹角约为 60°，而这两个轴在胫骨中重合。直立姿势下身体重心位于股骨头内侧，机械轴和体重轴之间的夹角约为 3°。胫骨平台与机械轴成 3° 内翻，因此体重轴与胫骨平台成直角。体

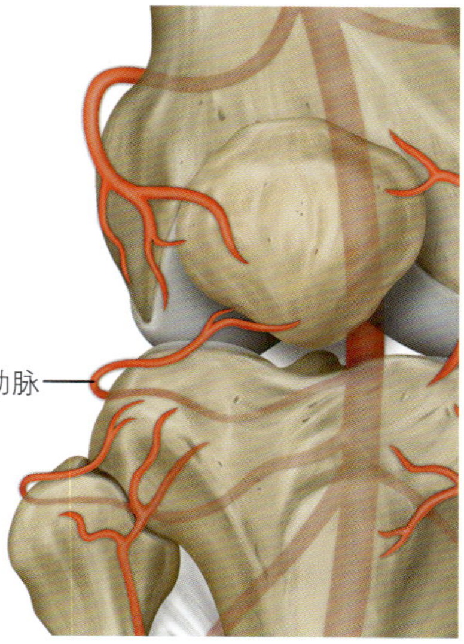

图 14.12　膝下外侧动脉

重轴从与胫骨平台成 3° 角的部位向内侧移动，这可能因每个人的骨盆、股骨和胫骨的长度和形状而异。

在矢状面上，机械轴的意义不大，因为负重轴的中心在很大程度上取决于踝关节或膝关节的屈曲角度。因此，在矢状面上进行对位还没有引起太多的关注。已知骨性胫骨平台在矢状面上形成约 10° 的后倾角。带半月板的胫骨关节面后倾角小于 10° ，接近水平。这是因为半月板的后角比前角厚，缓和了骨的纯后倾角。旋转对位与屈曲时的内侧和外侧平衡有关，也与髌股对位有关（图 14.13）。

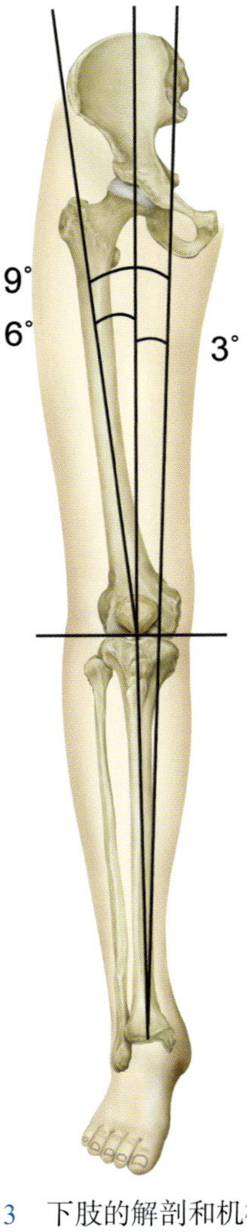

图 14.13　下肢的解剖和机械对位

切除法恢复下肢力线

在 TKA 中，有经典和解剖学方法在冠状面进行骨切除（图 14.14）。经典方法是最广泛使用的方法，即股骨远端和胫骨近端垂直于机械轴进行切割。因此，连接髋关节中心和踝关节中心的线穿过膝关节中心。经典方法具有重现性好的优点。经典方法有时会导致外翻对位。然而，应该避免外翻对位，因为它可能会引起步态障碍。根据 Bellemans 等[66]的报道，有 22% 的男性和 17% 的女性患者存在 3° 或以上的体质性内翻，如果进行骨切除以适应机械轴，患者可能会抱怨明显的不适，尽管这可能有助于长期生存。因此，一个较小的内翻相当符合生物力学，从而减少不适。解剖学方法由 Hungerford 等[67]提出，由于胫骨平台相对于解剖轴有 3° 内翻，因此胫骨近端被切割成相对于胫骨长轴内翻 3° ，而股骨远端相应地被切割为相对于机械轴外翻 3° 。解剖学方法具有将胫骨近端切割成与地面平行的优点，以在步态过程中维持生理关节功能。然而，相对于胫骨长轴内翻 3° 的切除会降低可重复性。胫骨近端 3° 内翻切除会导致超过 3° 的内翻畸形，并且由于 3° 外翻切口切除了股骨远端外侧的大部分，因此损伤外侧副韧带的风险较高。如果将胫骨假体与胫骨平台平行放置，且胫骨平台与机械轴成 3° 内翻，则很可能更多的负荷集中在内侧，磨损可能在内侧进行。由于这些原因，这种方法目前还没有得到广泛应用。

运动学对位

运动学对位是指在冠状面、矢状面和轴面上将股骨、胫骨和髌骨之间的对位恢复到关节炎前的状态。在使用传统机械对位方法接受 TKA 的

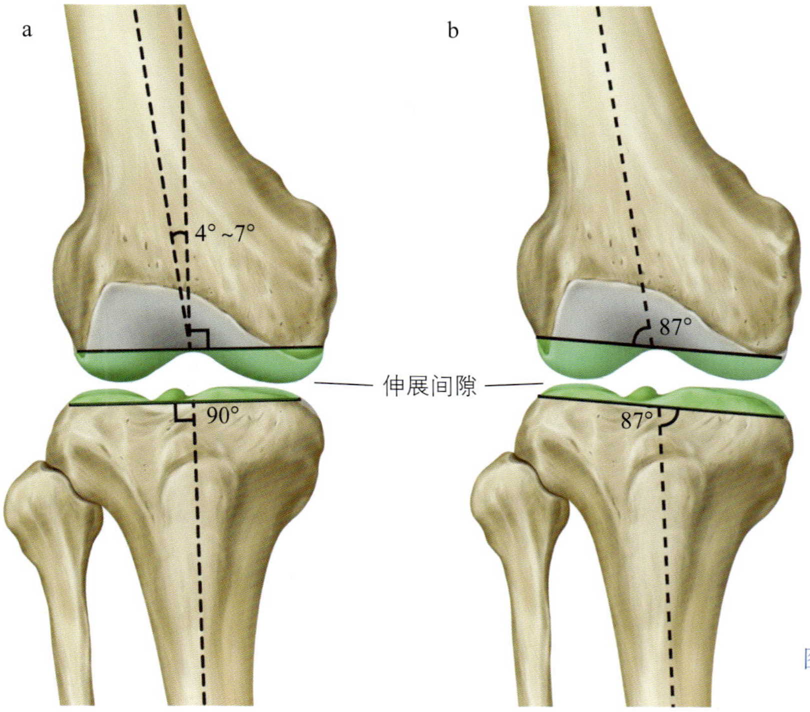

图 14.14 切除方法。(a)经典方法。(b)解剖学方法

患者中，有 20% 的患者对结果不满意。与使用机械方法的骨切除相比，使用运动学对位的骨切除减少了疼痛、运动受限和不稳定等[68]。运动学对位 TKA 通过切断股骨远端和胫骨近端，恢复关节线的自然角度和水平，即胫骨假体在自然内翻中对位，从而恢复膝关节自然的关节炎前关节线。基于运动学对位的骨切除也存在一些问题。如果没有患者特有的模板系统，上述方法不能使用，在手术切除半月板、ACL 或 PCL 后，运动学可能会改变。卸载状态下的运动学与负重状态下的运动学不同。由于在平衡时，运动学对位优先于机械对位，因此机械对位可能发生改变导致负面结果，如胫骨假体可能导致早期失效。另一个问题是，长期跟踪随访没有结果。Howell 等[68]报告称，对 214 例采用运动学对位方法进行手术的患者进行了 31 个月的长期随访检查，没有发生致命性失败。

14.4.5.2 手术技术理论

在 TKA 手术技术的早期发展中，有两种截然不同的手术技术，即间隙平衡技术和测量切除技术。随着近年来手术器械和技术的发展，这两种技术已经结合使用。间隙平衡技术主要用于 PS 型假体，而偏好使用 CR 型假体的外科医生主要使用测量切除技术。

测量切除技术

测量切除技术是根据预定角度和切除骨量进行骨切除的方法（图 14.15）。传统的 CR 型是使胫骨近端的截骨量等于含有聚乙烯假体的胫骨假体的厚度。股骨远端骨切除一般应与解剖轴外翻 5° ~7° 为宜，股骨远端和后髁骨切除的量应与假体厚度相当，以维持关节面。在切除股骨前后部时，应确定股骨假体的旋转度，并根据不同的解剖指标（经髁轴、后髁轴、前后轴、胫骨轴）

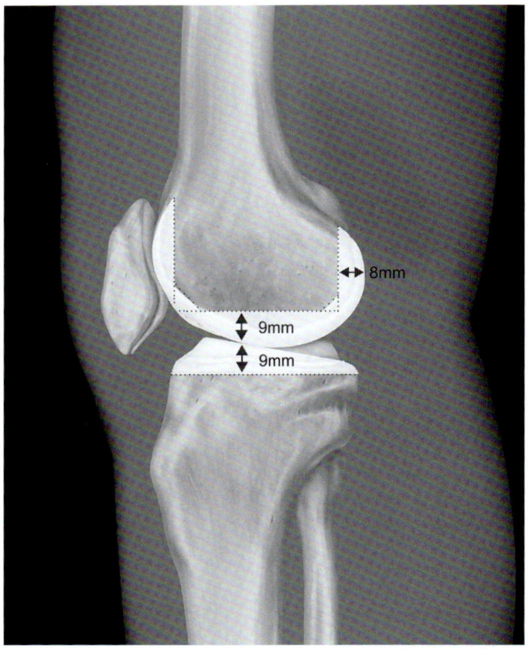

图 14.15 测量切除技术。根据预定角度和切除骨量进行骨切除的方法

进行骨切除。这种方法的优点是简单方便，但也有缺点，即由于股骨和胫骨的切除是独立进行的，切除后软组织可能不平衡。

间隙技术

这是一种根据屈伸间隙的平衡来确定截骨量和角度的方法。在这种方法中，股骨和胫骨的切除是相互关联的，尽管根据外科医生的不同，切除的顺序可能不同，但大多数外科医生首先进行胫骨切除。该方法首先切除胫骨近端，然后切除股骨后髁，然后在调整适当的屈曲间隙后切除股骨远端，以保持伸展间隙和屈曲间隙平衡。由于它可以使韧带获得更好的平衡，因此可以减少髁部的抬高。另一个优点是易于在屈曲和伸展之间获得间隙平衡。这种技术也有缺点，当韧带处于不平衡状态时，由于不准确的胫骨切除或剩余的骨赘，可能会发生股骨假体的旋转对位不良。进一步可能会过度地进行骨切除，在某些情况下，可能会发生中屈不稳，因为韧带是基于 90° 屈曲和完全伸展来平衡的。此外，如果有严重的屈曲痉挛，股骨远端可能会有更多的切除，导致关节线抬高。偏好间隙技术的外科医生声称，这种方法具有极好的屈曲稳定性、髌骨力线和可重复性。然而，应该注意的是，股骨假体的旋转度可能因韧带松弛程度和胫骨近端骨切除在冠状面上的情况而不同。如果胫骨近端相对于机械轴内翻切除，股骨假体将在置入时内旋，而如果胫骨近端外翻切除，股骨假体将在置入时外旋。它还受到副韧带状况的影响。如果内侧副韧带（MCL）损伤或松动，内侧屈曲间隙较大，股骨假体会在置入时过度旋转。如果外侧副韧带或腘肌受损伤和变弱，则外侧屈曲间隙较大，股骨假体会在置入时过度外旋。为了准确测量股骨和胫骨之间的间隙，使用了各种装置，如间隙块或张力器。

改良间隙技术

这是一种基于测量的切除技术切除股骨远端和胫骨近端的方法，并使用间隙技术进行股骨的旋转对位、内侧韧带的平衡和屈伸间隙的平衡。垂直于机械轴切除股骨远端和胫骨近端，固定预定假体的厚度。在去除附近的骨赘后，软组织被释放，使内翻和外翻的张力变得相同。此时，使用张力装置在股骨远端标记保持矩形屈伸间隙的线。股骨切除区域的旋转度应在膝关节屈曲 90° 时确定，在确定前后切除量后，应将前后参照导向器放置在标记线上，然后进行切除。这种改良间隙技术的优点是它很简单，因为软组织的平衡是通过形成一个矩形的伸展缝隙来实现的。在产生伸展间隙后，屈曲间隙由切割导向器的旋转和前后移动自由确定。

14.4.5.3　各部位骨切除和固定的准备

由于股骨、胫骨和髌骨的切除是相互关联的，因此很难分别解释每个部分的骨切除，但在下文中，骨切除的手术技术将按照股骨、胫骨和髌骨的一般手术顺序来进行说明。

骨赘切除术

膝骨关节炎中的骨赘阻碍了准确的骨切除、韧带平衡、良好的活动和牢固的内固定。建议在开始骨切除前尽可能地去除骨赘，这一步骤可以准确地找到实际骨的大小和形状，并减少由骨刺而导致切割导向器连接不准确的可能性。如果周围有许多突出的骨赘，它们成为骨切除的基础，那么切除的骨量就会少于所需的量，这可能会成为确定屈伸间隙和假体大小的障碍。由于胫骨和股骨内侧的骨赘影响术后疼痛和术后韧带失衡，因此必须彻底切除。在所有骨切除后，股骨后髁后部残留的骨赘也必须被去除。残留在股骨后髁的骨赘不仅会引起疼痛，还会与聚乙烯植入物发生碰撞，从而影响屈曲。重要的是务必在术前X线片上确认是否有残留的骨赘或游离体，并确认植入物是否与切除表面紧密接触，以及屈曲是否不受未被骨赘或试验植入物覆盖的后髁切除表面的干扰。如有不紧密接触的区域，应用锯或锉刀对骨切除不充分的区域进行修整，并去除未覆盖的后髁屈曲面的骨赘。

股　骨

根据假体类型和外科医生的习惯，股骨的骨切除顺序可能有所不同；然而，以下步骤应包括按股骨远端、前后髁和髁间顺序进行骨切除的说明，这是PS型中最通用的顺序。

股骨远端切除术

为了在股骨安装切割导向器，应确定杆在骨髓腔中的插入位置。考虑到股骨远端截骨倾向于外翻（图14.16），插入位置应在距髁间切迹尖端前10 mm的范围内，并略向内侧。然而，可能存在个体差异，在某些情况下，如果股骨侧弯，插入位置是横向调整的。扩孔时，钻孔器穿透皮质骨后自然会进入骨髓腔。为了防止脂肪栓塞，插入位置要充分加宽，但如果太大，外翻角度或屈伸角度可能会变得不准确，这点需要特别注意。在插入切割杆之前，还建议尽可能使用凹槽状的钻孔器来防止脂肪栓塞，并抽吸和冲洗骨髓腔。在置入股骨假体前，可以通过骨塞堵塞髓内导向孔来减少骨髓腔出血（图14.17）。

原则上，股骨远端切除应与从冠状面观察时的机械轴重合。Bardakos等[69]报道，股骨机械轴与解剖轴夹角为5.6°±0.5°，但成2°~9°的大范围，30%~51%的患者小于或大于5°~6°。他们还认为，股骨解剖轴与机械轴的夹角受性别、股骨颈干角和髋关节偏移量的影响，对于男性或股骨颈干角小、髋关节偏移量大的患者，股骨外翻切除角应较大。然而，Kharwadkar等[70]

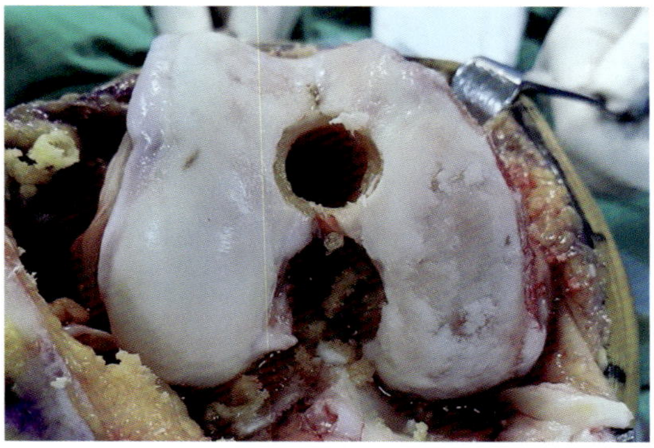

图14.16　切割导向器在股骨骨髓腔内的插入位置。如果导向器位于内侧，应为内翻截骨；如果导向器位于外侧，应为外翻截骨

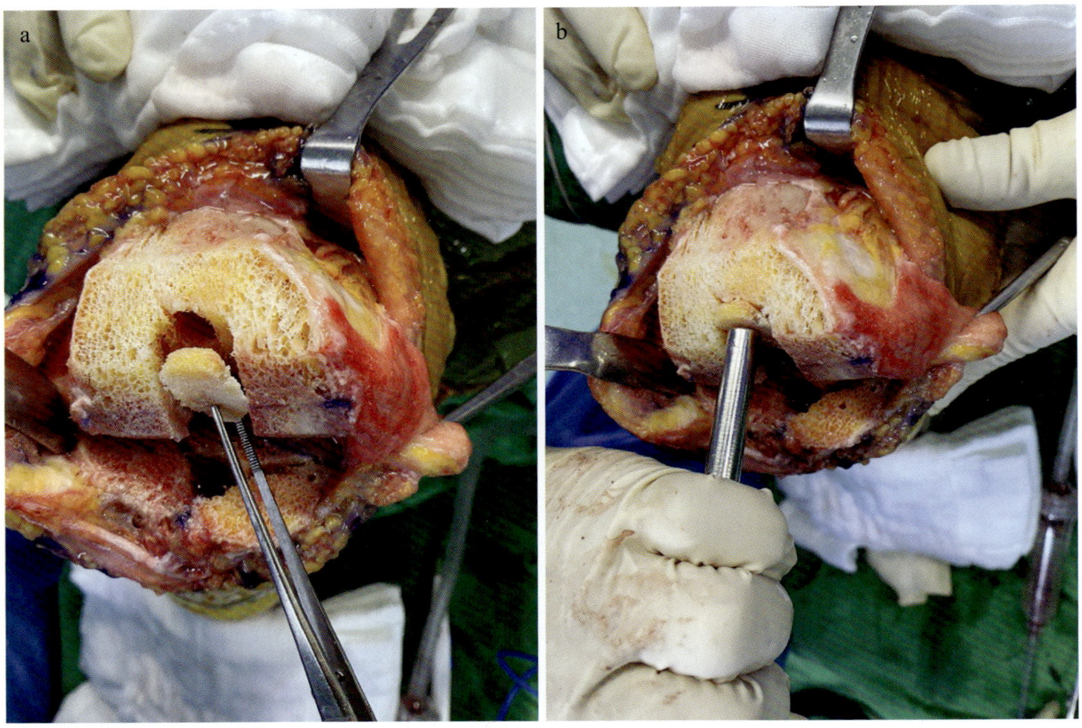

图 14.17　股骨骨髓腔导孔堵塞。（a）使用在骨切除过程中采集的自体骨塞。（b）将骨块放入入口处，并用冲击器固定

报告，股骨解剖轴与机械轴的夹角为 5.4° ± 0.6°（3.3°~7.6°），在 95% 的可信区间内显示 5.2°~5.6° 的范围，因此，将股骨远端外翻 5°~6° 均匀切割至股骨远端解剖轴是安全的。然而，根据 Deakin 等[71]的研究，通过比较接受统一骨切除的组和接受量身定制骨切除的个别患者，得出结论，统一骨切除不是一种合适的方法。有几种方法可以在切除股骨远端时获得理想的机械对位，包括在股骨远端解剖轴上均匀安装 5°~6° 外翻的切割导向器，通过术前 X 线片或 CT 预先确定角度来调整外翻角度的方法，以及使用导航装置或机器人的方法。大多数情况下，外科医生在髓腔内将切割导向器安装在外翻 5°~6° 处，但如果股骨弯曲严重，颈干角较小，或股骨颈偏移较长，则通过测量股骨解剖轴与机械轴的夹角来调整股骨外翻切除角度。在进行股骨远端切除术时，重要的是要仔细检查髓外杆是否穿过距髂前上棘 2~3 英寸（5.08~7.62 cm）的内侧部分，以提高准确性。

股骨远端骨切除的量通常应与股骨假体远端部分的厚度相对应，并通常基于受影响较小的股骨的厚度。为了确保准确测量骨切除量，必须将远端切割导向器紧密地附着在股骨远端。由于股骨内侧髁远端比股骨外侧髁更突出，所以远端切割导向器只能到达内侧髁，而在许多情况下无法到达外侧髁。但是，如果股骨内侧髁的内翻畸形和软骨侵蚀严重，导向器可能会到达二者或与股骨外侧髁接触。屈曲挛缩 15° 以上者，需将远端切开导向器向近端移动一个刻度，以增加伸展间隙，进一步增加骨切除量。但为避免中屈不稳和关节线抬高对膝关节动力学的影响，CR 型和 PS 型应分别控制在关节线变化 4 mm 和 8 mm 以内。在远端骨切除时，应保护内侧副韧带和外侧副韧带。股骨远端切除后，需检查切面是否平坦，若切迹硬而切口小，则会产生内侧拉锯效应，导致假体稳定性下降，应引起高度重视。

当通过在股骨骨髓腔中插入杆来安装远端切割导向器时，以及当使用锯片进行骨切除时，股骨远端骨切除中会出现误差。股骨通常有前弯，其程度受种族、年龄和骨密度的影响。股骨内侧或外侧弯曲可能会导致杆不准确地插入骨髓腔。通过术前 X 线片，提前了解股骨的各种解剖学特征是很重要的。根据 Reed 等[72]的研究，当将杆插入股骨骨髓腔时，近端误差和远端误差之间存在差异。对于近端误差，骨髓腔越宽，所用杆越细、越短，杆在股骨骨髓腔的中心位置越难确定，误差就越大。至于远端误差，股骨髁间切迹到股骨解剖轴的股骨远端关节面通道点的距离越大，发生误差的可能性越大。如上所述，杆在骨髓腔的理想插入位置是在髁间切迹顶部的前部、中部或稍内侧，但如果位于外侧，则容易发生外翻骨切除，而如果位于内侧，则容易发生内翻骨切除。由于在股骨远端切割导向器的安装和骨切除过程中经常会出现误差，经验丰富的外科医生会使用各种解决方案来评估下肢力线，而不完全依赖于切割导向器。使用导航设备或使用卡尺测量和检查骨切除量也被认为是避免误差的良好解决方案[73]。

股骨前后髁切除术

如果股骨旋转不准确，髌骨的轨迹就会变差，导致髌骨倾斜或脱位及膝前疼痛[74]。此外，需要注意不准确的旋转会影响屈曲间隙，如果旋转足够或过大，可能会导致聚乙烯假体磨损、假体松动和膝关节不稳定。股骨假体外旋的参照线包括经上髁轴（transepicondylar axis，TEA）、后髁轴（posterior condylar axis，PCA）、前后（AP）轴（Whiteside 线）和经胫骨轴（图 14.18）。TEA 是连接内侧和外侧上髁的一条线，由于它是内侧副韧带和外侧副韧带的附着处，是准确地反映屈伸运动的轴，是确定外旋转量的基础，因此常用于外翻畸形或其他解剖指标不正常的情况，包括翻修手术。外上髁是外侧副韧带附着处最突出的点，很容易触摸到。另一方面，内上髁虽然突出，但很扁平，被软组织覆盖，因此经常不容易触摸到它（图 14.19）。Berger 等[75]将 TEA 分为临床 TEA 和手术 TEA，前者连接外上髁最突出点和内上髁最突出点（MCL 浅层附着于此）；后者连接外上髁最突出点和 MCL 深层附着于此的沟。其中，临床 TEA 和 PCA 之间的角度被定义为髁扭转角。他们报告称，该角度男性平均为 4.7°，女性平均为 5.3°。手术 TEA 与 PCA 的夹角定义为后髁角，男性平均为 3.5°，女性平均为 0.3°。他们还称，在 TKA 中，手术 TEA 比临床 TEA 更准确。

有研究发现，TEA 相对于 PCA 平均外旋 3°~4°，基于 PCA 的外旋 3° 的方法简单易行，应用最为广泛。但在股骨外髁发育不良或软骨严重丢失的情况下，可将 AP 股骨切开导向器内

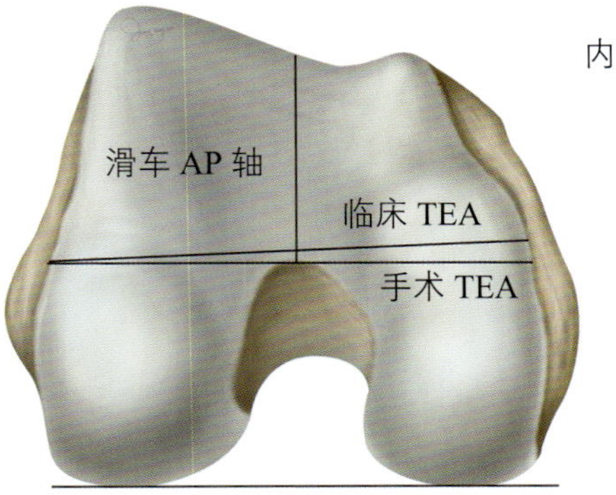

图 14.18 股骨假体旋转对位的轴。当其他解剖指标不在正常形态时，手术 TEA 是最好的选择。TEA，经上髁轴

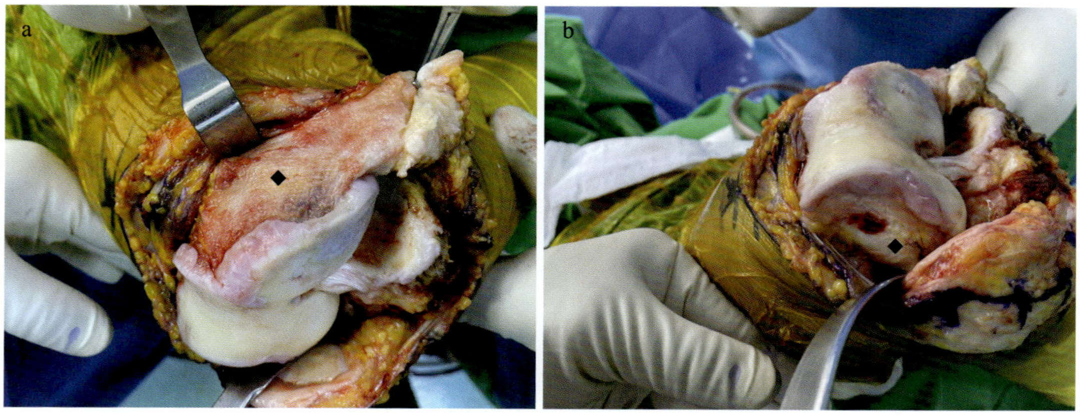

图 14.19 内、外上髁具有不同的形态。(a)内上髁(◆)被软组织覆盖，比较平坦，所以很难找到。(b)外上髁(◆)是外侧副韧带的突出和附着部位

旋置入。这种现象在膝外翻中很常见，在这种情况下，最好将 TEA 或 AP 轴作为参考，而不是 PCA。基于 PCA 的外旋 3° 是不足的，尤其是当存在严重的膝关节内翻畸形或关节面内倾时[76]。

AP 轴是从股骨髁间切迹中心延伸到股骨滑车沟最深处的一条线，当垂直于该轴进行骨切除时，通常与 TEA 重合。然而，每个人的情况有很大差异，如果股骨滑车沟因膝关节炎而破坏，如果在髁间切迹中有很多骨刺，或者如果有髁发育不良，结果可能不准确[77]。经胫骨轴技术是一种以垂直于胫骨长轴的角度切除骨的方法，它与间隙技术具有相同的原理。在胫骨切除后采用经胫骨轴技术，然后确定股骨假体的屈曲间隙和外旋度。经胫骨轴在翻修手术、外翻畸形的 TKA 或使用活动轴承假体的 TKA 中都是有用的。

在确定外旋量和实施 AP 股骨切除的步骤中，还应确定股骨假体的尺寸。通常，前后（AP）的尺寸比内外（medial and lateral，ML）的尺寸更重要，但假体尺寸过大是不可取的。长宽比（ML/AP）因个体不同而异，也因假体的类型和尺寸而异。股骨假体的 AP 位置和屈曲间隙是使用前参考（anterior reference，AR）或后参考（posterior reference，PR）系统确定的。AR 系统是根据股骨前皮质切除 AP 股骨。AR 系统具有防止皮质前切迹的优点，但存在屈曲间隙不一致等缺点。PR 系统提供了一致的屈曲间隙，但有时会产生股骨前部凹陷或过度填充。如果股骨假体的 AP 长度与患者股骨髁的 AP 长度相同，则无论使用哪种参考系统，股骨假体的 AP 位置和屈曲间隙都是相同的，但中间尺寸会出现问题。在大多数情况下，使用 AR 系统，但如果活动轴承假体保持屈曲间隙对于防止术后聚乙烯植入物脱位很重要，则首选 PR 系统。当使用 AR 系统时，如果假体的尺寸介于二者之间，由于保留了 PCL，CR 型在增加屈曲间隙方面效果较差，因此建议使用较小尺寸的假体。对于 PS 型，如果切除后交叉韧带，则屈曲间隙大于伸展间隙，建议使用较大尺寸的股骨假体。

一旦确定了股骨 AP 切割导向器外旋的大小和程度，就可以在将切割导向器稳定地固定到股骨远端骨切除表面的情况下进行骨切除，并且在操作时需要非常小心，因为由于骨密度的差异和锯片的切换可能会导致骨切除错误。通常，骨切除是按照前部、后部、前倒角、后倒角的顺序进行的，以便在锯切过程中使骨和切割导向器尽可能多地稳定接触。在前部骨切除中，由于锯片

必须从松质骨到硬皮质骨，皮质骨切除可能不充分，而在内翻畸形的情况下，由于内侧后缘骨质坚硬，骨切除可能不充分。由于前述区域的骨切除量不足，股骨假体的安装效果可能不佳，这点需要特别关注。在进行前部骨切除时，切除的骨面通常呈外侧高、内侧低的双峰曲线（“大钢琴征”）（图 14.20），这一形状也可用来判断是否正确切除了骨。外旋角度的大小可以通过比较切除后后髁的大小来估计。一般情况下，当相对于 PCA 外旋 3° 时，内侧后髁会比外侧后髁多切除 2~3 mm。

髁间骨切除术

在使用 PS 型假体时，为后凸轮装置创造一个空间是必要的一步，而且要小心，因为它会影响股骨假体的内侧和外侧移位。为了更准确地将股骨假体定位在被切除面的中心，在股骨 TEA 的高度用卡尺测量股骨远端骨切除面的面积，然后用记号笔或电灼器在被测区域的中间部分标记后安装髁间切割导向器。

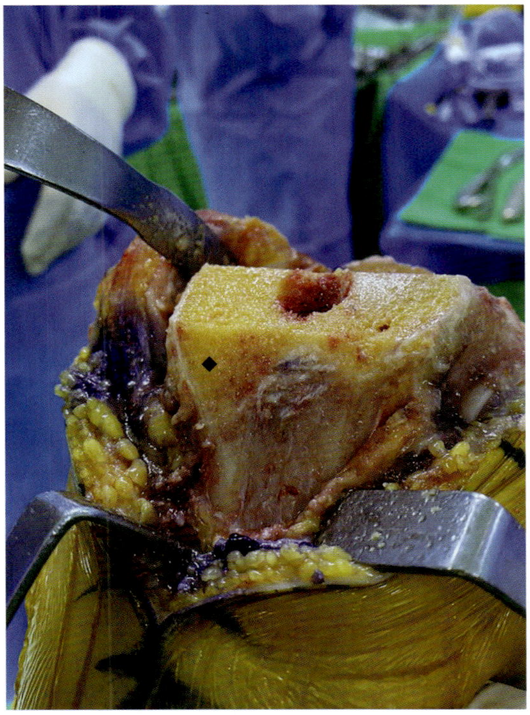

图 14.20　前部骨切除区的“大钢琴征”（◆）

胫　骨

胫骨近端切除有 2 种方法：一种是使用髓外（extramedullary，EM）导向器，另一种是使用髓内（intramedullary，IM）导向器。EM 法的优点是即使有关节外畸形也可以使用，减少脂肪栓塞率，胫骨近端切角可向任意侧调节，如后倾或内翻 – 外翻倾斜，缺点是在肥胖症患者中可能会错位。IM 法的优点是在胫骨干无弯曲或偏移的情况下骨切除相对准确，但不适用于关节外畸形的胫骨。入口点对于使用 IM 导向器进行对位至关重要。在胫骨表面确定合适的胫骨导向器切入点的模板将最大限度地减少基于内侧切入点和弯曲的胫骨造成的胫骨内翻切开的风险。中间的入口孔通常会导致 IM 杆撞击胫骨皮质，放置入口孔以避免改变近端导向器的角度。当使用 EM 法时，胫骨近端的固定点不是平台的中心，而是胫骨机械轴与平台的交点。因此，在内翻畸形严重的情况下，近端固定点向外移动的幅度非常大。踝关节上方 2 英寸（5.08 cm）处的胫骨棘是远端的参照点，该参照点比踝关节中心略向内侧移动。踝关节的中心并不完全对应于踝骨之间的中点，而是位于该点的内侧（5~10 mm）。这是因为踝关节的外踝比内踝大。因此，踝关节的中心和胫骨轴的中心不能吻合（图 14.21a）。在某些情况下，第 2 个足趾被用作参考，但是由于第 2 个足趾的位置随着足部的旋转而改变，因此使用该参考不能获得准确的结果。

严重内翻畸形伴有胫骨近端旋转畸形。如果在不考虑旋转畸形的情况下给出后倾角，则不能获得预期的后倾角或改变冠状面上的胫骨力线。

根据 Tsukeoka 等[78]的研究，如果骨切割导向器与胫骨之间的距离在 8 cm 或以上时出现 10° 的外旋或内旋误差，则会导致冠状面上超过 3° 的轴向偏差。因此，准确放置胫骨切割导向器，并尽量缩短导向器与骨之间的距离是非常重要的。

相对于矢状面上的轴线，连接腓骨头和外踝的线与胫骨轴平行。后倾角的推荐角度因假体而异（图 14.21b），但通常确定在 3°~7° 之间，但在进行翻修 TKA 时通常以 0° 进行。胫骨平台后倾角与膝关节屈曲角度密切相关。根据 Bellemans 等[66]的研究，胫骨后倾角每增加 1°，屈曲范围也增加 1.7°。Singh 等[79]报道称，在 PS 型中，如果在冠状面上获得良好的对位，则可以通过产生解剖学上的后倾来获得最大屈曲度。在一定程度上形成后倾角可以使膝关节获得较大的屈曲度，但过大的倾斜角是导致聚乙烯假体后部磨损和断裂的危险因素。尤其是在 PS 型中，外科医生应特别注意后倾角，这是因为当后倾角大于 7° 时，聚乙烯磨损和断裂的发生率更高。

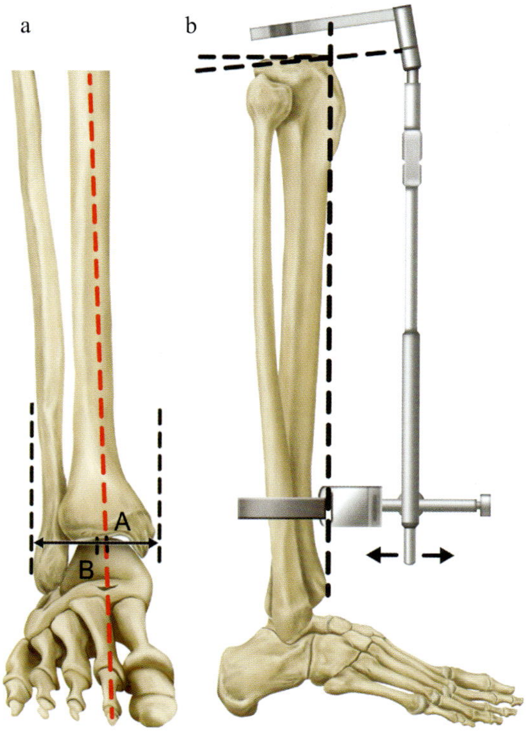

图 14.21 胫骨力线的测量。（a）在冠状面上，胫骨轴的中心（A 点）比踝关节的中心（B 点）略偏内侧。（b）矢状面上的胫骨轴和后倾角

胫骨近端骨切除术

胫骨近端骨切除的深度是根据植入物的类型，切除足够的骨来容纳胫骨体。考虑到 PCL 切除后额外几毫米的松弛，在进行交叉韧带置换膝关节手术时，切除 1 cm 的胫骨近端，以容纳至少 10 mm 的胫骨假体。10 mm 的切除通常使用放置在残留软骨最多的关节面的触针来测量；或者，触针可以测量从侵蚀最严重的关节面开始的 2 mm 切除。屈曲和伸展之间的间隙根据胫骨侧骨切除的量而变宽或变窄。如果切除过少，屈伸之间的间隙也会变窄，使手术变得困难，而且由于聚乙烯厚度变薄，聚乙烯磨损可能会急剧增加。相反，胫骨近端切除过多时，不可避免地会选择较小尺寸的假体，增加假体上的受力负荷，降低松质骨的机械强度，从而削弱假体的支撑。

确定尺寸、位置和旋转

在确定胫骨的尺寸时，最好是有良好的内侧覆盖，但由于外侧平台比内侧平台小 2~3 mm，如果调整内侧部分的尺寸，就会出现外侧突出。根据 Martin 等[80]的研究，最大限度地覆盖胫骨切除面会增加胫骨假体的旋转不良，而使用不对称的胫骨假体可以减少这种错位。对于假体旋转的判定，已有几种具有解剖学参考点的方法：基于连接胫骨平台最内侧和最外侧连线的方法；基于胫骨平台双后髁的方法；将参考调整为连接后部 PCL 附着点和前部平台中心两点连线的方法；基于胫骨结节内侧 1/3 点的方法；根据 PCL 中

心和髌腱内侧边缘以及股骨 TEA 连接的连线的方法[81]。此外，前皮质线也可作为胫骨旋转对位的参考。在 PS 型 TKA 中，确定旋转对位是指在置入试验植入物的情况下膝关节屈曲和伸展时发生聚乙烯衬垫的自旋（自由漂浮技术）。关于旋转轴尚无确定的理论，但普遍采用的方法是将胫骨结节前部三等分，并以内侧 1/3 为参照物。总而言之，最好尝试上述各种方法，并考虑胫骨近端的横轴，在膝关节屈伸过程中进行考量。但是，胫骨假体不应以内旋状态固定。Nicoll 等[82]和 BarRack 等[83]称，内旋与髌骨的异常轨迹和术后疼痛密切相关。反之，过多的外旋转会使髌骨轨迹变差，导致股骨和胫骨之间的运动学改变，从而可能导致 PS 型后凸轮碰撞。

髌　骨

在进行 TKA 时，是否进行髌骨置换一直存在争议。髌骨表面置换的目的是减轻前部疼痛，改善髌股关节对位。然而，随着置换并发症的增加，实施髌骨置换的外科医生逐渐减少。主张髌骨置换的依据是其减少了膝前疼痛，增加了患者的满意度，改善了整体功能，减少了并发症的发生。主张髌骨不置换的依据是手术时间短、费用低、并发症发生率低。在某些情况下，对于严重的髌股关节炎、类风湿关节炎、其他炎症性关节炎或结晶性疾病、髌股关节对位不良、非解剖性髌骨和术前膝前疼痛的病例，可以进行选择性的髌骨表面置换。许多外科医生认同，如果术前髌骨的疼痛比上述情况更严重，需要进行表面置换。由于金属和软骨的模量不同，髌骨的关节面会调整以适应滑车，这被称为“应力轮廓”现象。Keblish 等[84]称，这种现象是逐渐发展的。如果滑车是符合解剖的，则不需要进行太多的重塑，但如果不符合解剖，则需要进行大量的重塑；因此，股骨假体的滑车和髌骨的形状是决定是否进行表面置换的重要因素。对于关节软骨保存完好的年轻而活跃的患者、髌骨厚度小于 15 mm 的患者、骨储备较差的患者、病态肥胖症患者，即使是喜好关节置换的外科医生也不推荐进行置换。

髌骨切除术

髌骨切除的目的是恢复髌股关节的厚度和对位。切除量一般为 8~10 mm，应确保假体总厚度等于或小于术前髌骨厚度。Greenfield 等[85]报道称，通过使术后厚度与术前厚度相同或小于术前厚度，外侧支持带松解术的频率从 55% 降至 12%。Gerber 等[86]报道称，术后的厚度不应比术前厚，以减少髌骨倾斜的频率。如果重建的髌骨太厚，施加在髌骨上的压力就会增加，导致膝前疼痛、过早磨损和松动。此外，由于髌骨和股骨之间的对位不平衡，关节活动度可能会降低。根据 Abolghasemian 等[87]的研究，随着髌骨厚度的增加，关节活动度急剧下降。然而，如果太薄，虽然对位可能会变得更好，但股四头肌的肌力会减弱，容易造成伸肌断裂，从而带来髌骨骨折等并发症。为此，许多外科医生建议，在切除髌骨后，剩余骨的厚度应至少为 12 mm。由于外侧部分比内侧部分薄，如果外侧部分和内侧部分切除到相同的厚度，就会不对称地切除。内侧部分应切除更多，以使髌骨内外平衡（图 14.22）。Yao 等[88]报道称，如果将髌骨斜切，使内侧部分更厚，髌骨轨迹就会更合适。

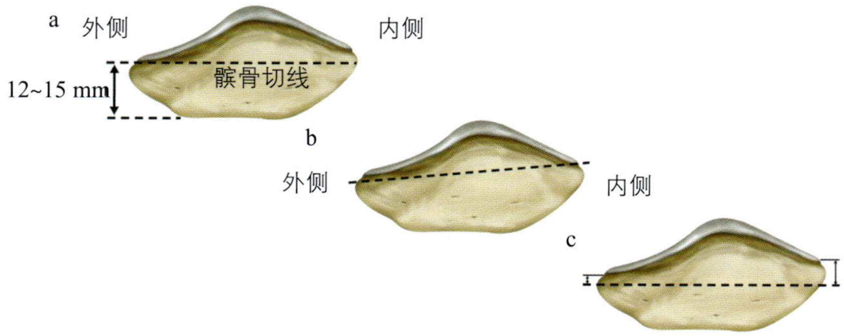

图 14.22 髌骨切除术。(a) 髌骨切除术的厚度适中。(b) 如果内侧和外侧厚度相同，可能会出现厚度不对称的情况。(c) 通过更多地切除内侧，内侧和外侧小关节的厚度变得对称

位置和尺寸的选择

由于垂直嵴位于内侧，因此需要将假体放置在中心稍内侧。然而，Anglin 等[89]报告称，假体的位置不应超过内侧 2.5 mm，如果位置太内侧，外侧髌骨暴露太多，容易造成与股骨碰撞而引起的疼痛。在髌股假体的解剖形状中，由于假体的不对称性已经反映在假体中，即使将其放置在中央，嵴部也将像在正常解剖中一样位于内侧部分。如果行 TKA，约有 50% 的患者会出现低位髌骨。低位髌骨增加了初始屈曲时髌股关节的压力并且减少了关节活动度。相反，高位髌骨可能会导致髌骨不稳定。因此，理想的做法是将假体放置在切除的髌骨面的中间或稍近端。如果假体太大，可能会导致髌股撞击；如果假体太小，假体内侧放置会使髌骨外侧过度暴露，假体所受的应力也会增加。假体为椭圆形或解剖形状时，如果放置不当会使髌骨轨迹变差，因此必须调整旋转对位。只有髌骨的长轴与股骨假体平行，才认为旋转轴是合适的。如果髌骨没有重建，建议进行髌骨成形术。这是一个使髌骨和关节面形状尽可能正常的手术。在这个过程中，骨赘被去除，关节面被平整，有时会电灼髌骨边缘以阻断神经。

14.4.6 平衡

TKA 术后的膝关节功能与韧带平衡密切相关。膝关节活动度可能因侧副韧带或 PCL 张力过大而受限，韧带过度松弛可能会导致临床上难以接受的不稳定。术后早期，失衡的 TKA 会导致不明原因的疼痛、反复的关节积液和步态紊乱。此外，长期来看还会导致聚乙烯磨损和植入物松动。因此，软组织平衡对于 TKA 术后提供稳定、有功能的关节至关重要。在松解任何收紧的软组织结构之前，应该从股骨和胫骨去除所有周围骨赘。仅去除骨赘就足以平衡现有的冠状面或矢状面畸形。在骨准备完成后，应评估屈伸或内侧间隙的对称性，使其在屈伸或内侧等高。在进行 TKA 时，良好平衡的基本原则是获得矩形的内侧间隙和相等的屈伸间隙。然而，这一原则在实际的临床实践中很难实现。一般来说，假体膝关节的内翻 - 外翻运动平衡 1~2 mm 是一个合理的目标。无论矫正哪种类型的畸形，在软组织松解的每个阶段后都应该检查稳定性，因为过度松解会导致过度的冠状面不稳定，需要转换为受限假体。在特定类型的严重畸形情况下行 TKA 时的韧带平衡将在后面的章节中描述，在这一节中，主要描述 TKA 中韧带平衡的一般原则。在进行 TKA 时，应在矢状面、冠状面和髌股关节进行平衡操作。

14.4.6.1 伸展 - 屈曲间隙平衡

影响股骨远端屈伸间隙失衡的因素包括股骨远端截骨量、股骨假体的前后尺寸、PCL、后关节囊等。股骨远端截骨深度与股骨远端伸展间隙有关。当伸展间隙小于屈曲间隙时，可通过股骨远端骨切除或后关节囊松解或使用较大尺寸的股骨假体缩小屈曲间隙来改善。虽然股骨远端骨切除是增加伸展间隙的有效解决方案，但股骨远端 4 mm 的额外骨切除仅使伸展关节间隙平均增加 2 mm[90]。股骨远端过多的骨切除有一些缺点，如关节线抬高、低位髌骨和中屈不稳。因此，不推荐在股骨远端距初始截骨水平超过 4 mm 的范围内切除。后关节囊松解有助于增加伸展间隙（图 14.23）。Mitsuyasu 等[91]报道称，随着骨赘的去除和内侧副韧带深层或后内侧关节囊的松解，伸展间隙增加了 2~3 mm。然而，在屈曲间隙稍宽的地方，表现出了相当好的屈曲运动。Ismailidis 等[92]报道称，控制屈曲间隙增加 2.5 mm 可能会对 TKA 术后屈曲和患者满意度产生积极影响。这是因为在屈膝间隙测试中，当髌骨位于正确的位置时，屈膝间隙变小。Gejo 等[93]报道称，髌骨复位后，当膝关节弯曲 90° 时，屈曲间隙减少 1.9 mm，当膝关节弯曲 135° 时，屈曲间隙减少 5.5 mm。

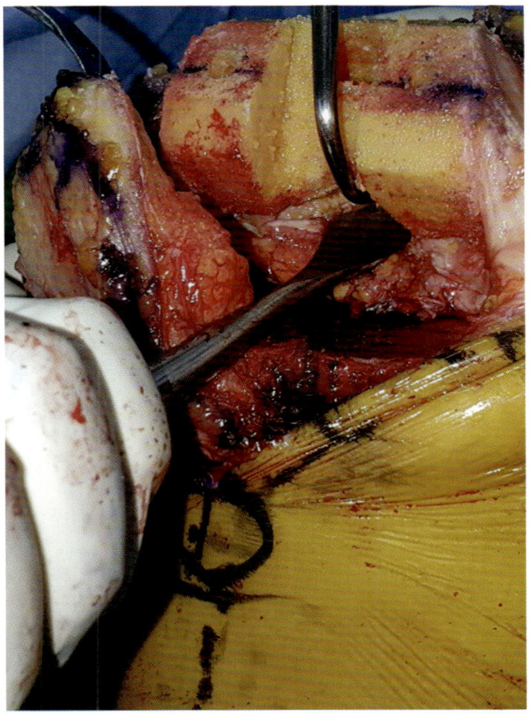

图 14.23 松解后关节囊以扩大伸展间隙。应注意后部神经血管损伤

当伸展间隙大于屈曲间隙时，可采用较少的股骨远端骨切除量或较小的股骨假体或切除 PCL 来解决。然而，如果股骨远端切除较少，就可能产生髌骨或髌股关节不稳定的风险。如果使用较小尺寸的股骨假体，可以减少后髁偏移量，这可能会对膝关节屈曲运动产生不利影响。Mihalko 等[94]报道称，当切除尸体膝关节的 PCL 时，屈曲 90° 时的间隙增加到静息状态下的 5.26 mm 和拉伸状态下的 6.4 mm。Kayani 等[95]报道称，在接受 TKA 的骨关节炎患者中，PCL 切除增加了内侧（2.4 mm）和外侧（3.3 mm）的屈曲间隙。因此，PCL 切除增加了屈曲间隙，是增加间隙的有效方法。如果使用 CR 型假体，则需要不同的方法。在 CR 型中，紧密的屈曲间隙可以通过 PCL 的后移来解决。然而，由于其低重复性和后期屈曲不稳定，不建议过度后移。Scott 等[96]提出用 POLO［拔出（pull out），剥离（lift off）］试验来确定 CR 型的屈曲间隙。根据 POLO 试验，良好的屈曲间隙应该是在置入试验假体后，膝关节弯曲 80°~100°，并且聚乙烯衬垫不能拔出或剥离（图 14.24）。

然而，在屈伸间隙不平衡的情况下，应避免更多地切除胫骨或改变聚乙烯厚度，因为这对伸展间隙和屈曲间隙都有影响。采取了这些措施后如果仍然存在不稳定，则应使用限制性假体。

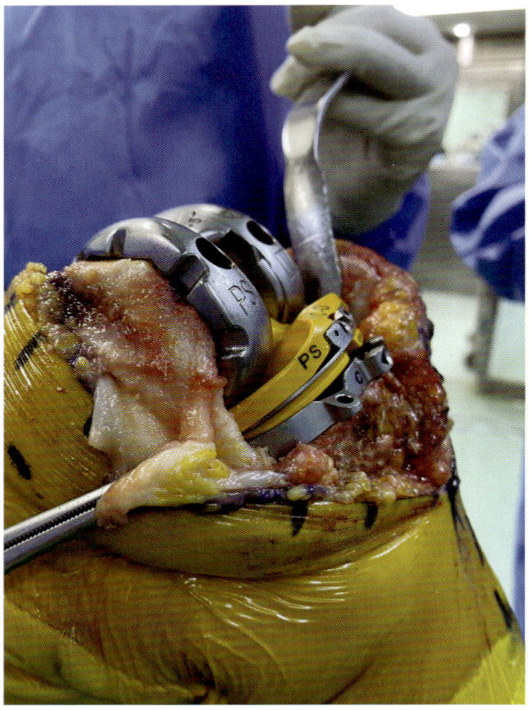

图 14.24 在屈曲间隙较小的情况下，将聚乙烯衬垫的前部剥离

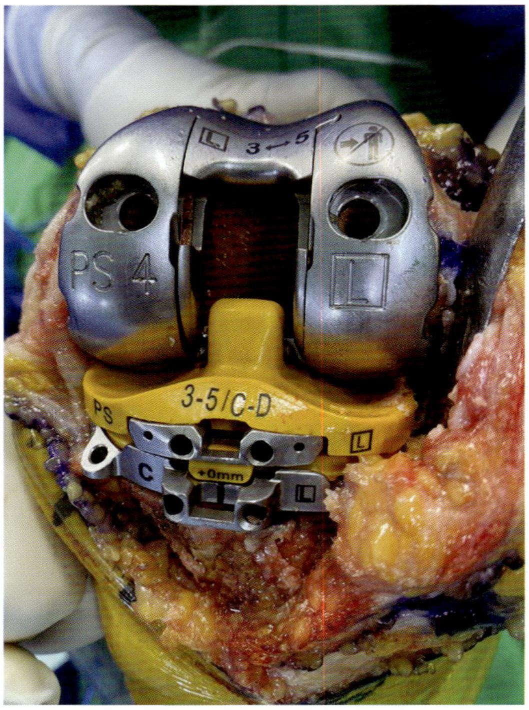

图 14.25 由于内侧松解不足，内侧过紧，外侧过松

14.4.6.2 内侧－外侧平衡

TKA 中韧带平衡的目标是在冠状面获得矩形间隙，在矢状面获得相等的伸屈间隙。等间隙的主要原则是，在骨切除后，当小腿处于伸屈姿势时，膝关节的内侧和外侧的间隙应该是相同的，这样就不会形成梯形，而是矩形（图 14.25）。然而，这一目标在外科手术中很难实现。在 TKA 中并不总是能获得完美的软组织平衡，只有 7.7% 的膝关节可以获得完美的软组织平衡[97]。过度追求完美的软组织平衡可能会导致灾难性的结果。压缩软组织过度松解可导致医源性韧带断裂，延长手术时间而增加感染风险。因此，了解正常膝关节的内外侧韧带平衡有助于在 TKA 中获得稳定的韧带平衡。Markolf 等[98]报道称，在正常尸体膝关节中，内翻－外翻松弛程度随着膝关节屈曲程度的增加而增加，膝关节伸展时为 2°，完全屈曲时为 8°。此外，正常膝关节倾向于外侧比内侧稍微松弛，尤其是在屈曲时。Tokuhara 等[99]采用 MRI 对正常活体膝关节屈曲 90° 时内翻、外翻关节松弛程度进行评估。结果显示，在内翻应力作用下，关节外侧间隙平均开放 6.7 ± 1.9 mm，在外翻应力作用下，关节内侧间隙平均开放 2.1 ± 1.1 mm。他们的结论是，正常膝关节的胫股屈曲间隙不是矩形的，外侧关节间隙明显松弛。即使没有获得完全的内侧平衡，也不会影响 TKA 术后的临床结果，相反，如果膝关节屈曲位置有一定程度的外侧松弛，临床结果会更好[100]。Okazaki 等[101]报道称，外侧间隙的增宽优于内侧，这是由长韧带的动态稳定性引起的代偿机制所致。虽然侧向松弛有很好的临床效果，但对于允许的侧向松弛程度存在争议。Matsuda 等[102]的研究允许侧向松弛小于 2°；Kuster 等[103]允许屈膝 30° 时侧向松弛小于 4°；Yoshihara 等[104]允许膝关节伸屈 90° 时的侧向松弛小于 5°。

14.4.6.3 平衡方法

内侧松解

矫正膝关节内翻畸形时，应了解引起畸形的解剖结构，以及根据关节的伸屈位置各结构所起的作用，不应造成外翻不稳定。导致膝关节内翻畸形的软组织结构有：MCL浅层、MCL深层、鹅足肌腱、半膜肌腱、后内侧关节囊和后斜韧带。根据膝关节的伸展和屈曲，这些结构在促进内侧稳定性方面发挥着不同的作用。半膜肌腱和后内侧关节囊被膜松解增加了膝关节伸展时的内侧松弛。MCL浅层松解术是矫正伸直、屈曲内翻畸形最有效的方法。根据Whiteside[105]的研究，选择性地松解MCL浅层在矫正内翻畸形时是有用的。屈曲时的内侧紧绷可以通过去除MCL浅层的前部来帮助矫正，而伸展时的内侧紧绷可能有助于MCL浅层的后部包括后内侧关节囊和后斜韧带的松解。内侧软组织应从胫骨近端的内侧干骺端骨膜下松解。如果软组织呈袖状骨膜下松解，会愈合成粗大的结缔组织，虽然不会干扰功能，但软组织结构的横切会造成明显的不稳定，因此应避免横切。内侧软组织松解的程度一般取决于与外侧结构的平衡程度，术中应在软组织松解的每个阶段重新评估畸形矫正，以避免因过度松解而造成不必要的不稳定。然而，如果MCL浅层松解不完全，内侧部分变得太紧，这可能会限制运动，或者更确切地说，导致侧向不稳定。虽然人们担心MCL浅层完全松解后内侧不稳定，但如果MCL浅层按骨膜下袖状等规则从胫骨近端完全松解，则不会发生内侧不稳定。

在矫正严重内翻畸形时，可能需要完全松解内侧软组织结构，包括MCL浅层，这可能会导致膝关节屈曲时内侧不稳定等问题。有几种手术技术可以避免这种情况。如果使用CR型假体矫正严重的内翻畸形，PCL本身会抑制畸形矫正。在这种情况下，将CR型假体转换为PS型假体有助于畸形矫正。Verdonk等[106]提出用11号刀多次穿刺，可延长MCL 6~8 mm，这种方法具有选择性松解内侧软组织的优点。但是，使用刀具可能会导致MCL横向切割，因此另一种改进方法是使用18 G等大口径针进行多次穿刺。Dixon等[107]提出了一种替代内侧松解的手术方法，称为“移位和切除”。这是一种进一步切除胫骨髁内侧并在胫骨平台外侧放置稍小的胫骨假体的方法（图14.26）。这项技术适用于20°以上的膝关节内翻畸形。Engh[108]引入了内上髁截骨术，而不是完全松解MCL。这是一种分离与侧副韧带相连的内上髁的方法，其中分离的骨碎片不受影响，也可以用螺钉或缝线固定。它的优点是不会损害软组织，适用于强直关节、翻修TKA或极端内翻畸形。

外侧松解

膝关节外翻畸形通常与外侧软组织挛缩有关。导致外翻畸形的外侧软组织结构包括外侧副韧带、腘肌腱、后外侧关节囊、髂胫束、后关节囊、股二头肌和腓肠肌外侧肌腱。采用外侧软组织松解术矫正外翻畸形时，需区分膝关节伸屈受累结构。在完全伸展状态下，髂胫束和后关节囊起稳定外侧关节的作用。外侧副韧带在0°~90°屈曲范围内是一种有效的外侧稳定器，在该韧带缺失的情况下，腘肌腱和后外侧关节囊起作用。在膝关节屈曲状态下，腘肌腱对膝关节的侧向稳定性起主要作用，在近伸展状态下，后外侧关节囊对膝关节的侧向稳定性起主要作用。

Whiteside等[109]报告称，当侧方结构在伸

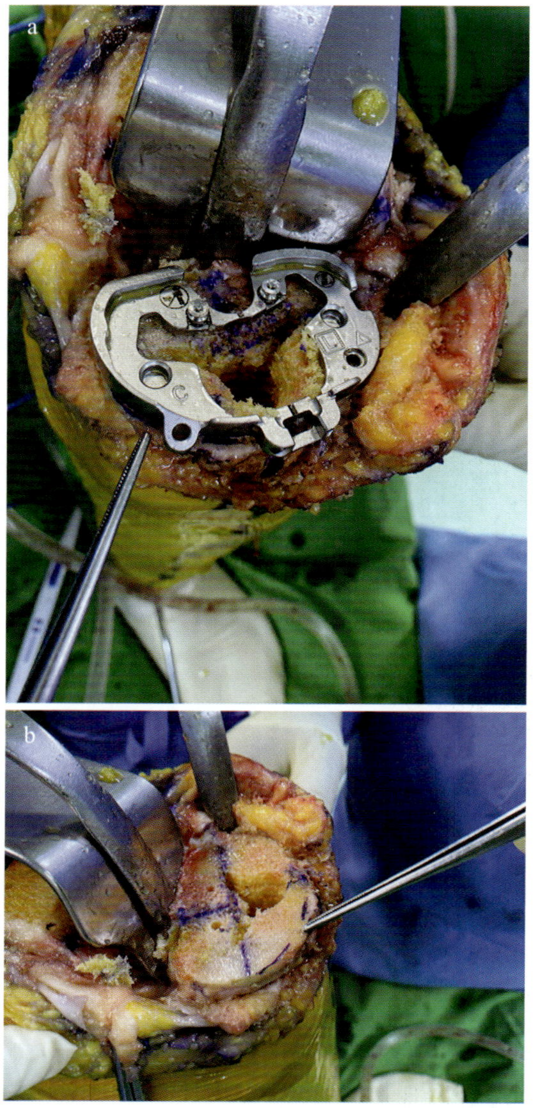

图 14.26 Dixon 提出的移位切除法。（a）胫骨假体横向移位。（b）内侧平台切除的骨量

展和屈曲时或仅在屈曲状态紧张时，应松解外侧副韧带和腘肌腱；当侧方结构在伸展状态紧张时，应松解髂胫束和后关节囊。在进行外翻畸形矫正时，应在胫骨附着处松解关节囊，在 Gerdy 结节处松解髂胫束。Clarke 等[110]引入了一种在关节间隙间置入椎板扩张器后，在髂胫束、外侧副韧带和后外侧关节囊上用 11 号刀进行多次穿孔或穿刺切开的技术。Krackow 等[111]报告说，在某些仅通过松解不能矫正畸形的特殊情况下，可以在内侧松弛的韧带上进行移位。他们提出了一种新的固定方法来改善。Engh[108]为矫正严重的外翻畸形，提出了外上髁截骨联合外侧副韧带和腘肌腱分离的方法。如果这些方法不能达到平衡，应使用限制性假体。

14.4.6.4 髌股关节平衡

髌股关节的平衡与假体的功能、疼痛及长期存活密切相关。影响髌股关节对位不良的因素有很多，包括与患者相关的、与假体设计相关的及与手术技术相关的因素。就患者的相关因素而言，股骨远端髁突发育不良、膝关节外翻或旋转畸形、髌骨倾斜或脱位与 TKA 后的髌股关节对位不良密切相关。如果术前髌股轨迹不佳，术后轨迹也不佳[86, 112]。对于假体设计的相关因素，应考虑股骨假体滑车的深度和形状，以及髌股假体的设计。最近，股骨假体的髌骨沟被改变为侧倾、加深，外侧嵴的高度增加，其沿髌骨运动方向略斜下行的轨迹方向也改变了。就手术技术相关因素而言，股下肌、股中肌、内侧三向量保留入路和外侧髌股韧带的松解有利于髌股关节的对位。假体的尺寸、旋转和位置也很重要。如果股骨假体过大，外侧支持带会变得紧张，从而导致髌股关节对位不良。股骨和胫骨的旋转对位不良可能会导致髌股关节对位不良。最好同时进行股骨和胫骨外旋，但应避免过度外旋，因为这会加速聚乙烯磨损和术后足尖向内步态。假体的位置也与髌股对位密切相关。假体应尽可能放置在股骨远端切面的中央或外侧。胫骨假体应放置在胫骨截骨面的外侧，以便更好地对位。相反，假体应放置在髌骨截骨面的内侧。使用比切除的骨厚度更厚的假体可能会导致髌股对位不良。

应在置入假体后术中评估髌股对位情况，在止血带松开后必须进行评估。评估方法有无拇指技术、毛巾夹技术和一针法，其中常用的是无拇指技术和毛巾夹技术（图 14.27）。

无拇指技术是一种在置入假体后膝关节屈曲时不对髌骨施加任何外力来检查髌股轨迹的方法。然而，也有人担心，外侧支持带松解的发生率可能会增加，因为无拇指技术不会经常导致对髌骨轨迹异常的过度诊断。毛巾夹技术是一种用毛巾夹将切断的股四头肌腱固定在髌骨上方 8 cm 处，然后将膝关节屈曲到 60° ~90° 来评估髌股轨迹的方法。毛巾夹技术减少了不必要的外侧支持带松解的发生率，因为它可以更严格地确定髌股关节的异常轨迹。假体置入后如发现髌骨轨迹不良，应及时找出原因并予以纠正。外侧支持带松解术广泛应用于治疗髌股关节轨迹异常。在尝试外侧支持带松解术时，应注意避免损伤供应髌骨的血管，如膝上外侧动脉。如果血管受损，术后会出现血肿，导致持续性肿胀和伤口愈合困难。在严重情况下，髌骨可能伴有并发症，如缺血性坏死或骨折。可以进行外侧髌股韧带松解，而不是外侧支持带松解。松解时，必须完全切断中部粗大的外侧髌股韧带。

14.4.7 植入物固定

TKA 中的植入物可采用非骨水泥或骨水泥

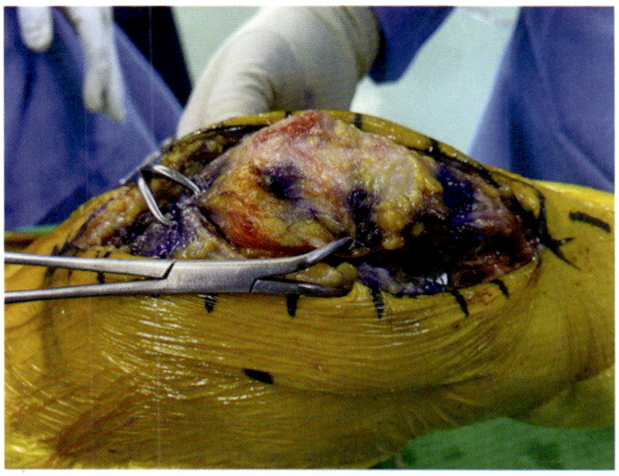

图 14.27 用毛巾夹技术检查髌骨轨迹

固定。非骨水泥固定的优点是保留骨量，防止骨水泥碎片，并有可能实现生物固定。缺点则是价格昂贵，在骨质疏松骨中的使用受到限制，并且延迟负重。骨水泥固定的优点是无论骨质如何都能牢固固定，并且能够早期恢复日常生活活动，减少出血和骨切除。骨水泥固定的缺点是后期骨与骨水泥界面分界、骨水泥碎片引起炎症。骨水泥在 TKA 中的应用具有良好的临床效果和较低的无菌松动率，是 TKA 的金标准固定方法。

TKA 中的骨水泥固定技术分为骨面准备、骨水泥选择与混合、骨水泥置入三大类。在骨面的准备过程中，使用设备清洗或清洁整个骨面会去除松质骨碎片、血液、脂肪和骨髓，这会使骨水泥均匀地渗透到骨中，从而在骨水泥 – 骨界面处产生更强的微互锁。在使用骨水泥之前，所有的骨面都应该是清洁和干燥的。此外，应避免水泥被血液污染，因为这会降低水泥的机械强度。在硬化骨区域，多次钻孔有助于提高骨水泥的结合度。在选择骨水泥类型时，应考虑骨水泥的特性，如黏度、硬化时间等。选定的骨水泥可以在室内空气中或真空下混合，但最好是真空混合。骨水泥置入时应考虑骨水泥套的厚度，因为较好的骨水泥渗透性可提高骨水泥 – 骨界面的拉伸和剪切强度。如果胫骨基板下的骨水泥套筒增加到 3 mm，无论胫骨柄是否用骨水泥固定，植入物的稳定性都很好[113]。然而，深度渗透超过 5 mm 的骨水泥会引起松质骨的热损伤[114]。因此，3~5 mm 的穿透深度似乎是理想的[115]。在应用骨水泥时，关于将骨水泥涂抹于骨面或假体，还是二者兼而有之，一直存在争议。Vanlommel 等[116]报告称，无论是用手指还是用铲子将骨水泥涂抹在假体和骨上，都能使骨水泥的最佳渗透率达到 3~5 mm。对于股骨假体的骨水泥固定，包括在假体前部、远端骨面及假体后翼缘上应用骨水泥的技术优于其他技术[117]。

14.5 特殊情况下的关节置换术

14.5.1 全膝关节置换术在骨缺损中的应用

初次 TKA 中骨缺损的原因多种多样，包括严重关节炎所致的成角畸形、骨性发育不良、骨质疏松症、创伤等，骨缺损的治疗取决于骨缺损的部位和大小。内翻畸形多见于胫骨内侧或后内侧，而外翻畸形则可见于股骨外翻远端和后部。骨缺损的处理方法有骨水泥、自体骨移植、同种异体骨移植、模块化金属块、骨小梁金属充填术等。如果存在骨缺损，应针对缺损区制订准确的评估和治疗方案，并找出每种技术的优缺点，选择合适的治疗方法。骨缺损可以用 X 线片来简单评估，严重和复杂的骨缺损则应通过 CT 进行评估。对于初次 TKA 中的骨缺损处理，应在标准的骨切除后进行。骨缺损的分类基于位置、大小和形状。大多数分类方法将其分为封闭性缺损和非封闭性缺损，前者缺损被皮质骨包围，后者缺损周围没有皮质骨（图 14.28）。

14.5.1.1 骨水泥

当老年患者存在小于 5 mm 的骨缺损时，无论是哪种类型的骨缺损，都推荐使用骨水泥。骨水泥具有易填充到骨缺损区形状中且价格低廉的优点，但其弹性模量小于皮质骨，当存在较大的缺损区或节段性缺损时，因其在剪切力的作用下失效而难以使用。Brooks 等[118]在骨水泥填充的胫骨周围缺损处施加轴向负荷时显示出较差的效果。当使用的骨水泥体积较大，因骨水泥的热损伤引起骨坏死，骨水泥下逐渐出现透射线时，临床效果可能较差。此外，对于年轻和活跃的患者，由于机械上的脆弱而不建议使用骨水泥修复骨缺损。因此，对于活动度较低的老年患者，建议使用骨水泥修复骨缺损。单独使用骨水泥或结合金属螺钉的骨水泥对骨缺损有较好的临床结果

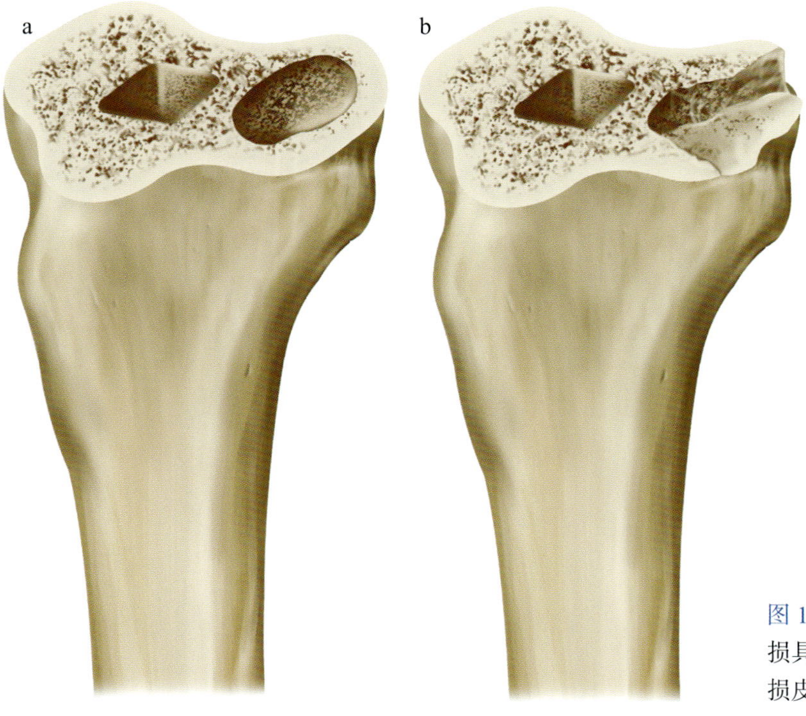

图 14.28　2 种类型的骨缺损。（a）封闭性缺损具有完整的皮质骨边缘。（b）非封闭性缺损皮质骨边缘缺损

（图 14.29）。Ritter 等[119]进行了一项回顾性研究，评估了初次 TKA 中单独使用骨水泥和骨水泥加金属螺钉治疗胫骨缺损的临床结果，发现 27% 的患者出现了非进行性透射线。然而，没有证据表明植入物松动或骨水泥失效，并且获得了良好的临床结果。

在初步骨切除后，评估骨缺损的大小和位置，使用钻头等去除硬化骨，并进行多次钻孔以促进骨水泥的结合。在使用松质骨螺钉的情况下，在插入螺钉后，检查螺钉头是否没有撞击假体，然后在水泥处于糊状状态时涂抹水泥。

14.5.1.2　骨移植

骨移植被推荐给年轻和活跃的患者，Dorr 等[120]称骨移植可应用于深度超过 5 mm 且占一个隔室 50% 表面积的缺损处。在进行骨移植时，可以使用自体骨或同种异体骨，形式为结构骨或碎片骨。在自体骨移植的情况下，可用的自体骨量是有限的，但它是填充缺损的最佳材料。自体骨比同种异体骨更容易融合，在愈合过程中也更有效。切除缺损基底部的硬化骨，露出松质骨，并用碎片骨或块状骨填充。在此之后，放置试验假体以检查植骨固定是否受假体柄或龙骨的影响。松质骨必须很好地连接，为了安全固定，骨水泥不能夹在移植骨和宿主骨之间。Yoon 等[121]报告了 TKA 中应用自体骨修复骨缺损的临床结果，其中 96% 的患者术后 1 年内获得了良好的临床结果和自体骨愈合。同种异体骨的优点是可以获得所需的骨量，从而可以用于缺损较大的封闭性或节段性缺损区。但由于只有骨传导，没有骨诱导，需要较长的并入时间，骨愈合不如自体骨。此外，它容易受到感染，如果太大，同种异体骨无法与宿主骨结合，而只是作为空间填充物，长期使用会增加疲劳骨折的可能性。Wang 等[122]报告了同种异体股骨头在翻修 TKA 中的应用，在中期随访中显示了良好的效果，没有出现假体塌陷、骨不连、感染和脱位等。Samuelson[123]报道，在 22 例翻修 TKA 的患者中，使用颗粒松质骨后，无一例临床失败。

14.5.1.3　金属增强

金属增强操作简便，可避免骨移植相关并发症，如骨不连、血运重建、塌陷等。模块化金属增强可分为楔形或块状 2 种类型。楔形的优点是可以保留更多的骨，但缺点是接触面倾斜，更容易受到剪切力而不是压缩力，增加了植入物松动

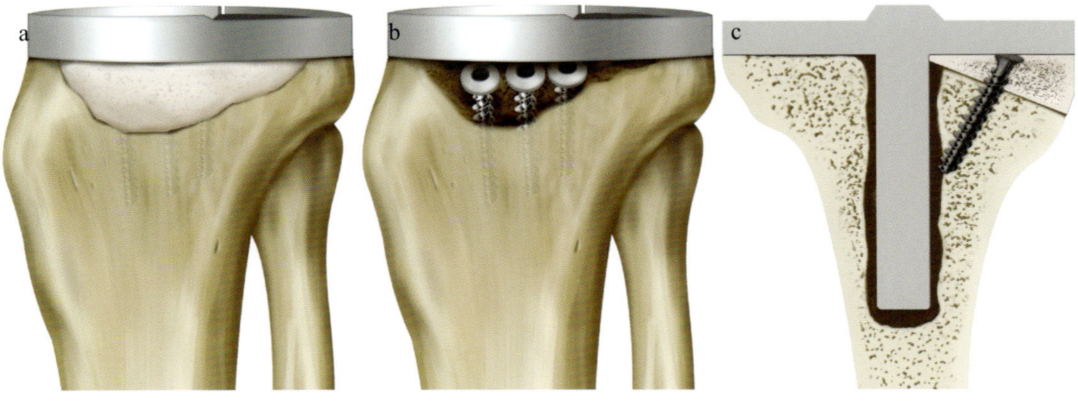

图 14.29　带金属螺钉的骨水泥用于骨缺损部位。（a）用螺钉支撑负荷并填充水泥。（b）应注意确保螺钉头不会刺激假体。（c）螺钉头不应干扰植入物的放置

的风险。为了克服这一缺点，有时会使用延伸杆。块状的缺点是它比楔形需要更多的骨切除，但块状的优点是比楔形更容易操作，更有机械稳定性。当空洞性缺损严重时，使用金属骨小梁系统扩大缺损（图 14.30）。该金属骨小梁系统的孔隙率约为 80%，通过压合将其固定在宿主骨上，具有很强的固定性，并且允许骨向假体内长入，因此可以合理地进行固定。有几种类型的金属骨小梁系统可以适应缺损。金属骨小梁系统的缺点是必须精确对准接触面，所以需要花费时间来处理宿主骨，而且技术本身也很困难。然而，它可以降低感染的风险，而且不会发生骨吸收，因此当伴有较大的空洞或节段性缺损时，可用于骨增强。

14.5.1.4 柄

如果需要进行大块骨移植或大型预制金属假体，建议使用可绕过缺损处的髓内柄。柄的使用有 2 种方法，压合固定或骨水泥固定，其使用是根据柄对植入物和肢体力线的影响，以及干骺端的骨质量和骨丢失程度来确定的。一般情况下，柄和柄假体的近端周围使用骨水泥，但假体本身是用压合的方法固定的。但是，压合柄不适合用于骨量减少或严重干骺端畸形的情况，以及导致假体不正确对位或定位错误的情况。

14.5.2 畸形

14.5.2.1 屈曲挛缩的全膝关节置换术

屈曲挛缩是由各种原因引起的，如韧带和关节囊挛缩、巨大骨赘和骨缺损。在关节炎中，当滑膜炎、关节肿胀和疼痛导致活动受限时，后关节囊出现粘连，形成瘢痕组织，继而导致交叉韧带和肌挛缩。此外，骨赘作为机械阻塞也会导致肌挛缩（图 14.31）。当后方骨赘生长时，它不仅限制屈曲，而且在关节囊包裹时限制伸展。如果膝关节在屈曲挛缩位继续负重，则负荷集中在股骨髁后部，后髁扁平。其结果是，股骨髁间切迹与胫骨髁间窝发生碰撞，成为伸展过程中的机械障碍。如果有屈曲痉挛和伸展功能障碍，则行走困难。Murphy 等[124]报道称，在接受 TKA 的患者中，如果屈曲痉挛 20° 或以上，则行走过程中的能量消耗显著增加。

屈曲挛缩的程度应根据术前的体格检查和影像学检查进行分类。屈曲挛缩的分类存在分歧，但一般可分为 15° 或以下（第 1 阶段，轻度）、15° ~30° （第 2 阶段，中度）和 30° 或以上（第 3 阶段，重度）。术前评估屈曲挛缩角度应在麻醉下进行，这是因为关节活动度可能会因疼痛而低于实际情况。此外，应拍 X 线片检查骨赘的

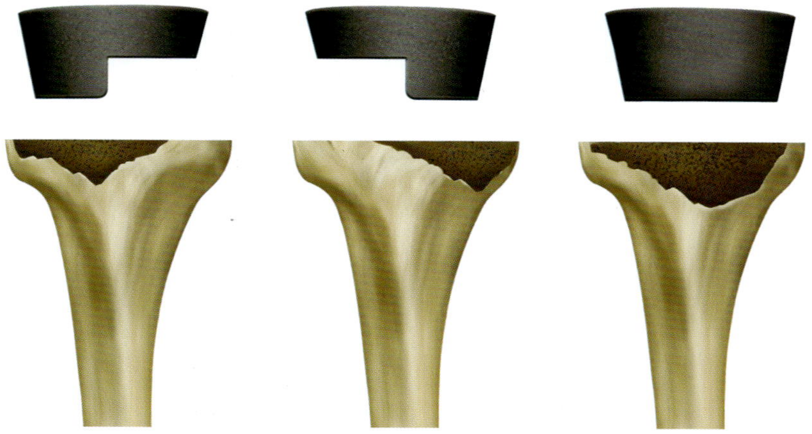

图 14.30 根据空洞缺损的形状，可以使用不同形状的小梁金属填充物

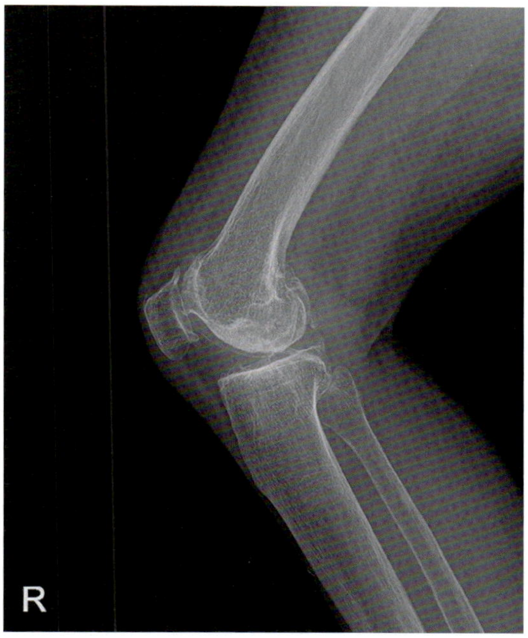

图 14.31 膝关节侧位 X 线片显示多发骨赘。后侧骨赘导致屈曲挛缩

大小和位置，以及双腿的骨缺损和对位不良。

挛缩通常发生在关节后方的软组织中，导致伸展间隙狭窄。首先，彻底去除骨赘，扩大伸展间隙，松解后方间隙软组织。由于屈曲挛缩多为复杂性挛缩合并外翻畸形，因此屈曲挛缩有可能通过矫正外翻畸形来矫正。胫骨切除时，如有可能，最好不要留有胫骨后倾角。前侧骨赘和后侧骨赘均可发生，前侧骨赘位于髁间切迹内，与邻近骨发生碰撞，干扰伸展；后侧骨赘常伴有内翻畸形，一般发生在内侧。

轻度屈曲挛缩仅需去除骨赘和常规的骨切除即可解决。对于前侧的骨赘，容易从前方取出，而对于股骨后方未被股骨假体覆盖的骨赘则在股骨切除后用弯骨刀去除。中度屈曲挛缩与轻度屈曲挛缩一样，去除骨赘并进行常规的骨切除。如果经过上述操作仍不能充分伸展，则松解后关节囊和腓肠肌起始部。如果松解后屈曲挛缩持续，考虑到股骨远端每切除 2 mm，屈曲挛缩可恢复 15°，就需要进行额外的骨切除。然而，不建议切除 6 mm 或以上的骨，因为这会对侧副韧带的附着点造成损伤，并增加关节线的抬高，从而严重影响膝关节的生物力学。对于这种严重的屈曲挛缩，有必要使用更具约束性的假体，如 PS 型或 VVC（CCK）型。

当挛缩超过 30° 时，需要软组织松解和骨切除，但往往仍达不到目标。在这种情况下，既不能实现正常的关节力学，也不能实现膝关节的充分伸展，因此有必要在一定程度上牺牲其中的一种。通常情况下，最好选择牺牲关节力学来使膝关节完全伸展。为了达到这一目的，通常需要限制性假体，手术可以一期或分期进行。如果行一期手术，股骨远端的切除比通常的切除量多 2~4 mm，然后进行后关节囊松解和 PCL 切除。一期手术会突然增加矫正角度，因此必须注意不要损伤神经血管结构。分期手术矫正屈曲挛缩，松解软组织，牵引或石膏固定后有所改善，之后再行 TKA。分期手术的优点是逐渐拉伸神经和血管，造成的瘫痪或血液循环障碍较少，但挛缩可能不会完全改善，重复手术感染的风险增加。长期屈曲挛缩的患者普遍患有失用性骨质疏松症，伸展过度而伸展间隙不足会导致胫骨前方压缩性骨折。术后屈曲挛缩的治疗应以伸展为主。屈曲挛缩患者需要更积极的康复和教育。必须指导患者进行常规的康复计划和每天 3~4 次的伸展运动，并教育患者不要在屈曲状态下进行日常活动。

14.5.2.2 内翻畸形的全膝关节置换术

膝骨关节炎患者下肢内翻畸形非常常见。内翻畸形可以通过下肢全长站立位 AP X 线片确定，指膝关节向外弯曲超过下肢正常机械轴的情况

（图 14.32）。换言之，正常的股胫角表现为外翻4°~7°，而外翻小于4° 则被认为是内翻畸形。当膝关节炎进展时，股胫角增加，这反过来加重内侧磨损，并进一步增加内翻。

如果内翻畸形严重，必须首先确定畸形的原因。导致内翻畸形的原因有 2 种：一种是由外侧韧带松弛导致的行走时的动态畸形，另一种是骨缺损导致内侧软组织挛缩而发生的静态畸形。在严重的内翻畸形中，外侧软组织松弛有时伴随着胫骨内侧髁的骨质丢失。骨缺损性畸形主要发生在胫骨内侧髁，导致内侧关节间隙变窄，继发内侧软组织挛缩。因此，在修复骨缺损的同时，韧带必须保持平衡。矫正内翻畸形的原则是，去除内侧骨赘后，首先松解内侧挛缩的软组织，如果外侧软组织松弛过多，则根据需要对软组织变弱或松动的外侧组织进行加固。对于轻微内翻畸形，骨切除或内侧松解术与一般病例无异。然而，对于中度至重度内翻畸形，应通过松解内侧软组织来获得下肢中立位对位。引起膝关节内翻畸形的周围软组织是 MCL 深层、MCL 浅层、半膜肌腱、鹅足肌腱、内侧关节囊和后内侧关节囊（图 14.33）。内侧软组织松解的顺序与外科手术不同。最近，内侧软组织松解的“拉花样”松解（pie-crusting）术被广泛应用于使用手术刀或大口径针进行小的多次穿刺术，而不需要直接从袖状骨膜上去除或剥离韧带（图 14.34）。然而，必须小心地进行手术，不能切断内侧结构。除了松解内侧组织外，矫正内翻畸形还包括加强外侧组织。如果畸形程度严重，外侧组织严重松弛，可将插入外侧副韧带的腓骨近端部分切除，然后用螺钉调整位置并重新固定，或将外侧副韧带的股骨起点移位至更近端。如果矫正失败，也可以使用重建外侧副韧带的方法。为了矫正内翻畸形，如果在实施上述各种方法平衡内侧软组织后，内侧不稳定仍然存在，则可使用 PS 型或更多限制性假体。对于严重的内翻畸形，可采用内上髁截骨术矫正。更详细的解释见第 14.4.6.2 节。

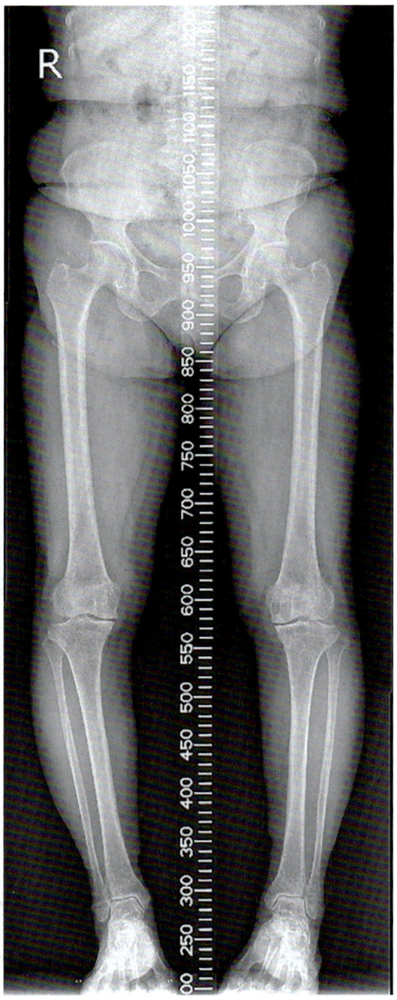

图 14.32　下肢全长站立位 AP X 线片显示双腿内翻畸形

14.5.2.3　外翻畸形的全膝关节置换术

髌骨外翻畸形在膝骨关节炎中并不常见，而在类风湿关节炎或创伤性关节炎中偶尔可见。虽然外翻畸形的分类标准尚未明确，但解剖的股胫角显示外翻超过 10° 的病例被定义为外翻畸形。外翻 10° 以下为轻度，10°~20° 为中度，20° 以上为重度。由于外翻畸形的解剖学特征是内侧

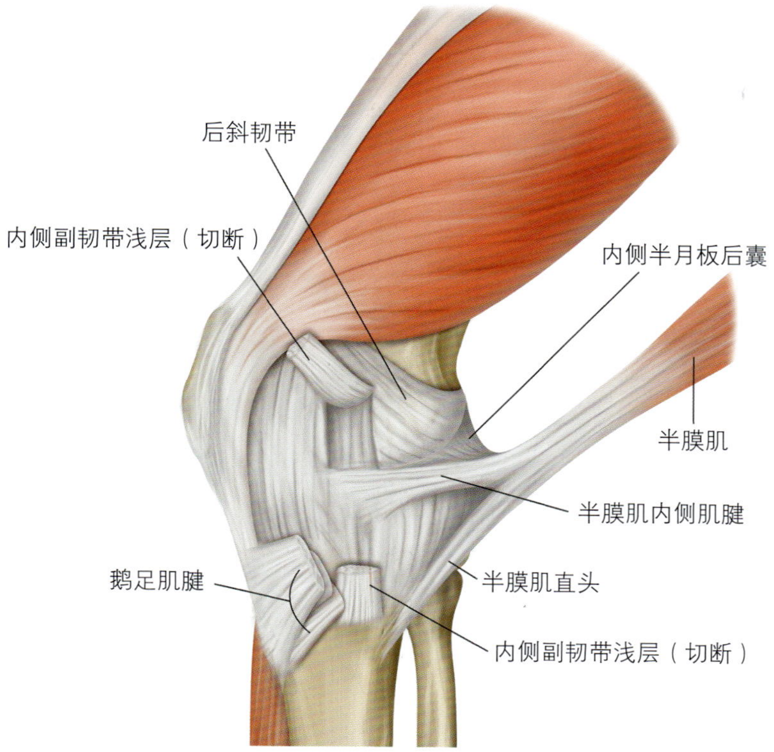

图 14.33 膝关节周围可导致内翻畸形的软组织结构

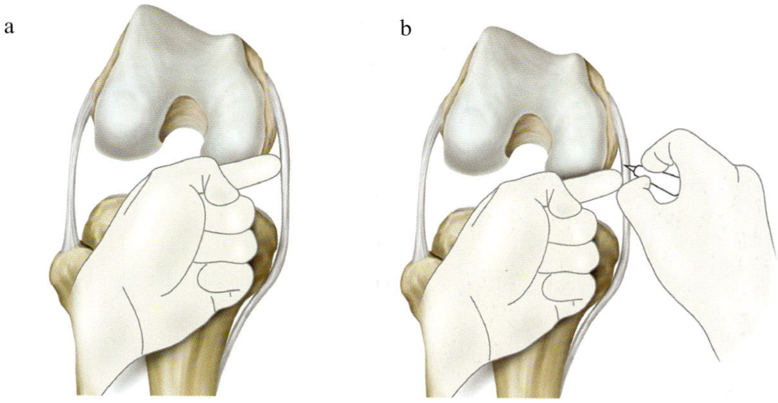

图 14.34 内侧松解的“拉花样”松解术。（a）触诊内侧副韧带，检查紧固度和最紧固点。（b）用针仔细刺穿松开，同时用另一根手指检查张力。必须注意不要将内侧副韧带完全切断

韧带松弛，外侧软组织挛缩，通常会发生股骨外侧髁发育不全或胫骨外侧髁凹陷。因此，对于外翻畸形，有必要对挛缩的外侧软组织进行松解，并通过软组织松解或骨切除重新对位。

导致外翻畸形的结构包括髂胫束、弓状韧带、外侧副韧带、腘肌腱、股二头肌腱及外侧和后外侧关节囊。关于首先松解哪条韧带存在很大争议。外侧骨赘去除后，应首先松解外侧和后外侧关节囊和髂胫束，因为它们是大多数情况下导致外翻畸形的主要韧带。如有必要，可使用“拉花样”松解术（图 14.35）。然后，按腘肌腱和外侧副韧带的顺序松解。即使存在中度以上的外翻畸形，也必须通过松解髂胫束来矫正畸形，从而实现畸形的一期矫正，并防止过度牵引造成的腓神经损伤。

外翻畸形常伴有远端外侧髁的侵蚀，因此应注意不要切除太多的股骨远端。若伴有膝反屈或内侧松弛，则关节线可能抬高或伸展间隙过大，

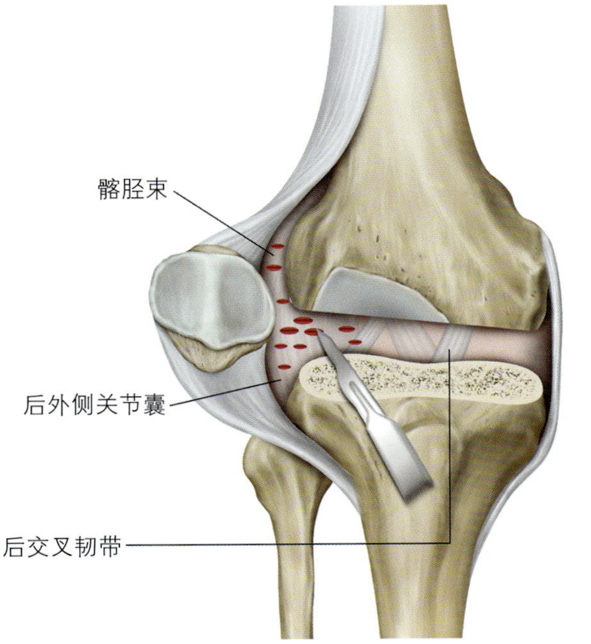

图 14.35 外侧松解的“拉花样”松解术。用针或手术刀对髂胫束和后外侧关节囊进行多次穿刺

应尽量减少股骨远端切除。由于股骨髁部发育不良，基于 PCA 确定股骨旋转是不合适的，因此股骨假体旋转必须根据股骨前后轴、胫骨切面和内侧韧带张力来决定。当外翻畸形被矫正时，外侧软组织就会伸长，可能会引起腓神经牵拉损伤。特别是如果外翻畸形伴有屈曲痉挛，由于畸形迅速矫正，瘫痪的风险会增加。为了防止这种情况，在矫正严重畸形时要检查腓神经，或术后允许的一定程度的屈曲痉挛。同时建议术后逐渐伸展膝关节。在严重的外翻畸形中，内侧不稳定可能伴随着外侧挛缩。在这种情况下，可以使用释放外侧和同时加强内侧的方法。复杂的手术也可能会造成许多问题。因此，一些外科医生倾向于限制性假体和最小限度的软组织切除。Easley 等[125]报道了限制性假体在老年严重外翻畸形患者中的应用，可以缓解疼痛，改善功能；Griffin 等[126]提出，老年和不活动的患者选择使用限制性假体，可以减少腓神经麻痹和不稳定的并发症。更详细的解释见第 14.4.6.2 节。

14.5.3 膝反屈的全膝关节置换术

虽然 5° 或以上的膝反屈发生率相对较低，但如果膝反屈达到 15° 或以上则建议手术矫正，因为膝关节过度伸展引起的生物力学改变会导致肌无力、不稳定和疼痛。膝反屈的原因包括神经肌肉疾病（如脊髓灰质炎）、炎症性疾病（如类风湿关节炎）及创伤或闭合楔形 HTO 患者的胫骨后倾角减小。除了影像学检查外，通过体格检查评估股四头肌、腘绳肌和腓肠肌的肌力和功能也很重要。膝反屈时，伸展间隙较大是其原因，术中减少股骨远端和胫骨近端的骨切除，使用较厚的聚乙烯衬垫可能有助于缩小伸展间隙。此外，通过重新拉伸后关节囊并将侧副韧带重新定位到近端和后端，防止过度伸展并提供稳定性。然而，应用软组织重建术矫正膝反屈，往往会导致复发。如果术后仍不稳定，应考虑使用限制性假体。然而，对于不是由神经肌肉疾病引起的膝反屈患者，通常很少需要限制性假体，除非有严重的韧带松弛。膝反屈经常伴有膝关节外翻畸形，这可能需要额外释放外侧关节囊结构以矫正下肢。此时，应考虑屈伸间隙，按髂胫束、外侧关节囊、弓形复合体、腘肌腱的顺序逐步松解。如果上述方法不能矫正膝反屈，外科医生应考虑使用旋转铰链假体。

14.5.4 膝关节强直的全膝关节置换术

如果屈曲挛缩超过 20° ，膝关节最大屈曲小于 70° 或膝关节活动度小于 60° ，则称为强直。膝关节强直导致日常生活受限、疼痛，并干扰行走，因此需要手术。膝关节可以在屈曲或伸展时僵硬。膝关节屈曲时可因后侧软组织结构挛缩、机械性骨块、HTO 术后或关节旁粘连而僵硬；伸展时可因股四头肌挛缩、异位骨化、低位髌骨或关节内粘连而僵硬。髌骨可能是膝关节僵硬的原因，也可能是结果。它减少了股四头肌的杠杆臂，从而降低了效率。屈曲状态下的强直可能会导致术后伸展滞后，伸展状态下的强直会导致股四头肌腱缩短，容易出现活动度受限，肌力减弱。作为手术的必要条件，膝关节伸展机制的存在是恢复膝关节伸展的必要条件。因此，术前应使用MRI来评估股四头肌腱和髌腱的状态。融合膝关节伴有关节周围纤维性软组织和畸形，难以获得手术视野并进行手术，术后效果往往不如预期。感染后遗症导致的骨性强直，不仅难以暴露或愈合手术伤口，还增加了感染复发的风险。此外，软组织脱离会导致膝关节僵硬和额外的骨切除，术后很难获得满意的膝关节活动度；神经血管结构在截骨或软组织松解过程中也极有可能受损。因此，手术过程本身是困难的，很难获得满意的手术结果。关节僵硬程度越重、时间越长，手术难度越大，预后也越差，术前应充分向患者解释术后效果和并发症。通常建议年轻工作者不矫正强直。

在矫正关节强直时很难获得手术视野，因此，伸展入路如直肌切开、V-Y推进技术或HTO是必要的。关节暴露后，切除髌骨和股骨髁之间的纤维组织。如果髌骨与标准入路不一致，最好采用伸展入路。在骨切除前获得最大的关节活动度是很重要的，当主要进行粘连松解术时，所有限制关节活动度的组织都应该被切除或松解（图14.36）。当粘连松解后尝试松解时，如果用力打破粘连，则可能发生股四头肌撕脱性骨折和股四头肌腱或髌腱断裂。伸展状态下的完全性强直伴随着肌腱的缩短，髌骨通过纤维或骨组织与股

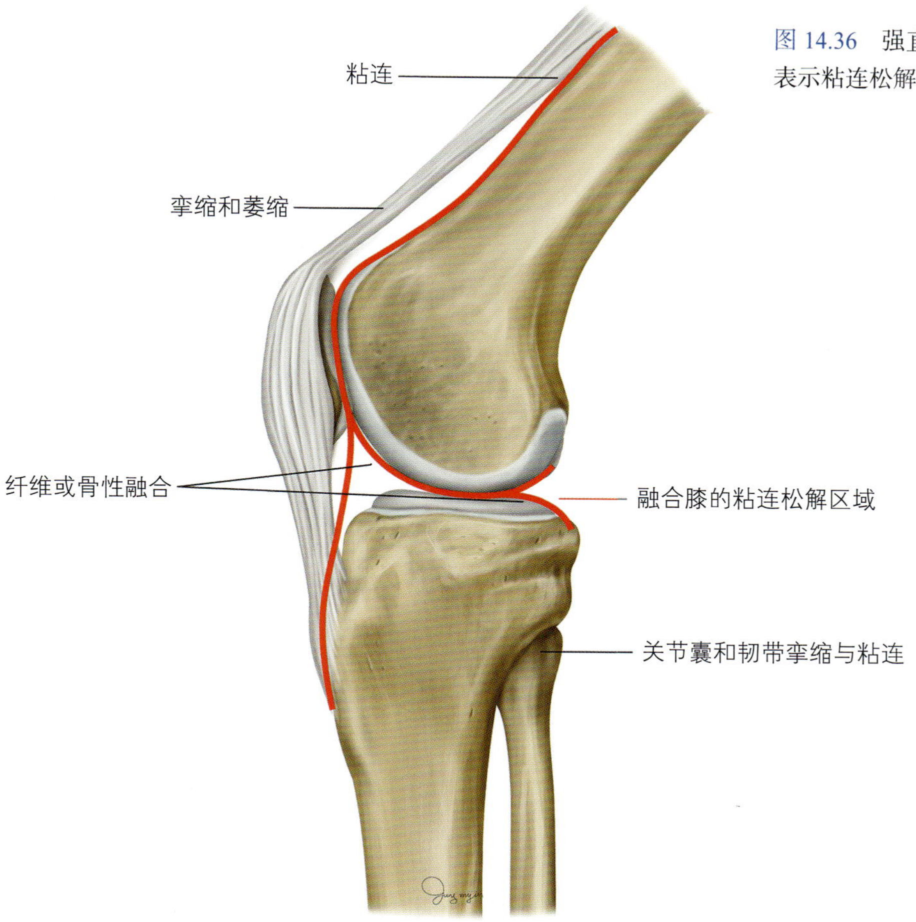

图 14.36　强直膝关节伸展机制的问题。红线表示粘连松解的区域

骨远端粘连。对于关节线完全消失的骨性融合，在确定截骨线时，以髌骨和胫骨的粗糙面为参照或与健侧X线片进行比较。此外，为了防止破坏腘窝的血管和神经，应加宽后侧截骨线，并在屈曲力的作用下切断两骨。作为截骨术的标志，可以利用髁间切迹，并根据其正上方的形状确定髓内导向器的插入点。股骨远端切除的节段应在观察伸展间隙的同时逐渐移至股骨近端，但应尽可能保持关节线。股骨的外旋程度可以根据TEA或后髁的形状来判断。在选择伸展性强直患者的假体时，建议选择较小的假体，因为屈曲间隙必须加宽以增加屈曲。然而，在松解强直后，屈曲间隙可能会突然增大，因此可能需要大尺寸的植入物，在某些情况下可能需要限制性或旋转铰链假体。胫骨切除是使用髓外方法确定的，但切除的高度是一步一步降低的。胫骨假体不应内旋，以防止髌骨脱位，并通过多次确认屈伸来检查髌骨的对位情况。在置入假体之前，应检查关节活动度。当更换髌骨时，如果因长期的强直病史而使髌骨过小，或者如果因髌骨下部的存在而预计会与聚乙烯衬垫发生碰撞，则建议不进行表面处理。

14.5.5 截骨术后全膝关节置换术

HTO后转为TKA是一项复杂的手术，手术应考虑到既往手术切口、残留植入物的处理、关节面角度的改变、畸形愈合或骨不连、低位髌骨和胫骨外侧平台的骨缺损。在闭合楔形HTO后进行TKA时的注意事项如下。首先，在进行皮肤切开时，应考虑先前的手术瘢痕。以往的手术瘢痕多为水平或垂直于外侧部位，如果瘢痕是垂直的，则沿前一个切口切开。如果先前做过正中切口或短斜切口，过渡到TKA变得更加方便，因为它可以使用或忽略现有的手术瘢痕。其次是由于有瘢痕，髌骨外翻变得困难。接受HTO的患者，因髌下脂肪垫粘连活动度有限，导致髌骨外翻困难。在这种情况下，可能需要股四头肌近端松解或外侧支持带松解，或者手术是在没有外翻的情况下从外侧拉动髌骨。有时需要V–Y推进技术或胫骨结节截骨术。第三则是对残留植入物的处理。一般来说，在HTO过程中固定的植入物最好取出，但如果它不会引起症状或如果假体的位置不会干扰假体置入，则可能会保留原样。第四，有可能出现骨缺损。当存在胫骨缺损时，如果骨缺损处很小，可以在缺损处下方进行胫骨切除。如果存在过多的骨缺损，可以考虑其他的骨缺损处理方法。第五，可能伴有旋转和（或）成角畸形。HTO后在冠状面和矢状面均有可能发生畸形。一般情况下，闭合楔形髋关节脱位倾向于减小胫骨后倾角，严重者可出现膝反屈。另一方面，开放楔形HTO可能会导致胫骨后倾角增加或旋转畸形。如果胫骨后倾角增加，可以在矢状面上以与胫骨长轴成90°的角度切除胫骨，但由于失去了胫骨后倾角，屈曲间隙减小。相反，如果闭合楔形HTO的胫骨后倾角减小，则可能会在胫骨后侧进行过多的骨切除，使屈曲间隙增加。此外，应尽可能减少胫骨平台外侧的骨切除，以维持胫骨假体的支撑作用。因此，为了提高手术的准确性，通过进行精确的术前X线计划来检查骨切除的量和对位是很重要的。第六是低位髌骨，通常发生在HTO后。为了治疗这种情况，股骨远端可以少切除，胫骨近端可以多切除，这有助于保持关节线低，但可能带来伸屈不稳定。在进行TKA时，应尽量使其厚度变薄。为了避免接触到髌骨假体的远端和胫骨前部，应去除与聚乙烯毗邻的髌腱瘢痕组织。第七是外翻畸形矫正过度导致的不稳定。过度外翻矫正后进行 TKA 有几个困难。关节面的外翻畸形会导致术后下肢复位时侧副韧带和 PCL 出现异常。

14.5.6 关节外畸形的全膝关节置换术

下肢关节外畸形的原因包括代谢性骨病、先天性畸形、创伤后畸形愈合和既往截骨术。当矫正关节外畸形时，为了假体的长期使用，需要获得良好的下肢力线。因此，用精确的 X 线检查评估畸形，制订和实施准确的术前计划是非常必要的。AP 和侧位全长负重 X 线片对于准确的术前计划和关节外畸形的评估至关重要，CT 扫描也可以用来确定旋转畸形。下肢关节外畸形 TKA 的术前计划，应包括关节外畸形的程度和畸形与膝关节的位置。矫正关节外畸形的手术治疗方法包括 TKA 联合关节内畸形矫正术，以及 TKA 联合同期或分期关节外矫正截骨术。TKA 联合关节内矫正术的优点是不需要额外的皮肤切开，有利于早期康复，同时避免骨不连、延迟愈合、固定失效和截骨部位感染等并发症。根据 Wang 等[127]的研究，术前应在下肢全长负重 X 线片上画一条线，以判断是否需要进行关节内切除。如果股骨髁处垂直于股骨机械轴的连线没有穿过侧副韧带的附着点，则应在 TKA 时采用关节内骨切除的方法矫正关节外畸形。如果在成角畸形胫骨远端髓管画的线穿过胫骨髁内，则在 TKA 时采用关节内骨切除矫正关节外畸形是可行的。他们得出结论，对于冠状面上股骨关节外内翻畸形 <20° 或胫骨关节外内翻畸形≤ 30° 的患者，TKA 联合关节内骨切除术是一种有效的手术方法。如果无法在关节内矫正，应在畸形部位再做一次截骨术，截骨平面是畸形轴线的交汇点，而不是畸形部位。如果畸形为中度或重度，这种方法能更好地保留假体关节的力学性能。矫正方法有同期手术和分期手术。如果同期进行 TKA 和关节外矫正术，可以减少时间和成本，并可以利用骨切除后的剩余骨进行自体骨移植，但缺点是手术困难，并发症发生率较高。另一方面，如果分期矫正，手术相对容易，但患者要等到截骨后骨愈合，可能会出现骨不连的并发症[128]。

14.6 术后管理

为 TKA 患者提供适当的术后管理，对于取得良好的临床疗效、提高患者满意度、预防术后并发症具有重要意义。术后管理包括疼痛管理、伤口处理、预防感染和血栓栓塞、康复和出院计划。

14.6.1 术后疼痛管理

疼痛在 TKA 术后 2~3 天达到高峰，然后下降，但通常可持续 3 个月。TKA 术后失控的疼痛阻碍了患者的适当康复，不仅对运动受限、步态障碍等功能方面产生负面影响，而且还会降低患者的满意度。因此，术后疼痛管理是成功康复和恢复日常生活所必需的。人们正在尝试各种方法来管理术后疼痛。术后疼痛是由组织损伤、神经刺激以及随后的神经激素系统激活引起的。手术造成的骨和软组织损伤会导致前列腺素和缓激肽等递质的分泌，从而进一步诱导引起疼痛的物质 P1 的分泌。一旦刺激损伤组织附近存在的痛觉感受器，疼痛信号就通过背根神经节传递并进入背角，然后进入脊髓丘脑束，最后传递到大脑皮层，识别疼痛。此外，如果术后疼痛处理不当，应激反应可能会刺激皮质醇、胰高血糖素、生长激素、儿茶酚胺等分解代谢激素，导致高血糖、肌无力、免疫系统衰弱，刺激交感神经系统。

14.6.1.1 术前镇痛方案

术前教育通过对手术结果的真实解释，可以缓解患者对手术的恐惧，提高患者的满意度，缩短住院和康复周期。教育内容应包括整体手术程序、术后疼痛程度和类型、疼痛管理方法和康复方案。已知，在疼痛敏感化之前早期给药可以降低神经组织对疼痛刺激的敏感性，并阻止疼痛从周围神经到脊柱和大脑的传递，从而达到最大限度的止痛。用于超前镇痛的药物的前提条件应是易于给药，起效快，没有可能干扰计划手术的不良反应。最常用的药物包括 COX-2 选择性抑制剂、加巴喷丁类药物和对乙酰氨基酚，通常在术前 1~2 小时给药。在某些情况下，使用糖皮质激素可以减少术后炎症反应，有助于抑制术后疼痛，并减少恶心和呕吐的频率，据报道，短期使用不会特别增加感染的发生率[129]。

14.6.1.2 术中镇痛方案

如果没有凝血障碍等特定的禁忌证，建议使用局部麻醉，如脊柱或硬膜外麻醉，而不是全身麻醉。局部麻醉可降低收缩压，减少术中出血、术后恶心呕吐及心血管和肺部并发症。它提供了极好的止痛效果，提高了患者的满意度。此外，硬膜外麻醉还允许通过导管持续输注止痛药。然而，由于存在硬膜外血肿和截瘫的风险，应注意在拔出硬膜外导管后 12 小时内不要开始对深静脉血栓进行化学预防。

周围神经阻滞是目前继 TKA 后最常用的疼痛控制技术之一。它通常会阻断股神经或坐骨神经。股神经位于腹股沟韧带内股动脉外 1~2 cm 处，其阻滞可预防小腿前上部及小腿内侧疼痛。坐骨神经阻滞可与股神经阻滞同时使用，坐骨神经阻滞可预防小腿后上部及小腿后部疼痛。周围神经阻滞的缺点是术后运动无力，不能早期活动。同时，为防止股神经或坐骨神经阻滞所致的运动无力，引入了收肌管阻滞。Schnabel 等[130]认为，收肌管阻滞可以减轻 TKA 术后疼痛。最近，一项研究采用超声引导下的局部麻醉药在腘动脉和膝关节囊之间浸润（infiltration between the popliteal artery and the capsule of the knee，IPACK）的手术，治疗 TKA 术后膝关节后部疼痛[131]。IPACK 阻滞对神经或血管的损伤风险小，麻醉支配膝关节后囊的腘动脉丛和膝神经终末支，并与其他周围神经阻滞方法一起使用。

关节周围多模式药物注射的全身不良反应风险最小，但其有效性仍存在争议。许多作者[132, 133]认为，在关闭手术部位之前，可以通过在关节周围组织注射局部麻醉药来减轻初始疼痛。Chang 和 Cho[134]报道，在术后疼痛控制的方法中，关节周围多模式药物注射和周围神经阻滞是 TKA 术后前 2 天最有效的疼痛控制方法。

14.6.1.3 术后镇痛方案

患者自控镇痛（patient controlled analgesia，PCA）通常用于术后疼痛控制，患者根据疼痛程度自行给予适当剂量的止痛药。然而，PCA 的缺点是难以控制剂量。一般剂量为 1 mg 吗啡或 40 μg 芬太尼，但如果剂量不足，则止痛作用不足，如果过量则存在恶心、呕吐等不良反应。已知给药的适当间隔为 5~10 分钟。

术后常用对乙酰氨基酚、NSAID、曲马多和阿片类药物等作为镇痛剂。目前首选的镇痛药是对乙酰氨基酚，它能抑制中枢神经系统前列腺素的合成，并发症发生率相对较低。对乙酰氨基酚具有肝脏毒性，肝病患者必须谨慎使用。NSAID

通过抑制 COX 通路抑制前列腺素的合成。COX 通路包括 COX–1 和 COX–2，COX–1 通路与前列腺素 E_2 介导的胃黏膜保护和血栓素的凝血作用有关。使用 COX–1 抑制剂可能会引起胃肠道出血或出血倾向。COX–2 抑制剂包括塞来昔布，当使用 COX–2 抑制剂时，没有胃肠道出血等不良反应，但会增加心血管风险。此外，NSAID 的主要不良反应之一是肾毒性。因此，肾功能不佳或慢性肾功能衰竭患者必须谨慎使用。曲马多作用于中枢神经系统，与阿片受体结合，抑制 5–羟色胺和去甲肾上腺素。曲马多对中度术后疼痛有效，呼吸抑制风险较小，主要器官毒性较小，胃肠动力减弱。阿片类药物可以静脉注射、肌内注射和口服给药。通常最初是静脉注射，之后口服。口服阿片类药物包括吗啡、氢吗啡酮、羟考酮、氢可酮和可待因，常见的不良反应为恶心、呕吐和便秘。

14.6.2 一般术后管理

14.6.2.1 一般状态、神经和血管的观察

手术后，必须将患者转移到恢复室，检查生命体征、患者的意识和神经状态。一旦患者意识恢复，必须检查神经状态，特别是腓神经。由于腓神经位于膝关节后外侧，术中可能因矫正外翻畸形而使其伸展，或因姿势错误而受压或损伤，导致瘫痪。如果诊断为瘫痪，必须回忆是否有可能损伤了腓神经的过程，如果怀疑是腓神经损伤，必须在手术室再次检查患者。一旦患者回到病房，再次检查患者的生命体征。此外，通过开展术后评估，始终保持充足的血液循环也是至关重要的。适当的血液管理可能会加速患者整体健康的恢复，减少医疗并发症。

14.6.2.2 手术伤口处理

必须在术后 1~2 天内检查手术部位。如果患者因基础疾病导致皮肤变薄，或者缝合线太紧，缝合部位就有皮肤坏死的风险。此外，止血不足可能导致血肿，必须在术后 1~2 天检查手术部位。之后，建议每 3~4 天换药 1 次。每次换药时，必须彻底检查是否有皮肤坏死、伤口或引流的脓液或炎症。如术后早期出现伤口问题，应采取更积极的处理措施，防止深部感染，保存假体。由于所有患者都是在早期出现血肿，因此辨别血肿是否过多至关重要。过多的血肿可能会导致疼痛，甚至出现筋膜室综合征。同时还可能使皮肤紧张并形成水泡，阻碍伤口愈合。如果因持续出血或剧烈疼痛和肿胀导致关节活动受限，必须采取一些预防措施。如果使用持续被动运动（continuous passive movement，CPM）装置，首先要限制使用，如果使用溶栓剂，则必须谨慎考虑停止使用。偶尔会形成水泡，这是因绷带压迫过多或腿部肿胀导致血液循环减少。在这种情况下，松开绷带并用针刺破水泡或清除渗出物，待其干燥干净，即可恢复。

14.6.2.3 静脉血栓栓塞的处理

静脉血栓栓塞（venous thromboembolism，VTE）是 TKA 最常见的并发症之一。在西方人群中，其发生率为 41%~85%，其中，肺血栓栓塞的发生率为 15%~20%。尽管西方人群患 VTE 的风险更高，但一些研究报告称，亚洲人群与西方人群的发病率相似。Piovella 等[135]使用双侧静脉造影术调查了亚洲人群中 VTE 的发生情况。在对纳入分析的 295 例静脉造影进行调查后，深静脉血栓（deep vein thrombosis，DVT）

的总发生率为41%，其中近端DVT的发生率为10.2%。TKA后DVT的预防措施包括改变生活方式、机械和药物措施。早期下地活动对预防DVT非常重要。至于早期活动，患者无须任何特殊设备即可通过踝关节运动诱发下肢肌肉收缩。机械措施可以安全使用而不会有出血的风险，包括加压袜和间歇性气动加压装置。加压袜有安全和价格低的优势，但其单独使用的有效性尚未在高危DVT患者中得到证实。最有效的机械措施是间歇性气动加压装置，它使用袖带进行间歇加压，以增加血管内循环，降低DVT风险。药理措施包括华法林、低分子肝素、磺达肝癸钠和利伐沙班。据报道，阿司匹林在预防VTE方面效果较差，但对心脏病发作和中风的保护作用强于对DVT的预防，不建议单独使用阿司匹林。华法林是一种维生素K拮抗剂，通过抑制凝血因子Ⅱ、Ⅶ、Ⅸ和Ⅹ的合成而发挥抗凝作用，与非华法林相比，华法林可将VTE的风险降低60%，将近端DVT的风险降低约70%。然而，尽管华法林可以口服给药，但起效较慢，建议首次使用非口服给药。建议INR为2~3。低分子肝素是一种分子量在1 000~10 000 Da的分馏肝素。与普通肝素相比，它具有更高的生物利用度和更长的半衰期，使不同体重的患者具有同等的生物效应。这种特性允许口服给药而无须监测。

14.6.2.4 感染预防

假体周围感染是一种严重的并发症。TKA术后深部感染的发生率为0.5%~2.0%，应尽一切努力预防术后感染。必须在术前、术中和术后将感染风险降至最低。术前增加感染风险的因素，如营养不良、糖尿病和肥胖，应予以治疗或纠正。任何可能影响感染的可改变的系统因素必须在术前解决，在术前预防性使用抗生素对降低感染风险至关重要。AlBuhelan等[136]报告称，在关节置换术中，应常规使用抗生素预防，应该根据成本和当地可获得性选择药物。如果存在感染风险或因感染需进行再植手术，则可继续使用预防性抗生素。第一代头孢菌素被建议作为预防性抗生素的首选药物。同时，对于有耐甲氧西林金黄色葡萄球菌感染病史的患者，建议使用万古霉素。Smith等[137]认为，预防性使用万古霉素可以有效减少感染和耐药菌感染。然而，Ponce等[138]认为万古霉素的抗菌谱很窄，单独使用万古霉素预防性用药效果不如单独使用头孢唑林或头孢唑林与万古霉素联合使用有效。对于术后使用抗生素的时间没有达成共识，目前的研究建议在术后1天使用预防性抗生素。Classen等[139]建议在术前30~40分钟使用预防性抗生素，术后使用时间不超过48小时，以降低尿路感染的风险。手术必须简单、精确，以缩短手术时间。然而，如果手术持续的时间太长，患者近期有膝关节手术史、针灸史或关节内类固醇感染史，或患者有风湿或其他感染的高风险，抗生素可以再使用3~4天或更长时间。手术室环境也应得到改善。使用人体排气服、层流室和限制手术室交通是很重要的。适当的皮肤准备、干净细致的伤口闭合也有助于降低感染率。输血增加了TKA术后感染的风险，因此应尽可能降低输血率。此外，适当的留置导尿管和伤口引流也可以降低感染率[140]。

14.6.2.5 康复

康复的目的是使身体和关节功能恢复正常，减少并发症。康复计划分为3个阶段，每个阶段都有术后管理的目标。术后第1周是第1阶段，目标是通过自己爬下床保持平衡，用步行器自已走路，以及完全伸展和 90° 或以上的屈曲。第 2 阶段为术后 2~5 周，目标是恢复患肢的运动和感觉，在家中完全恢复功能，以及 0° ~110° 的关节活动度。第 3 阶段，即术后 6~8 周，目标是能够在没有矫形器帮助的情况下做家务，并实现 0° ~120° 的关节活动度。然而，康复计划根据个人能力或情况而有所不同，这必须由临床医生计划。在大多数人工关节置换术中，必须鼓励呼吸肌锻炼以预防术后肺不张，特别是在全身麻醉下进行时，可使用呼吸仪进行这种锻炼。此外，为了防止 DVT 和肌无力，建议在步行期间进行直腿抬高练习或踝关节运动（图 14.37）。直腿抬高练习是将伸展的手术腿抬起、落下的最基本的练习。在半空中保持位置约 10 秒后，慢慢放下腿可以达到最大效果。踝关节运动是上下摆动踝关节，促进肌力增长和下肢循环，防止 DVT。

关节活动度运动可分为主动运动和被动运动。被动运动可以从手术当天开始。CPM 机是目前被动关节活动度运动最常用的器械。CPM 通过机器以适当的速度进行关节运动，使关节运动疼痛更少。Johnson 等[141]报道称，CPM 的使用对长期随访中关节活动度的恢复方面效果良好，而 Colwell 等[142]认为使用 CPM 不会影响关节活动度，但可以减少疼痛和住院时间。当使用 CPM 时，从 30° 开始，逐渐增加角度，直到患者能够承受。如果关节活动度受限，可以在麻醉下进行松解手术。Yang 等[143]报道称，对屈曲小于 90° 的患者进行松解术可获得更好的效果。术后即刻允许使用助行器行走。如果能够忍受，可以丢弃助行器。但在患者行走过程中应注意预防跌倒事故的发生。

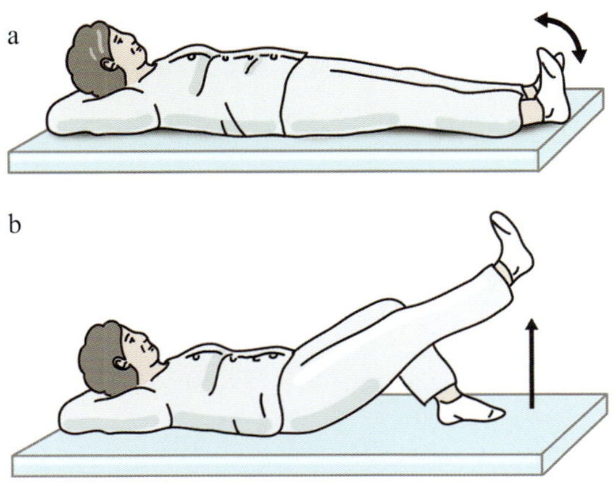

图 14.37　预防深静脉血栓的锻炼。（a）踝关节运动。（b）直腿抬高练习

14.6.3　出院计划

住院时间取决于每个国家的医疗保健系统、患者的身体状况和社会环境。一般来说，如果患者在手术部位没有问题，并且能够进行 90° 以上的膝关节活动，以及在助行器的帮助下行走，则应在术后 7 天左右出院。在出院前，患者必须接受有关膝关节康复、恢复日常生活活动、膝关节和一般健康问题的预防措施方面的教育。必须对患者进行广泛教育，如果手术部位出现红肿或渗出，应去医院就诊。

14.7　并发症

TKA 术后并发症是影响疼痛缓解和功能恢复的主要原因。并发症包括全身并发症和膝关节相关并发症。膝关节协会定义了 22 种 TKA 的标准化并发症，以改善对人工关节置换术结果的评估和报告（表 14.3）[144]。

14.7.1　伤口并发症

在 TKA 的局部并发症中，伤口并发症可能是影响健康预后的第 1 个危险信号。伤口并发症包括伤口引流、伤口延迟愈合、血肿和皮肤坏死，已知发病率相当高，为 10%~20%[145]。对这种伤口并发症最合理的解释部分是由于其血液循环的解剖特征（图 14.38）。动脉供血至膝关节前软组织，分支至穿透皮下筋膜的小动脉，形成真皮丛，为皮肤供血。浅筋膜必须保持完整皮下组织，以便浅动脉网可以为皮肤供血。因此，如果在筋膜上制作皮瓣，可能会导致血管破裂，导致皮肤坏死[146]。

表 14.3　TKA 并发症和不良事件

阶段	并发症 / 不良事件	描述
术中 / 急性	失血	合并疾病患者的出血耐受性较低。可以考虑应用氨甲环酸
	伤口并发症	术前应详细询问既往病史（糖尿病、高血压、吸烟、风湿性关节炎等）和体格检查
	血栓栓塞	血栓栓塞预防措施可显著降低静脉血栓栓塞的发生率。症状性血栓栓塞需要在 TKA 术后前 3 个月内强化治疗
	神经功能缺陷	腓神经损伤最为常见，术中难以发现
	血管损伤	术中血管损伤需要止血带放气和手术修复
	内侧副韧带损伤	内侧稳定很重要，若术中内侧副韧带损伤，需要手术治疗，如直接修复、重建、限制性假体使用和翻修手术
	伸膝装置受损	包括髌腱断裂、股四头肌腱断裂和髌骨骨折等，应进行手术治疗
术后 / 晚期	假体周围关节感染	对于术后早期或急性血源性感染，需要清创并保留假体；对于晚期慢性感染，需取出假体并分期翻修，同时应用适当的抗生素治疗
	髌股关节脱位	外翻高度对位、既往胫骨高位截骨术和假体旋转不良可能是导致髌股关节脱位的原因
	胫股关节脱位	因为聚乙烯损伤或韧带功能不全，如果仅采用闭合复位治疗，再次脱位是常见的
	平台面磨损	有症状的平台面磨损应进行翻修手术
	骨质溶解	相邻植入物的膨胀性溶骨性病变，任一维度≥ 1cm，或在连续 X 线片 /CT 扫描中尺寸增加
	植入物松动	植入物松动的 X 线表现为植入物位置的改变或骨 – 骨水泥或骨 – 植入物界面的渐进性透射线
	植入物骨折或胫骨植入物分离	植入物的设计和位置不当可能是植入物骨折或植入物分离的原因
	假体周围骨折	手术或非手术治疗将根据假体周围骨折的类型进行选择，对于不稳定的植入物，需要翻修 TKA
	不稳定	症状性不稳定需要手术治疗，如间隙平衡、更换厚衬垫和翻修 TKA
	对位不良	经 X 线检查证实有症状性对位不良，冠状面与机械轴成 >10° 畸形
	僵硬	如果在 CPM 操作下关节活动度仍然有限，可以考虑手术松解

TKA，全膝关节置换术；CPM，持续被动运动。

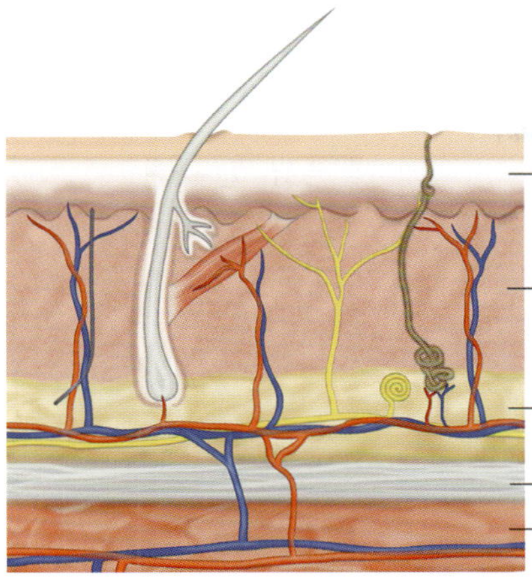

图 14.38 膝关节周围软组织的微血管结构

为了预防伤口并发症，筛选伤口并发症的危险因素很重要，危险因素包括手术技术相关因素和患者因素[147]。术后伤口并发症的危险因素通常包括既往膝关节手术史、创伤后皮肤瘢痕、吸烟、使用类固醇、血容量不足、糖尿病、肥胖、营养不良、风湿性关节炎、贫血、NSAID 的使用和高龄[148]。伤口并发症包括 4 类：伤口延迟愈合或持续引流；轻微皮肤坏死或浅表感染；大量血肿；广泛皮肤坏死[149]。在任何情况下，它都可能导致浅表或深层感染，必须始终考虑对感染的治疗[150]。如果怀疑感染，则需要进行早期细菌培养和更积极的治疗，如边缘切除和抗生素治疗。

14.7.1.1 伤口延迟愈合或持续引流

如果及早治疗，大多数伤口问题很少会发展成严重问题，但如果恢复延迟或持续大量引流，这是一个危险信号。一般情况下，伤口不能有红肿、压痛或脓液。如果持续引流，必须经常进行包扎以干燥伤口并形成无菌部位，使其不会被污染[150]。TKA 术后，如果持续引流 72 小时或更长时间，并从伤口引流超过 2 cm × 2 cm 的纱布，则诊断为持续性引流[151]。应暂时停止 CPM 或物理治疗，让患者的膝关节休息，在进行细菌培养或关节抽吸药敏试验之前，不需要使用抗生素。此类伤口仍然可能发生感染，如果是深部感染，不建议使用抗生素，因为它会改变正常的菌群和敏感性。图 14.39 显示了 TKA 术后急性期伤口问题的处理流程[152]。

14.7.1.2 轻度皮肤坏死或浅表感染

范围从缝合部位周围的脓液形成到蜂窝组织炎等软组织感染，但没有任何关节内感染。一般来说，对于缝合部位感染的治疗，清创和包扎是足够的。对于浅表感染，必须进行细菌培养。如果怀疑是深部感染，必须考虑联合抽吸法进行培养或生化检测。在这种情况下，必须开始使用针对预期感染微生物的广谱抗生素，并可能根据培养结果而变化。应将伤口固定并抬高，直至引流停止或伤口好转。然而，皮肤坏死可能比这种浅表感染更严重。如果坏死范围 ≤ 3 cm，仍可选择包扎等保守治疗方法，但如果对治疗无效或坏死远超过 3 cm，则需要清创，彻底切除所有坏死组织（图 14.40）。如果坏死组织累及关节间隙并暴露假体，可考虑肌瓣修复[153]。如果仅限于浅表感染，可采用清创和单纯缝合治疗，但边缘切除后需要根据周围皮肤坏死的大小和弹性决定是否缝合。如果广泛性坏死缝合困难或再次缝合后皮肤坏死复发，则可能需要进行皮瓣手术。根据不同的情况，局部筋膜皮瓣或腓肠肌瓣被报道能带来很好的效果[153]。

14.7.1.3 大量血肿

由于血红蛋白副产物的压迫或毒性，大量血肿会对皮肤造成严重问题。此外，如果这些血肿受到污染和感染，它可能是细菌生长的最佳环境。

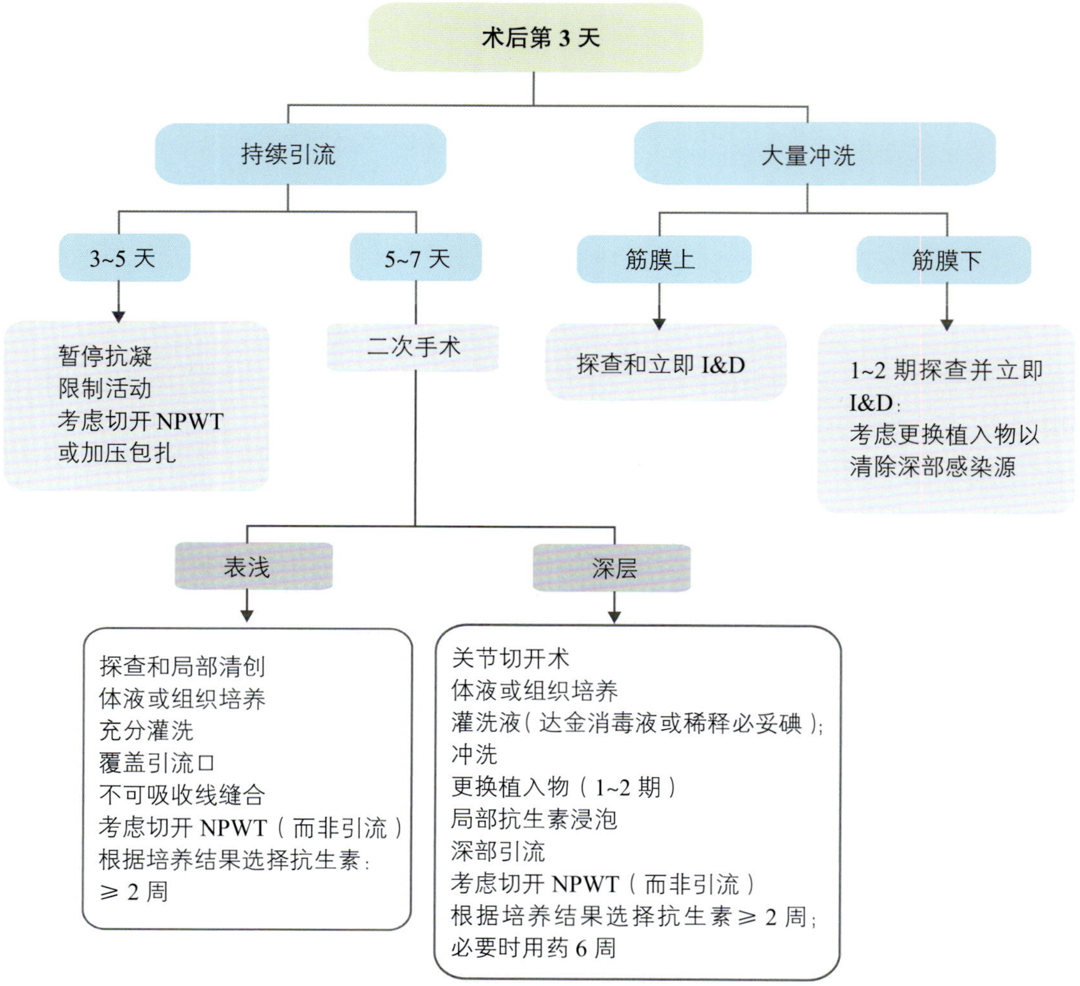

图 14.39　术后急性期伤口问题的处理流程。I&D，切开引流；NPWT，负压伤口治疗（转载自 Simmons 等，2017）

如果术后伤口初次包扎时出血比预期严重，或者患者主诉术后疼痛比预期更严重、严重肿胀或伤口区域变色，则高度提示存在血肿[149]。为了减少皮下血肿和防止滑液渗漏，最大限度地减少髌下脂肪的切除和适当而微妙地闭合髌腱周围的下部切口尤为重要，因为它是滑膜引流的主要部位[152]。即使在进行皮肤缝合之前仔细止血，也必须提醒，血肿仍然可能发生。应用氨甲环酸有助于减少术后出血，预防血肿。如果诊断出大量血肿，立即安排再次手术，再次切开伤口，清除血肿，找到出血部位，并进行彻底止血。

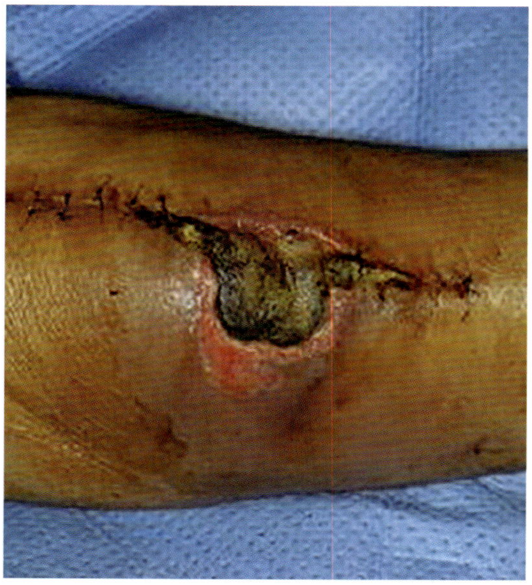

图 14.40　皮肤因广泛性坏死而出现缺损，需要进行皮瓣等侵袭性手术

14.7.1.4 广泛性皮肤坏死

尽管导致假体外露的广泛性坏死很少见，这仍然是最严重的情况，并且很难制订具体的治疗计划。在最坏的情况下，可以考虑移除假体，但保留假体的第 1 步是打开伤口并进行清创。在大多数情况下，没有张力是不可能重新缝合皮肤的，通常需要进行皮瓣重建[154]。皮瓣类型包括局部皮瓣、随机型皮瓣和轴型皮瓣，以及腓肠肌皮瓣、筋膜皮瓣、游离皮瓣。手术的成功取决于这些皮瓣的成活程度。通常使用腓肠肌内侧头，因为内侧头比外侧头更长、更有活力，而且不太可能损伤腓神经[155]（图 14.41）。

14.7.2 假体周围关节感染

假体周围关节感染（PJI）是一种严重的并发症，大多需要再次手术，也是翻修 TKA 最常见的原因。众所周知，PJI 的总发病率为 0.5%~2%，在高危人群或翻修 TKA 中，感染的发生率进一步增加[156~158]。早期诊断和治疗是获得良好结果的关键。感染必须用适当的抗生素治疗。然而，如果不移除假体，PJI 很难治疗，因为即使连续使用抗生素，细菌仍然存在。

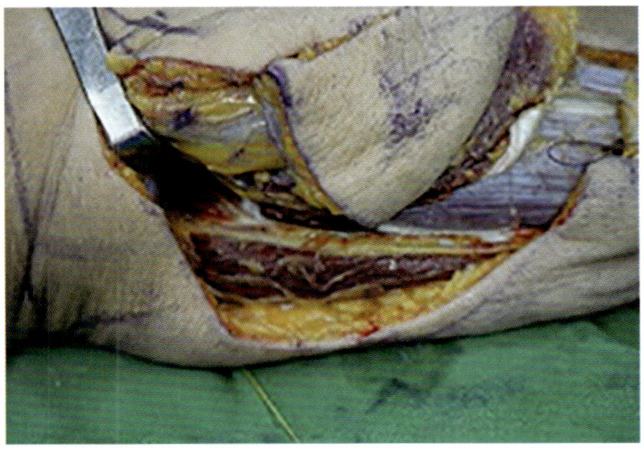

图 14.41 应用腓肠肌内侧头的腓肠肌皮瓣

14.7.2.1 分类

传统上，PJI 根据发病情况分为急性、亚急性和慢性[159]。然而，根据疾病发病情况进行分类不能帮助确定治疗计划。本节提出了基于临床表现的有助于确定治疗方案的新的分类方法。Ⅰ型为术中细菌培养阳性，可能代表污染或真正感染。在翻修手术时，应获取多个标本以确定真正的感染。只有在从 1 个以上的样本中分离出相同的病原体时，才能诊断为感染。这种类型可以单独使用抗生素治疗，不需要进一步手术。Ⅱ型为 TKA 术后 1 个月内发生的早期感染。2 型包括浅表和深部感染。浅表缝合感染通常可用口服抗生素治疗。Ⅲ型是一种急性血源性感染，在 TKA 术后没有症状的患者中突然出现急性脓毒症症状。急性血源性感染是指远端感染部位的病原体经血源性传播。这种类型还需要手术清创。对术后早期深部感染和急性血源性感染应尽早手术治疗。Ⅳ型是一种迟发性慢性感染，炎症持续 1 个月以上，通常不伴有发热或白细胞增多，应通过移除所有植入物进行治疗[160]（表 14.4）。

14.7.2.2 诊断

诊断始于详细的病史采集和体格检查。感染需要快速而准确的诊断。任何与手术时机无关的疼痛、肿胀、发红、引流都应怀疑为感染。如果术后意外的剧烈疼痛持续存在，或者即使在休息时也发生疼痛，与关节运动无关，则怀疑感染相关疼痛。然而，如果是慢性疼痛，疼痛可能不会很严重。Teller 等[161]报告称，发热 37.5 ℃或更高时，对感染的敏感性为 9%，特异性为 96%；当关节出现发热或潮红时，敏感性为 18%，特异性为 100%。

表 14.4 假体周围关节感染按发生时间和感染原因分类

类型	临床表现	定义	治疗
Ⅰ	术中培养阳性	术中培养阳性≥ 2 次	适当的抗生素治疗
Ⅱ	术后早期感染	术后 4 周内的急性感染	清创并保留假体，静脉注射抗生素
Ⅲ	急性血源性感染	在先前功能良好的关节置换部位急性发作的感染	清创并保留假体，静脉注射抗生素
Ⅳ	晚期慢性感染	慢性惰性感染，术后 4 周后	假体移除并二期翻修

如果临床症状提示感染，必须进行血液学检查、显微镜检查、关节抽吸培养或组织活检。在血液学检查中，白细胞（WBC）计数、血沉（ESR）或 C 反应蛋白（CRP）可能升高，但这不是确诊结果，应该与其他检查进行比较[162]。CRP 是比 ESR 或 WBC 计数更可靠的急性炎症指标[163]。术后 48~72 小时达到高峰，3 周内恢复正常[164]。然而，由于患者的年龄或术前的医疗条件，有些患者在 3 周或更长时间才逐渐恢复正常[165]。然而，如果 CRP 下降并再次上升，则需要更密切的观察[166]。

关节抽吸是诊断 TKA 术后感染的标准和必要检查[167]。根据检查者的不同，敏感性从 45% 到 100% 不等，但重复检查可以提高敏感性[168]。需要进行生化分析，并对抽吸物进行目测检查。外观检查包括体积、黏度、颜色和透明度。吸液的正常性质为体积约 4 mL，黏度高，无色或略呈稻草色，透明。生化检查主要包括 WBC 计数、多形核白细胞（polymorphonuclear leukocyte，PMNL）或中性粒细胞比例、细菌培养、黏蛋白凝块和血糖。正常参考值为 WBC<200/mm^3，中性粒细胞 <25%，细菌培养阴性，黏蛋白凝块呈薄膜状，血糖水平与血液学检查基本一致。然而，TKA 术后，轻微的改变可能发生在正常范围内，但由于没有准确的分析数据，有必要在术前参考正常的滑液检查结果。WBC 计数≥ 50 000/mm^3，即可诊断为感染性关节炎，但在免疫功能低下的患者中≤ 28 000/mm^3。TKA 术后 WBC 计数和 PMNL 比例可能有多种解释，但一般情况下，WBC 计数≥ 5 000/mm^3，且 PMNL 比例 >65% 的患者极有可能发生感染。Trampuz 等[169]报道，如果滑液中性粒细胞比例≥ 65%，或滑液 WBC 计数≥ 1 700/mm^3，诊断 PJI 的敏感性和特异性都很高。Mason 等[170]报告，TKA 患者滑液 WBC 计数≥ 2 500/mm^3，PMNL 比例≥ 60% 时为疑似感染。滑液 WBC 计数 >1 700/mm^3/μL（1 100~3 000/mm^3/μL）或 WBC 比例为 65%（64%~80%）是慢性感染的重要标志。然而，对于术后 6 周内发生的急性感染，该指南尚未建立滑液 WBC 计数和比例参考，因此很难将这些参考用于急性感染的诊断[171]。根据 2013 年 PJI 国际共识会议记录[151, 172]，在急性感染的情况下，术后 6 周内关节液中 ESR 的阈值不确定，而 CRP ≥ 100 mg/L，WBC 计数≥ 10 000/mm^3，滑液 PMNL 比例≥ 90%。慢性 TKA 感染患者术后 6 周关节液 ESR ≥ 30 mm/h，CRP ≥ 10 mg/L，WBC ≥ 3 000/mm^3，滑液 PMNL 比例≥ 80%。

即使血液学检查、影像学检查或临床症状证实了感染，也很难开始使用适当的抗生素治疗，因为没有发现致病微生物。在使用抗生素前必须进行细菌培养，应适时从合适的部位获得标本进行细菌培养[157]。当怀疑深部感染时，从浅层或窦道的渗出液中培养样本可导致多种微生物污染，无法断定是深部感染的病原体。最有效的标本是关节抽吸物，或深部伤口活检或刮除标本。革兰氏染色对区分病原体是革兰氏阳性还是阴性非常有用。Benston 等[173]报告，在手术室进行的膝关节抽吸和细菌培养试验中，葡萄球菌最常见（52.9%），其次是大肠埃希菌（5.9%）。然而，41.2% 的病例在培养中没有显示任何细菌生长。

在 X 线片中，早期没有关于 PJI 的发现，只有在晚期才能发现。晚期炎症的表现包括骨水泥中的骨吸收、骨膜新骨形成和软组织中的气体形成[174]。骨扫描对 TKA 术后感染的早期诊断比普通影像学和超声更有帮助。铟标记的白细胞扫描比传统的骨扫描具有更高的敏感性和特异性，当体格检查、血液学和影像学检查的结果不典型时，它更有用[175]。在某些情况下，同时进行核素扫描和白细胞扫描，以提高诊断率。

诊断标准

PJI 的明确诊断可能具有挑战性，因为其定义不是标准化的，而是由标准的组合来确定的。然而，由于大多数用于诊断 PJI 的标准使用的是检查结果，具有局限性（如假阳性测试），有一些病例需要在临床背景下进行判断。

为了规范化 PJI 的定义，提出了一些诊断标准，如肌肉骨骼感染学会（Musculoskeletal Infection Society，MSIS）标准、美国传染病学会（Infectious Disease Society of America，IDSA）指南、国际共识会议（International Consensus Meeting，ICM）标准、欧洲骨科与关节感染学会（European Bone and Joint Infection Society，EBJIS）标准[172, 176~179]。其中，MSIS 诊断标准在世界范围内仍然被广泛接受，并已在国际共识会议上得到认可[151, 180, 181]（表 14.5）。

随后，2018 年根据 MSIS 和 ICM 标准[151, 177, 178, 180]制定了新的循证和验证标准。这一新的诊断标准包括主要标准和次要标准（表 14.6）[178]。主要标准包括同一病例连续 2 次培养出同一种微生物阳性，或者有窦道暴露在假体上，满足上述条件即可诊断为 PJI。次要指标包括血清 CRP、D– 二聚体、ESR 水平、非滑液 WBC、PMNL 百分比、白细胞酯酶、α– 防御素和滑液 CRP 水平。当每个项目的参考值超过指定值时，添加分配的分数以确定是否诊断为 PJI。Parvizi 等[178]还提出了一些即使满足上述标准也可能不是真正感染的病例，反之亦然，这被称为危险信号。这些疾病包括局部不良组织反应、结晶沉积性关节病、炎症性关节炎发作以及由生长缓慢的生物体（如痤疮丙酸杆菌、凝固酶阴性葡萄球菌等）引起的感染。诊断 PJI 的标准已总结在图 14.42[181]中。

表 14.5 诊断假体周围关节感染的主要标准和次要标准

假体周围关节感染诊断标准*	
主要标准	1. 从 2 个分离的样本中通过假体周围培养分离出病原体 2. 与关节相通的窦道
次要标准	1. 血清 ESR 和 CRP 浓度升高 2. 滑液 WBC 计数升高或白细胞酯酶试纸条结果为 ++ 3. 滑液 PMN 百分比升高 4. 假体周围组织的组织学分析呈阳性 5. 在 1 个样本中通过培养分离病原体

ESR，血沉；CRP，C 反应蛋白；WBC，白细胞；PMN，多形核中性粒细胞。
* 当存在 1 个主要标准或 5 个次要标准中的 3 个时可诊断。

表 14.6　假体周围关节感染的新评分定义。在局部组织不良反应、晶体沉积疾病、生长缓慢的生物体中应谨慎评估

主要标准（至少 1 项）	诊断
从 2 个分离的样本中通过假体周围培养分离出病原体	感染
与关节相通的窦道	

	次要标准		评分	诊断
术前诊断	血清	CRP 或 D- 二聚体升高	2	≥ 6 分，感染 2~5 分，可能感染 * 0~1 分，未感染
		ESR 升高	1	
	滑液	滑液 WBC 计数或 LE 升高	3	
		α- 防御素阳性	3	
		滑液 PMN（%）升高	2	
		滑液 CRP 升高	1	

	不确定的术前评分及项目	评分	诊断
术中诊断	术前评分	–	≥ 6 分，感染 4~5 分，不确定 [a] ≤ 3 分，未感染
	组织学阳性	3	
	化脓性阳性	3	
	1 个标本培养阳性	2	

CRP，C 反应蛋白；ESR，血沉；WBC，白细胞；LE，白细胞酯酶；PMN，多形核中性粒细胞。
* 对于次要标准不明确的患者，也可使用手术标准来满足假体周围感染的定义。
[a] 考虑进一步分子诊断（如下一代测序）。

14.7.2.3　治疗

使用敏感抗生素和手术是治疗 PJI 的必要条件。PJI 的治疗方法包括抗生素抑制、清创、抗生素和植入物保留、一期再植、二期再植、融合和截肢。在某些情况下，治疗既耗时又昂贵，因为即使在做了几次手术后，感染也会复发。当感染不能根除时，建立功能良好的关节在技术上比非感染性翻修手术更困难，其预后也低于非感染性翻修手术。因此，在治疗感染时，不仅要考虑膝关节本身的问题，还要考虑患者的医疗状况或合并疾病、社会和经济条件。PJI 的治疗必须考虑感染的发病类型、治疗的时机、菌株和对抗生素的敏感性、假体的松动程度及是否存在引流窦。应尽可能清除感染，术中清创的完成程度与感染的复发率密切相关。为了维持术后良好的功能，骨缺损的重建、屈伸间隙的维持及保持韧带的平衡与非感染性翻修手术一样重要。

抗生素的使用原则

Fulkerson 等[182]根据感染类别和革兰氏染色结果，为疑似 PJI 提供了经验性使用抗生素的一般指导原则。急性血源性感染最初应该用头孢唑林和庆大霉素联合治疗，直到获得最终的培养结果。术后急性和慢性革兰氏阳性菌感染或革兰氏染色不能鉴定细菌，应用万古霉素治疗。感

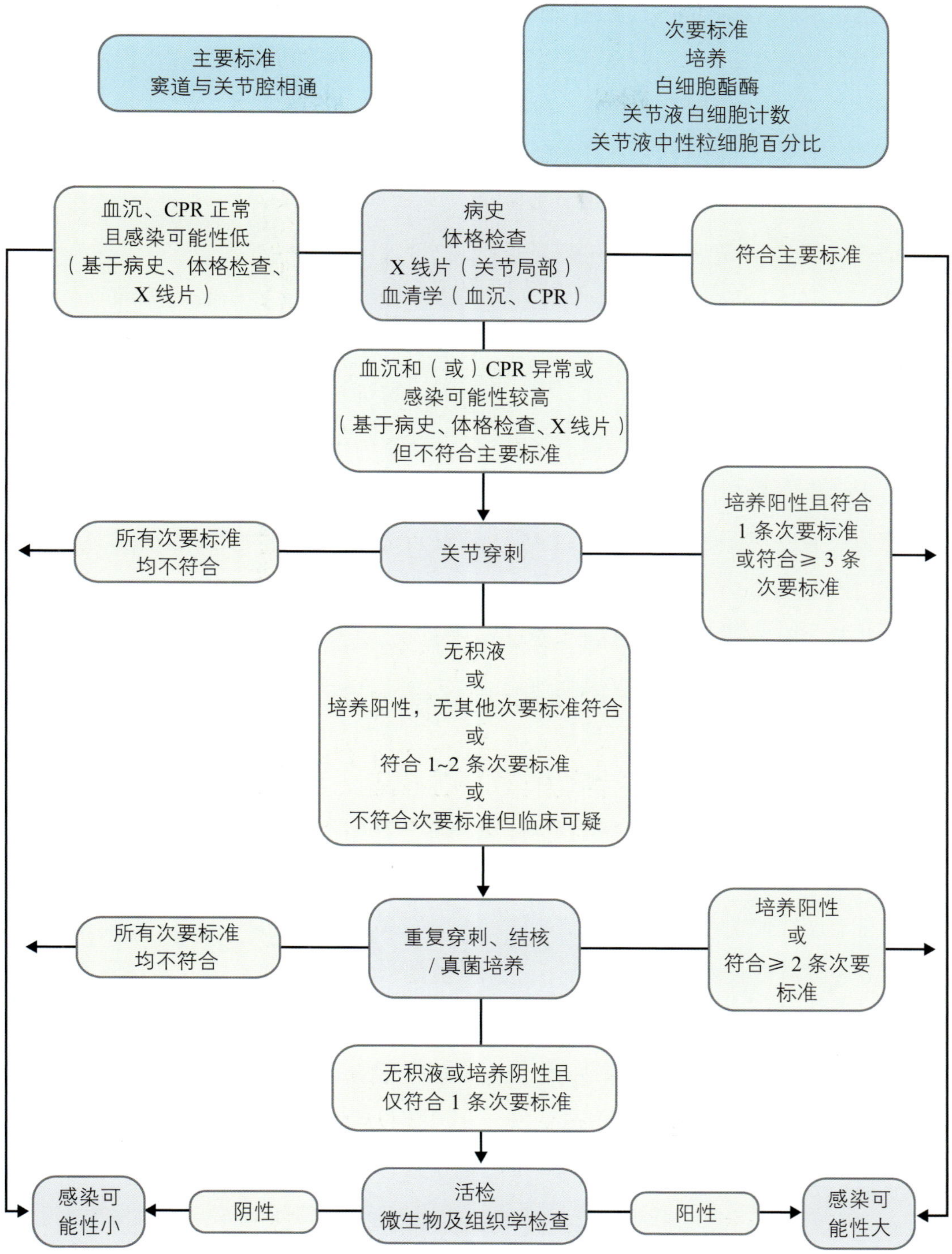

图 14.42　术后关节内感染的处理流程（引自 Zmistowski et al. 2014）

染革兰氏阴性菌应该用第 3 代或第 4 代头孢菌素治疗。同时感染革兰氏阳性菌和革兰氏阴性菌应使用万古霉素和第 3 代或第 4 代头孢菌素联合治疗。如果培养结果和其他确证试验在术后第 4 天仍呈阴性，应考虑终止经验性抗生素治疗。抗生素使用的一般原则是，如果在培养前的涂片中发现革兰氏阳性菌，建议使用万古霉素，因为它极有可能是耐甲氧西林金黄色葡萄球菌（methicillin resistant Staphylococcus aurei，MRSA）[183]。尽管 MRSA 对临床构成巨大威胁，发病率和死亡率居高不下，抗生素的选择应考虑有关局部感染控制的数据，因为金黄色葡萄球菌菌株可能在各个地区有不同的流行率（特别是 MRSA）和抗生素敏感性曲线[182，184]。在 MRSA 流行率较低的地区，萘夫西林、苯唑西林和头孢唑林等非肠道药物可用于对甲氧西林敏感的金黄色葡萄球菌（methicillin-sensitive Staphylococcus aurei，MSSA）的反应，头孢曲松可考虑用于苯唑西林敏感的葡萄球菌 PJI[185，186]。

在葡萄球菌等引起的慢性感染的情况下，应该认为细菌在假体表面形成了生物膜，因此一般浓度的抗生素无法通过。这种生物膜应该在感染后 3 周内形成。Zimmerli 等[187]建议在慢性感染中混合使用利福平，因为利福平有助于抗生素通过生物膜。不推荐将喹诺酮类药物用于葡萄球菌感染，因为葡萄球菌更有可能产生耐药菌株。由于结核分枝杆菌的感染需要很长时间才能根除，因此在翻修手术后应至少 1 年至 1 年半内开具抗结核药物。在真菌感染中，患者往往有特定的原因，即患者可能有恶性肿瘤病史、免疫抑制剂使用史、抗生素过量或有植入物（如留置尿管）。真菌感染主要由念珠菌引起，虽然目前尚无明确的抗真菌药物指南，但常用的抗真菌药物为两性霉素或氟康唑。建议使用至少 6 个月至 1 年，并持续监测肾功能和肝功能。

抗生素抑制

如果患者的健康状况不佳，无法接受手术或拒绝接受手术，抗生素抑制是 PJI 的另一种治疗选择。如果假体没有松动，并且感染菌株的毒性很小，对口服抗生素有反应，就可以使用。虽然有报道称持续应用抗生素可以治愈感染，但只有 10%~25% 的病例是真实的。这只是一种缓解症状或阻止症状加重的临时措施。Duggal 等[188]报道称，74 名感染患者在门诊使用抗生素治疗后，58% 的患者复发，9% 的患者因全身问题再次住院。

清创、抗生素和植入物保留

此方法适用于未松动假体的急性术后感染或血源性感染。急性术后感染或血源性感染可分为浅表感染和深部感染，在清创和植入物保留后用抗生素治疗。清创去除包括皮下脂肪和关节囊在内的所有瘘管，椭圆形切除皮缘，彻底清洁伤口，予以适当的抗生素治疗。如果假体没有松动是可以保留的。清理术可以在关节镜下进行，也可以在开放手术下进行。关节镜下清理术复发率高。大多数外科医生倾向于开放清理术。

清创和引流的结果在不同术者之间表现出很大的差异。这取决于感染的方式、感染的持续时间、感染的微生物和手术时机。Mirra 等[189]和 Chiu 等[190]报告的急性术后感染成功率较高，分别为 100% 和 70%，急性血源性感染的成功率分别为 71% 和 50%。Gardner 等[191]报告的再感染率为 57%，而 Silva 等[192]报告的成功率很低，约为 33%。这种差异与感染的菌株密切相关。在 MRSA 病例中，Bradbury 等[193]报告的成功率很低，只有 18%，同时他们认为 MRSA 感染无论起病与否预后都较差，因此如果感染了毒性很强的菌株，即使在急性感染时也必须取出假体。Deirmengian 等[194]报道，对于毒性较低的细菌，如表皮葡萄球菌和链球菌，成功率为 35%，而对于毒性较强的金黄色葡萄球菌，成功率仅为 8%。结果也与手术时机有关。对在急性感染的 2 周内手术和 2 周后进行比较，Teeny 等[195]报告称，如果在 2 周内进行手术，成功率很高，而 2 周后手术失败率为71%。Hartman等[196]指出慢性感染超过4周有很高的失败风险，不应进行清理术。

为提高保留假体的手术成功率，学者们提出了多种方法。Mont等[197]在清创后关闭手术部位时，选择了重新覆盖和重新戴手套的方法。此外，另一种手术方法是在清创后植入水泥珠，并在1~2周后通过小切口取出。Estes等[198]报道，在初次清创后7天内植入水泥珠进行二次清创，成功率约为90%。Tsumura等[199]报告称，在清创后持续冲洗10~14天直至培养阴性后，10例中有8例感染被根除，2例MRSA除外。清创是手术成功的关键，清除感染组织和假膜是至关重要的。虽然没有取出假体，但可以更换聚乙烯以便于清创。然而，如果植入物保留方法失败，假体会更容易导致细菌更深层次入侵，并增加复发的风险。

一期再植术

对于年龄较大、活动较少、易受急性感染的患者，有时可以在取出假体后立即进行再植。这种方法的优点是只需要进行一次手术，缩短了病程，减少了时间和成本。然而，虽然这种方法取出了假体，但成功率低于二期再植术，这限制了其实施。在几位术者的比较性评论中，Hanssen等[156]报道称，如果立即更换假体并使用抗生素浸渍的骨水泥，成功率为74%；如果在取出后3周内使用不含抗生素的骨水泥重新植入，成功率为72%。6周后使用不含抗生素的骨水泥成功率为88%，6周后使用抗生素浸渍骨水泥的成功率为91%。与成功相关的因素包括4周内出现症状、革兰氏阳性菌对抗生素敏感、无骨髓炎、假体固定良好、患者年轻健康等。虽然一期再植的复发率高于二期再植，但如果谨慎选择患者，彻底清创，一期再植成功率可达70%~80%。对于一期再植，建议静脉注射抗生素至少6周。有多种方法可以降低复发率。Buechel等[200]介绍了一种用聚维酮混合物浸泡伤口30分钟，静脉注射抗生素，然后松开止血带闭合伤口的方法。他们的方法在10年的随访中能够根除22名患者中91%的感染，并认为患者的健康状况是一个非常重要的因素。

二期再植术

二期再植是治疗PJI的金标准。手术分2个阶段进行，因为它具有显著较低的复发感染率。在第1阶段手术中，在移除假体和骨水泥的同时，对包括假膜在内的坏死组织进行彻底清创。在植入抗生素骨水泥衬垫和（或）水泥珠后4~6周，根据临床症状和血液检查结果进行二期手术。二期再植的禁忌证包括残留感染、伸展机制破坏和无法承受多次手术。较差的皮肤状况可能是相对的禁忌证，因为它会增加失败的风险，必须在咨询整形外科医生后使用皮瓣进行治疗。

在第1阶段手术中，应进行细致彻底的清创。如果关节活动受限，建议采用更具延展性的关节囊入路。如果假体固定牢固，必须最大限度地小心将其取出，这可能比较困难，并可能伴随着骨的削弱和破坏。去除假体和骨水泥后，彻底清除感染的软组织和肉芽组织是防止炎症复发并获得良好关节活动度的关键。清创关节应用大量生理盐水或聚维酮混合盐水冲洗干净。

抗生素浸渍骨水泥植入 清创后，植入抗生素浸渍的骨水泥。抗生素骨水泥的作用是保持腿的长度，以确保再次手术时适当的关节间隙，减小软组织挛缩，促进再植，增加抗生素在关节内的浓度，消除无效腔，促进关节稳定。应只使用耐热和水溶性的抗生素，包括庆大霉素、头孢唑林、妥布霉素和万古霉素。肺结核感染可以用链霉素治疗。建议使用敏感抗生素，但由于致病菌的不确定性和多重感染，同时使用多种抗生素是更常见的做法。抗真菌药用于治疗真菌感染。对于抗生素的用量，每份骨水泥（40 mg）中最多可混合 3.0~4.0 g 万古霉素或 3.6 g 妥布霉素。使用高浓度的抗生素可能不会对身体产生重大影响。影响抗生素从骨水泥中释放的因素包括抗生素的类型和剂量、骨水泥的类型和表面积。骨水泥植入后充分释放抗生素的时间从术后 1 天到 80 天不等，这取决于骨水泥的类型、抗生素的类型和抗生素的浓度。Palacos® 比任何其他水泥释放抗生素的时间都要长，而且大剂量妥布霉素也是如此。抗生素浸渍骨水泥有骨水泥珠型、静止型和关节型。在股骨和胫骨之间的间隙采用静止型或关节型水泥，骨水泥珠用于填充无效腔。静止型或关节型的选择取决于骨缺损、软组织、关节活动的必要性、骨水泥产品的实用性及操作者的偏好。抗生素骨水泥的并发症包括不稳定、脱位、假体突出、关节间隙过度填充和骨折。

一期手术与二期手术间的管理　一期手术后，静止型骨水泥衬垫患者配戴矫形器后方可负重，如患者为关节型骨水泥衬垫，则同时进行关节锻炼。静脉注射抗生素必须至少使用 4~6 周，根据临床症状和血液学结果安排翻修手术。如果感染在 3 个月后仍未消退，建议将骨水泥取出并再次清创。

感染控制的随访及二期手术时间安排　一般来说，如果手术瘢痕愈合良好，手术部位没有热感或红斑，而且 CRP 和 ESR 正常，感染被认为已经根除。Mont 等[201]强调在再植前进行细菌培养和药敏试验，包括活检或关节穿刺术。在他们的工作中，在给予抗生素 6 周后停用 4~6 周，如果培养为阴性，进行再植；如果培养为阳性，再次进行抗生素治疗。这种治疗方法比 4~6 周后再植的效果更好。

二期手术前的注意事项　在二期手术前，必须确定感染已被根除。如果在术中检查后没有确凿的感染发现，则根据组织的显微镜发现来确定重新植入。这被称为 Mirra 标准[189]，Mirra 从 5 个不同的区域收集滑液和关节囊组织碎片，并通过检查细胞的类型和数量、金属颗粒的存在和聚乙烯来研究导致原始假体失败的原因。高倍视野下 PMNL>5 个时，高度怀疑感染。因此该理论认为，只有在 5 个污染最严重的部位采集的冰冻切片的高倍视野下，WBC 的数量小于 5 个时，才能进行再植。

二期手术　再植方法与非感染性再植方法基本相同。植入的骨水泥被小心地取出，而不损伤剩余的骨。去除水泥后，可以识别薄膜的形成。最好是把它作为一个整体取出，如果不可能，可以用刮刀彻底取出。彻底清创关节囊和骨床，保持关节清洁。清创后可能需要进行骨缺损处理和韧带重建。在第 2 阶段手术中，由于骨缺损和韧带失衡可能比预期的更严重，因此可以使用限制性假体。术后使用抗生素 5~7 天，直到细菌培养结果出来，此后抗生素的使用取决于培养结果。然而，在因感染而再次植入时，推荐使用抗生素 4~6 周，因为这不属于预防性抗生素治疗。据报道，即使在第 2 阶段手术后，复发率也为 10%~15%。

二期再植术的结果　二期再植在根除感染方面的成功率为 70%~90%，但不同菌株的成功率有所不同。Kurd 等[202]报告，即使在二期再植后仍有 27% 的再感染，如果感染了对抗生素耐药的 MRSA，再感染率是其他菌株感染的 3.7 倍。

Mittal 等[203]报告了 37 例 MRSA 和 MRSE 感染患者二期再植后有 24% 的再感染，其结果比整体的感染根除结果更差。真菌感染显示出令人非常沮丧的结果；Azzam 等[204]报道，在 19 名真菌感染患者中，有 10 名患者在二期再植后仍需要关节融合术、切除关节成形术和截肢术。因此，一期再植不被认为是真菌感染的选择，必须进行二期再植。

14.7.3 全膝关节置换术后不稳定

不稳定是导致翻修 TKA 的第二大常见并发症。尽管其定义仍有争议，但 TKA 术后不稳定一般可定义为患者对膝关节不稳定的主观感觉和术者在体格检查时对膝关节不稳定的感觉。一些研究人员认为，一定程度的松弛是正常的，即伸展时内侧不超过 2 mm，外侧不超过 3 mm，屈曲时内侧不超过 3 mm，外侧不超过 4 mm。一般情况下，TKA 不稳定的患者行走时会有摇晃的感觉，膝关节周围会出现隐痛。严重的不稳定会影响行走，甚至会导致关节肿胀和脱位。

14.7.3.1 分类

不同的术者对不稳定的分类有不同的描述。根据其方向可分为：前后位、内翻－外翻、反屈和整体性[205]。前后位不稳定一般由屈伸不匹配引起。前路不稳可能发生在股四头肌无力或髌骨半脱位的情况下。如果前后移位超过 5 mm 或发生脱位，则诊断为屈曲不稳定。屈曲不稳定又分为对称不稳定和非对称不稳定，症状可能没有伸展不稳定那么明显。一般来说，屈曲不稳定是建立在 90° 屈曲的基础上的，但屈曲 30° 和 45° 时的屈曲不稳定会导致摇摆中期的不稳定，造成楼梯步态的不便，这也可以归类为中屈不稳定[206]。内翻－外翻不稳定是由侧副韧带的张力决定的，在伸展时平衡膝关节[207]。它还可以进一步分为对称不稳定和非对称不稳定。在应力试验中，如果内侧增宽超过 2 mm，外侧增宽超过 3 mm，则为伸展不稳定。对称不稳定表现为同时有内侧和外侧的不稳定，通常伴有膝关节反屈。非对称不稳定是指仅存在于外侧或内侧的不稳定（图 14.43）。伸展不稳定导致严重的功能障碍，即便是最轻微的不稳定，患者也会感到不适。反屈本质上是指膝关节过度伸展 0° 或更高，通常是由于股四头肌无力和需要在过度伸展的情况下行走。然而，有报道称，TKA 术后的过度伸展角度平均为 9.5° 。在临床上，当过度伸展≥ 5° ，或者患者或检查者在伸展过程中感觉不到终点时，便可诊断为膝反屈。多向（整体）不稳定是指上述 2 种或 2 种以上的不稳定同时发生。

14.7.3.2 不稳定的原因

TKA 术后不稳定的原因复杂，主要由患者因素、手术因素和术后因素组成。大多数不稳定是由手术不当引起的，但也可能发生在以下情况下：尽管手术做得很好，但支撑关节的肌力下降；患者在术后过于活跃或受伤；发生感染、松动或磨损等并发症[208~210]。

如果患者在术前已经有严重的不稳定，而且矫正不充分，则可能会发生不稳定。如果其他下肢关节畸形或僵硬，或者患者有病理性肥胖症，异常应力会反复施加在膝关节上，导致不稳定。CR 型 TKA 可能由 PCL 的减弱和丢失而导致屈曲不稳定。骨质疏松症患者的胫骨假体下沉可能会导致不稳定，类似于使用薄型聚乙烯造成的不稳定。在神经系统或肌肉骨骼疾病、软组织疾病（如埃勒斯－当洛综合征）、脊髓灰质炎后遗症

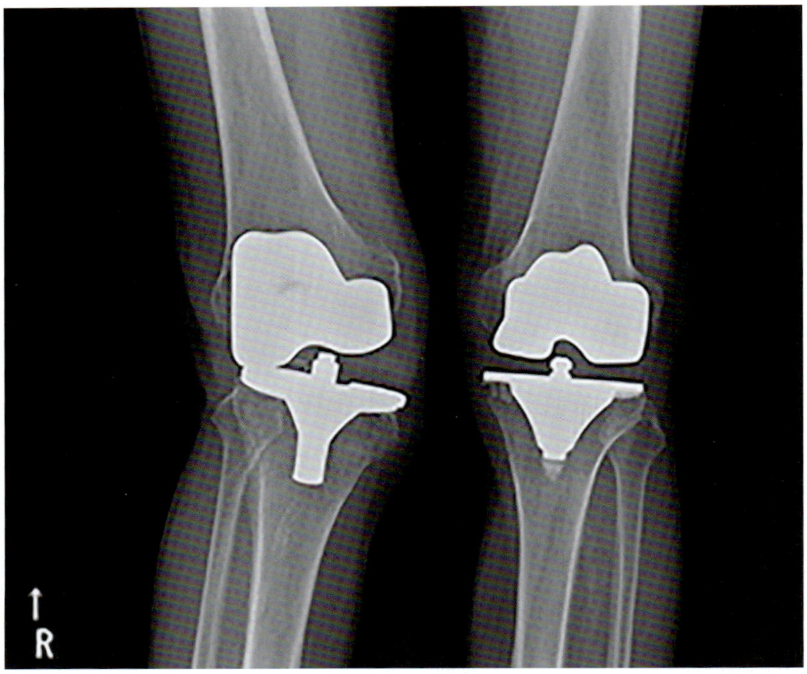

图 14.43 右膝严重外翻不稳定

导致的股四头肌无力、神经病性关节炎等情况下，存在高度不稳定的风险[205, 211, 212]。

伸展不稳定又分为对称不稳定和非对称不稳定。这两种不稳定都会随对位不良而恶化，并随对位恢复而消失。当股骨远端切除过多或假体过大，产生相对较大的伸展空间时，就会发生对称性伸展不稳定。股骨远端截骨术较为复杂，需要在股骨假体中使用垫块以减少伸展间隙。伸展时的非对称不稳定通常发生在侧副韧带松解不足或过度松解时。屈曲不稳定又分为对称不稳定和非对称不稳定。对称不稳定是指屈曲间隙增大。特别是在进行 PS 型 TKA 时，切除 PCL 时屈曲间隙会变宽。如果假体较小，则会发生屈曲不稳定。即使是 CR 型 TKA，由于韧带受损或严重退化导致韧带功能障碍，也会导致屈曲不稳定（图 14.44）[213~215]。胫骨后倾角增加可能是导致有症状的屈曲不稳定的原因。屈曲非对称不稳定是由侧副韧带松解不足或过度松解造成的。股骨假体旋转不良可能导致非对称屈曲不稳定。中屈不稳定是指膝关节屈曲 30° 和 45° 时不稳定，尤其是当 MCL 前纤维变弱时。当上述不稳定因素结合在一起或不稳定持续时间较长时，会发展为多向（整体）不稳定。如果伸展和屈曲间隙都较

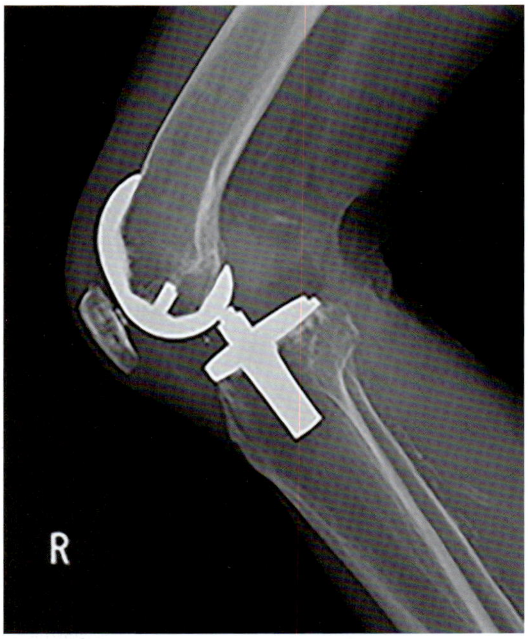

图 14.44 对于 CR 型 TKA，当 PCL 因严重退行性病变而受损或功能丧失时，PCL 会变得无力，失去功能，导致屈曲时后方不稳定

大，则会发生多向不稳定。脱位可以看作是这种不稳定的更严重状态。髌股不稳定通常是由假体对位不良或支持带不平衡引起的。假体对位不良与股骨 / 胫骨假体的旋转对位关系更为密切。CT 在其诊断中至关重要[216~218]。

14.7.3.3　诊断

详细的病史采集是至关重要的。需详细采集 TKA 的病因、诊断、术前关节畸形和关节活动度、TKA 术前手术史、手术技巧、假体使用情况、术后康复情况或外伤史。通过体格检查确定患者不稳定的准确病因至关重要[219]，即便由 MCL 受损或 PCL 功能障碍导致的人工关节不稳定很容易识别。然而，如果不稳定的症状不典型，患者只是抱怨诸如卡压、后移或膝前疼痛等症状，或者如果膝关节显示反复关节出血或出血性渗出，则很难做出准确的诊断。因此，外翻 – 内翻稳定性必须在膝关节伸展、30° 和 90° 屈曲时进行测量。必须在屈曲 90° 时进行前后应力测试，以评估屈曲不稳定。在屈曲 45°~90° 范围内，可用外旋 – 外翻应力试验检查中屈不稳定。影像学检查包括膝关节正位、侧位和髌骨轴位图，以确定假体的位置变化和股骨前后部的骨缺损。此外，还需在下肢全长站立位 AP 视图下测量机械轴和解剖轴。采用髌骨轴位图评估髌骨的位置及其与股骨滑车沟的相对连接。高度不稳定风险的影像学表现包括过度切除股骨后髁、股骨远端切除不当，以及负重和非负重状态下假体之间的间隔有较大差异。

14.7.3.4　预防

存在神经系统或肌肉骨骼疾病或其他下肢关节畸形或僵硬，术前应进行充分的考虑和检查。这些病理因素并非 TKA 的禁忌证，但如果术后出现不稳定，患者的病情可能会比术前更严重，因此建议在此类患者中严格遵守手术适应证。在选择假体时，应考虑限制性、半限制性和非限制性等限制程度。在手术技术上，必须使双腿保持中立位，并在术中尽量保持屈伸平衡。

假体的选择需要通过仔细考虑关节的限制程度，如限制、半限制或非限制。对于有严重术前畸形或不稳定的患者，不建议使用非限制性假体。在严重畸形的情况下，推荐使用 PS 型，因为 CR 型很难矫正畸形[94]。也推荐使用 PS 型，因为严重膝骨关节炎的术中 PCL 会变弱，或者对于类风湿关节炎患者来说，PCL 功能不能随着时间的推移恢复[212]。如果韧带功能不能通过常规方法恢复，如慢性膝关节僵硬、神经病性关节炎或韧带不稳定，术中不能恢复股四头肌肌力，不能克服重力，屈伸间隙不匹配，应考虑铰链式假体和限制性假体[220~222]。如果假体受限，侧副韧带仍可恢复，以保证假体的稳定性和长期维持[223]。假体的大小与屈伸间隙密切相关，术中最好确定假体的尺寸。

下肢对位与关节不稳定密切相关[205, 224]，但如果韧带平衡不当，对位不良可能会加剧不稳定。如果股骨和胫骨假体在矢状面上形成前倾，则可诱发膝反屈。如果轴向旋转对位不准确，则可能会在屈曲和中屈时造成不稳定。因此，除了冠状面对位外，还需要纠正矢状面和轴面对位。屈伸间隙平衡对于获得稳定的关节非常重要。有几种方法可以评估屈伸间隙平衡。使用间隙块或张紧器来检查伸展和屈曲平衡是非常精确的，当屈伸间隙相同或在施加应力的同时张力相等时，就可以达到平衡。试验性假体也可用于评估伸屈平衡。置入试验性假体后，如果胫骨前部脱位或假体在屈曲时拔出，或屈曲受限，屈曲间隙会变窄，而当胫骨假体无阻力置入时，屈曲间隙会变宽。在伸膝位时，过度伸展意味着伸展间隙变宽，而如果屈曲挛缩持续存在，则意味着伸展间隙变窄。屈曲和伸展间隙同时变宽会导致多向不稳定。在这种情况下，可对胫骨假体进行金属强化或更换较厚的聚乙烯。

14.7.3.5 治疗

TKA 术后不稳定的治疗因不稳定的类型和程度而异。如果病情较轻，则首先进行保守治疗。轻微不稳定很少感觉到，患者的生活没有太大困难。如果术后初次行走时腿部摇摆，是由肌无力所致，则必须提供康复锻炼或矫形器。患者很少感觉到中屈不稳定。如果患者在上下楼梯时感到不适，必须进行肌肉强化训练。如果保守治疗失败，治疗可能需要重新手术[207，211]。如果屈曲时存在前后不稳定，则屈曲间隙必须缩小。如果情况严重，可以使用限制性假体进行翻修手术。在内侧和外侧不稳定的情况下，建议在术后前 6 周使用矫形器，因为它有助于软组织的纤维愈合。然而在大多数情况下，由于复发风险较高，可能需要进行翻修手术，翻修手术中常用限制性聚乙烯或旋转铰链限制性假体。

14.7.4 全膝关节置换术后僵硬

活动度受限会导致功能障碍，降低患者的满意度。活动度受限可分为屈曲挛缩伴不完全伸展（伸展时强直）和屈曲受限且屈曲角度较小（屈曲时强直）。僵硬并不是一种罕见的并发症，报道的发生率为 1.3%~12%，占需要翻修手术的并发症的 5.6%~30%[225~229]。为了防止僵硬，选择合适的患者和假体及精确的手术技巧是至关重要的，积极的术后疼痛控制和康复运动也是必要的。

14.7.4.1 定义

TKA 术后僵硬的定义存在一定的争议。根据外科医生的不同，TKA 术后僵硬可以被定义为屈曲挛缩≥ 15° 和（或）最大屈曲≤ 75° 。此外，僵硬还可以定义为关节活动度为 10° ~90° 、屈曲挛缩≥ 20° 且最大屈曲≤ 45° 、最大屈曲≤ 85° 或最大屈曲≤ 70° 。

14.7.4.2 病因

影响 TKA 术后僵硬的因素包括患者、手术技术、假体选择和术后疼痛处理相关因素。对术后僵硬影响最大的因素是术前关节活动度[230~232]。如果术前屈曲严重受限（屈曲挛缩严重或膝关节僵硬），无论手术做得多好，都不会获得与正常关节活动度患者相同的结果。对于关节活动度低于 75° 的患者，即使在关节置换术后也很难获得超过 110° 的屈曲角度。其他患者因素包括疾病类型、习惯、抑郁和疼痛阈值低。

屈曲功能损失的原因之一是屈伸间隙不平衡。使用较厚的聚乙烯可以补偿由股骨假体尺寸过大或后置而导致的伸展间隙变宽、屈曲间隙变窄，可能会导致双侧侧副韧带限制屈曲。假体位置不正确会导致屈曲受限。如果股骨假体内旋放置，屈曲可能会受限及髌骨对位不良。膝关节屈曲时，股骨远端过度切除而引起的关节线抬高会导致软组织过度紧张，导致屈膝受限。髌股关节对位不良也会降低术后的关节活动度。因髌骨切除不足、股骨假体前置和使用大型股骨假体而导致的前部过度膨胀，可以通过造成伸展机制过度紧张来限制屈曲[233，234]。胫骨应在矢状面后倾切除，胫骨假体应后倾放置。术中未完全切除的后部骨赘也会导致屈曲受限[235]。伸展功能丧失比屈曲功能丧失更受手术技术的影响。膝关节屈肌的永久或过度僵硬可导致伸展功能丧失，但在大多数情况下，这是由后关节囊等软组织松解不足或股骨远端切除不足所致。因此，置入试验性假体观察对位情况，必须经常伸展膝关节以评估伸展程度。

根据假体设计的不同，关节活动度可能有所不同。通常认为，PS 型假体比 CR 型假体具有更宽的关节活动度。虽然可以假设活动轴承关节比固定轴承关节的关节活动度更宽，但没有显著差异的报道。在限制性假体中，伸展、屈曲、旋转和内翻外翻表现出较少的活动度，高屈曲假体被引入以弥补这些缺点，但高屈曲设计是否增加了关节活动度仍存在争议。

术后伤口愈合与关节活动度密切相关。如果早期血肿过多或伤口愈合受阻，疼痛会阻碍康复，限制活动度，限制运动，导致进一步的活动受限。此外，如果患者在术后早期没有进行充分的康复治疗，可能会导致活动受限。感染、关节纤维化和反射性交感神经营养不良可能是僵硬的原因。此外，如果在关节活动良好的情况下，经过一段时间后关节活动度仍然受限，应考虑是否有感染、过度使用引起的滑膜炎、类风湿关节炎引起的滑膜炎及假体损坏。

14.7.4.3 治疗

首先进行保守治疗，如果通过保守治疗不能达到预期的关节活动度，应该考虑粘连松解术或翻修手术。然而，如果原因不明，则难以保证成功。如果术后 4~6 周内未达到 15° 或以下的屈曲挛缩和 90° 以上的屈曲，则需要积极的物理治疗。Pariente 等[236]和 Daluga 等[237]报道称，在康复初期可以尝试屈曲，如果在 6~12 周后屈曲不超过 75°，可以在麻醉下谨慎地进行松解，以获得更好的结果。这种治疗可以减少关节内粘连，减少关节活动度永久受限的风险。关节镜下粘连松解术是手术治疗的第 1 步。手术时间以术后 3~6 个月为佳。必须小心操作，以免损坏假体。Diduch 等[238]报道称，关节镜下粘连松解术可进一步获得 26° 的活动度，Mont 等[239]认为粘连松解术在活动度有限但无影像学异常表现的患者中效果良好。然而，如果患者有 20° 或以上的屈曲挛缩，并且屈曲小于 70°，必须考虑开放性粘连松解术。虽然开放性粘连松解术可以在 1 年内完成，但如果不通过翻修手术最终纠正，有限的关节活动度很难得到解决。Nelson 等[232]报告称，屈曲挛缩 15° 或以上且屈曲 75° 以下的患者在翻修术后活动度有所改善，但两组间总体活动度无差异。Bellemans 等[240]提出了 4 阶段治疗以矫正屈曲挛缩的方法：①平衡内侧韧带，切除所有骨赘，股骨远端过度切除 2 mm；②渐进式后关节囊松解和腓肠肌松解；③额外切除股骨远端，最多切除 4 mm；④腘绳肌腱切断术。

14.7.5 全膝关节置换术后假体周围骨折

随着寿命的延长，越来越多的患者接受 TKA，假体周围骨折的发病率也随之增加。在假体周围骨折治疗中，在不分离假体的情况下实现充分对位的骨愈合并保持膝关节活动度 90° 或以上是至关重要的。然而，据报道，在假体周围骨折的治疗中，有 25%~75% 的患者出现了并发症。一般认为，对于无移位的骨折，保守治疗效果较好；但对于有移位的骨折，由于并发症发生率较高，疗效较差。由于大多数患者年龄较大，患有骨质疏松症，骨质较差。此外，由于假体或骨水泥的原因，用于内固定的骨的大小或数量不足。这就提出了在保留假体功能的同时治疗假体周围骨折的重大问题。假体周围骨折包括股骨髁上骨折、胫骨近端骨折、髌骨骨折，其中股骨髁上骨折较为常见，治疗难度较大。

14.7.5.1 病因

全身性原因包括骨量减少或任何可导致骨量减少的因素（类风湿关节炎、长期使用类固醇、神经系统缺陷等）。局部原因包括手术因素和术后因素。手术期间的假体周围骨折发生原因包括：导针错误地插入股骨，PS 型试验性假体置入时切口太小，或因过度骨切除而导致骨质薄弱。股骨内侧髁骨折较为常见，这是因为内侧髁的宽度在干骺端变得相对较短，而箱式截骨可以使其变小（图 14.45）。

术后假体周围骨折分为有跌倒、车祸等严重创伤史的骨折，以及因重复应力、疲劳导致的无重大创伤史的骨折。股骨远端前切迹是术后股骨远端骨折的原因之一。前切迹是一个应力集中源，因为大多数骨折在手术早期恢复时都是从前切迹开始的，尤其是在骨量减少的患者中。Lesh 等[241]报告称，在存在前切迹的情况下，弯曲强度下降 18%，扭转强度下降 39%。Zalzal 等[242]报道称，股骨假体尖端上方 3 mm 或更深的凹槽由于集中应力而有较高的骨折风险。用于导航的针周围可能发生假体周围骨折，尤其是在骨量减少的患者中。过粗的延长柄会导致扩髓的骨膜变薄，使柄的末端卡住而导致骨折。如果胫骨假体位置不当或胫骨结节截骨术技术不熟练，可能会导致胫骨侧骨折。尽管髌骨骨折可由创伤引起，但其多为应力性骨折，并且有时是无症状的（图 14.46）。骨折的原因包括髌骨切除过多或不足、髌骨外侧支持带松解过度导致骨坏死、髌骨对位不良、髌骨轨迹不良。假体的设计与骨折密切相关，单孔中心固定假体的骨折发生率较高。

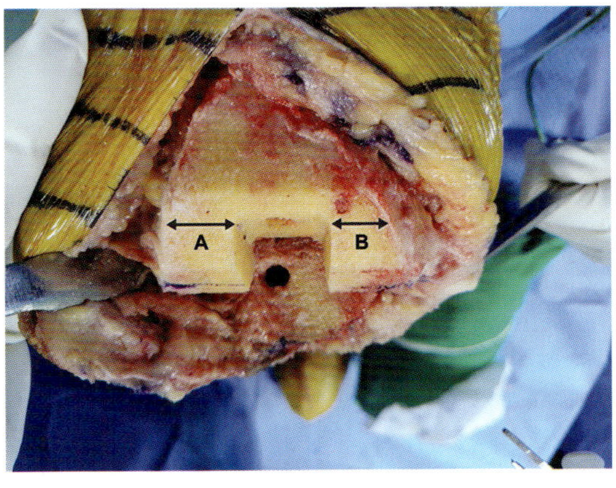

图 14.45 在 PS 型 TKA 中，内侧髁骨折比外侧髁骨折更常见，其原因在于内侧（B）骨皮质厚度比外侧（A）薄

14.7.5.2 分类

股 骨

Rorabeck 等[243]修改了基于 Neer 分类法，将其应用于假体周围骨折（图 14.47）。无移位的骨折为 I 型，有移位但假体稳定的骨折为 II

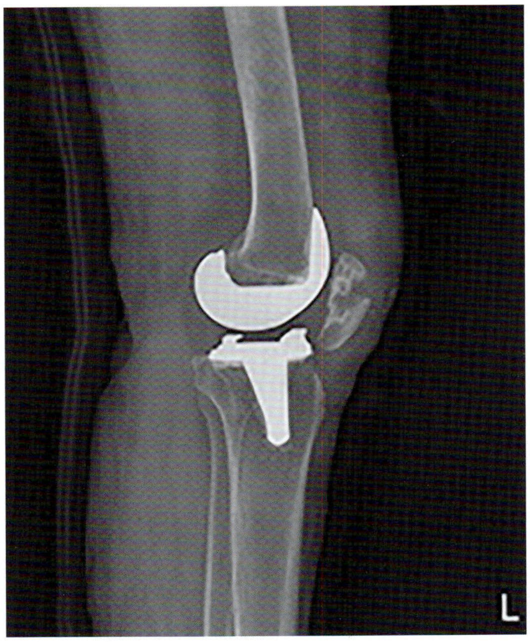

图 14.46 髌骨假体周围骨折

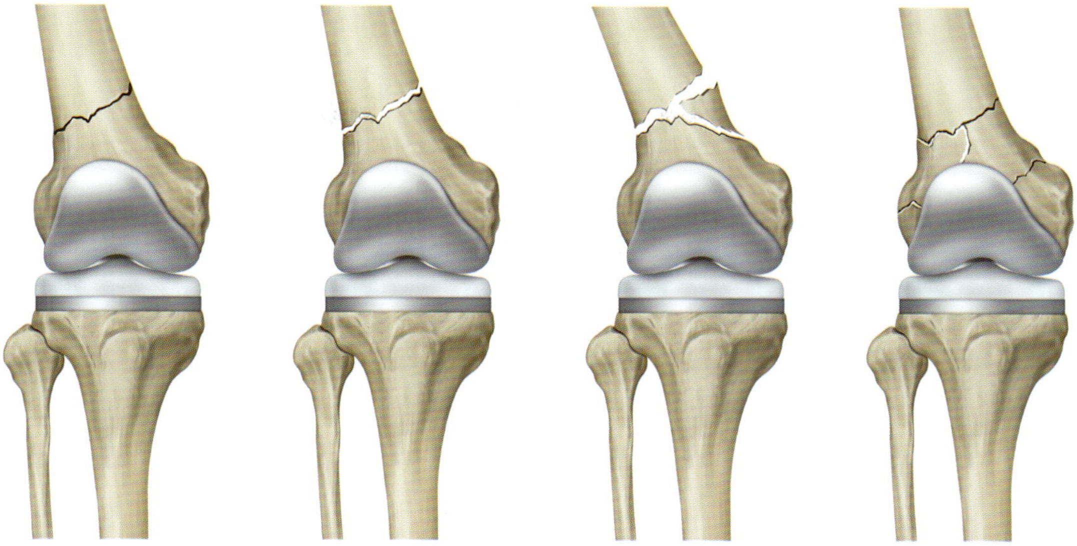

图 14.47 股骨假体周围骨折的 Rorabeck 分类

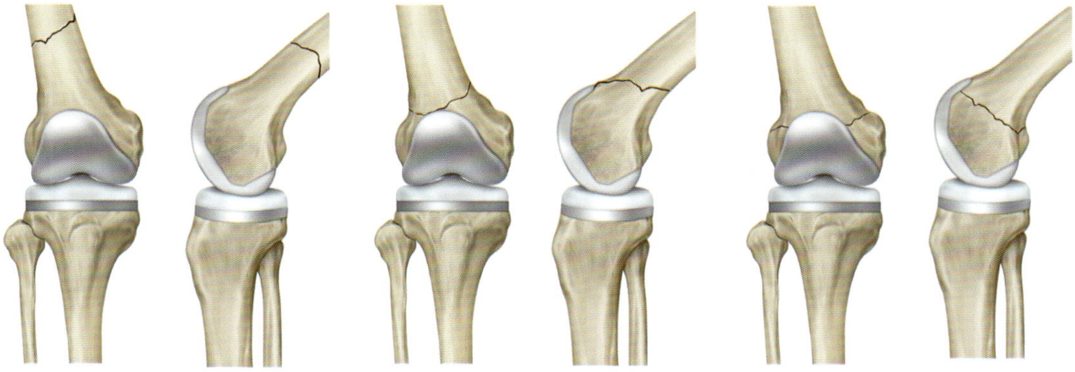

图 14.48 股骨假体周围骨折的 Su 分类

型。Ⅱ型又分为 A 型（无粉碎型）和 B 型（有粉碎型）。在Ⅲ型中，无论移位与否，假体都是不稳定的。Su 等[244]的研究成果提倡一种新的、简单但实用的分类，考虑到大多数骨折需要手术，术中使用的固定类型很重要（图 14.48）。Su 根据骨折的位置对骨折进行了分类。如果骨折发生在假体上部，则为Ⅰ型；如果骨折始于假体周围，则为Ⅱ型；如果骨折始于假体内部，则为Ⅲ型。

胫　骨

Felix 等[245]根据骨折部位、松动和发生情况对胫骨假体周围骨折进行分类（图 14.49）。根据骨折部位的不同，Ⅰ型为平台骨折，Ⅱ型为假体柄附近骨折，Ⅲ型为假体柄远端骨折，Ⅳ型为胫骨结节骨折。骨折发生情况分为术中骨折或术后骨折，根据假体稳定性分为 A（稳定）、B（不稳定）、C（术中发生）。

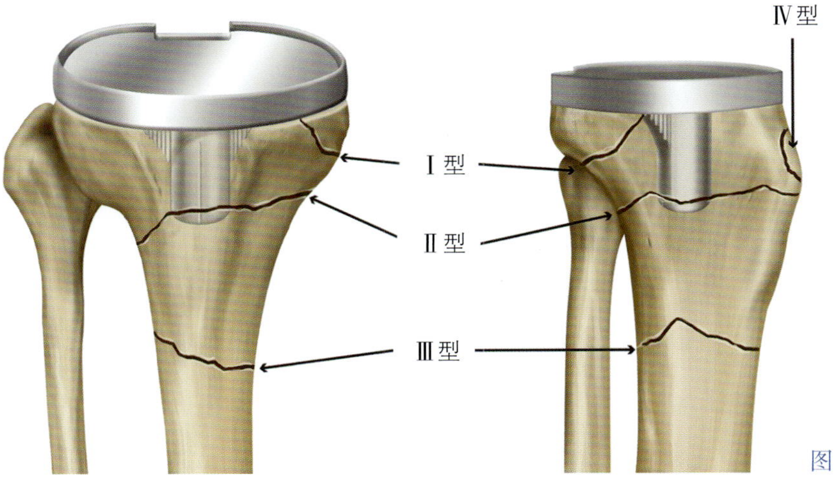

图 14.49 胫骨假体周围骨折的 Felix 分类

髌 骨

Goldberg 分类[246]是最常用的（图 14.50）。Ⅰ型是不涉及假体－骨水泥复合体和伸膝装置的骨折，Ⅱ型是涉及假体－骨水泥复合体和伸膝装置的骨折。ⅢA 型为下极骨折，无髌腱断裂；ⅢB 型为下极骨折，有髌腱断裂。Ⅳ型为骨折脱位。

14.7.5.3 治疗

假体周围骨折治疗的一般原则

假体周围骨折的治疗目标是恢复骨折前的膝关节功能。术中骨折通常出现在劈裂性或爆裂性骨折中。假体稳定的骨折的治疗主要分为保守治疗和手术治疗。如果进行保守治疗，出现僵硬或压疮等并发症的风险很高，而且治疗效果有时比手术治疗更差。除无移位的骨折或髌骨骨折外，其他骨折通常需要切开复位和内固定。手术往往是首选，因为它可以恢复对位，允许早期关节活动。如果假体不稳定，则需要翻修关节置换术并结合骨折治疗。在这种情况下，需要先进的手术技术。

根据骨折部位进行治疗

股骨远端骨折 Rorabeck Ⅰ型，假体无移位，假体无异常，可采用石膏固定治疗。如果骨折呈非线性，通常会进行切开复位。Rorabeck Ⅱ型，假体有移位，假体无异常，可手法复位或牵引复位后进行保守治疗，但多采用切开复位内固定治疗（图 14.51）。Rorabeck Ⅲ型，假体有移位，假体不稳定，可行切开复位内固定翻修手术。如果是严重粉碎性骨折，肿瘤假体可作为首选。股骨侧对位不良的可接受范围为：前后、内外翻、内外旋均在 10° 以内，最大移位 5 mm。可使用多种内固定装置。锁定加压钢板（locking compression plate，LCP）适用于骨质疏松性骨折，与其他选择相比具有相对较好的固定力。髓内（IM）钉也可以用于骨折，但骨不连和畸形愈合的风险很高。当使用金属板时，可能会因固定力丧失而发生骨不连。粉碎性骨折可能需要自体骨或同种异体骨移植。对于严重的骨质疏松性骨，螺钉固定不适用时，可使用骨水泥。在使用骨水泥时，应确保骨水泥不会卡在骨碎片之间，也不会泄漏到皮质骨之外。在髁突区域进行骨移植或使用带窗骨水泥固定时，可以增加固定力[247]

（图 14.52）。也可使用外固定架，但其缺点是感染风险高，难以承受骨质疏松时的压力。如果假体不稳定，则使用长柄股骨假体进行翻修关节置换术。如果骨折严重到无法使用这样的假体，可以使用同种异体假体复合材料或肿瘤假体。

胫骨近端骨折　术中骨折通常为无移位的垂直骨折。治疗方法有拉力螺钉固定或保守治疗。如果有移位，则置入带延长柄的假体，并用螺钉固定骨块。对于合并胫骨结节骨折的 Felix Ⅳ型骨折，移位不严重时行保守治疗，移位严重时行手术治疗。高速损伤导致的骨折可能伴有神经或血管损伤，这种情况需要紧急手术。

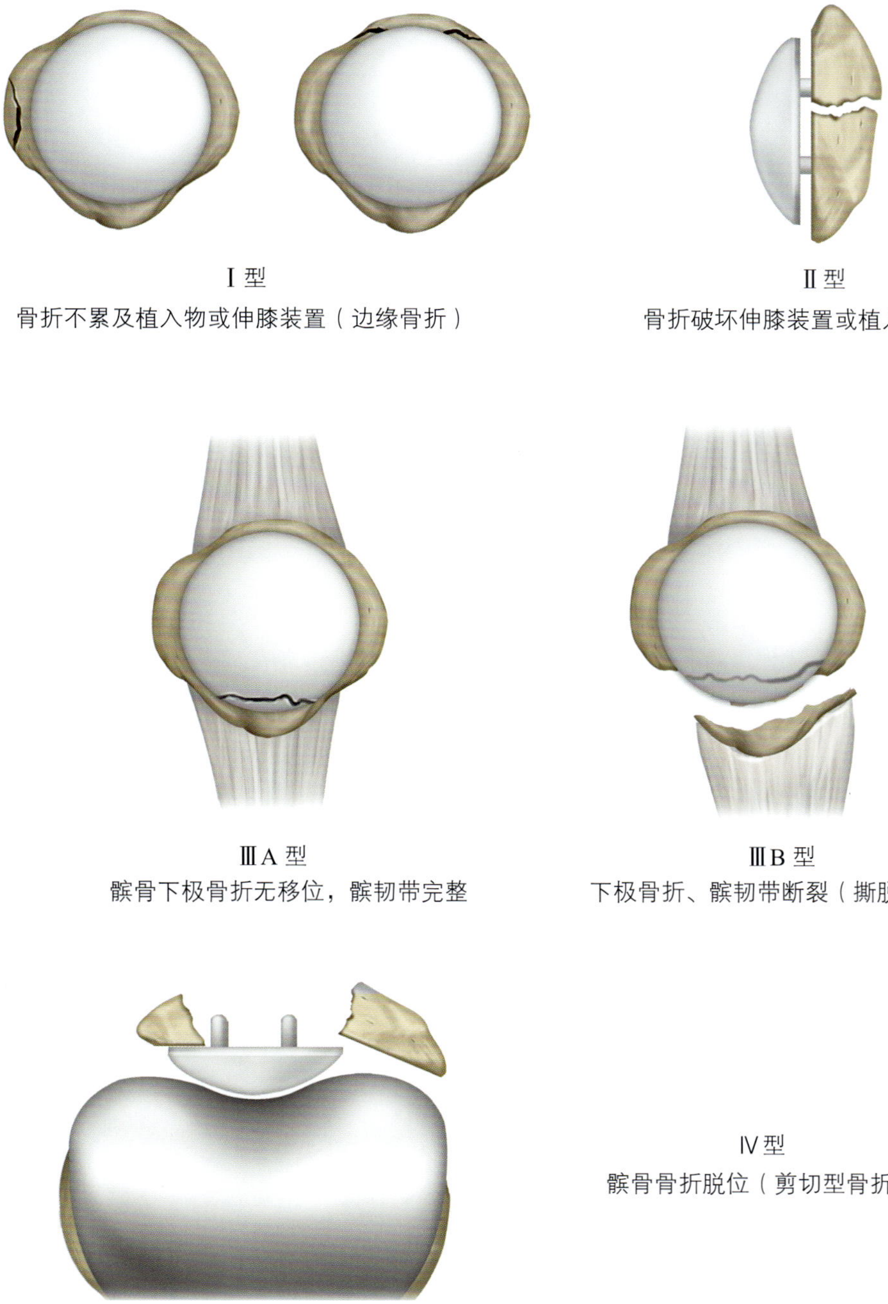

Ⅰ型
骨折不累及植入物或伸膝装置（边缘骨折）

Ⅱ型
骨折破坏伸膝装置或植入物稳定性

ⅢA 型
髌骨下极骨折无移位，髌韧带完整

ⅢB 型
下极骨折、髌韧带断裂（撕脱移位）

Ⅳ型
髌骨骨折脱位（剪切型骨折）

图 14.50　髌骨假体周围骨折的 Goldberg 分级

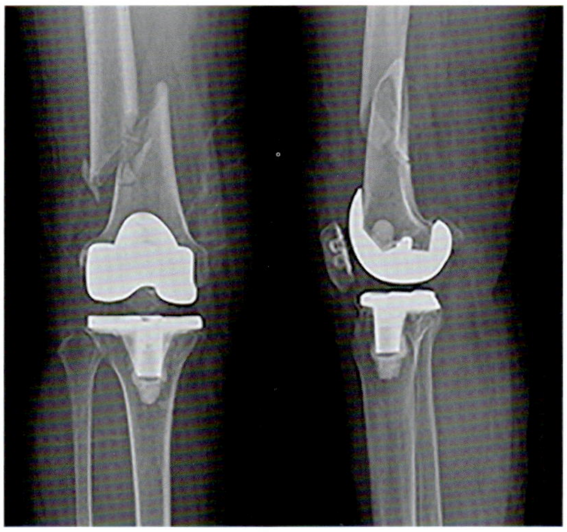

图 14.51　股骨假体周围骨折需要手术治疗。AP 和侧位 X 线片显示 Rorabeck ⅡA 型骨折

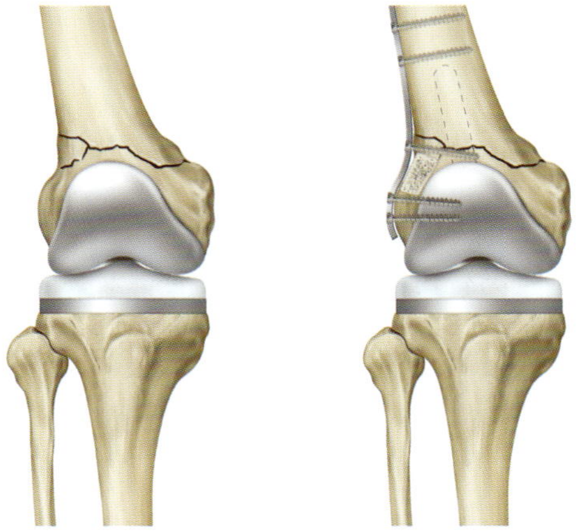

图 14.52　Healy 使用骨水泥或骨移植来处理骨折部位的方法

髌骨骨折　髌骨假体周围骨折的治疗目的是恢复伸膝装置。治疗方法取决于骨折粉碎程度、剩余伸膝强度、假体的稳定性及髌骨是否复位等情况。当假体移位小于 2 cm，伸膝装置完整，假体无松动时，推荐保守治疗。如果移位超过 2 cm，伸膝装置严重受损，或者假体不稳定时，可能需要手术治疗。即使骨折间隙较宽，如果保留内、外侧韧带，也能在一定程度上恢复伸膝功能。如果骨碎片较大，骨质良好，假体稳定，则采用张力带钢丝进行手术。如果骨碎片较小且骨质较差，则应取出较小的骨碎片并加强伸膝装置。如果假体有松动，可以取出假体，进行部分或全部髌骨切除术，然后使用同种异体肌腱来加强伸膝功能。

14.7.6　全膝关节置换术后伸膝装置断裂

正常膝关节伸膝装置断裂是很容易治疗的，效果也相对较好。然而，TKA 术后伸膝装置断裂难以处理，术后效果差，被认为是一种灾难性的并发症。这导致 TKA 的禁忌证包括伸膝装置不全，膝关节的主动伸展是假体正常发挥功能的根本必要条件。因此，必须恢复伸膝装置的断裂[248]。膝关节伸膝装置由股四头肌腱、髌骨、髌腱和胫骨结节组成。如果任何一个部分失去连续性，则不可能主动伸展膝关节[248]。TKA 术后，随之而来的疼痛和伸展无力可能与伸膝装置断裂混淆，评估膝关节的主动伸展是至关重要的，所有部分都必须通过体格检查进行评估[248]。必须评估膝关节是否能在离地面较高的坐位下主动伸展，或者在检查者移除对患肢的支撑后，患者是否能保持膝关节伸展。在简单的侧位 X 线片中，有必要检查髌骨是否处于异常的高位或低位，并应使用轴位图对其进行评估。

14.7.6.1　股四头肌腱断裂

TKA 术后股四头肌腱断裂是非常罕见的。Dobbs 等[249]报告了初次 TKA 术后股四头肌腱断裂的发生率为 0.1%。由于其发病率低，很难确定诱发因素，但类风湿关节炎、肥胖、使用类固醇和糖尿病患者的风险更高[250]。过度切除髌骨、伸展入路（如股四头肌剪断术或 V–Y 推进皮瓣）、术后操作过度以及康复过程中的创伤史都可能是股四头肌腱断裂的原因[251]。

由于其治疗难度较大，避免上述因素并采用谨慎的手术技术进行预防是最重要的。股四头肌腱断裂应区分部分断裂和完全断裂。部分断裂是指可以触摸到新的伸展缺损，膝关节的主动伸展较弱，但仍有可能。相反，完全断裂不能主动伸展膝关节。据报道，如果由于部分断裂而可以主动伸展膝关节，仅通过非手术治疗就可以获得良好的效果[248, 249, 252]。对于非手术治疗，膝关节应在完全伸展状态固定 4~6 周，然后小心地开始被动关节活动[249, 253]。

如果股四头肌腱完全断裂，无法主动伸膝，需要手术治疗，但仅对断裂的股四头肌进行一期修复很难获得良好的效果。Dobbs 等[249]报告了 10 例股四头肌腱完全断裂的病例，一期手术修复后再断裂的有 4 例。因此，在修复完全断裂的股四头肌腱后，需要额外加强。可以用腘绳肌腱或合成材料（如涤纶胶带或 Marlex 网）来加强。术后，伸展的膝关节必须有足够的固定时间[253, 254]。也可以用同种异体肌腱加强或最初尝试仅用同种异体肌腱重建。可采用跟腱同种异体移植或同种异体骨－髌腱－髌骨－股四头肌腱移植[248, 254]。Burnett 等[255]报道了通过同种异体移植治疗的良好结果，该移植包括全部股四头肌（约 5 cm）、髌骨、髌腱和胫骨结节（6~8 cm）。

14.7.6.2 髌腱断裂

据报道，初次 TKA 术后髌腱断裂的发生率为 0.17%~1.4%[256]。TKA 术后的髌腱断裂并不常见，但却是一种毁灭性的并发症[248, 257, 258]。由于其发病率较低，很难确定其前置因素，但已知的病因有过度牵引、长期使用类固醇、创伤、多次手术、胫骨或髌骨假体撞击、感染以及糖尿病和类风湿关节炎等全身性疾病。髌骨置换与髌腱断裂的发生率无关。Boyd 等[259]报告称，置换组 396 例中有 3 例（0.8%）、保留组 495 例中有 2 例（0.4%）合并髌腱断裂，两组差异无统计学意义。然而理论上，置换组，特别是当不对称或过度髌骨切除削弱了髌腱的附着点时，更有可能发生髌腱断裂。

具有主动伸膝能力的患者首选矫形器或石膏固定。然而，如果失去主动伸展能力，就需要手术治疗[253]。对于髌腱断裂且骨膜完整的病例，可采用缝合线、缝合钉或缝合锚钉进行一期修复。然而，仅一次重建的患者在术后的随访中发生的任何断裂或撕脱都是预后不良的。因此，需要进行额外的重建。即使通过重建和长时间的制动来加强肌腱，初次修复后再次断裂的可能性很高。对于重建，可以使用自体移植或同种异体移植。Cadambi 和 Engh[260]已报道使用自体半腱肌腱重建。作为另一种尝试，Jaureguito 等[261]使用了腓肠肌内侧皮瓣，而 Zanotti 等[262]报告了他们尝试使用骨－髌腱－同种异体骨移植重建，用皮质骨螺钉固定胫骨，用过盈配合缝合髌骨的方法。

14.7.7 磨损和骨溶解

过去，聚乙烯磨损和骨溶解是 TKA 晚期失败的主要原因，但目前聚乙烯磨损不再是失败的主要原因[263]。由于膝关节运动是通过滚动、滑动和旋转等复杂运动构成的，因此聚乙烯磨损通过分层、点蚀和疲劳失效等机制发生[264]。聚乙烯磨损也可以表现为被骨水泥或骨碎片磨损的第三体磨损[264, 265]。聚乙烯磨损受聚乙烯的性质、手术技术和患者因素的影响。

在手术技术方面，只有在冠状面、矢状面和

轴面上进行适当的对位，才能减少磨损。冠状面内翻畸形超过 5° 会导致聚乙烯磨损。股骨假体过度屈曲、胫骨假体后倾角增加、矢状面过度伸展、关节线高度超过 5 mm 也会引起磨损。聚乙烯衬垫主要是凹形的，这增加了与股骨假体的接触面，因为扁平状的聚乙烯衬垫在单位面积上承受的应力过大，这可能导致磨损。在 PS 型 TKA 中，可能会发生聚乙烯柱的磨损或失效，而在锁定装置不稳定的胫骨假体中，可能会发生背面磨损。近年来，聚乙烯衬垫改进了柱的位置和设计，胫骨假体的锁定装置正在变得更加牢固，它的厚度至少为 6 mm，以避免过度磨损或故障[265]。使用气体等离子体或环氧乙烷进行灭菌是因为当聚乙烯衬垫在空气中因氧化而受到 γ 辐射灭菌时机械性能减弱。最近，高交联度超高分子量聚乙烯被用于减少磨损，据报道，与传统聚乙烯相比，它可以减少 67%~80% 的磨损。当在真空状态下接受 γ 辐射时，聚乙烯链中会产生自由基并发生交联，导致结构更稳定，从而提高耐磨性。然而，当自由基仍然存在时，它们会与氧气反应，导致氧化变性，这就是为什么要进行热处理来去除自由基。热处理是一种在熔点以下加热的方法，因此物理性质减弱较少，但自由基仍然存在，这可能会引发氧化反应。最近，第 2 代高交联度聚乙烯被引入，以弥补热处理的缺点。通过在辐射后添加维生素 E 或其他抗氧化剂，尝试在不损失疲劳强度的情况下减少氧化反应，而疲劳强度是热处理的一个缺点。体外研究表明，聚乙烯磨损减少了 86%，但还需要长期的临床随访。影响磨损的患者因素包括年龄、性别、活动水平和肥胖。

骨溶解被认为是磨损颗粒引起的免疫反应，假体周围的骨组织被吸收[266]。当精细运动、腐蚀和氧化产生的磨损颗粒被巨噬细胞吞噬时，炎症介质被释放，破骨细胞被激活，从而诱导骨吸收。由于大多数患者在骨溶解方面没有症状，因此需要通过影像学检查证实。虽然通过简单的膝关节 X 线片可以诊断，但假体的阴影可能会漏诊，这使得骨丢失的位置和程度需要通过 CT 来评估。如果磨损需要手术治疗，则只有在假体对位良好和稳定的情况下才能更换聚乙烯植入物。如果发生骨溶解，只有刮除才能改善，但有报道称骨移植的效果更好。在一些研究中，5 年内的翻修率报告为 15%~28%[267]。因此，如果存在假体的对位不良、僵硬或不稳定，则需要仔细判断。如果骨溶解严重，则需要进行翻修手术。

14.8 总结

TKA 是医学中最成功的手术之一。TKA 的目的是缓解膝关节疼痛，恢复功能，矫正畸形。为了实现这一目标，选择合适的患者是必要的。TKA 主要用于对保守治疗或关节保留术无效的终末期关节炎。然而，神经病性关节炎、严重膝关节僵硬和膝关节瘫痪是相对禁忌证，感染性关节炎是 TKA 的绝对禁忌证。为了提高术后患者的满意度，预防并发症的发生，除选择合适的手术适应证外，术前应仔细检查患者的膝关节情况和身心健康状况。

假体所用的材料有金属和塑料。这些材料应具有生物惰性。已开发出几种类型的假体来模拟天然膝关节的功能。假体类型根据 PCL 保留情况分为 CR 型或 PS 型，根据聚乙烯内固定的方法分为固定型或活动型。根据假体类型的不同，临床结果或长期存活率没有显著差异。根据术中膝关节的稳定性，可能需要更多的限制性聚乙烯植入物。对位不良或软组织平衡不当是对术后结果有负面影响的因素。因此，进行 TKA 的基本原则是获得适当的软组织平衡和恢复下肢对位。有几种方法可以恢复下肢对位，包括解剖对位、机械对位和运动学对位。其中，机械对位应用最为广泛。需要准确的骨切除来恢复下肢对位，因此需要使用各种器械和手术技术。适当的软组织平衡也是 TKA 成功的重要因素。为了达到适当的平衡，有必要了解膝关节周围各种软组织（包括肌腱和韧带）的解剖和功能。此外，软组织松解必须细致、循序渐进，避免过度松解。假体的尺寸选择尽可能适合患者的关节大小，并通过匹配冠状面、矢状面和旋转对位来置入假体。假体的固定方式为骨水泥型或非骨水泥型。使用最广泛的假体固定方法是骨水泥固定。

术后管理对患者满意度和临床结果也很重要。术后管理包括疼痛管理、DVT 预防、手术伤口处理和感染预防。术后疼痛控制不好，对患者的满意度和功能丧失有很大影响。有必要了解术后疼痛的原因和生理。外科医生应适当使用预防性镇痛药、局部麻醉、周围神经阻滞、关节周围注射和多模式镇痛药来减轻术后疼痛。症状性 DVT 或肺血栓栓塞是 TKA 术后的严重并发症。考虑到危险因素，应考虑非药物措施和（或）药物治疗以预防 DVT 的发生。可能会出现伤口问题、假体周围深部感染、不稳定、假体周围骨折、伸膝装置断裂、磨损和骨溶解等并发症。手术技术和材料的发展减少了 TKA 术后的并发症，但 PJI 仍然是 TKA 失败的最常见原因。PJI 是 TKA 的严重并发症。预防 PJI 很重要，但一旦发生，就需要准确诊断和及时治疗。

TKA 是治疗膝骨关节炎的一种成功的手术方法。成功的手术需要适当的患者选择、术前计划、细致的手术技术和术后有计划的管理。外科医生应该尽最大努力为患者提供最好的结果。

参考文献

1. ELLIS H B, HOWARD K J, KHALEEL M A, et al. Effect of psychopathology on patient-perceived outcomes of total knee arthroplasty within an indigent population. J Bone Joint Surg Am. 2012,94(12):e84. https://doi.org/10.2106/JBJS.K.00888.
2. VOSKUIJL T, HAGEMAN M, RING D. Higher Charlson Comorbidity Index Scores are associated with readmission after orthopaedic surgery. Clin Orthop Relat Res. 2014,472(5):1638–1644. https://doi.org/10.1007/s11999-013-3394-8.
3. FORAN J R, MONT M A, RAJADHYAKSHA A D, et al. Total knee arthroplasty in obese patients: a comparison with a matched control group. J Arthroplast. 2004,19(7):817–824. https://doi.org/10.1016/j.arth.2004.03.017.
4. DEWAN A, BERTOLUSSO R, KARASTINOS A, et al. Implant durability and knee function after total knee arthroplasty in the morbidly obese patient. J Arthroplast. 2009,24(6 Suppl):89-94, e1–3. https://doi.org/10.1016/j.arth.2009.04.024.
5. STUNDNER O, DANNINGER T, CHIU Y L, et al. Rheumatoid arthritis vs osteoarthritis in patients receiving total knee arthroplasty: perioperative outcomes. J Arthroplast. 2014,29(2):308–313. https://doi.org/10.1016/j. arth.2013.05.008.
6. MONT M A, MYERS T H, KRACKOW K A, et al. Total knee arthroplasty for corticosteroid associated avascular necrosis of the knee. Clin Orthop Relat Res. 1997,338:124–130. https://doi. org/10.1097/00003086-199705000-00019.
7. BAKER D, HASTINGS R, PRUITT L. Study of fatigue resistance of chemical and radiation crosslinked medical grade ultrahigh molecular weight polyethylene. J Biomed Mater Res. 1999,46(4):573–581.
8. BASSETT R W. Results of 1,000 Performance knees: cementless versus cemented fixation. J Arthroplast. 1998, 13(4):409–413.

9. MAVROGENIS A, DIMITRIOU R, PARVIZI J, et al. Biology of implant osseointegration. J Musculoskelet Neuronal Interact. 2009,9(2):61–71.
10. LEVINE B R, DELLA VALLE A G, MACDONALD S, et al. The modern total knee arthroplasty: what to make of all of these options? Instr Course Lect. 2020,69:151–166.
11. JAEBLON T. Polymethylmethacrylate: properties and contemporary uses in orthopaedics. JAAOS J Am Acad Orthop Surg. 2010,18(5):297–305.
12. PARK S H, SILVA M, PARK J S, et al. Cement–cement interface strength: influence of time to apposition. J Biomed Mater Res. 2001,58(6):741–746.
13. DUFFY G P, BERRY D J, RAND J A. Cement versus cementless fixation in total knee arthroplasty. Clin Orthop Relat Res. 1998,356:66–72.
14. LANDON G C, GALANTE J O, MALEY M M. Noncemented total knee arthroplasty. Clin Orthop Relat Res. 1986,205:49–57.
15. MONT M A, PIVEC R, ISSA K, et al. Long-term implant survivorship of cementless total knee arthroplasty: a systematic review of the literature and meta-analysis. J Knee Surg. 2014,27(5):369–376.
16. NIINOMI M. Metallic biomaterials. J Artif Organs. 2008,11(3):105.
17. NAVARRO M, MICHIARDI A, CASTANO O, et al. Biomaterials in orthopaedics. J R Soc Interface. 2008, 5(27):1137–1158.
18. ZHUANG L, LANGER E. Effects of alloy additions on the fatigue properties of cast Co-Cr-Mo alloy used for surgical implants. J Mater Sci. 1990,25(1):683–689.
19. SONG Y, PARK C-H, MORIWAKI T. Mirror finishing of Co–Cr–Mo alloy using elliptical vibration cutting. Precis Eng. 2010,34(4):784–789.
20. NAG S, SAMUEL S, PUTHUCODE A, et al. Characteri-zation of novel borides in Ti–Nb–Zr–Ta+ 2B metal-matrix composites. Mater Charact. 2009,60(2): 106–113.
21. LEVINE B R, SPORER S, POGGIE R A, et al. Experimental and clinical performance of porous tantalum in orthopedic surgery. Biomaterials. 2006,27(27):4671–4781.
22. BAL B S, GARINO J, RIES M, et al. Ceramic materials in total joint arthroplasty. Seminars in Arthroplasty; 2006, Elsevier.
23. BRACCO P, BELLARE A, BISTOLFI A, et al. Ultra-high molecular weight polyethylene: influence of the chemical, physical and mechanical properties on the wear behavior. A review. Materials. 2017,10(7):791.
24. SONG S J, PARK C H, BAE D K. What to know for selecting cruciate-retaining or posterior-stabilized total knee arthroplasty. Clin Orthop Surg. 2019,11(2):142.
25. DENNIS D A, KOMISTEK R D, COLWELL C E JR, et al. In vivo anteroposterior femorotibial translation of total knee arthroplasty: a multicenter analysis. Clin Orthop Relat Res. 1998,356: 47–57.
26. ANDRIACCHI T P, GALANTE J O. Retention of the posterior cruciate in total knee arthroplasty. J Arthroplast. 1988,3:S13–S19.
27. MONTGOMERY R L, GOODMAN S B, CSONGRADI J. Late rupture of the posterior cruciate ligament after total knee replacement. Iowa Orthop J. 1993,13:167.
28. SCHWARTZ A J, DELLA VALLE C J, ROSENBERG A G, et al. Cruciate-retaining TKA using a third-generation system with a four-pegged tibial component: a minimum 10-year followup note. Clin Orthop Relat Res. 2010, 468(8):2160–2167.
29. BOZIC K J, KINDER J, MENEGINI M, et al. Implant survivorship and complication rates after total knee arthroplasty with a third-generation cemented system: 5 to 8 years followup. Clin Orthop Relat Res (1976–2007). 2005,430:117–124.
30. RITTER M A, BEREND M E, MEDING J B, et al. Long-term followup of anatomic graduated components posterior cruciate-retaining total knee replacement. Clin Orthop Relat Res. 2001,388:51–57.
31. BERGER R A, ROSENBERG A G, BARDEN R M, et al. Long-term followup of the Miller-Galante total knee replacement. Clin Orthop Relat Res. 2001,388:58–67.
32. STIEHL J B, KOMISTEK R D, DENNIS D A, et al. Fluoroscopic analysis of kinematics after posterior-cruciate-retaining knee arthroplasty. J Bone Joint Surg. 1995,77(6):884–889.
33. BERTIN K C, KOMISTEK R D, DENNIS D A, et al. In vivo determination of posterior femoral rollback for

subjects having a NexGen posterior cruciate–retaining total knee arthroplasty. J Arthroplast. 2002,17(8):1040–1048.

34. KLEINBART F A, BRYK E, EVANGELISTA J, et al. Histologic comparison of posterior cruciate ligaments from arthritic and age-matched knee specimens. J Arthroplast. 1996,11(6):726–731.

35. PARSLEY B S, CONDITT M A, BERTOLUSSO R, et al. Posterior cruciate ligament substitution is not essential for excellent postoperative outcomes in total knee arthroplasty. J Arthroplast. 2006,21(6):127–131.

36. EASLEY M E, INSALL J N, SCUDERI G R, et al. Primary constrained condylar knee arthroplasty for the arthritic valgus knee. Clin Orthop Relat Res (1976–2007). 2000,380:58–64.

37. SHAW J A, BALCOM W, GREER R B. Total knee arthroplasty using the kinematic rotating hinge prosthesis. Orthopedics. 1989,12(5):647–654.

38. DEEHAN D J, MURRAY J, BIRDSALL P D, et al. The role of the rotating hinge prosthesis in the salvage arthroplasty setting. J Arthroplast. 2008,23(5):683–688.

39. MATSUDA S, WHITE S E, WILLIAMS V G II, et al. Contact stress analysis in meniscal bearing total knee arthroplasty. J Arthroplast. 1998,13(6): 699–706.

40. KIM Y-H, KOOK H-K, KIM J-S. Comparison of fixed-bearing and mobile-bearing total knee arthroplasties. Clin Orthop Relat Res (1976–2007). 2001,392:101–115.

41. PRICE A, REES J, BEARD D, et al. A mobile-bearing total knee prosthesis compared with a fixed-bearing prosthesis: a multicentre single-blind randomised controlled trial. J Bone Joint Surg. 2003,85(1):62–67.

42. MURPHY M, JOURNEAUX S, RUSSELL T. High-flexion total knee arthroplasty: a systematic review. Int Orthop. 2009,33(4):887–893.

43. LEI T, QIAN H, HUA L, et al. Is high flexion total knee arthroplasty a rewarding procedure? An updated meta-analysis of prospective randomized controlled trials. Arch Orthop Trauma Surg. 2020:1–11.

44. MALIK A, SALAS A, ARI J B, et al. Range of motion and function are similar in patients undergoing TKA with posterior stabilised and high-flexion inserts. Int Orthop. 2010,34(7):965–972.

45. KIM Y-H, CHOI Y, KIM J-S. Range of motion of standard and high-flexion posterior cruciate-retaining total knee prostheses*: a prospective randomized study. JBJS. 2009,91(8):1874–1881.

46. AGLIETTI P, INSALL J N, WALKER P S, et al. A new patella prosthesis. Design and application. Clin Orthop Relat Res. 1975,107:175–187.

47. LONGO U G, CIUFFREDA M, MANNERING N, et al. Patellar resurfacing in total knee arthroplasty: systematic review and meta-analysis. J Arthroplast. 2018,33(2): 620–632.

48. WATERMAN B R, BELMONT P J JR, BADER J O, et al. The total joint arthroplasty cardiac risk index for predicting perioperative myocardial infarction and cardiac arrest after primary total knee and hip arthroplasty. J Arthroplast. 2016,31(6):1170–1174. https://doi. org/10.1016/j.arth.2015.12.013.

49. LEUNG Y Y, ALLEN J C, ANG L W, et al. Diabetes mellitus and the risk of total knee replacement among Chinese in Singapore, the Singapore Chinese Health Study. Sci Rep. 2017,7:40671. https://doi.org/10.1038/srep40671.

50. KITTLE H, ORMSETH A, PATETTA M J, et al. Chronic corticosteroid use as a risk factor for perioperative complications in patients undergoing total joint arthroplasty. JAAOS Global Res Rev. 2020,4(7):e20.00001. https://doi.org/10.5435/JAAOSGlobal-D-20-00001.

51. CHIO C C, SIU M K, TAI Y T, et al. Renal insufficiency plays a crucial association factor in severe knee osteoarthritis-induced pain in patients with total knee replacement: a retrospective study. Medicine (Baltimore). 2020,99(6):e19125. https://doi.org/10.1097/MD.0000000000019125.

52. PAN X, WANG J, LIN Z, et al. Depression and anxiety are risk factors for postoperative pain-related symptoms and complications in patients undergoing primary total knee arthroplasty in the United States. J Arthroplast. 2019,34(10):2337–2346.

53. JENNY J Y, BULAID Y, BOISRENOULT P, et al. Bleeding and thromboembolism risk of standard antithrombotic prophylaxis after hip or knee replacement

within an enhanced recovery program. Orthop Traumatol Surg Res. 2020,106(8):1533–1538. https://doi.org/10.1016/j.otsr.2020.02.026.

54. MONT M A, JACOBS J J. AAOS clinical practice guideline: preventing venous thromboembolic disease in patients undergoing elective hip and knee arthroplasty. JAAOS-J Am Acad Orthop Surg. 2011,19(12):777–778.

55. HANG G, CHEN J Y, YEW A K S, et al. Effects of continuing use of aspirin on blood loss in patients who underwent unilateral total knee arthroplasty. J Orthop Surg. 2020,28(1):2309499019894390.

56. GOODMAN S M, BASS A R. Perioperative medical management for patients with RA, SPA, and SLE undergoing total hip and total knee replacement: a narrative review. BMC Rheumatol. 2018,2:2. https://doi.org/10.1186/s41927-018-0008-9.

57. OLIVECRONA C, PONZER S, HAMBERG P, et al. Lower tourniquet cuff pressure reduces postoperative wound complications after total knee arthroplasty: a randomized controlled study of 164 patients. J Bone Joint Surg Am. 2012,94(24):2216–2221. https://doi.org/10.2106/JBJS.K. 01492.

58. ABDEL-SALAM A, EYRES K S. Effects of tourniquet during total knee arthroplasty. A prospective randomised study. J Bone Joint Surg Br. 1995,77(2):250–253.

59. TAI T W, CHANG C W, LAI K A, et al. Effects of tourniquet use on blood loss and soft-tissue damage in total knee arthroplasty: a randomized controlled trial. J Bone Joint Surg Am. 2012,94(24):2209–2215. https://doi.org/10.2106/JBJS.K.00813.

60. WAKANKAR H M, NICHOLL J E, KOKA R, et al. The tourniquet in total knee arthroplasty. A prospective, randomised study. J Bone Joint Surg Br. 1999,81(1):30–33. https://doi. org/10.1302/0301-620x. 81b1.8971.

61. CURTIN B, YAKKANTI M, MALKANI A. Postoperative pain and contracture following total knee arthroplasty comparing parapatellar and subvastus approaches. J Arthroplast. 2014,29(1):33–36. https://doi.org/10.1016/j.arth.2013.03.021.

62. TOMEK I M, KANTOR S R, CORI L A, et al. Early patient outcomes after primary total knee arthroplasty with quadriceps-sparing subvastus and medial parapatellar techniques: a randomized, double-blind clinical trial. J Bone Joint Surg Am. 2014,96(11):907–915. https://doi.org/10.2106/JBJS.L.01578.

63. WHITE R E JR, ALLMAN J K, TRAUGER J A, et al. Clinical comparison of the midvastus and medial parapatellar surgical approaches. Clin Orthop Relat Res. 1999; 367,117–122.

64. DALURY D F, JIRANEK W A. A comparison of the midvastus and paramedian approaches for total knee arthroplasty. J Arthropl. 1999,14(1):33–37. https://doi.org/10.1016/S0883-5403(99)90199-7.

65. WHITESIDE L A, OHL M D. Tibial tubercle osteotomy for exposure of the difficult total knee arthroplasty. Clin Orthop Relat Res. 1990,260:6–9.

66. BELLEMANS J, ROBIJNS F, DUERINCKX J, et al. The influence of tibial slope on maximal flexion after total knee arthroplasty. Knee Surg Sports Traumatol Arthrosc. 2005,13(3):193–196. https://doi.org/10.1007/s00167-004-0557-x.

67. ROMERO J, DURONIO J F, SOHRABI A, et al. Varus and valgus flexion laxity of total knee alignment methods in loaded cadaveric knees. Clin Orthop Relat Res. 2002, 394:243–253.

68. HOWELL S M, HOWELL S J, KUZNIK K T, et al. Does a kinematically aligned total knee arthroplasty restore function without failure regardless of alignment category? Clin Orthop Relat Res. 2013,471(3):1000–1007. https://doi.org/10.1007/s11999-012-2613-z.

69. BARDAKOS N, CIL A, THOMPSON B, et al. Mechanical axis cannot be restored in total knee arthroplasty with a fixed valgus resection angle: a radiographic study. J Arthroplast. 2007,22(6):85–89.

70. KHARWADKAR N, KENT R E, SHARARA K H, et al. 5 degrees to 6 degrees of distal femoral cut for uncomplicated primary total knee arthroplasty: is it safe? Knee. 2006,13(1):57–60. https://doi.org/10.1016/j. knee.2005.07.001.

71. DEAKIN A H, SARUNGI M. A comparison of variable angle versus fixed angle distal femoral resection in primary total knee arthroplasty. J Arthroplast. 2014,29(6):1133–1137. https://doi.org/10.1016/j. arth.2013.11.009.

72. REED S C, GOLLISH J. The accuracy of femoral intramedullary guides in total knee arthroplasty. J Arthroplast. 1997,12(6):677–682. https://doi. org/10.1016/s0883-5403(97)90141-8.
73. BAE D K, SONG S J, PARK C H, et al. A comparison of the medium-term results of total knee arthroplasty using computer-assisted and conventional techniques to treat patients with extraarticular femoral deformities. J Arthroplast. 2017,32(1):71–78. https://doi.org/10.1016/j.arth.2016.06.030.
74. MECCIA B, KOMISTEK R D, MAHFOUZ M, et al. Abnormal axial rotations in TKA contribute to reduced weightbearing flexion. Clin Orthop Relat Res. 2014, 472(1):248–253. https://doi.org/10.1007/s11999-013-3105-5.
75. BERGER R A, RUBASH H E, SEEL M J, et al. Determining the rotational alignment of the femoral component in total knee arthroplasty using the epicondylar axis. Clin Orthop Relat Res. 1993,286:40–47.
76. TANG W M, ZHU Y H, CHIU K Y. Axial alignment of the lower extremity in Chinese adults. J Bone Joint Surg Am. 2000,82(11):1603–1608. https://doi.org/10.2106/00004623-200011000-00014.
77. OZKURT B, SEN T, CANKAYA D,et al. The medial and lateral epicondyle as a reliable landmark for intra-operative joint line determination in revision knee arthroplasty. Bone Joint Res. 2016,5(7):280–286. https://doi.org/10.1302/2046-3758.57. BJR-2016-0002.R1.
78. TSUKEOKA T, TSUNEIZUMI Y, LEE T H. The effect of rotational fixation error of the tibial cutting guide and the distance between the guide and the bone on the tibial osteotomy in total knee arthroplasty. J Arthroplast. 2013,28(7):1094–1098. https://doi. org/10.1016/j.arth. 2012.12.008.
79. SINGH G, TAN J H, SNG B Y, et al. Restoring the anatomical tibial slope and limb axis may maximise post-operative flexion in posterior-stabilised total knee replacements. Bone Joint J. 2013,95-B(10):1354–1358. https://doi.org/10.1302/0301-620X. 95B10.31477.
80. MARTIN S, SAUREZ A, ISMAILY S, et al. Maximizing tibial coverage is detrimental to proper rotational alignment. Clin Orthop Relat Res. 2014,472(1):121–125. https://doi.org/10.1007/s11999-013-3047-y.
81. AKAGI R, MURAMATSU Y, MUKOYAMA S, et al. Arthroscopic reduction and internal fixation of posterior cruciate ligament avulsion fracture using an adjustable-length loop device. Arthrosc Tech. 2020,9(12):e2001–e2006. https://doi.org/10.1016/j.eats.2020.08.028.
82. NICOLL D, ROWLEY D I. Internal rotational error of the tibial component is a major cause of pain after total knee replacement. J Bone Joint Surg Br. 2010,92(9):1238–1244. https://doi. org/10.1302/0301-620X.92B9.23516.
83. BARRACK R L, SCHRADER T, BERTOT A J, et al. Component rotation and anterior knee pain after total knee arthroplasty. Clin Orthop Relat Res. 2001,392:46–55. https://doi. org/10.1097/00003086-200111000-00006.
84. KEBLISH P A. The lateral approach for total knee arthroplasty. J Knee Surg. 2003,16(1):62–68.
85. GREENFIELD M A, INSALL J N, CASE G C, et al. Instrumentation of the patellar osteotomy in total knee arthroplasty. The relationship of patellar thickness and lateral retinacular release. Am J Knee Surg. 1996,9(3): 129–131; discussion 31.
86. GERBER B E, MAENZA F. Shift and tilt of the bony patella in total knee replacement. Orthopade. 1998,27(9):629–636. https://doi.org/10.1007/PL00003538.
87. ABOLGHASEMIAN M, SAMIEZADEH S, STERNHEIM A, et al. Effect of patellar thickness on knee flexion in total knee arthroplasty: a biomechanical and experimental study. J Arthroplast. 2014,29(1):80–84. https://doi. org/10.1016/j.arth.2013.04.026.
88. YAO J, YANG B, WANG Y, et al. Patella tracking calculation from patellofemoral positions at finite angles of knee flexion. Med Eng Phys. 2018,62:1–6. https://doi.org/10.1016/j.medengphy.2018.07.018.
89. ANGLIN C, BRIMACOMBE J M, WILSON D R, et al. Biomechanical consequences of patellar component medialization in total knee arthroplasty. J Arthroplast. 2010,25(5):793–802. https://doi.org/10.1016/j.arth.2009. 04.023.
90. MINODA Y, SUGAMA R, OHTA Y, et al. Four-millimeter additional bone resection in the distal femur does not result in an equivalent increase in the extension joint gap

in total knee arthroplasty. J Arthroplast. 2021,36(3):958–962. https://doi.org/10.1016/j.arth.2020.09.002.

91. MITSUYASU H, MATSUDA S, FUKAGAWA S, et al. Enlarged postoperative posterior condyle tightens extension gap in total knee arthroplasty. J Bone Joint Surg. 2011,93(9):1210–1216.
92. ISMAILIDIS P, KUSTER M S, JOST B, et al. Clinical outcome of increased flexion gap after total knee arthroplasty. Can controlled gap imbalance improve knee flexion? Knee Surg Sports Traumatol Arthrosc. 2017,25(6):1705–1711. https://doi.org/10.1007/s00167-016-4009-1.
93. GEJO R, MORITA Y, MATSUSHITA I, et al. Joint gap changes with patellar tendon strain and patellar position during TKA. Clin Orthop Relat Res. 2008,466(4):946–951. https://doi.org/10.1007/s11999-008-0154-2.
94. MIHALKO W M, KRACKOW K A. Posterior cruciate ligament effects on the flexion space in total knee arthroplasty. Clin Orthop Relat Res. 1999,360:243–250.
95. KAYANI B, KONAN S, HORRIAT S, et al. Posterior cruciate ligament resection in total knee arthroplasty. Bone Joint J. 2019,101-B(10):1230–1237. https://doi.org/10.1302/0301-620x.101b10.Bjj-2018-1428. R2.
96. SCOTT R D, SCHAI P A. Tibial osteotomy coincident with long stem total knee arthroplasty: a surgical technique. Am J Knee Surg. 2000,13(3):127–131.
97. GRIFFIN F M, INSALL J N, SCUDERI G R. Accuracy of soft tissue balancing in total knee arthroplasty. J Arthroplast. 2000,15(8):970–973. https://doi. org/10.1054/arth.2000.6503.
98. MARKOLF K L, MENSCH J S, AMSTUTZ H C. Stiffness and laxity of the knee–the contributions of the supporting structures. A quantitative in vitro study. JBJS. 1976,58(5):583–594.
99. TOKUHARA Y, KADOYA Y, NAKAGAWA S, et al. The flexion gap in normal knees: an MRI study. J Bone Joint Surg. 2004,86(8):1133–1136.
100. KOBAYASHI T, SUZUKI M, SASHO T, et al. Lateral laxity in flexion increases the postoperative flexion angle in cruciate-retaining total knee arthroplasty. J Arthroplast. 2012,27(2):260–265.
101. OKAZAKI K, MIURA H, MATSUDA S, et al. Asymmetry of mediolateral laxity of the normal knee. J Orthop Sci. 2006,11(3):264–266. https://doi.org/10.1007/s00776-006-1009-x.
102. MATSUDA Y, ISHII Y, NOGUCHI H, et al. Varus-valgus balance and range of movement after total knee arthroplasty. J Bone Joint Surg Br. 2005,87(6):804–808. https://doi. org/10.1302/0301-620X. 87B6.15256.
103. KUSTER M, BITSCHNAU B, VOTRUBA T. Influence of collateral ligament laxity on patient satisfaction after total knee arthroplasty: a comparative bilateral study. Arch Orthop Trauma Surg. 2004,124(6):415–417.
104. YOSHIHARA Y, ARAI Y, NAKAGAWA S, et al. Assessing coronal laxity in extension and flexion at a minimum of 10 years after primary total knee arthroplasty. Knee Surg Sports Traumatol Arthrosc. 2016,24(8):2512–2516.
105. WHITESIDE L A. Correction of ligament and bone defects in total arthroplasty of the severely valgus knee. Clin Orthop Relat Res. 1993,288:234–245.
106. VERDONK P C, PERNIN J, PINAROLI A, et al. Soft tissue balancing in varus total knee arthroplasty: an algorithmic approach. Knee Surg Sports Traumatol Arthrosc 2009,17(6):660-666.
107. DIXON M C, PARSCH D, BROWN R R, et al. The correction of severe varus deformity in total knee arthroplasty by tibial component downsizing and resection of uncapped proximal medial bone. J Arthroplast. 2004,19(1):19–22. https://doi.org/10.1016/j.arth.2003.08.001.
108. ENGH G A. Medial epicondylar osteotomy: a technique used with primary and revision total knee arthroplasty to improve surgical exposure and correct varus deformity. Instr Course Lect. 1999,48:153–156.
109. WHITESIDE L A. Selective ligament release in total knee arthroplasty of the knee in valgus. Clin Orthop Relat Res. 1999,367:130–140.
110. CLARKE H D, FUCHS R, SCUDERI G R, et al. Clinical results in valgus total knee arthroplasty with the “pie crust” technique of lateral soft tissue releases. J Arthroplast. 2005,20(8):1010–1014.
111. KRACKOW K A, BROOKS R L. Optimization of knee ligament position for lateral extraarticular re-

construction. Am J Sports Med. 1983,11(5):293–302. https://doi.org/10.1177/036354658301100503.
112. BINDELGLASS D F, COHEN J L, DORR L D. Patellar tilt and subluxation in total knee arthroplasty. Relationship to pain, fixation, and design. Clin Orthop Relat Res. 1993,286:103–109.
113. BERT J M, MCSHANE M. Is it necessary to cement the tibial stem in cemented total knee arthroplasty? Clin Orthop Relat Res. 1998,356:73–78.
114. HUISKES R. Thermal injury of cancellous bone, following pressurized penetration of acrylic cement. Trans Orthop Res Soc. 1981,6:134.
115. VANLOMMEL J, LUYCKX J P, LABEY L, et al. Cementing the tibial component in total knee arthroplasty: which technique is the best? J Arthroplast. 2011,26(3):492–496. https://doi.org/10.1016/j.arth.2010.01.107.
116. VANLOMMEL J, LUYCKX J P, LABEY L, et al. Cementing the tibial component in total knee arthroplasty: which technique is the best? J Arthroplast. 2011,26(3):492–496. https://doi.org/10.1016/j.arth.2010.01.107.
117. VANINBROUKX M, LABEY L, INNOCENTI B, et al. Cementing the femoral component in total knee arthroplasty: Which technique is the best? The Knee. 2009,16(4):265–268. https://doi.org/10.1016/j. knee.2008.11.015.
118. BROOKS P J, WALKER P S, SCOTT R D. Tibial component fixation in deficient tibial bone stock. Clin Orthop Relat Res. 1984,184:302–308.
119. RITTER M A, KEATING E M, FARIS P M. Screw and cement fixation of large defects in total knee arthroplasty. A sequel. J Arthroplast. 1993,8(1):63–65. https://doi.org/10.1016/s0883-5403(06)80109-9.
120. DORR L D, RANAWAT C S, SCULCO T A, et al. Bone graft for tibial defects in total knee arthroplasty. Clin Orthop Relat Res. 1986,205:153–165.
121. YOON J R, SEO I W, SHIN Y S. Correction to: use of autogenous onlay bone graft for uncontained tibial bone defects in primary total knee arthroplasty. BMC Musculoskelet Disord. 2018,19(1):31. https://doi.org/10.1186/s12891-018-1939-4.
122. WANG J W, HSU C H, HUANG C C, et al. Reconstruction using femoral head allograft in revision total knee replacement: an experience in Asian patients. Bone Joint J. 2013,95-B(5):643–648. https://doi.org/10.1302/0301-620X.95B5.29915.
123. SAMUELSON K M. Bone grafting and noncemented revision arthroplasty of the knee. Clin Orthop Relat Res. 1988,226:93–101.
124. MURPHY M T, SKINNER T L, CRESSWELL A G, et al. The effect of knee flexion contracture following total knee arthroplasty on the energy cost of walking. J Arthroplast. 2014,29(1):85–89. https://doi.org/10.1016/j.arth.2013.04.039.
125. EASLEY M E, INSALL J N, SCUDERI G R, et al. Primary constrained condylar knee arthroplasty for the arthritic valgus knee. Clin Orthop Relat Res. 2000,380:58–64. https://doi.org/10.1097/00003086-200011000-00008.
126. GERBINO P G, ZURAKOWSKI D, SOTO R, et al. Long-term functional outcome after lateral patellar retinacular release in adolescents: an observational cohort study with minimum 5-year follow-up. J Pediatr Orthop. 2008,28(1):118–123. https://doi.org/10.1097/bpo.0b013e31815b4dcf.
127. WANG J-W, WANG C-J. Total knee arthroplasty for arthritis of the knee with extra-articular deformity. JBJS. 2002,84(10):1769–7174.
128. SCULCO P K, KAHLENBERG C A, FRAGOMEN A T, et al. Management of extra-articular deformity in the setting of total knee arthroplasty. JAAOS J Am Acad Orthop Surg. 2019,27(18):e819–e830.
129. RICHARDSON A B, BALA A, WELLMAN S S, et al. Perioperative dexamethasone administration does not increase the incidence of postoperative infection in total hip and knee arthroplasty: a retrospective analysis. J Arthroplast. 2016,31(8):1784–1787.
130. SCHNABEL A, REICHL S U, WEIBEL S, et al. Adductor canal blocks for postoperative pain treatment in adults undergoing knee surgery. Cochrane Database Syst Rev.2019,2019(10). https://doi.org/10.1002/14651858.CD012262.pub2.
131. SANKINEANI S R, REDDY A R C, EACHEMPATI

K K, et al. Comparison of adductor canal block and IPACK block (interspace between the popliteal artery and the capsule of the posterior knee) with adductor canal block alone after total knee arthroplasty: a prospective control trial on pain and knee function in immediate postoperative period. Eur J Orthop Surg Traumatol Orthop Traumatol. 2018,28(7):1391–1395. https://doi.org/10.1007/s00590-018-2218-7.

132. VENDITTOLI P A, MAKINEN P, DROLET P, et al. A multimodal analgesia protocol for total knee arthroplasty. A randomized, controlled study. J Bone Joint Surg Am. 2006,88(2):282–289. https://doi.org/10.2106/JBJS.E.00173.

133. BUSCH C A, SHORE B J, BHANDARI R, et al. Efficacy of periarticular multimodal drug injection in total knee arthroplasty. A randomized trial. J Bone Joint Surg Am. 2006,88(5):959–963. https://doi.org/10.2106/JBJS.E.00344.

134. CHANG C B, CHO W S. Pain management protocols, peri-operative pain and patient satisfaction after total knee replacement: a multicentre study. J Bone Joint Surg Br. 2012,94(11):1511–1516. https://doi. org/10.1302/0301-620X.94B11.29165.

135. PIOVELLA F, WANG C-J, LU H, et al. Deep-vein thrombosis rates after major orthopedic surgery in Asia. An epidemiological study based on postoperative screening with centrally adjudicated bilateral venography. J Thrombosis Haemostasis. 2005,3(12):2664–2670. https://doi. org/10.1111/j.1538-7836.2005.01621.x.

136. ALBUHAIRAN B, HIND D, HUTCHINSON A. Antibiotic prophylaxis for wound infections in total joint arthroplasty: a systematic review. J Bone Joint Surg Br. 2008, 90(7):915–919. https://doi. org/10.1302/0301-620X.90B7.20498.

137. SMITH E B, WYNNE R, JOSHI A, et al. Is it time to include vancomycin for routine perioperative antibiotic prophylaxis in total joint arthroplasty patients? J Arthroplast. 2012,27(8 Suppl):55–60. https://doi.org/10.1016/j.arth.2012.03.040.

138. PONCE B, RAINES B T, REED R D, et al. Surgical site infection after arthroplasty: comparative effectiveness of prophylactic antibiotics: do surgical care improvement project guidelines need to be updated? J Bone Joint Surg Am. 2014,96(12):970–977. https://doi.org/10.2106/JBJS.M.00663.

139. CLASSEN D C, EVANS R S, PESTOTNIK S L, et al. The timing of prophylactic administration of antibiotics and the risk of surgical-wound infection. N Engl J Med. 1992,326(5):281–286. https://doi.org/10.1056/NEJM199201303260501.

140. DAINES B K, DENNIS D A, AMANN S. Infection prevention in total knee arthroplasty. JAAOS J Am Acad Orthop Surg. 2015,23(6):356–364. https://doi.org/10.5435/jaaos-d-12-00170.

141. JOHNSON D P. The effect of continuous passive motion on wound-healing and joint mobility after knee arthroplasty. J Bone Joint Surg Am. 1990,72(3):421–426.

142. COLWELL C W JR, MORRIS B A. The influence of continuous passive motion on the results of total knee arthroplasty. Clin Orthop Relat Res. 1992,276:225–228.

143. YANG J M, CHA H G, KIM M K. Effects of manipulation of the thorax and intensity of the pressure biofeedback unit on the superficial cervical flexors muscle during craniocervical flexion exercise. J Phys Ther Sci. 2017,29(2):282–284. https://doi.org/10.1589/jpts.29.282.

144. HEALY W L, DELLA VALLE C J, IORIO R, et al. Complications of total knee arthroplasty: standardized list and definitions of the Knee Society. Clin Orthop Relat Res. 2013,471(1):215–220.

145. BROCKMAN B S, MAUPIN J J, THOMPSON S F, et al. Complication rates in total knee arthroplasty performed for osteoarthritis and post-traumatic arthritis: a comparison study. J Arthroplast. 2020,35(2):371–374. https://doi. org/10.1016/j.arth.2019. 09.022.

146. LAZARO L E, CROSS M B, LORICH D G. Vascular anatomy of the patella: implications for total knee arthroplasty surgical approaches. Knee. 2014,21(3):655–660. https://doi.org/10.1016/j.knee.2014.03.005.

147. HOU Y, GAO J, CHEN J, et al. The role of knee arthroscopy in managing common soft tissue complications after total knee arthroplasty: a retrospective case series study. J Orthop Surg Res. 2020,15(1):573. https://doi.org/10.1186/s13018-020-02112-8.

148. VINCE K, CHIVAS D, DROLL K P. Wound com-

plications after total knee arthroplasty. J Arthroplast. 2007,22(4 Suppl 1):39–44. https://doi.org/10.1016/j.arth.2007.03.014.
149. WEISS A P, KRACKOW K A. Persistent wound drainage after primary total knee arthroplasty. J Arthroplast. 1993,8(3):285–289. https://doi.org/10.1016/s0883-5403(06) 80091-4.
150. DENNIS D A. Wound complications in total knee arthroplasty. Orthopedics. 1997,20(9):837–840.
151. PARVIZI J, GEHRKE T, CHEN A F. Proceedings of the international consensus on periprosthetic joint infection. Bone Joint J. 2013,95-B(11):1450–1452. https://doi.org/10.1302/0301-620X. 95B11.33135.
152. SIMONS M J, AMIN N H, SCUDERI G R. Acute wound complications after total knee arthroplasty: prevention and management. J Am Acad Orthop Surg. 2017,25(8):547–555. https://doi.org/10.5435/JAAOS-D-15-00402.
153. BENGTSON S, CARLSSON A, RELANDER M, et al. Treatment of the exposed knee prosthesis. Acta Orthop Scand. 1987,58(6):662–665. https://doi.org/10.3109/17453678709146510.
154. MARKOVICH G D, DORR L D, KLEIN N E, et al. Muscle flaps in total knee arthroplasty. Clin Orthop Relat Res. 1995,321:122–130.
155. SANDERS R, O'NEILL T. The gastrocnemius myocutaneous flap used as a over for the exposed knee pros-thesis. J Bone Joint Surg Br. 1981,63-B(3):383–386. https://doi.org/10.1302/0301-620X. 63B3.7263750.
156. HANSSEN A D, RAND J A. Evaluation and treatment of infection at the site of a total hip or knee arthroplasty. Instr Course Lect. 1999,48:111–122.
157. SEGAWA H, TSUKAYAMA D T, KYLE R F, et al. Infection after total knee arthroplasty. A retrospective study of the treatment of eighty-one infections. J Bone Joint Surg Am. 1999,81(10):1434–1445. https://doi.org/10. 2106/00004623-199910000-00008.
158. PEERSMAN G, LASKIN R, DAVIS J, et al. Infection in total knee replacement: a retrospective review of 6489 total knee replacements. Clin Orthop Relat Res. 2001,392:15–23.
159. GRISTINA A G, KOLKIN J. Current concepts review. Total joint replacement and sepsis. J Bone Joint Surg Am. 1983,65(1):128–134.
160. TSUKAYAMA D T, GOLDBERG V M, KYLE R. Diagnosis and management of infection after total knee arthroplasty. J Bone Joint Surg Am. 2003,85-A(-Suppl 1):S75–S80. https://doi. org/10.2106/00004623-200300001-00014.
161. TELLER R E, CHRISTIE M J, MARTIN W, et al. Sequential indium-labeled leukocyte and bone scans to diagnose prosthetic joint infection. Clin Orthop Relat Res. 2000,373:241–247. https://doi. org/10.1097/00003086-200004000-00029.
162. DUFF G P, LACHIEWICZ P F, KELLEY S S. Aspiration of the knee joint before revision arthroplasty. Clin Orthop Relat Res. 1996,331:132–139. https://doi.org/10.1097/00003086-199610000-00018.
163. UNKILA-KALLIO L, KALLIO M J, ESKOLA J, et al. Serum C-reactive protein, erythrocyte sedimentation rate, and white blood cell count in acute hematogenous osteomyelitis of children. Pediatrics. 1994,93(1):59–62.
164. WHITE J, KELLY M, DUNSMUIR R. C-reactive protein level after total hip and total knee replacement. J Bone Joint Surg Br. 1998,80(5):909–911. https://doi.org/10.1302/0301-620x. 80b5.8708.
165. BILGEN O, ATICI T, DURAK K, et al. C-reactive protein values and erythrocyte sedimentation rates after total hip and total knee arthroplasty. J Int Med Res. 2001,29(1):7–12. https://doi.org/10.1177/147323000102900102.
166. LAIHO K, MAENPAA H, KAUTIAINEN H, et al. Rise in serum C reactive protein after hip and knee arthroplasties in patients with rheumatoid arthritis. Ann Rheum Dis. 2001,60(3):275–277. https://doi.org/10.1136/ard.60.3.275.
167. SQUIRE M W, DELLA VALLE C J, PARVIZI J. Preoperative diagnosis of periprosthetic joint infection: role of aspiration. AJR Am J Roentgenol. 2011,196(4):875–879. https://doi.org/10.2214/AJR.10.5160.
168. LEVITSKY K A, HOZACK W J, BALDERSTON R A, et al. Evaluation of the painful prosthetic joint. Relative value of bone scan, sedimentation rate, and joint aspiration. J Arthroplast. 1991,6(3):237–244. https://

doi. org/10.1016/s0883-5403(06)80170-1.

169. TRAMPUZ A, HANSSEN A D, OSMON D R, et al. Synovial fluid leukocyte count and differential for the diagnosis of prosthetic knee infection. Am J Med. 2004,117(8):556–562. https://doi.org/10.1016/j.amjmed.2004.06.022.
170. MASON J B, FEHRING T K, ODUM S M, et al. The value of white blood cell counts before revision total knee arthroplasty. J Arthroplast. 2003,18(8):1038–1043. https://doi.org/10.1016/s0883-5403(03)00448-0.
171. BEDAIR H, TING N, JACOVIDES C, et al. The Mark Coventry Award: diagnosis of early postoperative TKA infection using synovial fluid analysis. Clin Orthop Relat Res. 2011,469(1):34–40. https://doi.org/10.1007/s11999-010-1433-2.
172. PARVIZI J, GEHRKE T. International Consensus Group on Periprosthetic Joint I. Definition of periprosthetic joint infection. J Arthroplast. 2014,29(7):1331. https://doi.org/10.1016/j.arth.2014.03.009.
173. BENGSTON S, KNUTSON K, LIDGREN L. Treatment of infected knee arthroplasty. Clin Orthop Relat Res. 1989,245:173–178.
174. SARTORIS D J. The role of radiology in orthopaedic sepsis. Orthop Rev. 1987,16(4):271–286.
175. SCHER D M, PAK K, LONNER J H, et al. The predictive value of indium-111 leukocyte scans in the diagnosis of infected total hip, knee, or resection arthroplasties. J Arthroplast. 2000,15(3):295–300. https://doi.org/10.1016/s0883-5403(00) 90555-2.
176. PARVIZI J, ZMISTOWSKI B, BERBARI E F, et al. New definition for periprosthetic joint infection: from the workgroup of the musculoskeletal infection society. Clin Orthop Relat Res. 2011,469(11):2992–2994. https://doi. org/10.1007/s11999-011-2102-9.
177. OSMON D R, BERBARI E F, BERENDT A R, et al. Diagnosis and management of prosthetic joint infection: clinical practice guidelines by the Infectious Diseases Society of America. Clin Infect Dis. 2013,56(1):e1–e25. https://doi.org/10.1093/cid/cis803.
178. PARVIZI J, TAN T L, GOSWAMI K, et al. The 2018 definition of periprosthetic hip and knee infection: an evidence-based and validated criteria. J Arthroplast. 2018,33(5):1309–1314.e2.
179. MCNALLY M, SOUSA R, WOUTHUYZEN-BAKKER M, et al. The EBJIS definition of periprosthetic joint infection. Bone Joint J. 2021,103-B(1):18–25. https://doi.org/10.1302/0301-620X. 103B1. BJJ-2020-1381.R1.
180. PARVIZI J. New definition for periprosthetic joint infection. Am J Orthop (Belle Mead NJ). 2011,40(12): 614–615.
181. ZMISTOWSKI B, DELLA VALLE C, BAUER TW, et al. Diagnosis of periprosthetic joint infection. J Arthroplast. 2014,29(2 Suppl):77–83. https://doi.org/10.1016/j.arth.2013.09.040.
182. FULKERSON E, VALLE C J, WISE B, et al. Antibiotic susceptibility of bacteria infecting total joint arthroplasty sites. J Bone Joint Surg Am. 2006;88(6):1231–1237. https://doi.org/10.2106/JBJS.E.00004.
183. OBREBSKI M, KICINSKI M, BIALECKI J, et al. An analysis of complex, life-threatening infectious complications of hip and knee joint arthroplasty based on departmental data. Pol Orthop Traumatol. 2013,78: 251–257.
184. TURNER N A, SHARMA-KUINKEL B K, MASKARINEC S A, et al. Methicillin-resistant Staphylococcus aureus: an overview of basic and clinical research. Nat Rev Microbiol. 2019,17(4):203–218. https://doi.org/10.1038/s41579-018-0147-4.
185. BEJON P, BERENDT A, ATKINS B L, et al. Two-stage revision for prosthetic joint infection: predictors of outcome and the role of reimplantation microbiology. J Antimicrob Chemother. 2010,65(3):569–575. https://doi.org/10.1093/jac/dkp469.
186. TICE A D, HOAGLUND P A, SHOULTZ D A. Outcomes of osteomyelitis among patients treated with outpatient parenteral antimicrobial therapy. Am J Med. 2003,114(9):723–728. https://doi.org/10.1016/s0002-9343(03) 00231-6.
187. ZIMMERLI W, WIDMER A F, BLATTER M, et al. Role of rifampin for treatment of orthopedic implant-related staphylococcal infections: a randomized controlled trial. Foreign-Body Infection(FBI) Study Group. JAMA. 1998,279(19):1537–1541. https://doi.

org/10.1001/jama.279.19.1537.

188. DUGGAL A, BARSOUM W, SCHMITT S K. Patients with prosthetic joint infection on IV antibiotics are at high risk for readmission. Clin Orthop Relat Res.2009,467(7):1727–1731. https://doi.org/10.1007/s11999-009-0825-7.

189. MIRRA J M, AMSTUTZ H C, MATOS M, et al. The pathology of the joint tissues and its clinical relevance in prosthesis failure. Clin Orthop Relat Res. 1976,117:221–240.

190. CHIU F Y, CHEN C M. Surgical debridement and parenteral antibiotics in infected revision total knee arthroplasty. Clin Orthop Relat Res. 2007,461:130–135. https://doi.org/10.1097/BLO.0b013e318063e7f3.

191. GARDNER J, GIOE T J, TATMAN P. Can this prosthesis be saved?: implant salvage attempts in infected primary TKA. Clin Orthop Relat Res. 2011,469(4):970–976. https://doi.org/10.1007/s11999-010-1417-2.

192. SILVA M, THARANI R, SCHMALZRIED T P. Results of direct exchange or debridement of the infected total knee arthroplasty. Clin Orthop Relat Res. 2002,404:125–131. https://doi.org/10.1097/00003086-200211000-00022.

193. BRADBURY T, FEHRING T K, TAUNTON M, et al. The fate of acute methicillin-resistant Staphylococcus aureus periprosthetic knee infections treated by open debridement and retention of components. J Arthroplast. 2009,24(6 Suppl):101–104. https://doi.org/10.1016/j.arth.2009.04.028.

194. DEIRMENGIAN C, GREENBAUM J, STERN J, et al. Open debridement of acute gram-positive infections after total knee arthroplasty. Clin Orthop Relat Res. 2003,416:129–134. https://doi.org/10.1097/01.blo.0000092996.90435.35.

195. TEENY S M, DORR L, MURATA G, et al. Treatment of infected total knee arthroplasty. Irrigation and debridement versus two-stage reimplantation. J Arthroplast. 1990,5(1):35–39. https://doi.org/10.1016/s0883-5403(06)80007-0.

196. HARTMAN M B, FEHRING T K, JORDAN L, et al. Periprosthetic knee sepsis. The role of irrigation and debridement. Clin Orthop Relat Res. 1991,273:113–118.

197. MONT M A, WALDMAN B, BANERJEE C, et al. Multiple irrigation, debridement, and retention of components in infected total knee arthroplasty. J Arthroplast. 1997,12(4):426–433. https://doi.org/10.1016/s0883-5403(97)90199-6.

198. ESTES C S, BEAUCHAMP C P, CLARKE H D, et al. A two-stage retention debridement protocol for acute periprosthetic joint infections. Clin Orthop Relat Res. 2010,468(8):2029–2038. https://doi.org/10.1007/s11999-010-1293-9.

199. TSUMURA H, IKEDA S, ONO T, et al. Synovectomy, debridement, and continuous irrigation for infected total knee arthroplasty. Int Orthop. 2005, 29(2):113–116. https://doi.org/10.1007/s00264-004-0626-2.

200. BUECHEL F F, FEMINO F P, D'ALESSIO J. Primary exchange revision arthroplasty for infected total knee replacement: a long-term study. Am J Orthop (Belle Mead NJ) 2004,33(4):190–198; discussion 8.

201. MONT M A, WALDMAN B J, HUNGERFORD D S. Evaluation of preoperative cultures before second-stage reimplantation of a total knee prosthesis complicated by infection. A comparison-group study. J Bone Joint Surg Am. 2000,82(11):1552–1557.https://doi.org/10.2106/00004623-200011000-00006.

202. KURD M F, GHANEM E, STEINBRECHER J, et al. Twostage exchange knee arthroplasty: does resistance of the infecting organism influence the outcome? Clin Orthop Relat Res. 2010,468(8):2060–2066. https://doi.org/10.1007/s11999-010-1296-6.

203. MITTAL Y, FEHRING T K, HANSSEN A, et al. Two-stage reimplantation for periprosthetic knee infection involving resistant organisms. J Bone Joint Surg Am. 2007,89(6):1227–1231. https://doi.org/10.2106/JBJS.E.01192.

204. AZZAM K, PARVIZI J, JUNGKIND D, et al. Microbiological, clinical, and surgical features of fungal prosthetic joint infections: a multi-institutional experience. J Bone Joint Surg Am. 2009,91(Suppl 6):142–149. https://doi.org/10.2106/JBJS.I.00574.

205. VINCE K G, ABDEEN A, SUGIMORI T. The unstable total knee arthroplasty: causes and cures. J Arthroplast. 2006,21(4 Suppl 1):44–49. https://doi.org/10.

1016/j.arth.2006.02.101.

206. D'LIMA D D, PATIL S, STEKLOV N, et al. An ABJS Best Paper: Dynamic intraoperative ligament balancing for total knee arthroplasty. Clin Orthop Relat Res. 2007,463:208–212.
207. DENNIS D A, BERRY D J, ENGH G, et al. Revision total knee arthroplasty. J Am Acad Orthop Surg. 2008,16(8):442–454. https://doi.org/10.5435/00124635-200808000-00003.
208. BLUNN G W, WALKER P S, JOSHI A, et al. The dominance of cyclic sliding in producing wear in total knee replacements. Clin Orthop Relat Res. 1991,273: 253–260.
209. SCHROER W C, BEREND K R, LOMBARDI A V, et al. Why are total knees failing today? Etiology of total knee revision in 2010 and 2011. J Arthroplast. 2013,28(8 Suppl):116–119. https://doi.org/10.1016/j.arth.2013.04.056.
210. SHARKEY P F, HOZACK W J, ROTHMAN R H, et al. Insall Award paper. Why are total knee arthroplasties failing today? Clin Orthop Relat Res. 2002(404):7–13. https://doi.org/10.1097/00003086-200211000-00003.
211. FEHRING T K, VALADIE A L. Knee instability after total knee arthroplasty. Clin Orthop Relat Res. 1994, 299:157–162.
212. LASKIN R S, O'FLYNN H M. The Insall Award. Total knee replacement with posterior cruciate ligament retention in rheumatoid arthritis Problems and complications. Clin Orthop Relat Res. 1997,345:24–28.
213. PAGNANO M W, HANSSEN A D, LEWALLEN D G, et al. Flexion instability after primary posterior cruciate retaining total knee arthroplasty. Clin Orthop Relat Res. 1998,356:39–46. https://doi.org/10.1097/00003086-199811000-00008.
214. SAEKI K, MIHALKO W M, PATEL V, et al. Stability after medial collateral ligament release in total knee arthroplasty. Clin Orthop Relat Res. 2001,392:184–189. https://doi.org/10.1097/00003086-200111000-00022.
215. WASLEWSKI G L, MARSON B M, BENJAMIN J B. Early, incapacitating instability of posterior cruciate ligament-retaining total knee arthroplasty. J Arthroplast. 1998,13(7):763–767. https://doi.org/10.1016/s0883-5403(98)90027-4.
216. EISENHUTH S A, SALEH K J, CUI Q, et al. Patellofemoral instability after total knee arthroplasty. Clin Orthop Relat Res. 2006,446:149–160. https://doi.org/10.1097/01.blo.0000214415.83593.db.
217. KELLY M A. Patellofemoral complications following total knee arthroplasty. Instr Course Lect. 2001,50:403–407.
218. MALO M, VINCE K G. The unstable patella after total knee arthroplasty: etiology, prevention, and management. J Am Acad Orthop Surg. 2003,11(5):364–371. https://doi.org/10.5435/00124635-200309000-00009.
219. VICTOR J, LABEY L, WONG P, et al. The influence of muscle load on tibiofemoral knee kinematics. J Orthop Res. 2010,28(4):419–428. https://doi.org/10.1002/jor.21019.
220. MORGAN H, BATTISTA V, LEOPOLD S S. Constraint in primary total knee arthroplasty. JAAOS J Am Acad Orthop Surg. 2005,13(8):515–524.
221. NAUDIE D D, RORABECK C H. Managing instability in total knee arthroplasty with constrained and linked implants. Instr Course Lect. 2004,53:207–215.
222. SCULCO T P. The role of constraint in total knee arthoplasty. J Arthroplast. 2006,21(4):54–56.
223. MCPHERSON E J, PORTUGAL D. Revision total knee arthroplasty for excessive ligamentotaxis. J Arthroplast. 2007,22(8):1214–1216.
224. WHITESIDE L A, SAEKI K, MIHALKO W M. Functional medical ligament balancing in total knee arthroplasty. Clin Orthop Relat Res. 2000,380:45–57. https://doi.org/10.1097/00003086-200011000-00007.
225. CHRISTENSEN C P, CRAWFORD J J, OLIN M D, et al. Revision of the stiff total knee arthroplasty. J Arthroplast. 2002,17(4):409–415. https://doi.org/10.1054/arth.2002.32105.
226. KIM J, NELSON C L, LOTKE P A. Stiffness after total knee arthroplasty. Prevalence of the complication and outcomes of revision. J Bone Joint Surg Am. 2004, 86(7):1479–1484.
227. NICHOLLS D W, DORR L D. Revision surgery for stiff total knee arthroplasty. J Arthroplast. 1990, 5(Suppl):S73–S77. https://doi.org/10.1016/s0883-5403(08)

80029-0.

228. SCRANTON P E JR. Management of knee pain and stiffness after total knee arthroplasty. J Arthroplast. 2001,16(4):428–435. https://doi.org/10.1054/arth.2001.22250.
229. YERCAN H S, SUGUN T S, BUSSIERE C, et al. Stiffness after total knee arthroplasty: prevalence, management and outcomes. Knee. 2006,13(2):111–117. https://doi.org/10.1016/j. knee.2005.10.001.
230. HARVEY L A, BROSSEAU L, HERBERT R D. Continuous passive motion following total knee arthroplasty in people with arthritis. Cochrane Database Syst Rev. 2010,3:CD004260. https://doi.org/10.1002/14651858.CD004260.pub2.
231. MALVIYA A, LINGARD E A, WEIR D J, et al. Predicting range of movement after knee replacement: the importance of posterior condylar offset and tibial slope. Knee Surg Sports Traumatol Arthrosc. 2009,17(5):491–498. https://doi. org/10.1007/s00167-008-0712-x.
232. NELSON C L, KIM J, LOTKE P A. Stiffness after total knee arthroplasty. J Bone Joint Surg Am. 2005,87 Suppl 1(Pt 2):264–270. https://doi.org/10.2106/JBJS.E-00345.
233. LASKIN R S, RIEGER M A. The surgical technique for performing a total knee replacement arthroplasty. Orthop Clin North Am. 1989,20(1):31–48.
234. LO C S, WANG S J, WU S S. Knee stiffness on extension caused by an oversized femoral component after total knee arthroplasty: a report of two cases and a review of the literature. J Arthroplast. 2003,18(6):804–808. https://doi.org/10.1016/s0883-5403(03)00331-0.
235. GONZALEZ M H, MEKHAIL A O. The failed total knee arthroplasty: evaluation and etiology. J Am Acad Orthop Surg. 2004,12(6):436–446. https://doi.org/10.5435/00124635-200411000-00008.
236. PARIENTE G M, LOMBARDI A V JR, BEREND K R, et al. Manipulation with prolonged epidural analgesia for treatment of TKA complicated by arthrofibrosis. Surg Technol Int. 2006,15:221–224.
237. DALUGA D, LOMBARDI A V JR, MALLORY T H, et al. Knee manipulation following total knee arthroplasty: analysis of prognostic variables. J Arthroplast. 1991,6(2):119–128.
238. DIDUCH D R, SCUDERI G R, SCOTT W N, et al. The efficacy of arthroscopy following total knee replacement. Arthroscopy. 1997,13(2):166–711. https://doi.org/10.1016/s0749-8063(97)90150-x.
239. MONT M A, SERNA F K, KRACKOW K A, et al. Exploration of radiographically normal total knee replacements for unexplained pain. Clin Orthop Relat Res.1996,331:216–220. https://doi.org/10.1097/00003086-199610000-00030.
240. BELLEMANS J, VANDENNEUCKER H, VICTOR J, et al. Flexion contracture in total knee arthroplasty. Clin Orthop Relat Res. 2006,452:78–82. https://doi.org/10.1097/01.blo.0000238791.36725.c5.
241. LESH M L, SCHNEIDER D J, DEOL G, et al. The consequences of anterior femoral notching in total knee arthroplasty. A biomechanical study. J Bone Joint Surg Am. 2000,82(8):1096–1101. https://doi.org/10.2106/00004623-200008000-00005.
242. ZALZAL P, BACKSTEIN D, GROSS A E, et al. Notching of the anterior femoral cortex during total knee arthroplasty characteristics that increase local stresses. J Arthroplast. 2006,21(5):737–743. https://doi.org/10.1016/j.arth.2005. 08.020.
243. RORABECK C H, TAYLOR J W. Periprosthetic fractures of the femur complicating total knee arthroplasty. Orthop Clin North Am. 1999,30(2):265–277. https://doi.org/10.1016/s0030-5898(05)70081-x.
244. SU E T, KUBIAK E N, DEWAL H, et al. A proposed classification of supracondylar femur fractures above total knee arthroplasties. J Arthroplast. 2006,21(3):405–408. https://doi. org/10.1016/j.arth.2005. 05.022.
245. FELIX N A, STUART M J, HANSSEN A D. Periprosthetic fractures of the tibia associated with total knee arthroplasty. Clin Orthop Relat Res. 1997,345:113–124.
246. GOLDBERG V M, FIGGIE H E 3RD, INGLIS A E, et al. Patellar fracture type and prognosis in condylar total knee arthroplasty. Clin Orthop Relat Res. 1988, 236:115–22.
247. HEALY W L, SILISKI J M, INCAVO S J. Operative treatment of distal femoral fractures proximal to total knee replacements. J Bone Joint Surg Am. 1993, 75(1):27–34.

https://doi.org/10.2106/00004623-199301000-00005.
248. BONNIN M, LUSTIG S, HUTEN D. Extensor tendon ruptures after total knee arthroplasty. Orthop Traumatol Surg Res. 2016,102(1 Suppl):S21–S31. https://doi.org/10.1016/j.otsr.2015.06.025.
249. DOBBS R E, HANSSEN A D, LEWALLEN D G, et al. Quadriceps tendon rupture after total knee arthroplasty. Prevalence, complications, and outcomes. J Bone Joint Surg Am. 2005,87(1):37–45. https://doi.org/10.2106/JBJS.D.01910.
250. JUJO Y, YASUI T, NAGASE Y, et al. Patellar fracture after total knee arthroplasty for rheumatoid arthritis. J Arthroplast. 2013,28(1):40–43. https://doi.org/10.1016/j.arth.2012.04.022.
251. Yun A G, Rubash H E, Scott R D, et al. Quadriceps rupture associated with a proximal quadriceps release in total knee arthroplasty. A report of three cases. J Bone Joint Surg Am. 2003,85(9):1809–1811. https://doi.org/10.2106/00004623-200309000-00024.
252. SCHODERBEK R J JR, BROWN T E, MULHALL K J, et al. Extensor mechanism disruption after total knee arthroplasty. Clin Orthop Relat Res. 2006,446:176–185. https://doi.org/10.1097/01.blo.0000218726.06473.26.
253. BATES M D, SPRINGER B D. Extensor mechanism disruption after total knee arthroplasty. J Am Acad Orthop Surg. 2015,23(2):95–106. https://doi.org/10.5435/JAAOS-D-13-00205.
254. MORREY M C, BARLOW J D, ABDEL M P, et al. Synthetic mesh augmentation of acute and subacute quadriceps tendon repair. Orthopedics. 2016,39(1):e9–13. https://doi. org/10.3928/01477447-20151218-02.
255. BURNETT R S, BERGER R A, DELLA VALLE C J, et al. Extensor mechanism allograft reconstruction after total knee arthroplasty. J Bone Joint Surg Am. 2005,87 Suppl 1(Pt 2):175–194. https://doi.org/10.2106/JBJS.E.00442.
256. SCHODERBEK JR R J, BROWN T E, MULHALL K J, et al. Extensor mechanism disruption after total knee arthroplasty. Clin Orthop Relat Res. 2006,446:176–185.
257. ANDRIKOULA S, TOKIS A, VASILIADIS H S, et al. The extensor mechanism of the knee joint: an anatomical study. Knee Surg Sports Traumatol Arthrosc. 2006,14(3):214–220. https://doi.org/10.1007/s00167-005-0680-3.
258. MAFFULLI N, SPIEZIA F, LA VERDE L, et al. The management of extensor mechanism disruption after total knee arthroplasty: a systematic review. Sports Med Arthrosc Rev. 2017,25(1):41–50. https://doi.org/10.1097/JSA.0000000000000139.
259. BOYD A D JR, EWALD F C, THOMAS W H, et al. Long-term complications after total knee arthroplasty with or without resurfacing of the patella. J Bone Joint Surg Am. 1993,75(5):674–681. https://doi.org/10.2106/00004623-199305000-00006.
260. CADAMBI A, ENGH G A. Use of a semitendinosus tendon autogenous graft for rupture of the patellar ligament after total knee arthroplasty. A report of seven cases. J Bone Joint Surg Am. 1992,74(7):974–979.
261. JAUREGUITO J W, DUBOIS C M, SMITH S R, et al. Medial gastrocnemius transposition flap for the treatment of disruption of the extensor mechanism after total knee arthroplasty. J Bone Joint Surg Am. 1997,79(6):866–873. https://doi. org/10.2106/00004623-199706000-00010.
262. ZANOTTI R M, FREIBERG A A, MATTHEWS L S. Use of patellar allograft to reconstruct a patellar tendon-deficient knee after total joint arthroplasty. J Arthroplast. 1995,10(3):271–274. https://doi.org/10.1016/s0883-5403(05)80173-1.
263. SHARKEY P F, LICHSTEIN P M, SHEN C, et al. Why are total knee arthroplasties failing today—has anything changed after 10 years? J Arthroplast. 2014, 29(9):1774–1778.
264. FRASER J F, WERNER S, JACOFSKY D J. Wear and loosening in total knee arthroplasty: a quick review. J Knee Surg. 2015,28(02):139–144.
265. CHAKRAVARTY R, ELMALLAH R D, CHERIAN J J, et al. Polyethylene wear in knee arthroplasty. J Knee Surg. 2015,28(05):370–375.
266. GALLO J, GOODMAN S B, KONTTINEN Y T, et al. Osteolysis around total knee arthroplasty: a review of pathogenetic mechanisms. Acta Biomater. 2013,9(9):8046–8058.
267. PANG H-N, ABD RAZAK H R B, PETIS S, et al. The role of isolated polyethylene exchange in total knee arthroplasty. EFORT Open Rev. 2017,2(3):66–71.

15　如何制订膝骨关节炎治疗策略

作者：Seung-Suk Seo, Sang-Myung Roh
译者：王　浩，张嘉望　　审校：邢华医

摘　要

骨关节炎（OA）不仅给患者带来疼痛、功能障碍和生活质量受损等问题，还会造成整体健康状况下降、工作能力下降及经济负担增加等社会问题。医疗机构为改善患者疼痛，提高功能，以及纠正其他可改变的危险因素而尝试了各种干预膝骨关节炎的方法。膝骨关节炎的临床表现因人而异，并且存在多种影响因素。了解具体的骨关节炎机制和相关影响因素是为广大骨关节炎患者制订治疗策略的基础。个性化的治疗计划可以提高患者的依从性，并对治疗效果产生积极的影响，让患者对治疗效果有现实和积极的期望。此外，建立有效的骨关节炎治疗策略是很重要的，因为它们可以减轻骨关节炎的个人和社会负担。此外，治疗策略的制订必须基于现有的证据。在这方面，相关的循证指南提供了指导膝骨关节炎临床管理的建议。临床实践指南的实施可以通过减少治疗途径的广泛差异来减少治疗成本的显著差异，同时能够提高治疗效果。应尽一切努力解决实施临床实践指南的障碍。此外，协作的、基于多学科团队的方法可以提供具有临床有效性和成本效益的治疗。

关键词

膝骨关节炎；表型；个性化治疗；循证指南；临床实践指南；实施障碍；多学科方法；治疗策略

15.1　介绍

骨关节炎是世界范围内导致残疾的主要原因[1, 2]。骨关节炎不仅给患者个人带来疼痛、功能障碍和生活质量受损等多种问题，而且造成整体健康状况下降、工作能力下降和经济负担增加等社会问题[3~5]。随着人口老龄化、预期寿命的延长及全球人口肥胖率的增加，人们普遍认为骨关节炎的负担将继续增加[6]。因此，建立有效的骨关节炎治疗策略是很重要的，因为它们可以减少骨关节炎的个人和社会负担[7]。

骨关节炎的特点是发病机制复杂，可表现在不同的解剖位置。其中，膝骨关节炎是引起疼痛

S.-S. Seo (✉) · S.-M. Roh
Department of Orthopedics, Haeundae Bumin Hospital, Busan, South Korea
e-mail: seoss@bumin.co.kr

S.-S. Seo (ed.), *A Strategic Approach to Knee Arthritis Treatment*,
https://doi.org/10.1007/978-981-16-4217-3_15

的最常见部位，也是患者就医的常见原因[8]。缓解疼痛是骨关节炎治疗的主要目标，多种因素与疼痛的发展及持续存在有关[8~11]，可产生对关节周围结构的疼痛刺激、刺激传递调节的改变，并与社会心理和环境因素共同作用[12, 13]。此外，这些因素和机制往往在不同的患者中以不同程度并存。因此，膝骨关节炎患者会出现不同程度的关节疼痛和功能障碍。每个临床病例的治疗目标和个体化治疗是个性化治疗理念的基础。识别骨关节炎的不同疾病表型和相关因素是为这些广泛的骨关节炎患者提供个性化治疗策略的基础[14]。

骨关节炎管理的主要目标包括缓解疼痛，改善功能，提高生活质量，并最终改善疾病进程。鉴于目前缺乏有效的改善膝骨关节炎病程进展的治疗方法，医疗机构尝试更复杂的方法以改善疼痛和功能，纠正可改变的危险因素。然而，治疗的总体效果并不令人满意[15]。因为膝骨关节炎的特点是患者人群和疾病进展存在异质性，非靶向治疗的临床应用中反应率低，不良反应率和经济负担增加[16]。

要制订一个切实可行的计划，医护人员必须根据个体患者的疾病特征来制订个性化的治疗手段，并且必须以现有的循证医学为基础[17]。此外，这些治疗手段要与患者达成共识，考虑到他们的偏好、信仰和生物－心理－社会背景。个性化的治疗策略可以通过让患者对治疗效果抱有现实和积极的预期，来提高依从性并积极影响治疗效果。目前已经提出了许多膝骨关节炎的治疗方式。到目前为止，这些治疗方式是基于对患者的个性化评估，考虑患者的需求和喜好或临床医生对证据的主观解释。为证实这些治疗手段的疗效，应仔细分析临床证据以对这些治疗方式进行优先排序，并指导临床医生采取渐进式的合理治疗步骤[18]。为此，已经提出了几项为指导膝骨关节炎的临床管理提供建议的循证指南[18~20]。膝骨关节炎是一种多因素的疾病，临床表现多样，疾病的不同阶段会进展到一个共同的结局。考虑到膝骨关节炎的这些特点，传统的基于专科的治疗并不能给患者带来治疗效果。因此，一个协作的、基于多学科团队的方法可以提供具有临床有效性和成本效益的治疗[16]。

在本章中，我们将介绍多学科团队方法治疗膝骨关节炎的理念和效果，阐述符合循证医学的膝骨关节炎的个性化治疗方法，并描述使用国际推荐指南的策略治疗路径。最后，我们将寻找膝骨关节炎的临床表型和相应的建议治疗方式，并描述膝骨关节炎疼痛、结构变化轨迹的结果及其影响因素。这些知识将有助于建立膝骨关节炎治疗策略，并提供个性化的医疗服务。

15.2 改变模式，从独立的、基于专业的服务向多学科团队方法转变

医疗机构持续面临的困难是，能否在有限的条件下提供协调良好的处理计划和适当的治疗，以明确且管理良好的方式来解决膝骨关节炎患者的多种问题。由独立的基于专科的服务组成的处理模式很难解决多种问题，而且在考虑和反映患者偏好方面有局限性[16]。每个专业人员的方法不一致，可能会遗漏或延迟转诊给适当的专家，使患者接触到多种相互矛盾的信息，并且可能由于信息不连续性遗漏必要的治疗或接受重复的治疗，患者在整体治疗过程中会有断层感。因此，这些碎片化的治疗可能会增加成本负担，影响疗效[21]。相反，多学科团队方法可以根据患者的需要和偏好提供全面的处理[22]。在这种方法中，

专家和患者有密切的合作关系，并在共同决策的基础上提供协调处理和对具体治疗的持续反馈。来自多个学科的医护人员的组合可以有效地提供协调一致的信息，满足患者的广泛需求，提高患者的参与度和依从性[23]。作为处理团队的一员，患者在选择治疗方案时发挥了积极作用，这些共同决策通过提高决策质量、患者参与度、信心、患者知识和更有效地利用他们在门诊就诊期间的时间，提高患者和医护人员对治疗的满意度[24]（图 15.1）。

因此，将多学科专业人员、患者、设施和支持系统有机结合的专业化单位可以实现更有效的症状控制、更个性化的治疗计划和更好的功能转归[25，26]。患者可以避免因接触各种意见和信息而造成混乱、因重复治疗所致的过量用药等安全问题、遗漏必要处理的情况，也可以减少整体服务成本。即使由于基础设施的问题，治疗工作不可避免地在不同的地点进行，也可以保持服务的连续性，这种统一的治疗计划会让患者有良好的支持感。

15.3　膝骨关节炎治疗的临床实践指南

尽管膝骨关节炎的治疗方法多种多样，但必须基于对现有证据的系统评估。在这方面，一些非营利组织发布了循证指南，提供了指导膝骨关节炎临床管理的建议[17~20]。在本章中，作者针对骨关节炎的管理计划，重点关注 ESCEO 在 2019 年发布的指南[20]。对于同类型治疗方案的建议或证据解释有冲突的，作者也介绍了 ACR 和 OARSI 在过去 3 年中发布的指南所提出的建议[17，19，20]（表 15.1）。

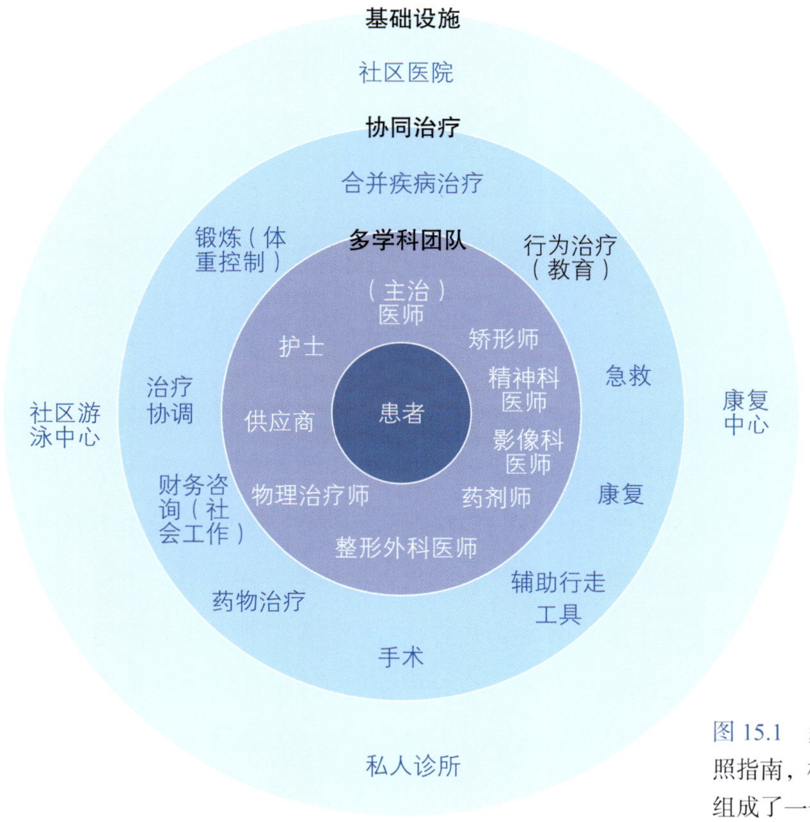

图 15.1　多学科团队方法的推荐模型。按照指南，根据作者所在机构的现有资源，组成了一个多学科小组，并绘制了图表

表 15.1　最近 3 年发表的膝骨关节炎临床实践指南中非手术治疗建议水平的差异

	推荐强度 *		
指南发布者	ACR	ESCEO	OARSI
核心组合	强推荐	强推荐	强推荐
对乙酰氨基酚	有条件地推荐（短期） 有条件地推荐（长期）	弱推荐（短期） 弱推荐（长期）	有条件地反对（短期） 有条件地反对（长期）
身心锻炼	强推荐（太极拳） 有条件地推荐（瑜伽）	强推荐（太极拳）	强推荐（太极拳、瑜伽）
水上运动	强推荐	强推荐	有条件地推荐
SYSADOS	强反对（葡萄糖胺、硫酸软骨素）	强推荐（医药级结晶硫酸氨基葡萄糖和硫酸软骨素） 弱推荐（鳄梨大豆不皂化物、双醋瑞因、联合氨基葡萄糖和硫酸软骨素）	强反对（所有 SYSADOA）
外用 NSAID	强推荐	强推荐	强推荐 有条件地推荐（广泛的疼痛）
口服 NSAID	强推荐	强推荐	有条件地推荐
关节内注射透明质酸	有条件地反对	弱推荐	有条件地推荐[长期缓解疼痛（4~6 周）]
关节内注射皮质类固醇	强推荐	弱推荐	有条件地推荐[缓解急性疼痛（1~2 周）] 有条件地推荐[缓解短期疼痛（4~6 周）]
阿片类药物	有条件地推荐（曲马多阿片类药物）	弱推荐（短期弱阿片类药物）	
	有条件地反对（非曲马多阿片类药物）	弱推荐（经典的口服或透皮阿片类药物）	强反对（口服或透皮阿片类药物）
度洛西汀	有条件地推荐（之前的指南中无推荐）	弱推荐	有条件地推荐（适用于之前的指南）

* 每个组织的推荐强度标准是不同的。ACR，美国风湿病学会 / 关节炎基金会；ESCEO，欧洲骨质疏松和骨关节炎临床经济学会；OARSI，国际骨关节炎研究协会；SYSADOA，缓解骨关节炎症状的慢作用药物；NSAID，非甾体抗炎药。

这些指南在内容上有一些差异，这取决于专家组的选择、证据质量评估、文献综述、投票程序等。然而，大多数指南在其核心治疗建议上是一致的，重点是膝骨关节炎的运动、体重管理和患者教育[27]。然后，这些指南按序贯或分阶段的方法，或按疾病和（或）合并疾病组别后结合核心治疗方法，概述了膝骨关节炎的治疗建议[17, 19, 20]。膝骨关节炎的管理包括非药物干预措施，包括一套核心的初始措施（干预措施）和药物干预[20]。手术治疗通常适用于对非药物治疗和药物治疗无效的骨关节炎患者（图 15.2）。

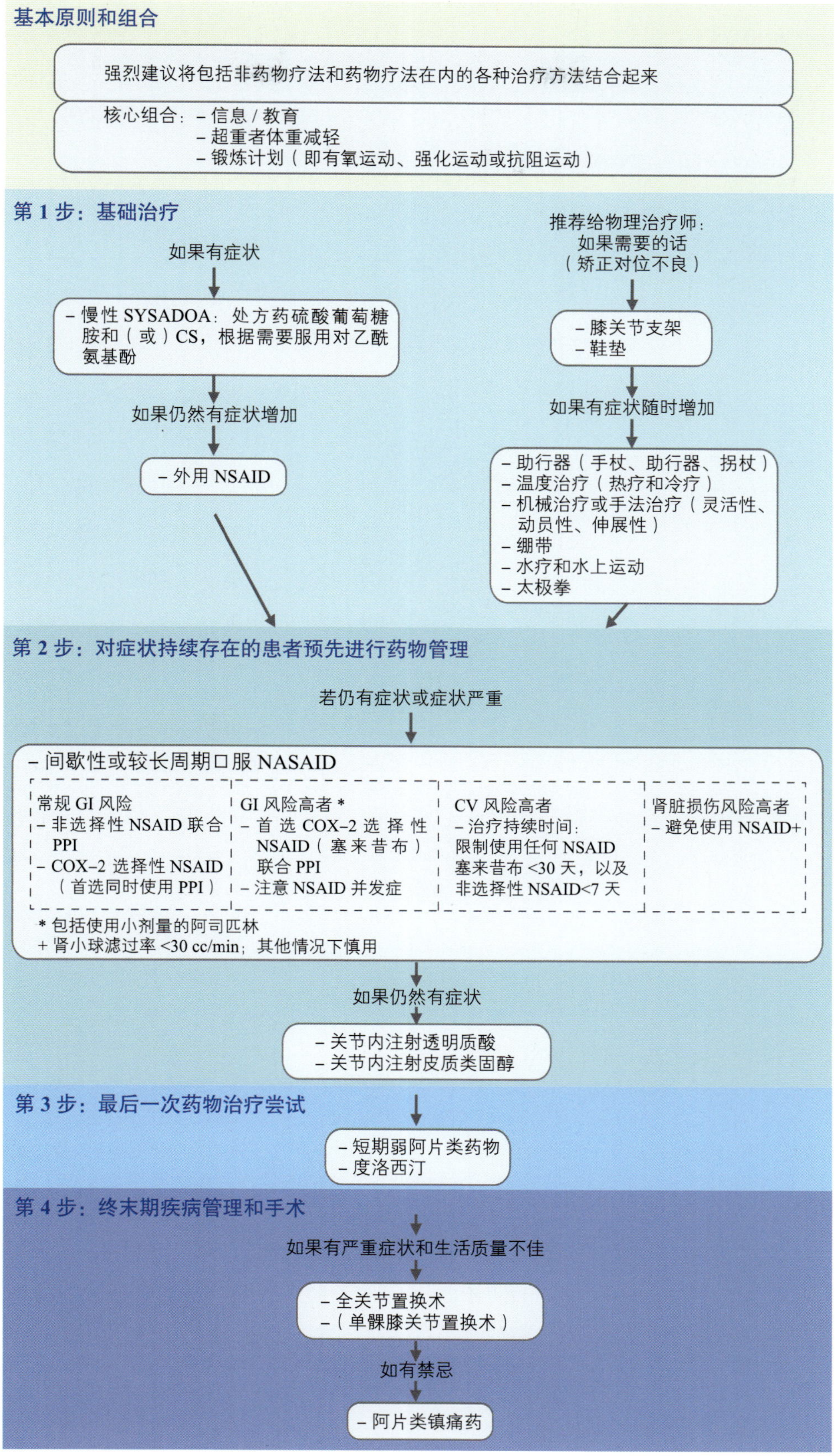

图 15.2 最新的 ESCEO 膝骨关节炎分步治疗策略[20]。COX-2，环氧合酶；CS，硫酸软骨素；CV，心血管；GI，胃肠道；NSAID，非甾体抗炎药；PPI，质子泵抑制剂；SYSADOA，缓解骨关节炎症状的慢作用药物

15.3.1 非药物干预

非药物干预指与药物干预、手术相比更安全的治疗方式[28]。其核心组合包括告知或教育、超重时的减重治疗、锻炼计划和非药物基础治疗，如膝关节支架、鞋垫、助行器、热疗剂、机械治疗或手法治疗、绷带、水疗和水上运动及太极拳[20]。

15.3.1.1 核心组合

最初的核心组合是基于教育、告知、锻炼及超重或肥胖者的减重[18, 29]。该核心组合治疗方法可以安全地用于大多数患者，并可以与其他治疗方式结合使用。

教育 / 告知

患者教育是优化骨关节炎管理的重要工具。骨关节炎是一种慢性疾病，教育在促进充分的自我管理和遵守整体治疗计划方面发挥着重要作用[18, 20, 30]。这些方式的疗效通常不大，但除了疼痛和功能改善外，还有其他获益，最重要的是风险很小[19, 31]。应全面评估所有骨关节炎患者对疾病和治疗方案的了解程度、既往治疗经验及对当前治疗的期望。此外，骨关节炎患者应充分了解骨关节炎的病因、危险因素（尤其是可改变的和患者特有的因素）和预期预后[32]。还应讨论有关治疗方案及其益处、不良反应概况、患者特定损伤和偏好、干预成本和当地可用性的明确信息。对治疗效果产生切合实际和积极的期望可能会提高依从性，尤其是对需要改变生活方式的疗法，并且已被证明会对治疗结果产生积极影响[33, 34]。自我管理教育是对传统患者教育的补充[35]。它可以作为认知行为疗法课程的一部分进行。它旨在教授患者解决问题的技能，并涉及自我效能的概念。这反过来又让患者对自己执行实现预期目标所需的特定行为的能力充满信心。

ACR 强烈建议将自我效能和自我管理计划作为教育干预的一部分[19]。这是一个非常全面的方案，涵盖了技能培养（目标设定、问题解决、积极思考）、关于疾病和药物作用和不良反应的教育、关节保护措施、健身和运动目标与方法等环节。OARSI 也包括核心治疗的教育，但据称没有足够的证据来选择详细的主题[17]。然而，ESCEO 和 OARSI 描述了教育治疗的方向，即应提供有关骨关节炎的必要信息、学习自我保健技能、并诱导行为向积极的方向转变，包括生活方式的改变[17, 18, 20]。EULAR 指南详细描述了信息和教育治疗的操作原则[30]。因为临床医生面对面解释干预目的和患者在缓解疼痛方面应该期待什么的时间有限，可能会导致很大一部分患者不依从治疗，尤其是在改变生活方式方面。故而，对患者的自我管理教育可以通过多种方式进行，如面对面的会议、小组会议、互联网和电话会议[28]。

运动计划

ACR、ESCEO 和 OARSI 强烈建议，无论年龄、疼痛严重程度、功能障碍程度和合并疾病如何，都需要有结构化的运动计划作为核心治疗[19]。目前的证据还不足以推荐具体的运动方案，无法为患者及医疗机构提供“最佳”运动和理想剂量（持续时间、强度和频率）的建议。由于运动对疼痛和功能的益处是显而易见的，临床指南给出了强有力的建议，即应鼓励所有患者考虑进行某种形式的运动，作为其治疗计划的核心部分[17, 19]。为了在广泛的运动项目中找到适合个人的方法，鼓励他们进行定期和持续的运动，我们必须解决患者参与运动的障碍。实施指南的障碍将在后面介绍。如果考虑到患者的喜好和运动项目的可行性，以及在监督下或与自我效能、自我管理及减重治疗相结合，其有效性就会提高。总而言之，如果有物理治疗师的监督，或是在课堂上进行，那么锻炼计划就会比个人在家里锻炼更有效。同时，锻炼计划与自我效能、自我管理干预或减重计划相结合时，往往会更有效[19]。

减重（如果超重或肥胖）

尽管骨关节炎作为一种炎症性疾病的特征正在被揭示，但保持理想体重对于保护关节结构和改善作为机械因素的症状至关重要[38~40]。ACR、ESCEO 和 OARSI 强烈建议超重或肥胖患者均需要减轻体重[17, 19, 20]。减重是一种有效且安全的核心治疗方法，可有效且安全地用于大多数膝骨关节炎患者，可通过控制饮食或配合锻炼计划来实现。指南试图提出一个适当的体重控制目标，该目标是基于对超重和肥胖患者减重效果的研究结果[41, 42]。在膝骨关节炎患者中，观察到体重减轻量与症状或功能改善之间存在剂量反应[41]。只有≥ 5% 的体重变化可观察到差异，但建议将超过 10% 的体重变化作为长期体重控制的目标[40~42]。ACR 强调在缺乏有效的骨关节炎疾病缓解手段的情况下，体重管理是骨关节炎预防策略之一[19]。除了 ACR，OARSI 也强调了饮食管理与运动相结合的重要性[17]。ESCEO 还强调了减重的重要性，这与 2014 年发布的先前版本指南一致[20]。然而，我们注意到，在 75 岁以上的老年人中，缺乏有关饮食管理的风险与获益数据[20]。

15.3.1.2 膝关节支架 / 鞋垫 / 助行器 / 热疗剂 / 机械治疗或手法治疗 / 绷带 / 水上运动 / 太极拳

在英国国家临床指南中心，对于有生物力学关节疼痛或不稳定的骨关节炎患者，应考虑评估支架 / 关节支具 / 鞋垫作为其核心治疗的辅助手段，对于在日常生活活动方面有特殊问题的骨关节炎患者，应考虑将辅助设备（如手杖）和助行器作为核心治疗的辅助手段[29]。

ESCEO 建议，在基础治疗的第 1 步，在坚持基本原则和核心组合的基础上，应将需要矫形治疗的患者转诊到物理治疗师或其他专家那里[20]。虽然证据不足，但据说使用生物力学干预措施如支架、鞋垫是有理论依据的，因为膝关节内翻或外翻畸形是膝骨关节炎及其进展的危险因素，而助行器可以为患者提供安全保障，热疗、手法治疗和绷带也可能对此有效。机械治疗或手法治疗在治疗方式上分为灵活性、动员性、伸展性训练，但 ESCEO 指出，实际上目前并没有区分不同训练方式的依据，故本节提到的机械或手法训练包括所有类型的训练方式。然而，OARSI 强烈建议避免使用支具（重新调整髌股位置、软性、内翻 / 外翻的纠正与调整），因为证据质量低或没有疗效[17]。尽管鞋垫在合并疾病亚组中被有条件地推荐使用，但参考 OARSI 的建议，避免使用任何被评为 3 级、4A 级或 4B 级的干预措施，故一般不推荐这种干预方式[17]。关于助行器，在合并疾病亚组中有条件地推荐使用[17]。热疗（热敷或冷敷）因证据质量低而被强烈建议避免使用[17]。由于缺乏可靠证据，强烈建议避免使用机械 / 手法治疗（按摩）[17]。强烈建议避免使用绷带（肌内效贴布 / 绑带、髌骨胶布），因为不能证实其有可靠疗效[17]。

当单膝或双膝关节疾病对行走、关节稳定性或疼痛有严重影响需要使用辅助设备，并且能够忍受与支架有关的不便和负担时，ACR 强烈建议膝骨关节炎患者使用胫股膝关节支具[19]。对于单膝或双膝关节疾病对行走、关节稳定性或疼痛有严重影响，以致需要使用辅助设备的髌股骨关节炎患者，有条件地推荐使用髌股支具。究其原因，是由于已发表的试验结果的可变性，以及一些患者难以耐受这些支具的不便和负担[19]。由于没有明确的疗效，有条件地避免使用鞋垫[19]。在 ACR 指南中，当单膝或双膝关节疾病对行走、关节稳定性或疼痛造成了严重的影响，需要使用辅助设备时，强烈建议膝骨关节炎患者使用手杖[19]。ACR 对热干预的推荐是有条件的，原因是方式的异质性和获益持续时间短[19]。手法治疗（淋巴引流、手法牵引、按摩、活动 / 手法训练、被动活动范围）由于数据和获益有限，有条件地建议避免单独使用，并提到与此相关的研究很少。肌内效贴布的证据质量较差，但有条件地推荐使用，因为与固定在关节上的支架相比，它具有不影响活动范围的优势[19]。

ACR、OARSI 和 ESCEO 都强烈推荐太极拳作为构成核心治疗的运动之一[17~20]。关于身心运动，ACR 对太极拳给出了强烈建议，具有整体性的效果，如力量、平衡和预防跌倒；而对于瑜伽，它虽然可能有助于改善骨关节炎症状，但由于缺乏数据，只给出了有条件的建议。此外，由于证据不足，以及缺乏标准定义，其他身心运动没有被评估[19]。OARSI 推荐结构化的陆上运动项目［第 1 类——加强和（或）有氧运动和（或）平衡训练 / 神经肌肉运动；第 2 类——包括太极拳或瑜伽在内的身心运动］作为核心治疗[30]。ESCEO 将包括太极拳和瑜伽在内的身心运动纳入核心治疗，强调了个人整体健康的重要性。

ACR 指南将水上运动列为一项具体的运动计划组成[17~20]。与之前指南中特别提到的水上运动或太极拳不同，ESCEO 的最新建议说，没有足够的理由来区分每种运动方式，事实上，它接受所有类型的运动[19]。对于水上运动，OARSI 在之前的指南中给出了适当的评价，因为它对疼痛和功能有帮助，但现在给出了有条件的建议，同时出于可及性问题、经济负担等现实原因将其排除在核心治疗之外[18, 20]。此外，细分合并疾病组中，由于潜在的意外伤害风险，不建议虚弱的患者进行水上运动。

15.3.2 药物治疗

如果单独使用这些措施不能达到满意的疼痛缓解效果，可将药物治疗与非药物治疗相结合，或在非药物治疗后再进行药物治疗。

15.3.2.1 对乙酰氨基酚

对乙酰氨基酚是一种广泛使用的镇痛药，但据报道，它对骨关节炎相关疼痛的作用微乎其微[43]。此外，长期广泛和不受限制地使用对乙酰氨基酚后出现肝毒性，急性肝衰竭，胃肠道、心血管和肾脏不良事件的报告引起了人们对其长期使用的担忧[44~46]。尽管其疗效值得怀疑，且安全性问题已得到证实，但各机构对其使用标准的看法各不相同[17, 19, 20]。在对乙酰氨基酚的短期使用中，ACR 将适应证限制在 NSAID 使用受限的情况下，而 ESCEO 则建议将其作为短期急救性镇痛药有限使用。在对乙酰氨基酚的长期使用中，ACR 有条件地推荐在一定剂量下定期使用，同时定期监测肝毒性，而 ESCEO 和 OARSI 则建议避免长期使用对乙酰氨基酚。

15.3.2.2 缓解骨关节炎症状的慢作用药物

缓解骨关节炎症状的慢作用药物（SYSADOA）包括葡萄糖胺、硫酸软骨素、鳄梨/大豆非皂化物（ASU）和双醋瑞因[47]。与NSAID相比，SYSADOA的药理作用的特点是症状改善延迟和具备延续效应。此外，与传统的治疗方式相比，这些药物的主要优势之一是其安全性[48]。在SYSADO中，双醋瑞因的不良事件明显多于安慰剂，特别是对于消化系统和肾脏及泌尿系统。因此，应根据患者个体特征的风险概况考虑使用双醋瑞因。目前，在SYSADO的使用方面，每个指南都提供了相互矛盾的建议，需要不断达成共识[17, 20, 49]。在使用局部NSAID之前，ESCEO建议使用这些产品进行基础治疗[20, 48, 50~52]。ESCEO指南为SYSADO的使用提供了建议，包括强烈推荐使用药用级结晶硫酸氨基葡萄糖和硫酸软骨素，弱推荐使用鳄梨大豆非皂化物和双醋瑞因；他们还弱推荐反对联合使用葡萄糖胺和硫酸软骨素。OARSI评估的文献基础与ESCEO相同，但他们对所有葡萄糖胺和软骨素产品（包括医药级）提出了负面建议。ACR指南强烈建议不要对膝骨关节炎患者使用葡萄糖胺和硫酸软骨素[19]。

15.3.2.3 外用NSAID

外用NSAID而不是口服NSAID通常被用作轻度膝骨关节炎患者的一线治疗。外用NSAID可以与药物或非药物措施一起使用，是长期安全治疗的良好选择。与口服NSAID相比，外用NSAID具有相似的疗效和更好的安全性[19, 53]。与口服NSAID相比，外用NSAID的胃肠道、肾脏和心血管毒性风险低得多[54, 55]。外用NSAID的耐受性也较好，最常报告的不良反应是轻度皮疹。ACR、ESCEO和OARSI都强烈建议在膝骨关节炎中使用外用NSAID。然而，OARSI建议对有广泛性疼痛患者使用局部外用NSAID时要仔细监测，因为有可能超过推荐的总剂量[17]。外用药的选择可能会根据当地的供应和成本而有所不同。

15.3.2.4 口服NSAID

口服NSAID仍然是骨关节炎药物管理的主要手段。口服NSAID通常是首选的口服药物，用于治疗前期使用非药物治疗以及与核心治疗联合外用药物治疗后疼痛缓解仍不充分的情况[17, 19, 20]。由于会增加严重的胃肠道（GI）、心血管（CV）和肾脏并发症的风险，大多数患者使用NSAID受到限制。所有非选择性NSAID和选择性COX-2抑制剂都有可能产生GI和CV毒性[56, 57]。此外，所有NSAID显示出急性肾脏损伤风险增加，在开始治疗后的前30天内较为显著[58]。为了最大限度地减少毒性，大多数指南建议根据需要予以控制症状所需的最小剂量间歇性地中短期使用所有NSAID，而不是长期固定剂量治疗[17, 19, 20]。选择合适的NSAID取决于获益与风险的评估，即各药物之间GI和CV安全系数的差异，以及影响AE风险的患者个体化特征。还需要定期监测潜在不良反应的发生[20]。ESCEO和OARSI特别建议/推荐根据患者风险状况选择合适的口服NSAID[17, 20]。一般来说，ESCEO和OARSI建议GI风险正常或无合并疾病的患者使用非选择性NSAID与质子泵抑制剂（PPI）或选择性COX-2抑制剂（与PPI一起使用），而对于GI风险增加的患者，建议使用选择性COX-2抑制剂与PPI。对于有CV风险的患者，

ESCEO 将任何 NSAID 的使用时间限制为塞来昔布 <30 天，非选择性 NSAID<7 天，OARSI 建议避免使用口服 NSAID。对于有肾脏风险的患者，ESCEO 建议避免使用 NSAID。

15.3.2.5 关节内注射透明质酸

与关节内注射皮质类固醇（intra–articular corticosteroid，IACS）相比，关节内注射透明质酸（intra–articular hyaluronic acid，IAHA）的长期安全性优于重复使用 IACS，12 周后补充透明质酸（HA）的疼痛减轻效果明显，但 IACS 的最大效益出现得更早（2 周内）[59, 60]。此外，与使用 IACS 不同，使用 IAHA 时可以观察到功能的改善，并且在重复使用过程中，具有延迟膝关节置换术需求的效果，并延长了重复使用的时间[61, 62]。此外，在一些有症状的轻度膝骨关节炎患者中，也有报道 IAHA 的膝关节软骨保护作用[63, 64]。尽管在之前的系统综述、大量试验和荟萃分析中都报道了 IAHA 对膝骨关节炎的明显益处，但 IAHA 对膝骨关节炎患者的疗效仍有争议。与不同荟萃分析得出的矛盾结果一样，现有的指南也有相互矛盾的建议，尽管是基于相同的研究证据。在 2019 年 ACR 修订的指南中，对膝骨关节炎患者有条件地推荐使用 IAHA，因为使用 IAHA 治疗膝骨关节炎未能确定与注射相关的益处和危害，当其他替代方法已经用尽或未能提供满意的益处时，可以使用 IAHA[19]。2019 年 ESCEO 工作组对有 NSAID 禁忌证的患者或使用 NSAID 后仍有症状的患者使用 IAHA 给予了弱推荐[20]。2019 年 OARSI 指南根据患者的合并疾病情况，有条件地推荐所有处于不同治疗阶段的患者使用 IAHA。例如，对于没有合并疾病的膝骨关节炎患者，在对核心治疗、外用 NSAID 和口服 NSAID（包括 COX–2 抑制剂）无反应后，推荐使用 IAHA。

15.3.2.6 关节内注射皮质类固醇

IACS 主要用于急性发作的严重膝关节疼痛的短期治疗[17, 20, 65]。虽然在功能改善方面缺乏证据，重复使用和长期使用的好处也没有得到证实，但在短期使用中，IACS 比 IAHA 更有效地减少疼痛[66, 67]。使用 IACS 时，应检查关节内或关节周围是否有并发感染，以及潜在的风险因素，如过敏、凝血功能障碍或抗凝血剂使用、糖尿病控制不佳、可能骨折或不合作的患者[68]。ACR 强烈建议使用 IACS，并将 IACS 描述为适合所有患者群体的治疗方式。ESCEO 建议使用 IACS 的患者群体与 IAHA 相同，但考虑到其在治疗的前几周与 IAHA 相比相对更有效，而且对于疼痛较重的患者疗效可能更高，因此对其用于急性和短期疼痛缓解给出了弱建议[20]。OARSI 也有条件地推荐 IACS 用于膝骨关节炎的急性（1~2 周）和短期（4~6 周）疼痛缓解[17]。

15.3.2.7 阿片类药物

阿片类药物被认为是治疗急性剧烈疼痛和与晚期疾病相关慢性疼痛的最有效药物之一。然而，阿片类药物的长期使用在其有效性、安全性和滥用风险方面仍有争议[69]。此外有报道称，与口服 NSAID 相比，阿片类药物对骨关节炎患者的疼痛缓解效果相似[70~73]。但在某些情况下，曲马多或其他阿片类药物可能适合用于治疗骨关节炎相关疼痛。在 2019 年的 ACR 中，考虑到潜在的不良反应，在骨关节炎的治疗过程中，阿片类药物的使用仅限于特定的情况，如果有必要使用，有条件地推荐曲马多，而不是非曲马多类药物[19]。曲马多很少引起传统阿片类药物常见的呼吸抑制和身体依赖等不良事件，因为其镇痛作用是通过弱阿片类和非阿片类机制实现的[74]。2019年的OARSI强烈建议不要使用阿片类药物，因为其具有严重的化学依赖性，对骨关节炎症状的益处有限或没有相关益处[17]。ESCEO对使用短期弱阿片类药物作为最后的药理尝试给出了弱建议[20]。此外，对于经典的口服或透皮阿片类药物，ESCEO对有手术禁忌证或不愿意接受手术的患者给出了弱建议[20]。使用阿片类药物可能出现非严重的不良反应，如嗜睡、恶心和便秘，且存在已证实的风险，如呼吸抑制、依赖性，并有滥用的可能。因此，如果必须使用阿片类药物，建议在尽可能短的时间内使用尽可能低的剂量[19]。

15.3.2.8 度洛西汀

度洛西汀是一种平衡而有效的5-羟色胺（5-HT）和去甲肾上腺素（NE）再摄取抑制剂[75]。度洛西汀可用于治疗包括骨关节炎在内的慢性疼痛疾病，并与刺激传递的改变有关，如痛觉通路的中枢敏化[13, 76~78]。然而，目前的研究并没有为中枢敏化提供一个真正的金标准诊断或可接受的有效标准。ACR对度洛西汀的使用意见从“不推荐（2012年）”改为“有条件地推荐（2019年）”，将其作为有充分证据的中枢作用药物[19]。ESCEO对在STEP 3治疗中使用度洛西汀作为弱阿片类药物的替代品，以及对有手术禁忌证的晚期膝骨关节炎患者中使用经典的口服或透皮阿片类药物给予了弱推荐[20]。OARSI有条件地推荐在有广泛性疼痛和（或）抑郁症的患者中使用度洛西汀[17]。恶心是常见的不良反应，也有疲劳、便秘、多汗、嗜睡、头晕、腹泻、失眠和口干的报道[79]。可以通过滴定或与食物一起给药来减轻恶心[79, 80]。

15.3.3 手术治疗

针对难治性膝骨关节炎的手术治疗方式主要以全膝关节置换术（TKA）、单髁膝关节置换术（UKA）和膝关节周围截骨术为代表。TKA被推荐为严重终末期膝骨关节炎的首选手术。然而，在单髁膝骨关节炎中，对于选择哪种手术方法有很多争议。关于内侧单髁膝骨关节炎使用UKA与TKA存在优缺点[81]。中等证据支持UKA或外翻性胫骨近端截骨术在内侧单髁膝骨关节炎患者中的结果和并发症没有差异[81]。为取得进行膝骨关节炎手术治疗的最佳结果和最低不良事件风险，必须考虑功能限制性疼痛、运动范围、功能不稳定、关节炎受累模式、影像学、肢体力线、机械症状（半月板撕裂的松动性）、年龄、医疗保健系统（政策）和许多其他因素[82]。

15.3.3.1 全膝关节置换术

对于非药物和药物治疗均无反应且生活质量显著受损的严重终末期症状性膝骨关节炎患者，TKA是决定性治疗或金标准[83, 84]。TKA可显著缓解严重膝骨关节炎患者的疼痛，并改善其功能[85, 86]。虽然膝关节置换术是晚期膝骨关节炎患者的唯一选择，但对每个患者进行个体化手术决策也非常重要，包括对手术风险、益处和替代方案进行知情讨论[82, 84]。15%~20%的患者对其治疗结果不满意，通常表现为持续疼痛和功能不佳[87]。此外，一些看起来需要进行TKA的患者或许能通过保守治疗得到改善[86]。置换术后，70岁患者终生有5%的风险需要进行翻修手术，但这种风险在相对年轻组随术后年限的增加而显著增加[88]。植入物的10年存活率为96.1%，20年存活率为89.7%[88]。

15.3.3.2 单髁膝关节置换术

当终末期骨关节炎仅限于单一间室（如内侧、外侧或髌股间室）时，可以使用UKA[89]。从既往经验来说，适合行UKA的患者特征包括患有孤立性内侧间室疾病、年龄大于60岁、身体活动水平低、体重低于82 kg、累计成角畸形小于15°、两侧交叉韧带完好、术前屈曲范围为90°、屈曲挛缩小于5°、休息时疼痛轻微并且没有软骨钙质沉着症或髌股骨关节炎的影像学或术中证据[90]。然而，许多外科医生在考虑UKA时遵循更宽松的标准，并且许多传统标准正在拓展[91]。与TKA相比，UKA的优势包括死亡率更低、住院时间更短、并发症发生率更低（包括血栓栓塞、心肌梗死和卒中）、再入院率更低及成本效益更高[92，93]。然而，尽管有这些优势，与TKA相比，UKA显示出较低的植入物存活率和较高的翻修率[91，93~96]。无论如何，UKA的绝对翻修率相对较低，在全面权衡UKA与TKA的风险和获益后，UKA可能是经过仔细挑选的患者的不错选择。

15.3.3.3 膝关节周围截骨术

对于以单髁疾病为主的年轻、活动量较大的患者，膝关节周围截骨术仍然是一种可行的手术选择[97]。在大多数情况下，HTO用于内翻膝，DFO用于外翻膝。在膝骨关节炎的手术中，有一些证据表明HTO可以缓解内侧髁骨关节炎的疼痛和改善功能[98~100]。该手术的其他好处包括保留膝关节解剖结构、减少对功能的限制及可能延迟关节置换术的需求[101]。它的使用仅限于患有单髁膝骨关节炎（通常是内翻畸形）的患者，因为该手术会导致力量负荷从患病的间室转移到健康间室[100]。比较UKA和HTO治疗内侧膝骨关节炎的理想适应证，HTO可以改善年轻患者的活动能力，而UKA更适合老年患者，因为其康复时间更短，恢复期更快[102，103]。截骨术的缺点包括愈合时间较长、可能发生骨不连而需要进一步手术、不完全缓解疼痛以及如果以后需要进行关节置换术会增加其复杂性[104，105]。此外，既往有HTO史的TKA患者更有可能最终需要对TKA进行翻修手术[106]。

15.3.4 膝骨关节炎治疗临床实践指南：实施障碍及解决方案

需要临床决策来为膝骨关节炎患者选择合适的治疗方法。临床适宜性的判断应基于循证医学，临床实践指南（clinical practice guideline，CPG）是支持循证医学在临床实践中使用的一种方式。CPG中包含旨在优化患者治疗的建议，这些建议是根据对证据的系统审查和对替代治疗方案的利弊评估得出的[107]。CPG旨在指导临床医生选择最佳治疗，同时考虑治疗的利弊及所评估建议的强度[108]。非营利组织或科学团体，如ACR[19]、OARSI[17]、ESCEO[20]、NICE[29]和AAOS[109]，已经提出了许多关于骨关节炎治疗的建议。尽管在适合的关节和建议的治疗类型方面存在细微差异，但这些建议在总体一致性上是相似的。尽管推荐之间大体一致，但临床实践中并未能完全践行这些推荐[110]。在挪威进行的一项全国性调查研究中，报告称骨关节炎推荐治疗的实施程度低于50%[111]。Meiyappan等[112]进行了一项回顾性研究，以确定骨科医生对AAOS CPG中关于膝骨关节炎非手术治疗建议的遵守程度。这项研究表明，关节内注射皮质类固醇或透明质酸是最常见的干预措施（32%），尽管尚无强烈证据反对它们的应用，并得出结论认为，遵守 AAOS CPG 中包含的非手术治疗膝骨关节炎的建议是合适的。而在骨关节炎的非药物治疗中，对 CPG 的依从性更低[113]。影响临床实践中证据采纳的 3 个基本问题是证据质量、改变实践的障碍和促进因素、有效的传播和实施策略[114]。其中，GCP 在临床实践中的采用不理想，是因为传播和实施方面存在问题，而不是缺乏证据质量[27]。因此，应调查和解决 CPG 推荐与临床实践之间存在差距的原因，以提高膝骨关节炎治疗的医疗保健水平。

对 CPG 依从性低的原因可能是多方面的。实施 CPG 的障碍存在于患者、专业人员、医疗团队、医疗机构和社会经济环境中[114]。Loyola-Sanchez 等[115]报告了在墨西哥医疗保健系统中实施 CPG 的 3 个障碍，即个人障碍（临床医生技能的局限性、患者信念）、组织障碍（时间不足和转诊流程效率低下）和系统障碍（模型治疗不足）。通过让患者参与医疗保健评估，研究人员可以获得有关患者日常生活中负荷最重任务的更多有效信息[111]。从患者的角度来看，实施 CPG 的障碍是对药物的负面体验、患者对疾病过程的理解有限，以及与医疗保健专业人员的沟通不畅[116]。Selten 等[117]报告说，医疗保健提供者缺乏专业知识、缺乏循证治疗和不理想的医疗机构是为膝骨关节炎提供非药物、非手术治疗的 3 个主要障碍。为了解决这个问题，他们提出了侧重于发起和支持生活方式改变、根据循证建议促进干预及改进治疗组织的教育方法。大多数全科医生在骨关节炎患者管理中面临的问题之一是时间压力和实现充分的疼痛控制，而投入更多时间陪伴患者、与专家同事协作及改进沟通工具被证实是改进骨关节炎管理的最常见需求。可能通过尝试组建多学科团队、增加患者看诊时间和采用协调的治疗模式来改善 CPG 的传播[118]。指南本身也有需要改进的地方。指南之间的矛盾和对某些治疗方法的描述不当可能会导致治疗的不确定性并阻碍适当的决策。为此，需要一种标准和适当的方法来开发骨关节炎的 CPG 和进行进一步的研究[108]。帮助临床医生可视化患者流程和不同治疗方式时间安排的临床策略对于骨关节炎指南的传播非常有用。随着指南的修订，帮助优化找到适合的治疗策略，并增加对合并疾病的考虑可能是一种可以帮助指南的医疗保健提供者快速轻松地制订治疗计划的方法[119]。同时，社会经济和政治因素也很重要。消除未经检验的操作并减少不必要的成本对于提高医疗质量和降低总体医疗成本是必要的。在这方面，开发 CPG 时需要考虑经济因素。通过按绩效付费的经济激励似乎比对 CPG 的态度或它们的普遍可及性更能推动 CPG 的依从性[120]。优化 CPG 的传播需要改进报销系统，并为患者和医疗专业人员提供更好的宣传和教育计划。此外，教育的重点应该包括消除关于骨关节炎的错误信息认知[121]。

15.4 个性化医疗保健作为膝骨关节炎治疗的策略

15.4.1 膝骨关节炎临床表型的识别及其在个性化医疗保健中的应用

膝骨关节炎曾被简单地称为“磨损性疾病”，但现在被认为是一种复杂的“异质性疾病”，具有多种特征，包括病因、疾病进展、临床特征、生化特征和治疗反应的多样性[122]。骨关节炎通常被认为是由多种不同病理生理病因导致关节破坏的最终共同途径。因此，膝骨关节炎可以定义为具有共同终点的一组疾病、病症或亚群。此外，骨关节炎不是一种静态疾病，而是一种动态疾病，在疾病的各个阶段都具有可辨别的特征[123]。膝骨关节炎的异质性使得目前治疗的结果令人失望，因为它包括处于疾病进展不同阶段的具有各种表型的患者。因此，有必要区分可辨别的临床和病因表型，尤其是在疾病的早期阶段，以便对骨关节炎进行充分分层[124]。

表型被定义为生物体的任何可观察到的特性，这些特性是由基因型和环境的相互作用产生的。此外，表型可以是疾病的任何可观察到的特征，如形态、发育、生化或生理特性或行为[125]。在临床医学中，往往将具有共同特征的患者归为一组，以指导治疗和改善患者管理效果。表型分析对于研究、诊断和治疗任何疾病都非常有用，尤其是那些炎症和退行性疾病。临床表型是最常用的分组方法，目的是为膝骨关节炎提供个性化医疗（personalized medicine，PM）或个性化医疗保健（personalized health care，PHC）[126]。PHC 正在根据患者的表型定制与疾病一样个性化的治疗方案。PHC 不是为患者寻找新的治疗方法，而是将个体分为亚群，这些亚群对特定疾病的治疗药物的反应各不相同。非 PHC（“一刀切”）的方法可能会产生药物毒性、严重不良反应并增加医疗保健成本。PHC 的概念是“在正确的时间以正确的剂量给正确的患者服用正确的药物”。因此，PHC 提供了改进的药物选择和靶向治疗、减少了不良反应，增加了患者依从性并提高了成本效益[127]。

Karsdal 等[123]提出了一个简单的概念性想法，即表型的识别有助于 PHC 治疗膝骨关节炎。他们根据最活跃的受累关节组织或具有突出表现的组织将膝骨关节炎分为 3 种不同的亚型（骨、软骨和发炎的滑膜）[128]。患者表型 1：创伤性骨关节炎，在早期病程中最有可能涉及软骨损伤后破坏软骨的高水平蛋白酶活性。这些患者可能会更多受益于针对软骨病变的蛋白酶抑制剂治疗方法。患者表型 2：全身性骨关节炎，具有高骨代谢率和软骨损伤进展，其特征在于骨关节炎发病机制中骨和软骨之间的密切关系。这些患者可能受益于抑制骨吸收和软骨下骨转换的抗吸收治疗。患者表型 3：偶发性亚急性和急性炎症事件使疾病逐渐恶化。特定的抗炎疗法可能会有所帮助，因为发炎滑膜中的巨噬细胞在此过程中发挥作用。因此，这三种不同的骨关节炎表型需要不同的治疗方法，一种治疗方法可能在一个患者群体中成功，但也可能在另一个患者群体中失败。因此，针对特定疾病表型进行适当的治疗有望获得更高的治疗反应率[123]。

15.4.2 膝骨关节炎疼痛和结构变化轨迹：个性化医疗保健指南

膝骨关节炎的结构特征是进行性透明关节软骨破坏，伴有软骨下骨和滑膜的变化。膝骨关节炎患者可能会出现关节炎症状，如疼痛和功能受限，并伴有结构恶化。结构恶化和症状被认为会随着时间的推移逐渐进展[129]。膝骨关节炎的症状和结构变化是相互关联的，但在个体患者中并不是一一对应的。Dieppe 等[130]报告说影像学和临床变化之间没有相关性，并得出结论认为影像学变化可能不是确定骨关节炎临床结果的良好替代指标。Peters 等[131]报告称，膝骨关节炎的疼痛和功能障碍会在 7 年内普遍恶化，但最初报告膝关节疼痛的患者中有 29% 有所改善。他们得出结论，骨关节炎并非总是恶化，但社会和生物因素与膝骨关节炎的恶化有关。Felson 等[132]表明，在 1 年的时间里，只有 4.1% 无症状骨关节炎患者和高达 13.7% 的原发性骨关节炎患者出现疾病进展，并得出结论，认为结构进展符合惯性模式。相较于稳定的膝关节，新近发生骨关节炎的膝关节比已经稳定的膝关节更有可能出现 X 线下的影像学进展。这些关于症状和结构进展的研究表明，随着时间的推移，膝骨关节炎可能有不同的疾病轨迹。区分表型和预测骨关节炎进展的能力可以改进治疗和预防策略的研究设计和功效。此外，它可以促进某些新疗法的开发，这些疗法可能对快速进展有效，但对进展缓慢者无效，反之亦然[133]。因此，应寻找触发疾病从稳定状态向进展转变的因素。因此，必须确定疾病进展的驱动因素，以便制订有效的干预措施[134]。

膝关节疼痛是骨关节炎患者就医的主要原因。膝骨关节炎引起的疼痛并不总是恒定的，而会根据患者的特征和疾病进展而变化。许多关于疼痛进展的研究表明，随着时间的推移，膝骨关节炎可能会有不同的疼痛轨迹[14，134~138]。更好地了解膝骨关节炎引起的疼痛的特点和轨迹，将减少不必要的治疗，减少不良反应，并提供具有成本效益的治疗策略。此外，这种理解将为疾病预后提供重要参考，并有助于制订治疗计划。Nicolls 等[135]研究了英国和美国膝骨关节炎人群的疼痛轨迹组，研究间隔 18 个月，时间长达 6 年。他们报告称，研究人群分为轻度、非进展性（35%）、进展性（28%）、中度（22%）、改善性（12%）和严重非改善性（3%）。他们得出结论，膝骨关节炎的疼痛轨迹不是缓慢进行性的，而是具有轻度、非进展性或改善性的症状轨迹。Collins 等[134]对来自骨关节炎倡议（Osteoarthritis Initiative，OAI）的受试者进行了一项多中心纵向研究，试图描述疼痛轨迹和骨关节炎的风险因素，每年评估疼痛，持续 6 年。他们总结发现了 5 种不同的疼痛轨迹，如无痛（11%）、轻度疼痛（35%）、低中度疼痛（32%）、高中度疼痛（17%）和重度疼痛（6%）。所有轨迹均未显示出实质性恶化。较高的 KL 等级、肥胖、抑郁、合并疾病、女性、非白人种族、较低的教育程度和较年轻的年龄与更严重的疼痛轨迹相关。他们得出结论，膝骨关节炎的特点是症状持续存在，而不是无限制地恶化。Bastick 等[137]使用来自 CHECK 研究的 5 年数据来定义早期症状性膝骨关节炎的疼痛轨迹。他们确定了 6 种不同的疼痛轨迹，如持续轻度疼痛（26.3%）、中度消退（29.4%）、严重消退（3.3%）、严重进展（4.9%）、中度进展（25.5%）和持续严重疼痛（10.5%）。他们报告说，更高的 BMI、更低的受教育水平、更多的合并疾病、更高的活动受限评分和关节间隙压痛的患者更常出现以首次发作时疼痛更重和疼痛进展为特征的疼痛轨迹。Trouvin 等[139]研究了膝骨关节炎患者 1 个月内的每日疼痛轨迹，并确定了与患者特征的关系。结果显示，59.5% 的患者每日疼痛轨迹稳定，但 40.5% 的患者疼痛轨迹不稳定。与稳定的每日疼痛轨迹相关的因素包括疾病发生时间较近、晨僵时间≥ 15 分钟和疼痛突然发作。Previtali 等[14]进行了一项系统回顾来分析疼痛轨迹，以确定膝骨关节炎患者特定疼痛轨迹的预测因素，并提供不同疼痛进展患者的特征。他们的结果表明，近一半膝骨关节炎患者的疼痛轨迹不稳定，但在中期，85% 的膝骨关节炎患者的疼痛轨迹稳定，8% 的患者疼痛减轻，而 7% 的患者疼痛加重。他们还报告说，与严重或恶化疼痛相关的因素是受教育程度低、合并疾病和抑郁症。然而，年龄、饮酒、吸烟、疼痛应对策略和药物与疼痛进展无关，并且对于所有与关节相关的因素（如影像学严重程度的基线值），均未发现相互矛盾的证据或无证据。这些研究表明膝骨关节炎有不同的疼痛轨迹。过去，已知膝骨关节炎症状会随着时间的推移而恶化，但在最近的研究中，膝骨关节炎的一些疼痛症状是轻微的、非进展性的，有时还会有所改善。与这种有利的预后一样，防止过度诊断和过度管理造成的不必要的成本和不良反应也非常重要。从这些研究中，临床医生必须区分那些需要更具体的方法来管理早期症状性膝骨关节炎的患者和那些采取“观望”策略似乎更合理的患者[137]。更好地了解疼痛轨迹将成为为膝骨关节炎患者提供 PHC 的治疗策略之一。

膝骨关节炎的特征是透明软骨发生缓慢、进行性加重的结构损伤。在简单影像学检查中测得的关节间隙平均年狭窄率为 0.13 ± 0.15 mm[140]。在膝骨关节炎治疗中，迄今为止一直侧重于改善症状的治疗，但目前对改善关节结构损伤的疾病缓解性骨关节炎药物（diseasemodifying osteoarthritis drug，DMOAD）的研究开发正成为热点。考虑用 DMOAD 治疗膝骨关节炎，有助于了解关节软骨结构损伤的轨迹。膝骨关节炎并不总是会使结构损伤恶化。Felson 等[132]报告说，对于至少在关节间隙变窄方面已经出现影像学上恶化的膝关节，可能会在之后的 12 个月和 24 个月内进一步恶化（定义为进一步变窄）。相反，对于疾病已经稳定的膝关节，病情很可能会保持稳定。Bartlett 等[141]研究确定了 2 年内关节间隙变窄的常见模式。他们报告称，大多数（70%）骨关节炎患者在 2 年内没有表现出明显的关节间隙变窄；20% 的患者进展缓慢，7% 的患者进展中等，2% 的患者进展迅速。出现病情进展的患者在研究开始时往往关节间隙变宽较少，而且年龄更大、体重更重；进展快速的患者更有可能是男性。Halilaj 等[133]进行了一项研究，以预测 8 年后膝骨关节炎的进展。结果显示，有 29% 的关节间隙变窄呈进展性，71% 没有进展。在 8 年的时间里，关节间隙变窄并未伴有疼痛恶化。因此，了解结构变化轨迹有助于 DMOAD 治疗和临床研究的发展。

15.4.3 膝骨关节炎的表型作为个性化医疗保健的背景

鉴别膝骨关节炎表型可以针对特定患者亚组进行靶向治疗，并为患者提供更有效的治疗[142]。过去，膝骨关节炎被分类为全身性骨关节炎与关节特异性骨关节炎、继发性骨关节炎与原发性骨关节炎、偶发性骨关节炎与进展性骨关节炎等。然而，最近的医学发展导致人们尝试通过遗传学、生化学、影像学、流行病学和临床等方面对膝骨关节炎进行分类来确定表型[143]。Karsdal 等[123]报道了一篇综述文章，提出了与骨关节炎进展相关的因素，这可能有助于确定骨关节炎表型和发展 PHC。这些因素包括低自身免疫水平、炎症、遗传、激素、代谢和机械传导力。因此，提倡在膝骨关节炎人群中采用不同的表型鉴别方法。然而，Felson 等[23]建议表型研究应集中在那些可能影响疾病治疗计划和管理的亚组上。此外，临床相关表型的鉴别可以提供特定的靶向治疗并为不同患者提供最有益的效果。Deveza 等[144]进行了一项系统评估，以检查哪些骨关节炎特征与表型相关及其与结果的相关性。他们发现疼痛致敏、心理困扰、影像学严重程度、体重指数、肌力、炎症和合并疾病与临床上不同的表型和不良的临床结果有关。性别、肥胖和其他代谢异常、软骨损伤模式和炎症与不同的结构表型和不良的结构结果有关。他们建议应考虑患者和疾病的特征（可能反映不同的疾病阶段）来对膝骨关节炎患者进行表型分析。

Herrero-Beaumont 等[145]报道，骨关节炎在病理生理发展与遗传改变、性激素缺乏、机械因素老化、全身炎症相关代谢综合征的相互作用下进展，这些相互作用可以给出具有特定治疗目标的确定的骨关节炎表型。他们提出了 4 种临床表型——生物力学、骨质疏松、代谢和炎症，并提出了相应的治疗方法。具有生物力学表型的患者可能受益于非药物治疗（即负重调节方法）、透明质酸等。具有骨质疏松表型的患者可能对骨活性药物（雌激素治疗等）特别敏感。具有代谢表型的患者可能受益于抗血脂药物、热量限制等。具有炎症表型的患者则可能对 NSAID、甲氨蝶呤、生物制剂等有反应。

Knoop 等[36]进行了一项横断面研究，他们使用 4 种临床相关的患者特征来识别膝骨关节炎患者的表型，并比较这些表型的临床结果。他们根据 OAI 的膝骨关节炎患者的数据选择了 4 项临床相关的患者特征，即骨关节炎的影像学严重程度、肌力、BMI 和抑郁症。他们确定了膝骨关节炎患者的 5 种表型，即轻微关节病变表型、强肌力表型、非肥胖弱肌力表型、肥胖弱肌力表型及抑郁表型。其中，抑郁表型和肥胖弱肌力表型比其他 3 种表型表现出更高的疼痛水平和更严重的活动受限。此外，van der Esch 等[37]进行了一项横断面研究，以根据临床患者特征的相似性来识别和验证先前建立的膝骨关节炎的 5 种表型。研究设计与上述研究（Knoop 等）相似，但患者群体不同，后者来自阿姆斯特丹骨关节炎队列。他们确定了膝骨关节炎患者的 5 种表型，即轻微关节病变表型、强肌力表型、严重影像学骨关节炎表型、肥胖表型和抑郁情绪表型。调查结果与上述研究（Knoop 等）大体相似。在确定的 5 种表型中，轻微关节病变表型、强肌力表型和抑郁情绪表型在两项研究中是相似的。在阿姆斯特丹骨关节炎队列研究中，非肥胖弱肌力表型被重命名为严重影像学骨关节炎表型，肥胖弱肌力表型被重命名为肥胖表型。因为在阿姆斯特丹骨关节炎队列研究中发现了更突出的影像学骨关节炎和 BMI 特征。这两项研究都基于已确定的膝骨关节炎的 5 种表型，从理论上提出了膝骨关节炎的靶向治疗方法。轻微关节病变表型可能不需要特殊治疗。自我管理方法包括教育计划、疼痛应对技能培训和家庭锻炼即有所帮助。强肌力表型则不太可能从运动疗法中获益，但适当的教育和镇痛药物可能是一种有针对性的方法。尽管关节结构退化是否可以作为手术指征存在争议，但如果疼痛和活动受限严重，严重影像学骨关节炎表型可能是骨科手术的指征。此外，患有严重影像学骨关节炎的患者可以从肌肉强化锻炼中获益。肥胖表型患者可能需要减轻体重，包括饮食改变和以肌肉强化为重点的运动疗法。由于肥胖表型的抑郁情绪略有增加，因此在治疗计划中应考虑到这一点。抑郁情绪表型的患者可能需要使用抗抑郁药，以及骨关节炎的联合治疗，包括教育计划、认知行为疗法和运动疗法（表 15.2）。

Dell'Isola 等[146]进行了一项系统回顾，以确定膝骨关节炎的临床表型。他们确定了 6 种临床表型：慢性疼痛，以中枢机制（如中枢敏化）为主；炎症（炎症生物标志物水平高）；代谢综合征（肥胖、糖尿病和其他代谢紊乱患病率高）；骨和软骨代谢（局部组织代谢的改变）；机械超

表 15.2　Knoop 等[36]和 van der Esch 等[37]提出的膝骨关节炎的表型及其机制、特征和治疗

表型	机制	临床特征	建议治疗方式
轻微关节病变	无明显的临床或影像学特征	几乎不存在结构性疾病 症状持续时间较短	慢性疼痛状况管理（教育、疼痛应对技能培训、自我管理） 家庭锻炼指导
强肌力	创伤后，膝关节手术史或关节镜相关类型	身体活跃 下肢肌力强 相对较严重的影像学骨关节炎表现	健康教育 镇痛药物 如果有严重的影像学骨关节炎表现，应考虑骨科手术
严重影像学骨关节炎（*非肥胖弱肌力）	年龄性膝骨关节炎亚型	缺乏运动（肌无力） 软骨和骨退化 影像学骨关节炎表现严重程度更高	帮助内科医生和外科医生做出手术决策 肌肉强化运动
肥胖（*肥胖弱肌力）	生物力学诱发的膝骨关节炎亚型	缺乏运动（肌无力） 高体重指数（BMI） 相对严重的影像学骨关节炎表现 相对高的抑郁情绪 与肥胖相关的代谢变化 肌无力性肥胖	饮食改变（减重） 肌肉强化运动 情绪治疗
抑郁情绪		抑郁情绪 最高程度的疼痛和活动受限 更加关注与疼痛相关的刺激（认知效应） 中枢神经系统对疼痛刺激的敏感性增加（神经生理效应） 身体活动不足（行为效应）	情绪治疗（抗抑郁药） 认知行为疗法 教育计划 运动疗法 骨关节炎特定管理

*Knoop 等确定的临床表型后来被 van der Esch 等重新命名，因为非肥胖弱肌力表型显示更严重的影像学骨关节炎表现，而肥胖弱肌力表型的肌力与其他表型没有显著差异。

负荷，主要以内翻畸形和内侧间室疾病为特征；轻微关节病变，其特征是临床症状轻微、随着时间的推移缓慢进展。同一研究小组[147]的进一步研究将膝骨关节炎患者分为预定义的组，这些组的特征是特定变量可能与不同疾病机制相关联，并比较这些表型的人口统计学和健康结果，并确定该组是否存在符合多种表型标准的复杂膝骨关节炎患者。他们使用了来自 OAI 数据库的 FNIH。符合超过 1 种表型标准的患者被单独分类为“复杂膝骨关节炎”组。该研究将假设的表型分为 8 种，即轻微关节病变表型（25%）、慢性疼痛表型（11%）、生物力学失衡表型（11%）、炎症表型（5%）、代谢紊乱表型（4%）、骨和软骨代谢异常表型（12%）、复杂膝骨关节炎表型（17%）和非分类表型（16%）。包括复杂膝骨关节炎在内的表型分配对于 84.1% 的病例是成功的，重叠为 20%。轻微关节病变表型的疾病持续时间较短，而慢性疼痛表型女性较多（81%）。轻微关节病变表型的症状严重程度变化很小或没有变化，显示合并疾病（如抑郁症、糖尿病）的患病率低，并且影像学进展缓慢。这种表型可能需要一套核心组合干预，如教育、减重和锻炼计

划。慢性疼痛表型表现出最高水平的疼痛、残疾和最低的肌力。中枢致敏和超敏反应及抑郁症可能与慢性疼痛表型有关，这些表型可能需要不同于针对关节疼痛的治疗。认知行为干预和疼痛教育可能会有所帮助，并可能提升其他传统疗法（如运动疗法和关节置换术）的效果。生物力学失衡表型具有高水平的肌力、更常见的关节对位异常、较低的 BMI 和其他合并疾病患病率，其特征是生物力学被破坏。因此，专注于恢复膝关节最佳负荷分布的治疗方法（如横向楔形鞋垫和膝关节支具）可能比药物治疗更有效。炎症表型显示滑膜炎和积液的患病率较高，表明膝关节局部更严重的炎症可能与免疫系统的参与有关。针对炎症过程的治疗可能对炎症表型特别有效。炎症表型可能对局部类固醇注射反应更好。代谢紊乱表型表现出更高的 BMI 和更高的代谢改变（高血压、血脂异常和高血糖）患病率。代谢紊乱表型已被证明与关节中的低度炎症有关。代谢紊乱表型患者可能会从饮食管理计划、运动疗法及代谢控制药物中获益更多。骨和软骨代谢异常表型的特征是高水平的骨和软骨代谢生物标志物，并且在 MRI 上显示极少或没有滑膜炎和积液。旨在影响骨和软骨代谢的药物可能对这种表型有益。复杂膝骨关节炎表型包括符合不止 1 种表型标准的患者。由于不同机制的混合，这种表型比其他表型表现出更严重的疼痛和身体功能。因此，这种表型可能需要更复杂的多学科治疗计划，重点关注膝骨关节炎中发生的不同机制。16% 的受试者不属于上述任何一种表型，这意味着存在另一种疾病机制尚未确定的表型。非分类表型显示轻度疾病（疼痛和残疾程度低）和中度影像学退化。该表型主要类似于轻微关节病变表型和生物力学失衡表型（表 15.3）。

膝骨关节炎是一种具有多种病因的异质性疾病。尽管国际指南建议对症状性膝骨关节炎采用药物治疗和非药物治疗相结合的方法，但这种治疗方法是“一刀切”的，没有考虑到其异质性。为了提供改善治疗效果的 PHC，已经进行了几次将不同类型的膝骨关节炎分为同质亚组的尝试。然而，临床表型的鉴别有一定的局限性。在已发表的文献中，对临床表型没有明确的定义。因此，明确和共享膝骨关节炎表型的定义将有助于更好地指导该领域未来的研究。此外，文献中确定的临床表型也许不能完全解释膝骨关节炎人群的异质性。未来的研究可能会进一步识别不同的疾病机制，提示可能存在新的表型。为了保证临床表型的稳健性，预先定义的临床表型需要在随机对照试验中进行检验，并证明其临床有效性，然后才能应用于临床实践。

15.5 总结

膝骨关节炎的治疗策略是在正确的时间为正确的患者提供正确的治疗。在预测骨关节炎患病率将逐渐增加的情况下，有必要开发个性化的治疗策略，以有效地管理具有不同问题的广泛类别的患者。在这方面，了解骨关节炎的特点及其表型是为这些广泛类别的骨关节炎患者提供个性化治疗策略的基础。随着对骨关节炎整体理解的增加，指南之间对证据的解释冲突将会减少。实施循证指南有助于在考虑最佳证据和安全性的情况下选择治疗方法，并可以提高疗效。为了实现这一目标，需要努力消除医疗机构和患者中存在的障碍。这些指南被接受和使用得越广泛，就越有助于通过医疗机构和患者的共识制订更好的治疗策略。

表 15.3 Dell'Isola 等[146, 147]提出的膝骨关节炎的表型及其机制、临床结果和治疗

表型	机制	临床结果	建议治疗方法
轻微关节病变表型	早期膝骨关节炎组	合并疾病患病率低 微小到轻度的症状（症状持续时间较短） 随着时间的推移保持稳定（疾病进展极小或没有进展）	较小的医疗保健需求
慢性疼痛表型	中枢敏化 认知机制 神经生理改变	疼痛程度高 残疾 广泛疼痛 肌力低 抑郁，心理障碍	认知行为干预 疼痛控制教育 中枢敏化治疗
生物力学失衡表型	关节对位不良（局部应力高）	肌力高的活跃受试者 关节对位不良患病率高 疼痛程度和致残率低（尽管有严重的影像学骨关节炎） 合并疾病、抑郁症、广泛疼痛的患病率低 低体重指数	恢复膝关节最佳力线的干预措施（如侧向楔形鞋垫、步态调整） 考虑进行矫形手术
炎症表型	炎症过程（低度炎症） 炎症细胞因子基因过度表达	滑膜炎/积液患病率较高 基线疼痛程度高 影像学进展快	局部注射类固醇 针对炎症过程的治疗
代谢紊乱表型	炎症过程（滑膜炎；膝关节局部更严重的炎症）	较高的体重指数 代谢因素和特定生物标志物特征（肥胖、糖尿病、高血压、血脂异常）	饮食管理计划 锻炼计划 合并疾病管理 骨关节炎管理
骨和软骨代谢异常表型	骨和软骨代谢的改变	高水平的骨和软骨代谢生物标志物 极少或没有滑膜炎和积液	能够改善骨和软骨代谢的药物
复杂膝骨关节炎表型	不止 1 种表型	疼痛和身体功能恶化	针对不同机制进行更复杂和多学科的干预
非分类表型	暗示存在进一步的表型 轻度疾病伴有中到重度关节损伤 类似于轻微关节病变表型和生物力学失衡表型		–

参考文献

1. DISEASES G B D, INJURIES C. Global burden of 369 diseases and injuries in 204 countries and territories, 1990–2019: a systematic analysis for the Global Burden of Disease Study 2019. Lancet. 2020,396(10258):1204–1222. https://doi.org/10.1016/S0140-6736(20)30925-9.

2. BIJLSMA J W, BERENBAUM F, LAFEBER F P. Osteoarthritis: an update with relevance for clinical practice. Lancet. 2011,377(9783):2115–2126. https://doi.org/10.1016/S0140-6736(11)60243-2.

3. PINCUS T, MITCHELL J M, BURKHAUSER R V. Substantial work disability and earnings losses in individuals less than age 65 with osteoarthritis: comparisons with rheumatoid arthritis. J Clin Epidemiol. 1989,42(5):449–457. https://doi.org/10.1016/0895-4356(89)90135-2.

4. HAWLEY D J, WOLFE F. Pain, disability, and pain/disability relationships in seven rheumatic disorders: a study of 1,522 patients. J Rheumatol. 1991,18(10):1552–1557.
5. ARDEN N, NEVITT M C. Osteoarthritis: epidemiology. Best Pract Res Clin Rheumatol. 2006,20(1):3–25. https://doi.org/10.1016/j.berh.2005.09.007.
6. SAFIRI S, KOLAHI A A, SMITH E, et al. Global, regional and national burden of osteoarthritis 1990–2017: a systematic analysis of the Global Burden of Disease Study 2017. Ann Rheum Dis.2020,79(6):819–828. https://doi.org/10.1136/annrheumdis-2019-216515.
7. MOE R H, UHLIG T, KJEKEN I, et al. Multidisciplinary and multifaceted outpatient management of patients with osteoarthritis: protocol for a randomised, controlled trial. BMC Musculoskelet Disord. 2010,11:253. https://doi.org/10.1186/1471-2474-11-253.
8. PEAT G, MCCARNEY R, CROFT P. Knee pain and osteoarthritis in older adults: a review of community burden and current use of primary health care. Ann Rheum Dis. 2001,60(2): 91–97. https://doi.org/10.1136/ard.60.2.91.
9. NGUYEN U S, ZHANG Y, ZHU Y, et al. Increasing prevalence of knee pain and symptomatic knee osteoarthritis: survey and cohort data. Ann Intern Med. 2011,155(11):725–732. https://doi.org/10.7326/0003-4819-155-11-201112060-00004.
10. CASTANEDA S, ROMAN-BLAS J A, LARGO R, et al. Osteoarthritis: a progressive disease with changing phenotypes. Rheumatology (Oxford). 2014,53(1):1–3. https://doi.org/10.1093/rheumatology/ket247.
11. SOFAT N, EJINDU V, KIELY P. What makes osteoarthritis painful? The evidence for local and central pain processing. Rheumatology (Oxford). 2011,50(12):2157–2165. https://doi.org/10.1093/rheumatology/ker283.
12. NEOGI T. The epidemiology and impact of pain in osteoarthritis. Osteoarthr Cartil. 2013,21(9):1145–1153. https://doi.org/10.1016/j.joca.2013.03.018.
13. KIDD B. Mechanisms of pain in osteoarthritis. HSS J. 2012,8(1):26–28. https://doi.org/10.1007/s11420-011-9263-7.
14. PREVITALI D, ANDRIOLO L, DI LAURA F G, et al. Pain Trajectories in Knee Osteoarthritis—a systematic review and best evidence synthesis on pain predictors. J Clin Med. 2020,9(9):2828.
15. HUNTER D J, BIERMA-ZEINSTRA S. Osteoarthritis. Lancet. 2019,393(10182):1745–1759. https://doi.org/10.1016/S0140- 6736(19)30417-9.
16. JAYAKUMAR P, MOORE M L G, BOZIC K J. Team approach: a multidisciplinary approach to the management of hip and knee osteoarthritis. JBJS Rev. 2019,7(6):e10. https://doi.org/10.2106/JBJS. RVW.18.00133.
17. BANNURU R R, OSANI M C, VAYSBROT E E, et al. OARSI guidelines for the non-surgical management of knee, hip, and polyarticular osteoarthritis. Osteoarthr Cartil. 2019,27(11):1578–1589. https://doi.org/10.1016/j.joca.2019.06.011.
18. BRUYERE O, COOPER C, PELLETIER J P, et al. An algorithm recommendation for the management of knee osteoarthritis in Europe and internationally: a report from a task force of the European Society for Clinical and Economic Aspects of Osteoporosis and Osteoarthritis (ESCEO). Semin Arthritis Rheum. 2014,44(3):253–263. https://doi.org/10.1016/j.semarthrit.2014.05.014.
19. KOLASINSKI S L, NEOGI T, HOCHBERG M C, et al. 2019 American College of Rheumatology/arthritis foundation guideline for the management of osteoarthritis of the hand, hip, and knee. Arthritis Rheumatol. 2020,72(2):220–233. https://doi.org/10.1002/art.41142.
20. BRUYERE O, HONVO G, VERONESE N, et al. An updated algorithm recommendation for the management of knee osteoarthritis from the European Society for Clinical and Economic Aspects of Osteoporosis, Osteoarthritis and Musculoskeletal Diseases (ESCEO). Semin Arthritis Rheum. 2019,49(3):337–350. https://doi.org/10.1016/j.semarthrit.2019.04.008.
21. PORTER M E. Value-based health care delivery. Ann Surg. 2008,248(4):503–509. https://doi.org/10.1097/SLA. 0b013e31818a43af.
22. SINGER S J, BURGERS J, FRIEDBERG M, et al. Defining and measuring integrated patient care: promoting the next frontier in health care delivery. Med Care Res Rev. 2011,68(1):112–127. https://doi.org/10.1177/1077558710371485.
23. Allen K D, Choong P F, Davis A M, et al. Osteoarthritis:

models for appropriate care across the disease continuum. Best Pract Res Clin Rheumatol. 2016,30(3):503–535. https://doi.org/10.1016/j.berh.2016.09.003.
24. BOZIC K J, BELKORA J, CHAN V, et al. Shared decision making in patients with osteoarthritis of the hip and knee: results of a randomized controlled trial. J Bone Joint Surg Am. 2013,95(18):1633–1639. https://doi.org/10.2106/JBJS.M.00004.
25. COSGROVE J L, NICHOLAS J J, BARMAK J, et al. Team treatment. Does a specialized unit improve team performance? Am J Phys Med Rehabil. 1988,67(6):253–260.
26. AHLMEN M, SULLIVAN M, BJELLE A. Team versus non-team outpatient care in rheumatoid arthritis. A comprehensive outcome evaluation including an overall health measure. Arthritis Rheum. 1988,31(4):471–479. https://doi.org/10.1002/art.1780310403.
27. NELSON A E, ALLEN K D, GOLIGHTLY Y M, et al. A systematic review of recommendations and guidelines for the management of osteoarthritis:the chronic osteoarthritis management initiative of the U.S. bone and joint initiative. Semin Arthritis Rheum. 2014,43(6):701–712. https://doi.org/10.1016/j. semarthrit.2013.11.012.
28. MCALINDON T E, BANNURU R R, SULLIVAN M C, et al. OARSI guidelines for the non-surgical management of knee osteoarthritis. Osteoarthr Cartil. 2014,22(3):363–388. https://doi.org/10.1016/j.joca.2014.01.003.
29. National Clinical Guideline Centre. National Institute for Health and Clinical Excellence: Guidance. Osteoarthritis: Care and Management in Adults. London: National Institute for Health and Care Excellence (UK). 2014.
30. FERNANDES L, HAGEN K B, BIJLSMA J W, et al. EULAR recommendations for the non-pharmacological core management of hip and knee osteoarthritis. Ann Rheum Dis. 2013,72(7):1125–1135. https://doi.org/10.1136/annrheumdis-2012-202745.
31. KROON F P, VAN DER BURG L R, BUCHBINDER R, et al. Self-management education programmes for osteoarthritis. Cochrane Database Syst Rev. 2014, 1:CD008963. https://doi.org/10.1002/14651858.CD008963. pub2.
32. FRENCH S D, BENNELL K L, NICOLSON P J, et al. What do people with knee or hip osteoarthritis need to know? An international consensus list of essential statements for osteoarthritis. Arthritis Care Res (Hoboken). 2015,67(6):809–816. https://doi.org/10.1002/acr.22518.
33. HAMMER N M, BIELER T, BEYER N, et al. The impact of self-efficacy on physical activity maintenance in patients with hip osteoarthritis – a mixed methods study. Disabil Rehabil. 2016,38(17):1691–1704. https://doi.org/10. 3109/09638288.2015.1107642.
34. DAMUSH T M, PERKINS S M, MIKESKY A E, et al. Motivational factors influencing older adults diagnosed with knee osteoarthritis to join and maintain an exercise program. J Aging Phys Act. 2005,13(1):45–60. https://doi.org/10.1123/japa.13.1.45.
35. BODENHEIMER T, LORIG K, HOLMAN H, et al. Patient self-management of chronic disease in primary care. JAMA. 2002,288(19):2469–2475. https://doi.org/10.1001/jama.288.19.2469.
36. KNOOP J, VAN DER LEEDEN M, THORSTENSSON C A, et al. Identification of phenotypes with different clinical outcomes in knee osteoarthritis: data from the Osteoarthritis Initiative. Arthritis Care Res. 2011,63(11):1535–1542.
37. VAN DER ESCH M, KNOOP J, VAN DER LEEDEN M, et al. Clinical phenotypes in patients with knee osteoarthritis: a study in the Amsterdam osteoarthritis cohort. Osteoarthr Cartil. 2015,23(4):544–549.
38. GOMEZ R, CONDE J, SCOTECE M, et al. What's new in our understanding of the role of adipokines in rheumatic diseases? Nat Rev Rheumatol. 2011,7(9):528–536. https://doi.org/10.1038/nrrheum. 2011.107.
39. DE BOER T N, VAN SPIL W E, HUISMAN A M, et al. Serum adipokines in osteoarthritis; comparison with controls and relationship with local parameters of synovial inflammation and cartilage damage. Osteoarthr Cartil. 2012,20(8):846–853. https://doi.org/10.1016/j.joca.2012.05.002.
40. MCALINDON T E, WILSON P W, ALIABADI P, et al. Level of physical activity and the risk of radiographic and symptomatic knee osteoarthritis in the elderly: the Framingham study. Am J Med. 1999,106(2):151–157.

https://doi.org/10.1016/s0002-9343 (98)00413-6.

41. MESSIER S P, RESNIK A E, BEAVERS D P, et al. Intentional weight loss in overweight and obese patients with knee osteoarthritis: is more better? Arthritis Care Res. 2018,70(11):1569–1575. https://doi.org/10.1002/acr.23608.
42. CHRISTENSEN R, BARTELS E M, ASTRUP A, et al. Effect of weight reduction in obese patients diagnosed with knee osteoarthritis: a systematic review and meta-analysis. Ann Rheum Dis. 2007,66(4):433–439. https://doi.org/10.1136/ard.2006.065904.
43. BANNURU R R, SCHMID C H, KENT D M, et al. Comparative effectiveness of pharmacologic interventions for knee osteoarthritis: a systematic review and network meta-analysis. Ann Intern Med. 2015,162(1):46–54. https://doi.org/10.7326/M14-1231.
44. CONAGHAN P G, ARDEN N, AVOUAC B, et al. Safety of paracetamol in osteoarthritis: what does the literature say? Drugs Aging. 2019,36(1):7–14. https://doi.org/10.1007/s40266-019-00658-9.
45. GULMEZ S E, LARREY D, PAGEAUX G P, et al. Liver transplant associated with paracetamol overdose: results from the seven-country SALT study. Br J Clin Pharmacol. 2015,80(3):599–606. https://doi.org/10.1111/bcp.12635.
46. CRAIG D G, BATES C M, DAVIDSON J S, et al. Staggered overdose pattern and delay to hospital presentation are associated with adverse outcomes following paracetamol-induced hepatotoxicity. Br J Clin Pharmacol. 2012,73(2):285–294. https://doi.org/10.1111/j.1365-2125.2011.04067.x.
47. HENROTIN Y, MARTY M, MOBASHERI A. What is the current status of chondroitin sulfate and glucosamine for the treatment of knee osteoarthritis? Maturitas. 2014,78(3):184–187. https://doi.org/10.1016/j. maturitas.2014.04.015.
48. SCHNEIDER H, MAHEU E, CUCHERAT M. Symptom-modifying effect of chondroitin sulfate in knee osteoarthritis: a meta-analysis of randomized placebo-controlled trials performed with structum((R)). Open Rheumatol J. 2012,6:183–189. https://doi.org/10.2174/1874312901206010183.
49. VERGES J, MONFORT J, ABARCA B, et al. An expert consensus on the appropriate use of oral sysadoas for the treatment of the osteoarthritic patient in primary health care: a delphi study. Osteoarthr Cartil. 2020,28:S450–S451. https://doi.org/10.1016/j.joca. 2020.02.704.
50. ZEGELS B, CROZES P, UEBELHART D, et al. Equivalence of a single dose (1200 mg) compared to a three-time a day dose (400 mg) of chondroitin 4&6 sulfate in patients with knee osteoarthritis. Results of a randomized double blind placebo controlled study. Osteoarthr Cartil. 2013,21(1):22–27. https://doi.org/10.1016/j.joca.2012.09.017.
51. REGINSTER J Y, DUDLER J, BLICHARSKI T, et al. Pharmaceutical-grade Chondroitin sulfate is as effective as celecoxib and superior to placebo in symptomatic knee osteoarthritis: the ChONdroitin versus CElecoxib versus Placebo Trial (CONCEPT). Ann Rheum Dis. 2017,76(9):1537–1543. https://doi.org/10.1136/annrheumdis-2016-210860.
52. KAHAN A, UEBELHART D, DE VATHAIRE F, et al. Long-term effects of chondroitins 4 and 6 sulfate on knee osteoarthritis: the study on osteoarthritis progression prevention, a two-year, randomized, double-blind, placebo-controlled trial. Arthritis Rheum. 2009,60(2):524–533. https://doi.org/10.1002/art.24255.
53. DERRY S, MOORE R A, RABBIE R. Topical NSAIDs for chronic musculoskeletal pain in adults. Cochrane Database Syst Rev. 2012,9:CD007400. https://doi.org/10.1002/14651858.CD007400.pub2.
54. BENNELL K L, HUNTER D J, HINMAN R S. Management of osteoarthritis of the knee. BMJ. 2012,345: e4934. https://doi.org/10.1136/bmj.e4934.
55. ZHANG W, NUKI G, MOSKOWITZ R W, et al. OARSI recommendations for the management of hip and knee osteoarthritis: part III: Changes in evidence following systematic cumulative update of research published through January 2009. Osteoarthr Cartil. 2010,18(4):476–499. https://doi.org/ 10.1016/j.joca.2010.01.013.
56. COXIB, TRADITIONAL N T C, BHALA N, et al. Vascular and upper gastrointestinal effects of non-steroidal anti-inflammatory drugs: meta-analyses of individual participant data from randomised trials. Lancet. 2013,

382(9894):769–779. https://doi.org/ 10.1016/S0140-6736 (13)60900-9.

57. COOPER C, CHAPURLAT R, AL-DAGHRI N, et al. Safety of oral non-selective non-steroidal anti-inflammatory drugs in osteoarthritis: what does the literature say? Drugs Aging. 2019,36(1):15–24. https://doi.org/10.1007/s40266-019-00660-1.

58. UNGPRASERT P, CHEUNGPASITPORN W, CROWSON C S, et al. Individual non-steroidal anti-inflammatory drugs and risk of acute kidney injury:a systematic review and meta-analysis of observational studies. Eur J Intern Med. 2015,26(4):285–291. https://doi.org/10.1016/j.ejim.2015.03.008.

59. STRAND V, MCINTYRE L F, BEACH W R, et al. Safety and efficacy of US-approved viscosupplements for knee osteoarthritis: a systematic review and meta-analysis of randomized, saline-controlled trials. J Pain Res. 2015,8:217–228. https://doi.org/10.2147/JPR.S83076.

60. CABORN D, RUSH J, LANZER W, et al. A randomized, single-blind comparison of the efficacy and tolerability of hylan GF 20 and triamcinolone hexacetonide in patients with osteoarthritis of the knee. J Rheumatol. 2004,31(2):333–343.

61. ONG K L, ANDERSON A F, NIAZI F, et al. Hyaluronic acid injections in medicare knee osteoarthritis patients are associated with longer time to knee arthroplasty. J Arthroplast. 2016,31(8):1667–1673.

62. ALTMAN R, LIM S, STEEN R G, et al. Hyaluronic acid injections are associated with delay of total knee replacement surgery in patients with knee osteoarthritis: evidence from a large US health claims database. PLoS One. 2015,10(12):e0145776.

63. JUBB R, PIVA S, BEINAT L, et al. A one-year, randomised, placebo (saline) controlled clinical trial of 500–730 kDa sodium hyaluronate (Hyalgan) on the radiological change in osteoarthritis of the knee. Int J Clin Pract. 2003,57(6):467.

64. WANG Y, HALL S, HANNA F, et al. Effects of Hylan GF 20 supplementation on cartilage preservation detected by magnetic resonance imaging in osteoarthritis of the knee: a two-year single-blind clinical trial. BMC Musculoskelet Disord. 2011,12(1):195.

65. BANNURU R R, NATOV N S, OBADAN I E, et al. Therapeutic trajectory of hyaluronic acid versus corticosteroids in the treatment of knee osteoarthritis: a systematic review and meta-analysis. Arthritis Care Res. 2009, 61(12):1704–1711.

66. BELLAMY N, CAMPBELL J, WELCH V, et al. Intraarticular corticosteroid for treatment of osteoarthritis of the knee. Cochrane Database Syst Rev. 2006,2.

67. MCALINDON T E, LAVALLEY M P, HARVEY W F, et al. Effect of intra-articular triamcinolone vs saline on knee cartilage volume and pain in patients with knee osteoarthritis: a randomized clinical trial. JAMA. 2017,317(19):1967–1975. https://doi.org/10.1001/jama.2017.5283.

68. SCHUMACHER H R, CHEN L X. Injectable corticosteroids in treatment of arthritis of the knee. Am J Med. 2005,118(11):1208–1214.

69. ROSENBLUM A, MARSCH L A, JOSEPH H, et al. Opioids and the treatment of chronic pain: controversies, current status, and future directions. Exp Clin Psychopharmacol. 2008,16(5):405–416. https://doi.org/10.1037/a0013628.

70. SMITH S R, DESHPANDE B R, COLLINS J E, et al. Comparative pain reduction of oral non-steroidal anti-inflammatory drugs and opioids for knee osteoarthritis: systematic analytic review. Osteoarthr Cartil. 2016,24(6):962–972. https://doi.org/10.1016/j.joca.2016.01.135.

71. STEWART M, CIBERE J, SAYRE E C, et al. Efficacy of commonly prescribed analgesics in the management of osteoarthritis: a systematic review and meta-analysis. Rheumatol Int. 2018,38(11):1985–1997. https://doi.org/10.1007/s00296-018-4132-z.

72. KREBS E E, GRAVELY A, NUGENT S, et al. Effect of opioid vs nonopioid medications on pain-related function in patients with chronic back pain or hip or knee osteoarthritis pain: the SPACE randomized clinical trial. JAMA. 2018,319(9):872–882. https://doi.org/10.1001/jama.2018. 0899.

73. DA COSTA B R, NUESCH E, KASTELER R, et al. Oral or transdermal opioids for osteoarthritis of the knee or hip. Cochrane Database Syst Rev. 2014,9:CD003115.

https://doi.org/10.1002/14651858.CD003115.pub4.
74. ZENG C, ZHANG W, DOHERTY M, et al. Initial analgesic prescriptions for osteoarthritis in the United Kingdom, 2000–2016. Rheumatology (Oxford). 2021,60(1):147–159. https://doi.org/10.1093/rheumatology/keaa244.
75. SHELTON R C. Serotonin and norepinephrine reuptake inhibitors. Handb Exp Pharmacol. 2019,250:145–180. https://doi.org/10.1007/164_2018_164.
76. ARENDT-NIELSEN L, NIE H, LAURSEN M B, et al. Sensitization in patients with painful knee osteoarthritis. Pain. 2010,149(3):573–581. https://doi.org/10.1016/j.pain.2010.04.003.
77. WANG G, BI L, LI X, et al. Maintenance of effect of duloxetine in Chinese patients with pain due to osteoarthritis: 13-week open-label extension data. BMC Musculoskelet Disord. 2019,20(1):174. https://doi.org/10.1186/s12891-019-2527-y.
78. LLUCH E, TORRES R, NIJS J, et al. Evidence for central sensitization in patients with osteoarthritis pain: a systematic literature review. Eur J Pain. 2014,18(10):1367–1375. https://doi. org/10.1002/j.1532-2149.2014.499.x.
79. WANG Z Y, SHI S Y, LI S J, et al. Efficacy and safety of duloxetine on osteoarthritis knee pain: a meta-analysis of randomized controlled trials. Pain Med. 2015,16(7):1373–1385. https://doi.org/10.1111/pme.12800.
80. WHITMYER V G, DUNNER D L, KORNSTEIN S G, et al. A comparison of initial duloxetine dosing strategies in patients with major depressive disorder. J Clin Psychiatry. 2007,68(12):1921–1930. https://doi.org/10.4088/jcp.v68n1213.
81. MCGRORY B J, WEBER K L, JEVSEVAR D S, et al. Surgical management of osteoarthritis of the knee: evidence-based guideline. JAAOS-J Am Acad Orthopaedic Surgeons. 2016,24(8):e87–e93.
82. MANNER P A, TUBB C C, LEVINE B R. AAOS appropriate use criteria: surgical management of osteoarthritis of the knee. J Am Acad Orthop Surg. 2018,26(9):e194–e197. https://doi.org/10.5435/JAAOS-D-17-00425.
83. MANDL L A. Determining who should be referred for total hip and knee replacements. Nat Rev Rheumatol. 2013,9(6):351–357. https://doi.org/10.1038/nrrheum.2013.27.
84. DIEPPE P, LIM K, LOHMANDER S. Who should have knee joint replacement surgery for osteoarthritis? Int J Rheum Dis. 2011,14(2):175–180. https://doi.org/10.1111/j.1756-185X.2011.01611.x.
85. BUCKWALTER J A, LOHMANDER S. Operative treatment of osteoarthrosis. Current practice and future development. J Bone Joint Surg Am. 1994,76(9):1405–1418. https://doi.org/10.2106/00004623-199409000-00019.
86. SKOU S T, ROOS E M, LAURSEN M B, et al. A randomized, controlled trial of total knee replacement. N Engl J Med. 2015,373(17):1597–1606. https://doi.org/10.1056/NEJMoa1505467.
87. BESWICK A D, WYLDE V, GOOBERMAN-HILL R, et al. What proportion of patients report long-term pain after total hip or knee replacement for osteoarthritis? A systematic review of prospective studies in unselected patients. BMJ Open. 2012,2(1):e000435.https://doi.org/10.1136/bmjopen-2011-000435.
88. BAYLISS L E, CULLIFORD D, MONK A P, et al. The effect of patient age at intervention on risk of implant revision after total replacement of the hip or knee: a population-based cohort study. Lancet. 2017, 389(10077):1424–1430. https://doi.org/10.1016/S0140-6736(17)30059-4.
89. GRIFFIN T, ROWDEN N, MORGAN D, et al. Unicompartmental knee arthroplasty for the treatment of unicompartmental osteoarthritis: a systematic study. ANZ J Surg. 2007,77(4):214–221. https://doi.org/10.1111/j.1445-2197.2007.04021.x.
90. KOZINN S C, SCOTT R. Unicondylar knee arthroplasty. J Bone Joint Surg Am. 1989,71(1):145–150.
91. CAMPI S, TIBREWAL S, CUTHBERT R, et al. Unicompartmental knee replacement – current perspectives. J Clin Orthop Trauma. 2018,9(1):17–23. https://doi.org/10.1016/j.jcot.2017.11.013.
92. BURN E, LIDDLE A D, HAMILTON T W, et al. Cost-effectiveness of unicompartmental compared with

total knee replacement: a population-based study using data from the National Joint Registry for England and Wales. BMJ Open. 2018,8(4):e020977. https://doi.org/10.1136/bmjopen-2017-020977.

93. LIDDLE A D, JUDGE A, PANDIT H, et al. Adverse outcomes after total and unicompartmental knee replacement in 101,330 matched patients: a study of data from the National Joint Registry for England and Wales. Lancet. 2014,384(9952):1437–1445.https://doi.org/10.1016/S0140-6736(14)60419-0.

94. MOHAMMAD H R, STRICKLAND L, HAMILTON T W, et al. Long-term outcomes of over 8,000 medial Oxford Phase 3 Unicompartmental Knees-a systematic review. Acta Orthop. 2018,89(1):101–107. https://doi.org/10.1080/ 17453674.2017.1367577.

95. NIINIMAKI T, ESKELINEN A, MAKELA K, et al. Unicompartmental knee arthroplasty survivorship is lower than TKA survivorship:a 27-year Finnish registry study. Clin Orthop Relat Res. 2014,472(5):1496–1501. https://doi.org/10.1007/s11999-013-3347-2.

96. CHAWLA H, VAN DER LIST J P, CHRIST A B, et al. Annual revision rates of partial versus total knee arthroplasty: a comparative meta-analysis. Knee. 2017,24(2):179–190. https://doi.org/10.1016/j.knee.2016.11.006.

97. KIM J H, KIM H J, LEE D H. Survival of opening versus closing wedge high tibial osteotomy: a meta-analysis. Sci Rep. 2017,7(1):7296. https://doi.org/10.1038/s41598-017-07856-8.

98. BROUWER R W, VAN RAAIJ T M, BIERMA-ZEINSTRA S M, et al. Osteotomy for treating knee osteoarthritis. Cochrane Database Syst Rev. 2007,3:CD004019. https://doi.org/10.1002/14651858.CD004019.pub3.

99. BROUWER R W, HUIZINGA M R, DUIVENVOORDEN T, et al. Osteotomy for treating knee osteoarthritis. Cochrane Database Syst Rev. 2014,12:CD004019. https://doi.org/10.1002/14651858.CD004019.pub4.

100. DELVA M L, SAMUEL L T, ROTH A, et al. Contemporary knee osteotomy in the united states: high tibial osteotomy and distal femoral osteotomy have comparable complication rates despite differing demographic profiles. J Knee Surg. 2019. https://doi.org/10.1055/s-0039-3400742.

101. KUNZE K N, BELETSKY A, HANNON C P, et al. Return to work and sport after proximal tibial osteotomy and the effects of opening versus closing wedge techniques on adverse outcomes: a systematic review and meta-analysis. Am J Sports Med. 2020,48(9):2295–2304. https://doi.org/10.1177/0363546519881638.

102. DETTONI F, BONASIA D E, CASTOLDI F, et al. High tibial osteotomy versus unicompartmental knee arthroplasty for medial compartment arthrosis of the knee: a review of the literature. Iowa Orthop J. 2010,30: 131–140.

103. SANTOSO M B, WU L. Unicompartmental knee arthroplasty, is it superior to high tibial osteotomy in treating unicompartmental osteoarthritis? A meta-analysis and systemic review. J Orthop Surg Res. 2017, 12(1):50. https://doi.org/10.1186/s13018-017-0552-9.

104. VENA G, D'ADAMIO S, AMENDOLA A. Complications of osteotomies about the knee. Sports Med Arthrosc Rev. 2013,21(2):113–120. https://doi.org/10.1097/JSA.0b013e3182900720.

105. COTTER E J, GOWD A K, BOHL D D, et al. Medical comorbidities and functional dependent living are independent risk factors for short-term complications following osteotomy procedures about the knee. Cartilage. 2020,11(4):423–430. https://doi.org/10.1177/1947603518798889.

106. SEO S S, NHA K W, KIM T Y, et al. Survival of total knee arthroplasty after high tibial osteotomy versus primary total knee arthroplasty: A meta-analysis. Medicine (Baltimore). 2019,98(30):e16609. https://doi.org/10.1097/MD.0000000000016609.

107. https://www.aafp.org/family-physician/patient-care/clinical-recommendations/cpg-manual.html. 2019.

108. FERREIRA DE MENESES S, RANNOU F, HUNTER D J. Osteoarthritis guidelines: Barriers to implementation and solutions. Ann Phys Rehabil Med. 2016,59(3):170–173. https://doi.org/10.1016/j.rehab.2016.01.007.

109. JEVSEVAR D S, BROWN G A, JONES D L, et al. The American academy of orthopaedic surgeons evidence-based guideline on: treatment of osteoarthritis of

the knee, 2nd edn. JBJS. 2013,95(20):1885–1886.
110. BRAND C. Translating evidence into practice for people with osteoarthritis of the hip and knee. Clin Rheumatol. 2007,26(9):1411–1420. https://doi.org/10.1007/s10067-007-0633-y.
111. GRØNHAUG G, HAGFORS J, BORCH I, et al. Perceived quality of health care services among people with osteoarthritis–results from a nationwide survey. Patient Prefer Adherence. 2015,9:1255.
112. MEIYAPPAN K P, COTE M P, BOZIC K J, et al. Adherence to the American Academy of Orthopaedic Surgeons clinical practice guidelines for nonoperative management of knee osteoarthritis. J Arthroplast. 2020, 35(2):347–352.
113. DEHAAN M N, GUZMAN J, BAYLEY M T, et al. Knee osteoarthritis clinical practice guidelines – how are we doing? J Rheumatol. 2007,34(10):2099–2105.
114. GROL R, GRIMSHAW J. From best evidence to best practice: effective implementation of change in patients' care. Lancet. 2003,362(9391):1225–1230.
115. LOYOLA-SANCHEZ A, RICHARDSON J, PELAEZ-BALLESTAS I, et al. Barriers to implementing the "2008 Mexican Clinical Practice Guideline recommendations for the management of hip and knee osteoarthritis" in primary healthcare practice. Reumatologia Clinica. 2014,10(6):364–372.
116. SPITAELS D, VANKRUNKELSVEN P, DESFOSSES J, et al. Barriers for guideline adherence in knee osteoarthritis care: a qualitative study from the patients' perspective. J Eval Clin Pract. 2017,23(1):165–172.
117. SELTEN E M H, VRIEZEKOLK J E, NIJHOF M W, et al. Barriers impeding the use of non-pharmacological, non-surgical care in hip and knee osteoarthritis: the views of general practitioners, physical therapists, and medical specialists. JCR J Clin Rheumatol. 2017,23(8):405–410. https://doi.org/10.1097/rhu.0000000000000562.
118. KINGSBURY S R, CONAGHAN P G. Current osteoarthritis treatment, prescribing influences and barriers to implementation in primary care. Prim Health Care Res Dev. 2012,13(4):373–381.
119. MENESES S R, GOODE A, NELSON A, et al. Clinical algorithms to aid osteoarthritis guideline dissemination. Osteoarthr Cartil. 2016,24(9): 1487–1499.
120. HUNTER D J, NEOGI T, HOCHBERG M C. Quality of osteoarthritis management and the need for reform in the US. Arthritis Care Res. 2011,63(1):31–38.
121. WALLIS J A, ACKERMAN I N, BRUSCO N K, et al. Barriers and enablers to uptake of a contemporary guideline-based management program for hip and knee osteoarthritis:a qualitative study. Osteoarthritis Cartilage Open. 2020,2(4):100095.
122. DRIBAN J B, SITLER M R, BARBE M F, et al. Is osteoarthritis a heterogeneous disease that can be stratified into subsets? Clin Rheumatol. 2010,29(2):123.
123. KARSDAL M, CHRISTIANSEN C, LADEL C, et al. Osteoarthritis–a case for personalized health care? Osteoarthr Cartil. 2014,22(1):7–16.
124. CASTAÑEDA S, ROMAN-BLAS J A, LARGO R, et al. Osteoarthritis: a progressive disease with changing phenotypes. Oxford: Oxford University Press. 2014.
125. WIKIPEDIA C. "Phenotype – Wikipedia, The Free Encyclopedia". https://enwikipedia.org/w/indexphp?title=Phenotype&oldid=1000590055. 2021.
126. MOBASHERI A, SAARAKKALA S, FINNILÄ M, et al. Recent advances in understanding the phenotypes of osteoarthritis. F1000Research. 2019,8.
127. MATHUR S, SUTTON J. Personalized medicine could transform healthcare. Biomed Reports. 2017,7(1):3–5.
128. KARSDAL M, BAY-JENSEN A, HENRIKSEN K, et al. The pathogenesis of osteoarthritis involves bone, cartilage and synovial inflammation: may estrogen be a magic bullet? Menopause Int. 2012,18(4):139–146.
129. DIEPPE P A, LOHMANDER L S. Pathogenesis and management of pain in osteoarthritis. Lancet. 2005,365(9463):965–973.
130. DIEPPE P A, CUSHNAGHAN J, SHEPSTONE L. The Bristol 'OA500'study: progression of osteoarthritis (OA) over 3 years and the relationship between clinical and radiographic changes at the knee joint. Osteoarthr Cartil. 1997,5(2):87–97.
131. PETERS T J, SANDERS C, DIEPPE P, et al. Factors associated with change in pain and disability over time: a community-based prospective observational

study of hip and knee osteoarthritis. Br J Gen Pract. 2005,55(512):205–211.

132. FELSON D, NIU J, SACK B, et al. Progression of osteoarthritis as a state of inertia. Ann Rheum Dis. 2013,72(6):924–929.

133. HALILAJ E, LE Y, HICKS JL, et al. Modeling and predicting osteoarthritis progression:data from the osteoarthritis initiative. Osteoarthr Cartil. 2018,26(12): 1643–1650.

134. COLLINS J E, KATZ J N, DERVAN E E, et al. Trajectories and risk profiles of pain in persons with radiographic, symptomatic knee osteoarthritis: data from the osteoarthritis initiative. Osteoarthr Cartil. 2014,22(5): 622–630.

135. NICHOLLS E, THOMAS E, VAN DER WINDT D, et al. Pain trajectory groups in persons with, or at high risk of, knee osteoarthritis: findings from the Knee Clinical Assessment Study and the Osteoarthritis Initiative. Osteoarthr Cartil. 2014,22(12):2041–2050.

136. WESSELING J, BASTICK A N, TEN WOLDE S, et al. Identifying trajectories of pain severity in early symptomatic knee osteoarthritis: a 5-year followup of the Cohort Hip and Cohort Knee (CHECK) Study. J Rheumatol. 2015,42(8):1470–1477.

137. BASTICK A N, WESSELING J, DAMEN J, et al. Defining knee pain trajectories in early symptomatic knee osteoarthritis in primary care: 5-year results from a nationwide prospective cohort study (CHECK). Br J Gen Pract. 2016,66(642):e32–e39.

138. DAI Z, LU N, NIU J, et al. Dietary fiber intake in relation to knee pain trajectory. Arthritis Care Res. 2017, 69(9):1331–1339.

139. TROUVIN A-P, MARTY M, GOUPILLE P, et al. Determinants of daily pain trajectories and relationship with pain acceptability in hip and knee osteoarthritis. A national prospective cohort study on 886 patients. Joint Bone Spine. 2019,86(2):245–250.

140. EMRANI P S, KATZ J N, KESSLER C L, et al. Joint space narrowing and Kellgren–Lawrence progression in knee osteoarthritis: an analytic literature synthesis. Osteoarthr Cartil. 2008,16(8):873–882.

141. BARTLETT S J, LING S M, MAYO N E, et al. Identifying common trajectories of joint space narrowing over two years in knee osteoarthritis. Arthritis Care Res. 2011,63(12):1722–1728. https://doi.org/10.1002/acr.20614.

142. KARSDAL M, MICHAELIS M, LADEL C, et al. Disease-modifying treatments for osteoarthritis (DMOADs) of the knee and hip:lessons learned from failures and opportunities for the future. Osteoarthr Cartil. 2016,24(12):2013–2021.

143. FELSON D T. Identifying different osteoarthritis phenotypes through epidemiology. Osteoarthr Cartil. 2010,18(5):601–604.

144. DEVEZA L, MELO L, YAMATO T, et al. Knee osteoarthritis phenotypes and their relevance for outcomes: a systematic review of the literature. Osteoarthr Cartil. 2017,25:S57–S58.

145. HERRERO-BEAUMONT G, ROMAN-BLAS J A, BRUYÈRE O, et al. Clinical settings in knee osteoarthritis: pathophysiology guides treatment. Maturitas. 2017,96:54–57.

146. DELL'ISOLA A, ALLAN R, SMITH S, et al. Identification of clinical phenotypes in knee osteoarthritis: a systematic review of the literature. BMC Musculoskelet Disord. 2016,17(1):1–12.

147. DELL'ISOLA A, STEULTJENS M. Classification of patients with knee osteoarthritis in clinical phenotypes:data from the osteoarthritis initiative. PLoS One. 2018,13(1): e0191045.